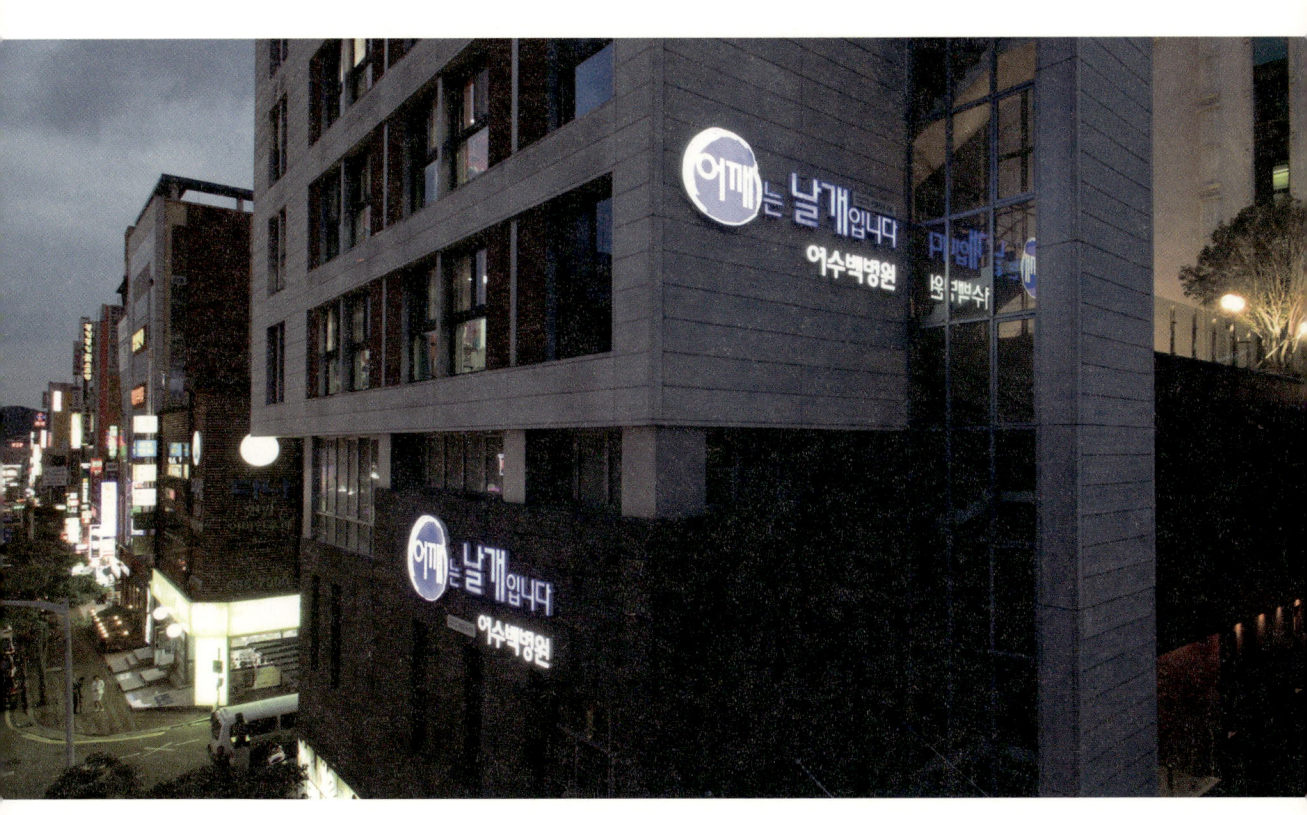

어깨통증은 내 인생의 시간표다.
어깨통증을 겪는 많은 사람들의 첫 번째 반응은 짜증과 억울함이다.
만나고 싶지 않은 불청객을 만난 듯 우울한 얼굴로 진료실을 찾는다.
어깨통증으로 불편한 분들이 살아오면서 겪었던 여러 고비를 훌륭하게 극복했던 것처럼,
어깨통증을 더 나은 삶을 찾아가는 계기로 여기고 학습하며 알아가기를 바란다.

수많은 사람들의 어깨통증을 치료하고, 수술하는 과정을
일로만 생각하던 내게도 어느 날 갑자기 어깨통증이 찾아왔다.
순간 젊음이 끝났음을 알게 되었고, 인생의 반환점에 서 있음을 자각하게 되었다.
어깨통증은 내게도 삶을 돌아보게 하는 터닝 포인트였음에 틀림없다.
환자들과 터닝 포인트를 함께 극복하는 것이 의사로서 나의 일이다.

내 인생의 시간표, 어깨통증

맞나? 오십견

알기 쉬운
어깨치료 이야기 2
백창희 원장이 만난
어깨 아픈 사람들

백창희 지음

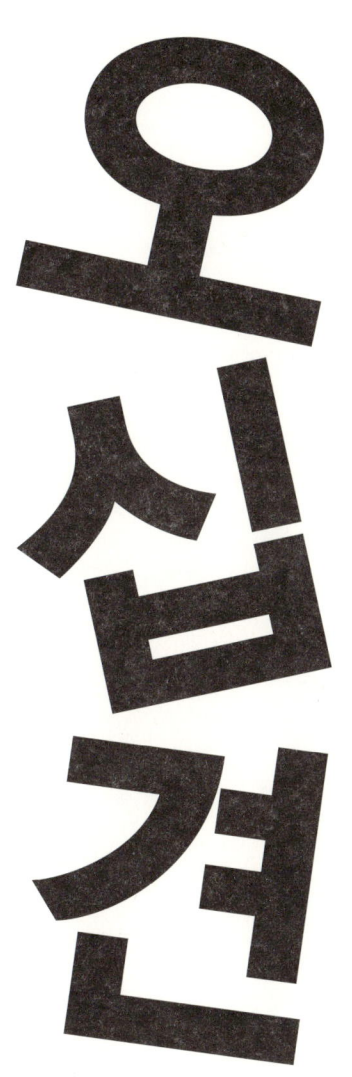
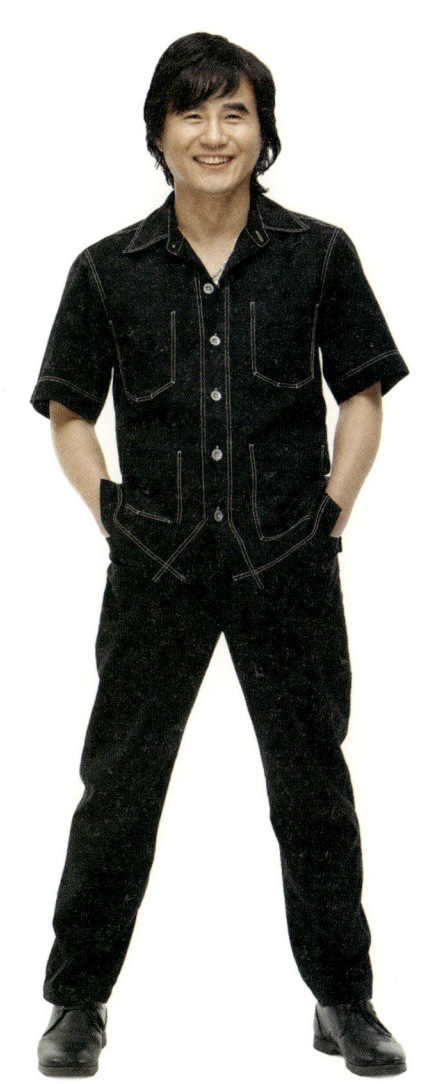

메디마크

Contents

서문 어깨통증은 내 인생의 시간표다 _ 10

PART 01　고생은 길고 치료는 짧다, 오십견

01. "맞나? 오십견" _ 21
　"치료는 선택! 여태 고생한 게 억울할 지경입니다." _ 26

02. "암시렁 않다, 팔 쓰는 데는" _ 31
　팔이 뒤로 안 돌아가요! _ 32
　오십견은 백설공주에게도 올 수 있다 _ 36

03. 새 잡는 데 도끼 들지 않는다 _ 39
　수술 or 비수술? 중요한 건 원인치료! _ 44
　• 염증을 가라앉히는 주사치료 _ 44
　• 쉽고 편안하고 안전하게 진화한, 수압팽창술 _ 50
　• 오십견 치료, 쉽고 편히 가자! 도수치료 _ 56
　• 좁아진 관절주머니를 레이저로 넓히는, 관절경하 관절막 유리술 _ 60
　수술은 치료의 시작일 뿐, 완성은 스트레칭이다 _ 64
　• 스트레칭이 중요하다 _ 64
　• 어느 정도는 통증을 견디면서 스트레칭을 해야 한다 _ 68

　백창희 컬럼　집사람? 옆 사람!

PART 02　강한 어깨는 소리 없이 조용하다, 충돌증후군

01. 원인은 어깨 안에 있다 _ 77
　부딪혀서 생기는 병이 아니다, 원인은 어깨 안에 있다 _ 80
　건강한 어깨는 소리 없이 부드럽고 강하다! _ 86

02. 뼈 모양을 보면 어깨통증이 보인다 _ 89
　얼굴만큼 어깨뼈 모양도 제각각 _ 100

03. 어깨 속 리모델링하다 _ 109
　똑똑하게 선택하자 _ 114
　• 가벼운 충돌증후군의 주사치료 _ 115
　• 돌출된 뼈를 리모델링하는 관절경 치료 _ 116
　수술 후 바로 운동과 생활이 가능하지만! _ 120

　백창희 컬럼　10년 후 내 모습

PART 03 — 적과의 동침, 어깨석회성건염

01. 힘줄 속 석회의 반란, 압박과 염증 _ 133
    석회는 혼자 오지 않는다 _ 136
    어깨를 짓누르는 통증! _ 140
02. 잠자는 석회도 있다 _ 147
    석회, 압박과 염증을 일으킨다 _ 148
03. 어깨 속 석회, 꼭 수술해야 하나? _ 151
    부담 없는 석회 제거, 석회흡인시술 _ 152
    10분 수술로 확실한 효과, 관절경적 석회제거술 _ 154
    수술 후 통증도 관리가 필요하다 _ 156
    `백창희 컬럼`   병원과 크레파스

PART 04 — 날지 못하는 것은 새가 아니다, 어깨힘줄파열

01. 크레인과 같은 어깨힘줄 _ 167
    팔 힘이 떨어지는 것은 노화가 아닌 질환 때문이다 _ 176
    목욕탕에서 때를 밀 때도 팔에 힘이 없고 불편하다 _ 184
02. 통증 < 힘 떨어짐 < 근 위축이 더 무섭다 _ 197
    어깨힘줄 파열이 있어도 통증이 없는 경우도 많다
    통증 < 힘 떨어짐 < 근 위축이 더 무섭다 _ 198
    다치지도 않았는데 어깨힘줄이 떨어졌다고요? _ 202
    • 어깨힘줄 내부의 원인 _ 204
    • 어깨힘줄 외부의 요인 _ 206
    • 어깨힘줄파열의 진행 _ 208
    • 힘줄파열에 영향을 주는 7개 Q&A _ 212
03. 어깨힘줄봉합은 팔 힘을 되찾는 과정이다 _ 227
    통증 조절보다 찢어진 힘줄을 잇는 근본치료가 중요하다 _ 228
    • 관절경적 어깨힘줄 봉합술 _ 234
    • 봉합술의 변화 _ 238
    • 어깨힘줄 봉합 나사못의 진화 _ 248
    • 다양한 봉합술의 임상 결과 _ 250
    • 파열 크기에 따른 봉합술의 선택 _ 252
    • 재파열과 재수술의 양상 _ 260
    • 봉합술이 불가능한 파열의 치료 _ 264
    • 관절경적 광배근 이전술 _ 266
    • 관절경적 어깨힘줄 보강술 _ 276

6주 보조기 고정하고 나면 6주 스트레칭하자 _ 286
• 혈액은 접착제, 6주는 힘줄을 뼈에 붙이는 기간이다 _ 286
• 재활은 파열 정도와 기간에 따라 _ 290
• 〈매직 테라피 매뉴얼〉, 수술만큼 중요하다! _ 301

백창희 컬럼 의사를 칭찬하라

PART 05 걷는 새가 되다, 어깨관절 탈구

01. 어깨 속 시간이 멈췄다 _ 313
    가볍게 넘기다가 뼈까지 상한다 _ 314
02. 어깨가 자꾸 빠져요! _ 329
    쉽게 맞춰지면 쉽게 빠진다 _ 330
    • 전방 불안정성 _ 331
    • 후방 불안정성 _ 334
    • 다방향 불안정성 _ 338
    문제는 불안정한 구조와 헐렁한 인대다 _ 340
    • 전방 불안정성 _ 340
    • 후방 불안정성 _ 342
    • 다방향 불안정성 _ 344
03. 반복되는 악순환을 끊어라 _ 347
    달구어진 포커로 어깨관절 속을 지지다 _ 348
    • 불안정성 어깨치료의 시작은 근육 운동 _ 352
    • 헐거운 어깨관절의 인대 길이를 줄여주는, 인대중첩술 _ 356
    • 무너진 담장(관절와순)을 봉합으로 바로 세우는, 방카트 수술 _ 360
    • 무너진 관절면을 뼈 이식으로 복구하는, 라타젯 수술 _ 364
    • 빠지는 상완골두를 붙잡아 주는, 극하근 고정술 _ 370
    속도보다는 방향이다 _ 372

백창희 컬럼 병원의 삼시세끼

PART 06 새로운 날개를 달다, 어깨인공관절

01. 이제 팔이 올라가요! _ 387
    어깨가 물에 빠졌어요 _ 396
    • "반대쪽 어깨는 언제 수술해줄 거야?" _ 396
    • 세상은 누군가의 여태 없던 시도로 더 좋아진다 _ 408

- 현재 사용되는 인공관절 _ 418
- 02. 어깨인공관절, 잘 쓰면 신의 선물, 잘 못 쓰면 악마의 선물 _ 421
  - 인공관절 반치환술 _ 423
  - 인공관절 전치환술 _ 425
  - 역행성 인공관절 전치환술 _ 429
- 03. 어깨인공관절 후 팔 사용은 언제부터? _ 445
  - 백창희 칼럼 7 to 4

PART 07 10년 후 내 모습, 간절히 원해야 이루어질 것도 있다

- 01. 새로운 '나'가 필요하다 _ 455
  - 내 인생의 마지막 10년은 아프면서 살아간다 _ 456
  - 오늘 저녁 음식이 내일 내 컨디션이다 _ 460
  - 젊었을 때 몸은 자연이 준 축복이지만, 나이 들어 몸은 내 자신의 작품이다 _ 464
  - 10년 후 내 모습 = 음식×운동×긍정적인 생각 _ 466
- 02. 치료는 미래 50년을 준비하는 것 _ 469
  - 음식으로 망치고 돈으로 고친다 _ 470
  - 10년 후, 근육의 힘으로 살게 된다 _ 476
  - 스테로이드 주사는 3일 편하고, 체중을 줄이면 30년이 행복하다 _ 480
  - 세상은 무엇을 쳐다보는 일부터 시작된다 _ 482
  - 녹색 풀이 사자를 만든다 _ 484
- 03. 몸도 저축하자 _ 487
  - 근육이 생각을 만든다 _ 488
  - 좋은 습관은 강박적으로 지켜라 _ 490
  - 술 친구는 멀리 두고 계단은 가까이 두자 _ 492
  - 익숙한 것도 낯설게 보자 _ 496
- 04. 긍정적인 생각이 열 의사보다 낫다 _ 505
  - 긍정적인 환자가 더 잘 낫는다 _ 506
  - 10년 후 내 몸은 내가 만든 작품이다 _ 508
  - 노인의 모습이 따로 정해져 있는 것은 아니다 _ 510
  - 자주 짓는 표정이 그 사람의 얼굴이다 _ 512

연구논문 초록 _ 516
참고문헌 _ 522

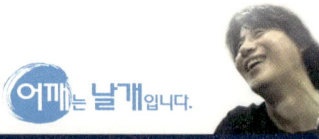

●
오십견은 혼자 오지 않는다 _ 30
긍정적인 생각은 치료결과에 좋은 영향을 미친다 _ 38
오십견, 무조건 운동으로 해결해야 한다? _ 42
스테로이드 주사를 맞기 전 반드시 체크해야 할 것들 _ 49
수술만 안 하면 다 비수술인가? _ 54
재활운동도 의사의 몫이다 _ 59

●
교통사고와 힘줄 파열 _ 84
나이가 많다고 밥과 잠자리만 필요한 건 아니다 _ 88
주사가 잘못된 것이 아니라 내 어깨가 잘못된 것이다 _ 92
세상에서 첫 번째 진단은 자신의 입에서 나온다 _ 98
치료는 선택이다 _ 118
어깨치료는 의사와 환자가 손을 잡고 함께 가는 길 _ 124

●
어깨 속 석회, 모두 다 제거해야 하나? _ 139

●
"어깨가 아픈데 왜 MRI를 찍어야 하죠?" _ 182
힘줄파열, 양측 어깨에 같이 올 수 있다 _ 194
어깨힘줄이 '끊어졌다?', '찢어졌다?', '떨어졌다?',
모두 맞는 말이다 _ 200
어깨가 아픈데 목 검사는 왜 하나요? _ 218
어깨가 아플 나이에는 목에도 고장이 같이 올 수 있다 _ 220
힘줄파열, 수술 안 하고 나을 수는 없나요? _ 232
어깨힘줄의 봉합과정은 디자인과 같다 _ 256
"공에서 눈을 떼지 않으면 반드시 움직일 방법이
떠오른다." _ 274
수술은 치료의 시작일 뿐 끝이 아니다 _ 288
스트레칭, 제대로 해야 약이 된다 _ 296

●
어깨관절 속 헐거움도 대물림된다 _ 318
왜 반대편 어깨를 검사하나? _ 324
잘 들어주는 것이 잘 찾아내는 팁이다 _ 326
운동이 치료가 되려면 식사처럼 해야 한다! _ 358
겁이 나서 다시 병원에 못 오겠어요 _ 378

●
무엇이 큰소리치는 노후를 만드는가? _ 394
내가 몸이 아프면 누구한테 이야기하지? _ 406
91세 어르신을 수술해야 하는 이유 _ 416
몸이 마음을 만든다 _ 448

●
어깨통증은 처음 만나는 사람이 중요하다 _ 458
내 몸을 지도처럼 잘 알고 가자 _ 462
10년 후 내 모습 _ 466
더 일찍 시작되면 더 오래 진행된다 _ 474
구르는 돌에는 이끼가 끼지 않고, 움직이는
근육에는 지방이 끼지 않는다 _ 478
운동기구는 손이 닿는 거리에 두자 _ 494
관절이 좋아하는 자세 _ 498

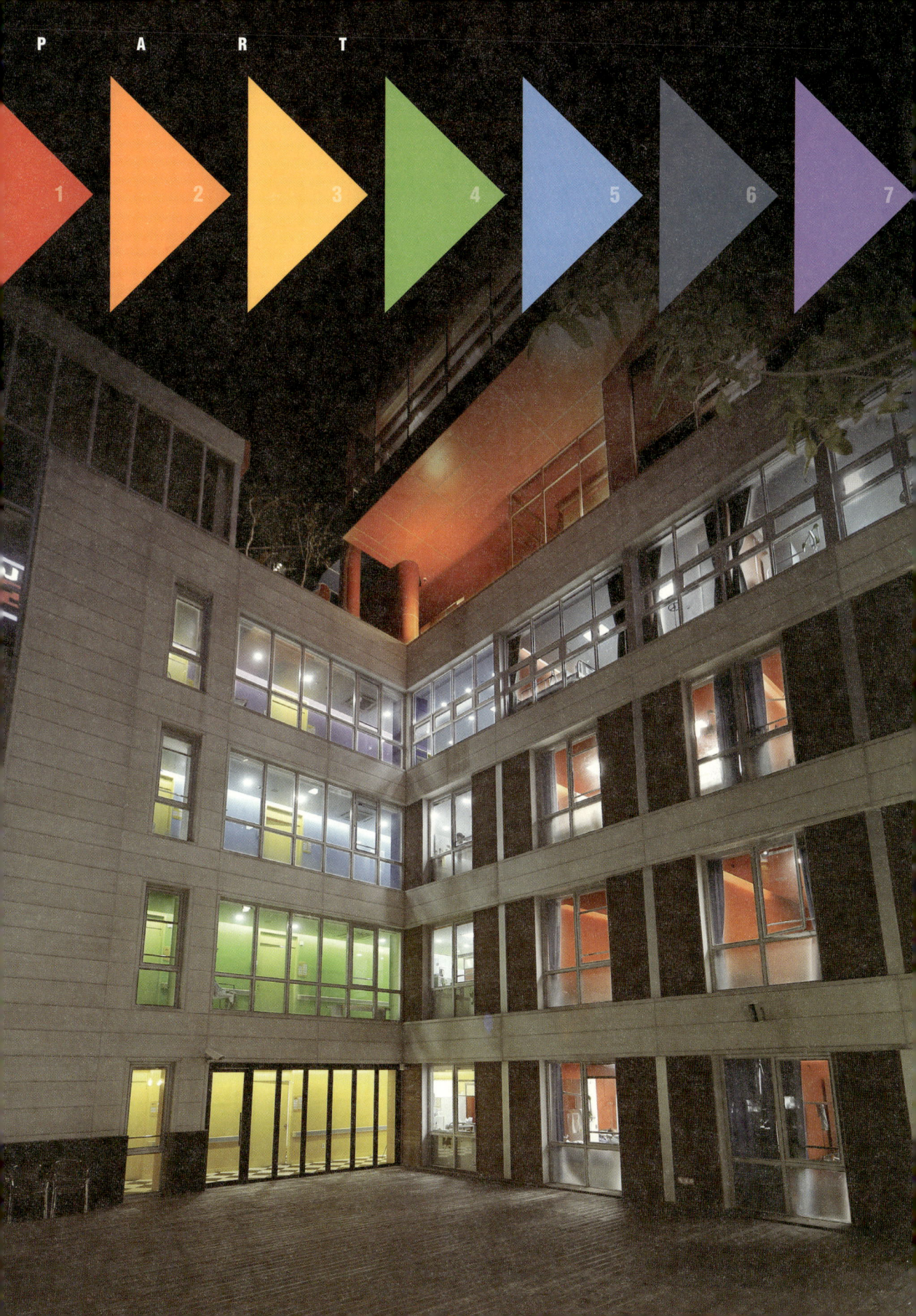

서문

어깨통증은
내 인생의 시간표다

어깨관절 유효기간은 50년

우리나라의 어깨질환 환자는 약 200만 명이 넘는다. 2006년 137만 명이었던 것이 2014년 205만 명으로 증가했다. 이 중 40대 이상이 약 90%를 차지한다. 하지만 이러한 통계로 어깨질환을 중장년의 질환이라 할 수는 없다. 30대 이하의 환자 수 역시 비중은 적을지라도 꾸준히 증가하고 있기 때문이다.

우리나라 사람들이 많이 앓는 어깨질환을 연령대별로 정리하자면, 20대에서 30대는 어깨충돌증후군과 불안정성어깨, 40대에서 50대는 어깨힘줄파열과 오십견, 석회성건염이 많다. 70대부터 90대는 광범위 어깨힘줄파열과 어깨관절염 등이 자주 발생한다.

그런데 이러한 연령별 대표 질환을 살펴보면 하나의 인과관계를 발견하게 된다. 가벼운 병에서 시작하여 점차 심각한 질환으로 발전하는데, 40~50대에 단순 어깨힘줄파열을 제대로 치료하지 않으면 70~90대에는 광범위 어깨힘줄파열로 진행된다. 실제 70~90대가 '어깨가 심하게 망가진 이유'를 살펴보면 '40~50대 시절 제대로 된 치료를 받지 못해 심각한 후유증을 갖게 된 경우'가 많다. 젊은 시절부터 어깨질환을 앓는 환자가 많아지면서 나이가 들어 더욱 악화되는 사례도 적지 않다.

인간의 '날개'로 은유되는 어깨가 별 탈 없이 작동하는 것은 50년 남짓이다.

오십 줄에는 대부분 오십견을 앓는 현 상황만 보아도 어깨의 수명은 50년이 정점인 듯 보인다. 이후 60대, 70대 그리고 90대까지 어깨 건강은 50대에 제대로 어깨를 관리하고 넘어갔는가, 아닌가에 달려있다고 해도 과언이 아니다.

50대의 어깨, 50년 된 자동차

시대가 바뀌고 의술도 진보해서 이제 국가에서 시행하는 조기 건강검진 등으로 심장, 뇌, 간, 폐 등 주요 장기의 수명은 길어지고 있지만 척추, 관절 특히 어깨 등은 그 유효기간이 여전하다. 특히 어깨환자들을 살펴보면 '늙으면 어깨가 아픈 것'이라며 어깨통증을 가볍게 여기는 일이 잦다. 병을 병으로 보지 않고, '으레 그런 것' 정도로 넘겨버리는 것은 참으로 안타까운 일이다.

사람에 따라 그 시기는 다르지만, 어깨가 아파오는 시기는 인생에 있어 터닝 포인트인 경우가 많다. 50~60대의 어깨환자가 유독 많은 걸 보면 더욱 그러하다. 때문에 어깨가 불편해지면 '이쯤에서는 인생을 돌아봐야 한다'는 마음으로 몸을 돌봐야 한다. 어깨뿐만 아니라 살아온 방식, 앞으로 살아갈 방향에 대해서도 고민하는 것이 좋다. 어깨통증이 "어떻게 하면 안전하게 즐기면서 살아갈 수 있을까?"를 고민하는 계기가 되면 좋겠다.

하지만 안타깝게도 진료실에 있다 보면 지금 당장 심하게 아프지 않다고, 묻지도 따지지도 않고 통증만 덮고 가려는 환자들을 자주 만나게 된다. 주사 한 방이면 통증이 가신다고 스테로이드 주사를 만병통치약인 양 생각하는 이들도 있다. 민간요법이나 정형화되지 않은 치료법을 쫓아다니며 너무 먼 길을 돌아오는 환자들도 많다. 제대로 된 치료를 받지 못하고 멈칫거리고 덜컹거리는 어깨를 안고 진료실을 찾은 환자들은 대부분 오래된 통증으로 자신감까지 떨어져 있다.

앞으로 50년을 더 써 먹어야 할 어깨인 만큼 잔고장은 없는지, 고쳐서 리모델링하고 가야 할 부분은 없는지 꼼꼼한 점검이 필요하다. 아프면 점검을 받아야 하고, 망가지면 서둘러 고쳐야 한다! 특히 50대가 되면 심하게 아프지 않더라도, 약간의 불편함이 느껴지더라도 반드시 점검에 나서야 한다.

그리고 잔고장만 해결하고 대충 쓰겠다는 생각은 버려야 한다. 지금부터 관리해야 인생 후반부도 눈빛이 이글거리는 성난 사자처럼 열정적으로 살 수 있다. 음식을 똑똑하게 골라먹고, 하루 식사량이 너무 많은 건 아닌가 저울 위에 올라가 자신의 몸을 살펴야 한다. 컨디션 조절을 위해 활력이 좋은 시기를 파악하고 운동을 하는 시간도 짜 넣어야 한다.

경험은 실력이다

최근 어깨환자들이 급속도로 늘어나면서, 어깨를 치료하겠다고 나서는 의사들도 많아졌다. 풍부한 의료진이 적시에 어깨치료를 받을 것을 강조하자 환자들이 병원을 찾는 일도 잦아졌다.

어깨수술 건수들이 급속도로 늘어나면서 환자들은 과잉 진료에 대한 우려와 불신을 갖고 있다. 많은 환자들이 MRI CD를 들고 이 병원, 저 병원을 떠돌며 크로스 체크를 한다. 환자 입장에서는 당연한 것일 수도 있으나, 신뢰할 수 있는 의사를 찾아가 믿고 치료하는 풍토가 자리를 잡아야 하리라 생각한다. 의료문화 역시 '수술에서 비수술 치료로', '치료에서 예방과 점검'으로 시선을 옮겨야 하리라 생각한다. 그런 면에서 어깨치료에 대한 건강한 인식들이 어느 때보다 절실하다.

아프리카 속담에 "멀리 갈려면 함께 가라."라는 말이 있다. 어깨치료 방법들은 끊임없이 진화하고 있다. 환자들의 고통을 최소한의 시간과 비용만으로 해결하려고 하는 다양한 시도들이 진행돼 왔다. 여수백병원에서는 수술하지 않는 오십견 치료법으로 〈매직 테라피 매뉴얼〉을 만들었다. 〈매직 테라피 매뉴얼〉은 환자의 질병과 현재의 상태에 따라 주사와 운동치료를 함께 시행하는 치료법으로, 오십견의 경우 외래진료를 2회 정도만 오면 통증과 팔이 올라가지 않는 불편함을 해결할 수 있다. 수술의 경우도 오십견과 충돌증후군이 겹쳐있는 경우는 10분, 간단한 힘줄파열은 20분, 힘줄이 여러 개 떨어진 광범위한 힘줄파열은 40분, 어깨인공관절 수술은 50분으로 시간을 획기적으로 줄였다.

가장 오래 걸린다는 인공관절 수술도 국소신경 차단만으로 진행해 거의 모든 수술을 전신마취 없이 진행하고 있다. 수술 이후에 통증을 조절하는 48시간 무통치료도 도입해 환자들의 부담을 줄였다.

어깨치료의 문턱이 이만큼이나 낮아졌다. "어깨가 아파서 죽겠는데, 수술하라고 할까봐 무서워서 못가겠다."는 환자가 더는 없었으면 좋겠다. 너무 겁내지 말고 가벼운 마음으로 병원을 찾아도 좋을 때가 되었다.

50대의 어깨 관리는 미래 50년을 준비하는 과정이다

'지금 진료실에서 만난 이 환자가 10년 전에 어깨를 돌보았다면, 나를 찾아올 이유가 있었을까?'

환자분을 앞에 두고 종종 이런 생각을 한다. 통증이 없던 10년 전부터 어깨를 위해 운동을 식사처럼 하고 살았다면 병원을 찾을 일도 없었을 것이다. 마찬가지로 지금부터 어깨에 공을 들이고, 어깨를 위한 생활을 하면 10년 뒤에는 병원을 찾는 일도 없을 것이다.

여수백병원의 모토인 '어깨는 날개입니다'는 지난 10여 년간 어깨 전문의로 진료실에서 수만 명의 환자들을 만나면서 깨달은 소중한 진리이다. 자신감에 찬 얼굴, 사자와 같은 눈빛은 돈이나 권력에서 나오지 않는다. 딱 벌어진 어깨, 건강한 어깨야말로 자신감의 원천이다. 튼튼한 근육으로 강한 어깨를 가진 사람들은 나이의 많고 적음, 지위의 높고 낮음과 관계없이 어디를 가든 큰소리치며 인생을 즐기며 산다. 나이가 들어서도 큰소리치기 위해 젊었을 때부터 어깨를 챙겨야 한다.

치료는 계속되는 선택의 과정이다. 그 과정을 의사의 일방적인 지시를 이행하는 것으로 봐서는 안 된다. 의사는 폭넓은 정보를 제공할 뿐, 치료의 전 과정은 환자와 의사가 손을 잡고 함께 가는 과정이다. 서로 상의하면서, 가보지 않은 길을 찾아가는 여정이다. 때문에 환자도 정보에 밝아야 한다. 치료 방법을 알고 정확한 치료를 받으면 회복은 당연히 빠르게 된다.

이 책은 환자가 바른 선택을 할 수 있는 다양한 정보를 담고 있다. 어깨에서 나타나는 대표적인 질환을 6개 파트로 나눠서 설명하고 있다. 잘 알려진 오십견부터 최첨단 치료법이라고 할 수 있는 어깨인공관절까지, '도대체 어깨가 왜 아픈 거지?'를 고민할 때 찾아봄직한 정보를 모두 다뤘다. 각 질환별로 완결성을 갖춰 관심이 가는 부분만 골라 읽거나, 자신에게 필요하다고 생각되는 부분을 골라 읽어도 크게 무리가 없도록 하였다. '어깨통증의 내비게이션'으로 그 역할을 다할 수 있으리라 자신한다.

알버트 아인슈타인은 "쉽게 설명하지 못한다면 제대로 이해하지 못한 것이다."라고 말했다. 아는 만큼 쉽게 설명하려고 의학용어를 풀어쓰고자 했다. 나이가 들어도 어깨 덕분에 큰소리칠 수 있는 길을 알려줄 수 있도록 애를 썼다. 그럼에도 독자들이 읽기에 어려운 부분이 있다면 모두 글쓴이의 부족함 때문일 것이다.

어깨통증은 내 인생의 시간표다

어깨통증을 겪는 많은 사람들의 첫 번째 반응은 짜증과 억울함이다. 만나고 싶지 않은 불청객을 만난 듯 우울한 얼굴로 진료실을 찾는다. 어깨통증으로 불편한 분들이 살아오면서 겪었던 여러 고비를 훌륭하게 극복했던 것처럼, 어깨통증을 더 나은 삶을 찾아가는 계기로 여기고 학습하며 알아가기를 바란다.

수많은 사람들의 어깨통증을 치료하고, 수술하는 과정을 일로만 생각하던 내게도 어느 날 갑자기 어깨통증이 찾아왔다. 순간 젊음이 끝났음을 알게 되었고, 인생의 반환점에 서 있음을 자각하게 되었다. 어깨통증은 내게도 삶을 돌아보게 하는 터닝 포인트였음에 틀림없다. 환자들의 터닝 포인트를 함께 걷는 것이 의사로서 나의 일이다.

　여수백병원은 본원의 컬러인 오렌지색을 활용한 〈오렌지 북〉을 통해 새로운 정보를 엮어 나가고 있다. 한 권 한 권이 쌓일 때마다 다음 책에 대한 기대와 책임감도 커진다. 때문에 여수백병원은 새로운 의료정보를 취합하고, 임상에 적용했던 치료결과를 데이터화하며, 정보를 축척하는 일을 게을리하지 못한다.

　앞으로도 어깨환자들의 동무요, 조력자로 그 역할을 충실히 해나갈 것을 다짐해 본다. 그리고 여수백병원의 작은 노력들이 환자와 가족들이 어깨질병으로 느끼는 두려움과 고통을 덜어내는 데 보탬이 되기를 바란다.

2016년 5월
여수백병원장 백창희

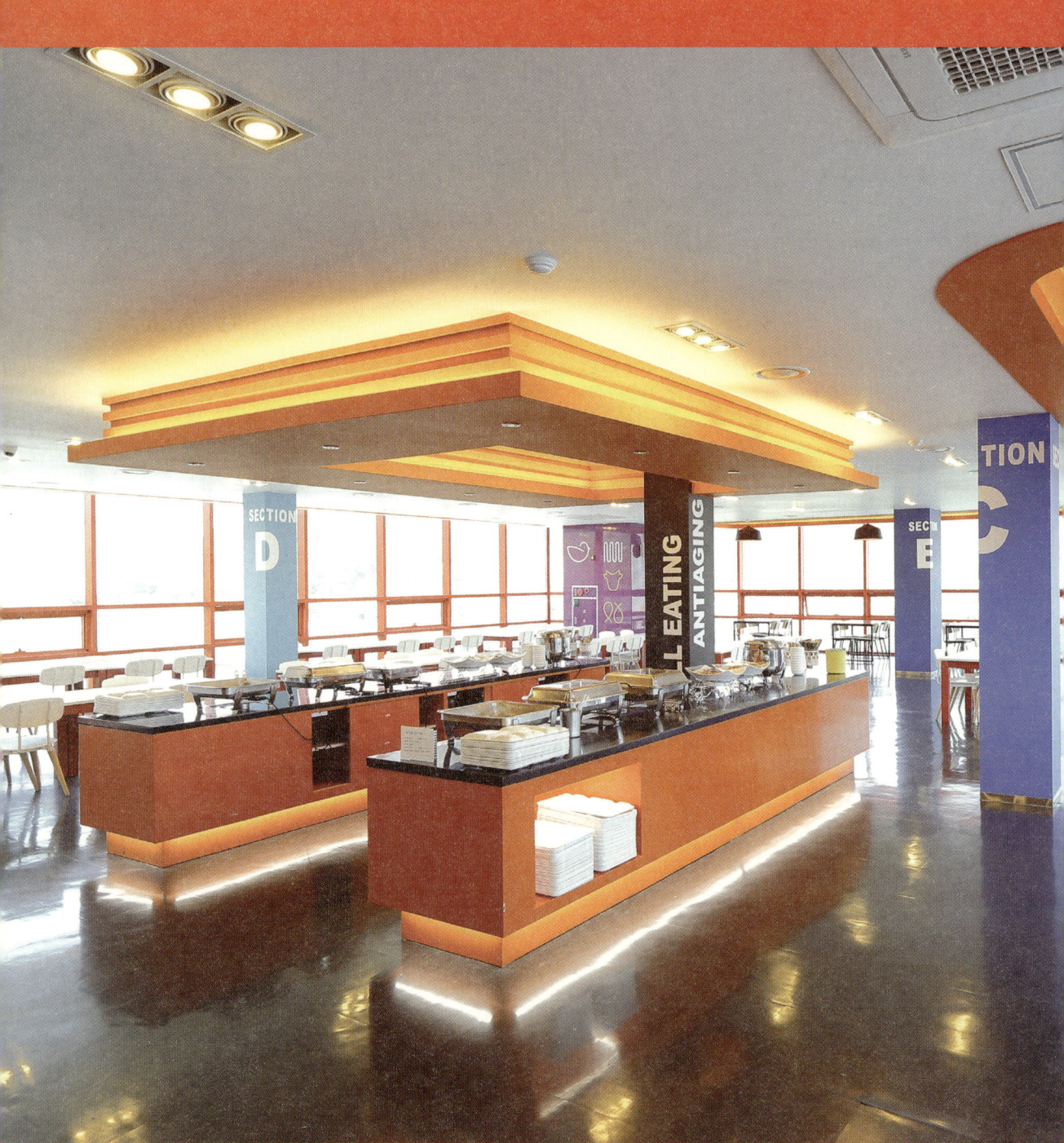

경험은 치료보다 강하다

PART 01

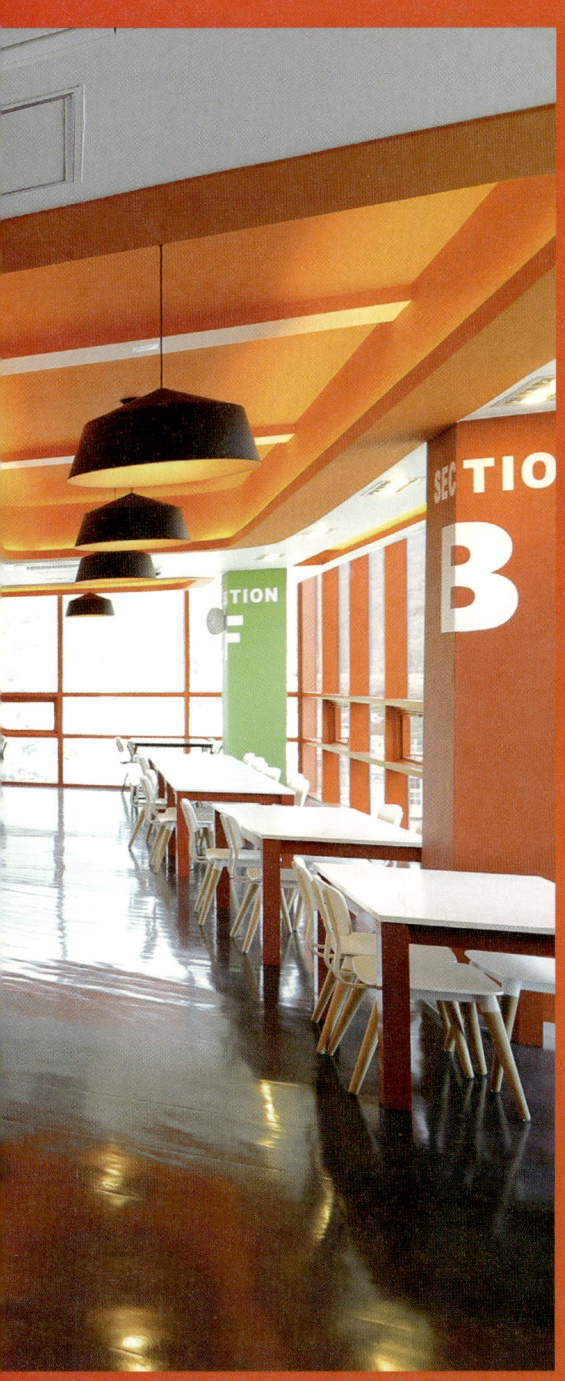

고생은 길고 치료는 짧다
오십견

- 팔이 뒤로 안 돌아가요!
- 밤에 잠을 못 잘 정도로 아파요.
- 에어컨이나 선풍기 바람에도 어깨가 시려요.
- 차가 덜컹거리는 정도로도 어깨가 아파요.

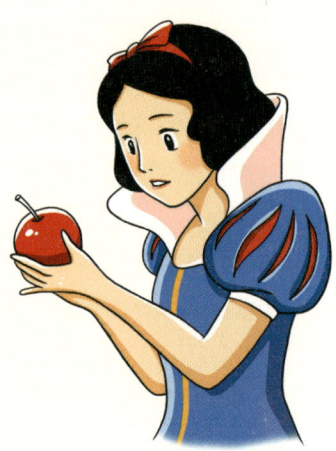

오십견,
백설공주에게도
올 수 있다!

어깨가 아파서 병원에 오는 환자분의 연령대를 살펴보면, 50대가 가장 많이 차지한다. 오십견이란 말은 원래 일본에서, 나이가 50세 가까이가 되면 너도나도 어깨가 아프기 시작한다고 해서 붙여진 이름이다.

동서양을 막론하고 50대 즈음해서 어깨가 아픈 사람들이 가장 많은 걸 보면 어깨관절의 유효기간은 50년쯤 되는 것 같다.

그러나 우리는 지금 100세 시대를 살고 있다. 90세 넘어까지 일을 해야 할지도 모른다. 일반적으로 60대에는 정년을 맞지만, 이후로도 3번은 직장을 옮겨 일을 할 수도 있다.

==50세에 유통기한이 다 된 중고 어깨로 살아가기에 인생은 너무나 길다. 어깨 입장에서 보자면 인생을 마라톤에 비교하면 50대는 반환점이나 마찬가지이다. 재충전이 필요하고, 필요하다면 리모델링도 해야 한다. 오십견을 단순한 질환이라고 여기지 말고, 어깨를 점검하고 100세 건강을 준비하는 계기로 생각하면 좋겠다.==

01

"맞나? 오십견"

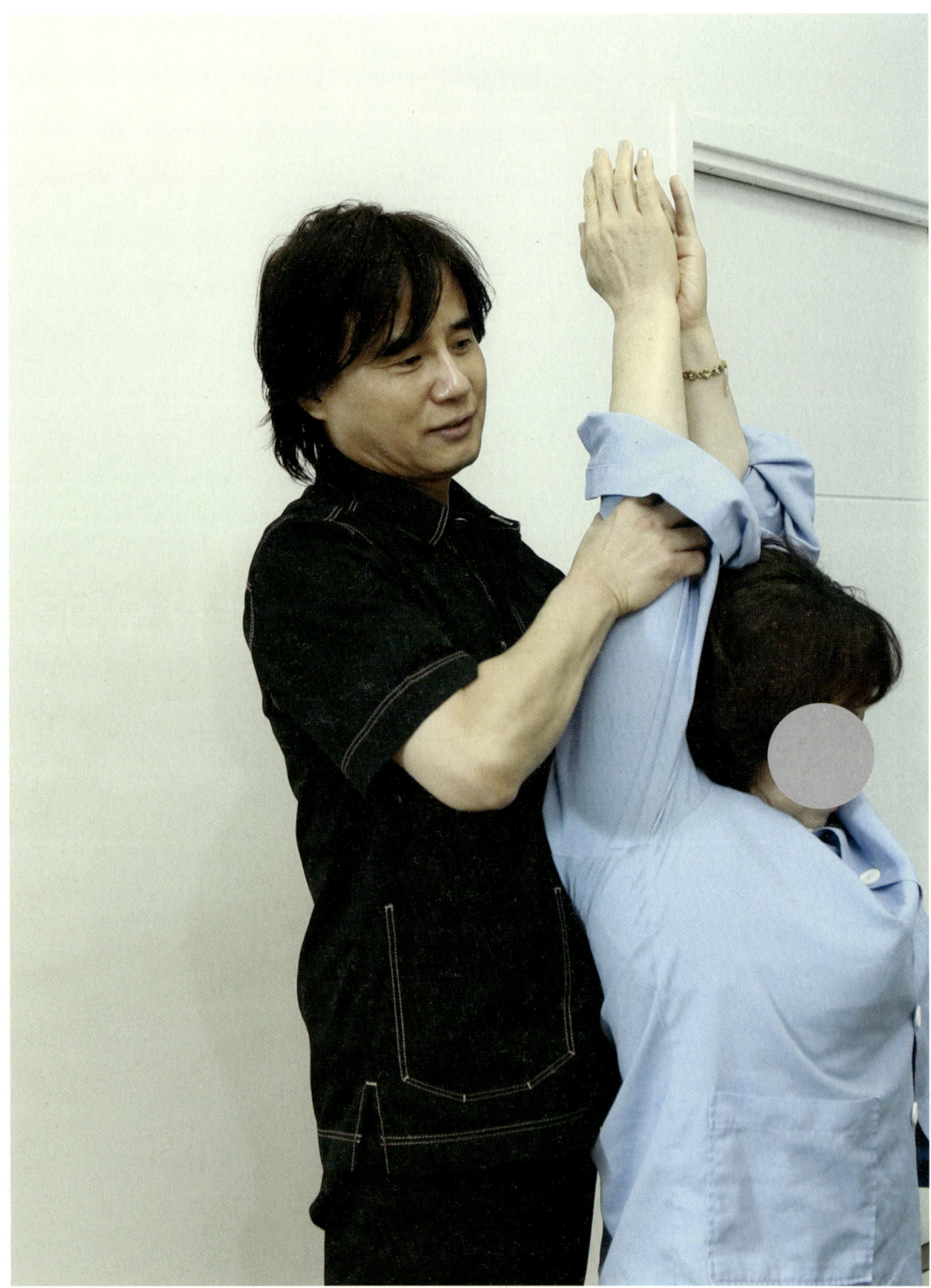

어깨질환의 대명사로 불리는 오십견은 어깨관절에서 생기는 대표적인 질환이다. 하지만 "어깨관절은 쉬면 좋아진다."는 잘못된 이해 때문에 적절한 치료를 받지 못하는 병이기도 하다.

오십견의 정확한 진단명은 유착성관절낭염(어깨가 굳는다고 해서 '동결견'이라고 불리기도 한다)이다. 50대 전후에 어깨가 아픈 증상이 많이 발생한다고 해서 오십견으로 불렸다. 하지만 이는 허리가 아프면 요통, 머리가 아프면 두통 하는 식의 증상을 설명하는 것에 지나지 않는다. 관절을 둘러싸고 있는 관절주머니(관절낭)에 염증이 발생하여 관절이 좁아진다는 '유착성관절낭염', 어깨가 얼었다는 의미에서 '동결견'이 보다 정확한 진단명이다.

결국 어깨는 다양한 근육과 힘줄이 움직인다. 어깨를 움직이는 삼각근만 생각하기 쉽지만, 극상근, 극하근, 견갑하근, 소원근의 4개 어깨근육과 근육 끝에서 뼈와 근육을 연결하는 힘줄(회전근개) 또한 매우 중요하다. 이들 근육과 힘줄은 위팔뼈의 머리 부분인 상완골두가 견갑골의 관절와(관절오목)에서 움직이도록 역할을 한다. 이 근육과 힘줄 덕분에 우리는 팔을 몸통에 부착시켜 360도로 회전시킬 수 있다.

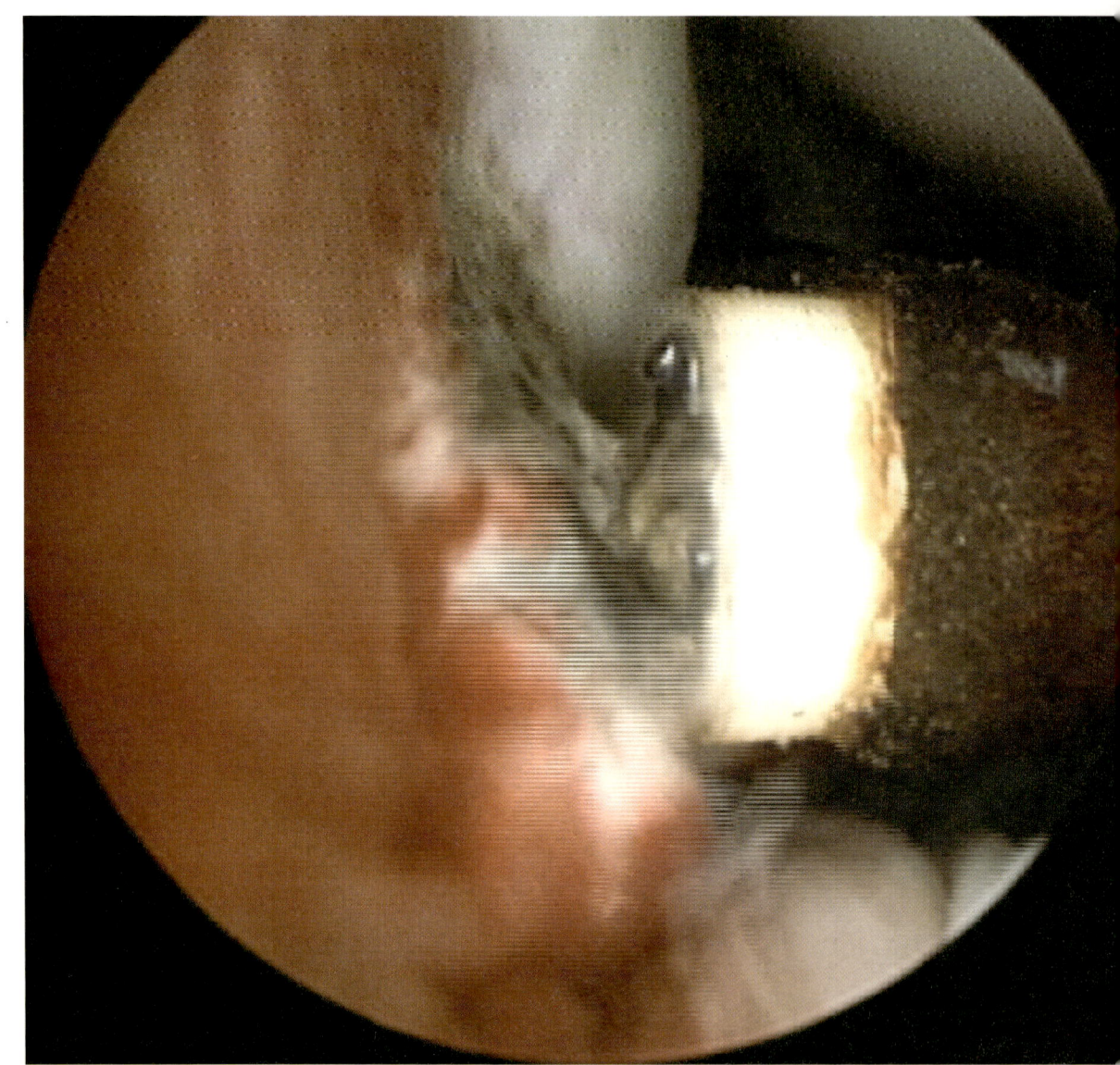

오십견이 와있는 어깨관절 속 염증을 레이져로 태우고 있다

관절주머니와 인대는 어깨힘줄과 관절을 안쪽에서 지지해 주는 주요 부위이다. 관절주머니에 염증이 생기면 통증이 생기고 어깨가 굳어 마음대로 팔을 움직이지 못하게 된다.

연구에 의하면, '두면 낫는다'는 편견과 달리 오십견은 약 40%에서 증상이 지속되며 일부에서는 어깨관절의 기능제한까지 발생할 수 있다고 한다. 따라서 관절을 원활하게 움직이고, 운동 범위가 좁아지는 장애로 진행되지 않도록 보다 적극적인 치료를 해야 한다. 물론 치료가 단순히 통증만을 가라앉히는 것을 의미하지는 않는다. 어깨 내부의 근본적인 원인을 해결하는 원인치료를 해야 한다. 환자 대상 설문조사에서 어깨가 아픈 분들은 물리치료와 한방치료를 주로 받고 있었다.

"치료는 선택! 여태 고생한 게 억울할 지경입니다."

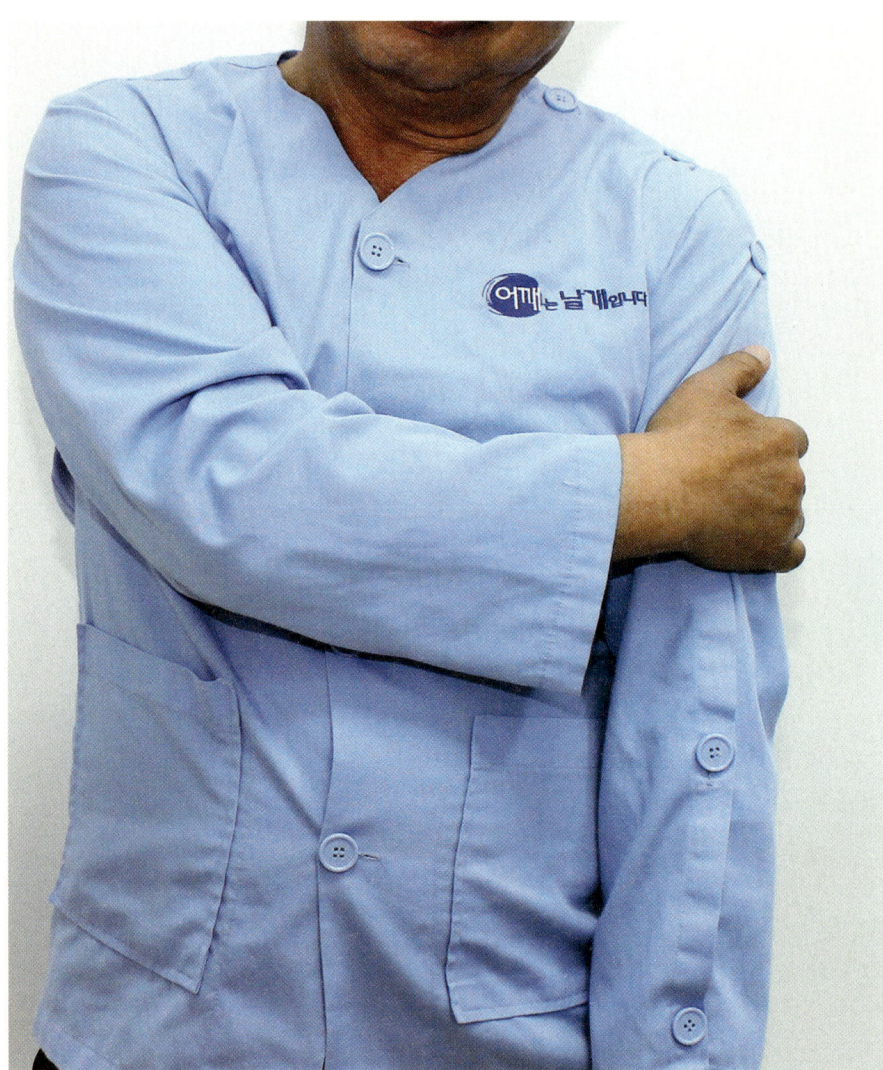

오십견으로 통증을 호소하는 환자에게 아픈 부위를
만져 보라고 하면 어깨 위보다 팔 중간을 가리키는
경우가 더 많다.

예순을 눈앞에 둔 임중혁(남/59) 님은 한 달 전부터 옷을 입을 때마다 입이 벌어질 정도로 어깨가 아파왔다. 참다못해 병원에 와서 검사를 해 보니, 힘줄을 비롯한 어깨 속 상태는 나쁘지 않았다. X-ray와 MRI를 확인한 의사는 "어깨 상태는 괜찮은데요. 운동을 좀 해 보시죠."라고 퉁명스럽게 이야기했다. 약을 받아 돌아온 임중혁 님은 "아프긴 아픈데……."라며 어깨 전문 병원을 찾아보기로 했다. 그리고 며칠 뒤 여수백병원을 찾아왔다.

임중혁 님이 가져온 검사 결과에서 어깨를 중심으로 하얗게 낀 염증들을 확인하고 '오십견'이라는 진단을 내렸다. 일단은 통증을 가라앉히고 운동성을 회복하기 위해 〈매직 테라피 매뉴얼〉을 진행하기로 했다.
"제가 제 발등을 찍고 싶어지네요. 빨리 치료를 받았으면 한 달이나 생고생을 안 했을 건데 말이죠!"

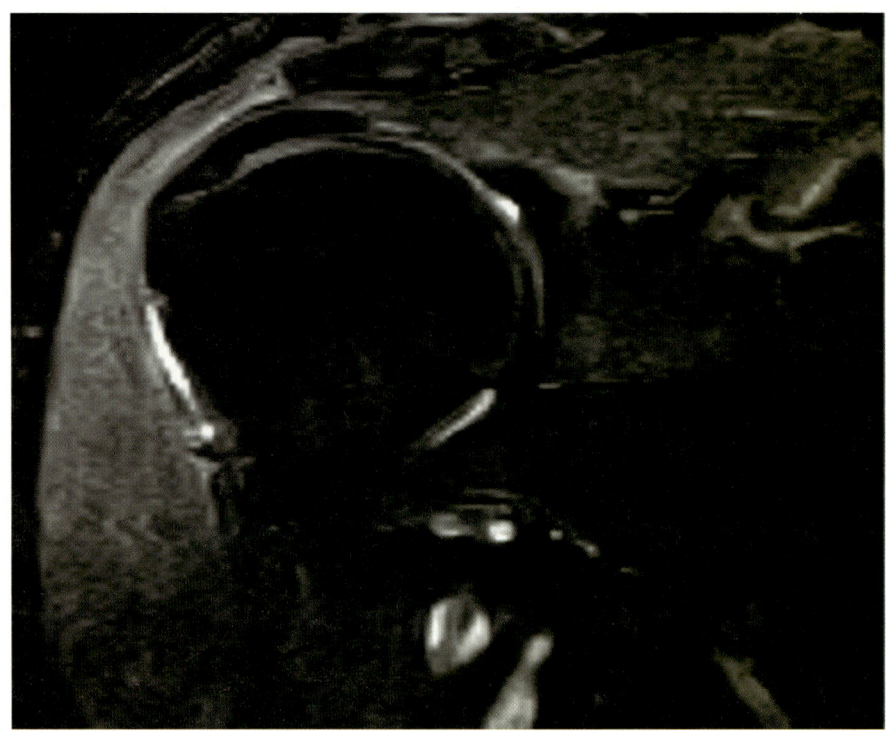

MRI를 보고 힘줄은 괜찮다고 대수롭지 않게 이야기를 하지만 환자 본인은 아파서 일상생활이 어려웠고, 운동은 엄두도 내지 못했다.

극심한 통증을 경험한 임중혁 님은 간단한 처치 후 일상으로 돌아가며, 통증을 방치하고 온 시간들이 몹시 억울하다고 했다. 고생은 길고 치료는 짧았다.

오십견으로 다른 어깨질환이 동반되지 않으면서 단순히 어깨가 굳고 염증만 있는 경우는 치료가 비교적 간단하다. 주사와 운동치료 등 비수술적 처치만으로도 빠른 회복이 가능하다. 실제 2014년 2월에 여수백병원에서 실시한 의료서비스 만족도 조사에 따르면, 오십견으로 팔이 뒤로 돌아가지 않는 증상을 보이며 내원한 2,598명의 환자 중 수술 없이 주사와 운동치료만으로 2주 이내에 회복된 비중이 90%이다.

치료는 나의 선택이다.

〈매직 테라피 매뉴얼〉은 국소신경 차단으로 시작된다. 통증을 줄인 상태에서 치료를 진행하기 위해 목의 신경을 국소 차단한다. 이후 초음파를 보면서 어깨관절주머니 안으로 정확하게 주사약물을 밀어 넣는다. 오십견으로 쪼그라든 관절주머니를 부풀려 원상태로의 회복을 도와주는 과정이다. 흡사 바람 빠진 풍선에 바람을 집어넣는 것과 같은데, 쪼그라든 관절주머니를 터트려주면 오십견의 회복이 빨라진다.

전체 과정은 오래 걸리지 않는다. 국소신경을 차단하면 1시간여 동안 통증을 거의 느끼지 못하기 때문에 이때 운동치료도 함께 해준다. 치료를 마치면 시간이 지나면서 어깨관절이 치료되면서 리모델링된다.

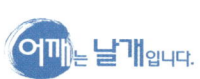 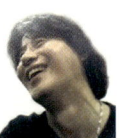

오십견은 혼자 오지 않는다

어깨가 불편해도 병원에 오지 않고, 치료에 신경 쓰지 않는 환자들이 더러 있다. 이들이 병원을 찾지 않는 중 하나는 "에잇, 가봐야 오십견인데 뭐."라고 스스로 진단을 내리고 '가만히 두는 것'을 자연 치유 과정으로 생각해 버리기 때문이다. 그러나 스스로 오십견이라고 진단을 내린 사람 중 진짜 오십견은 20%밖에 되지 않는다. 이외 80%는 힘줄에 염증이 생기고 힘줄이 닳는 충돌증후군, 점액낭염 등의 다른 어깨질환으로 판명된다. 통증이 운동 제한까지 불러오는 질환들이다. 병원에서조차 진단은 3가지 과정을 통해 이루어진다. 아픈 사람의 말을 귀담아 들어보고, 아픈 곳을 만져보고, 보이지 않는 곳을 확인하기 위해 촬영을 해 본다. 이 3가지 과정이 하나의 질환으로 일치해야 비로소 진단이 내려진다. 제대로 진단을 해야 제대로 치료할 수 있다. 불편한 어깨를 방치하는 것은 지금 어깨를 망치고 있는 셈이다.

02

"암시렁 않다, 팔 쓰는 데는"

팔이 뒤로 안 돌아가요!

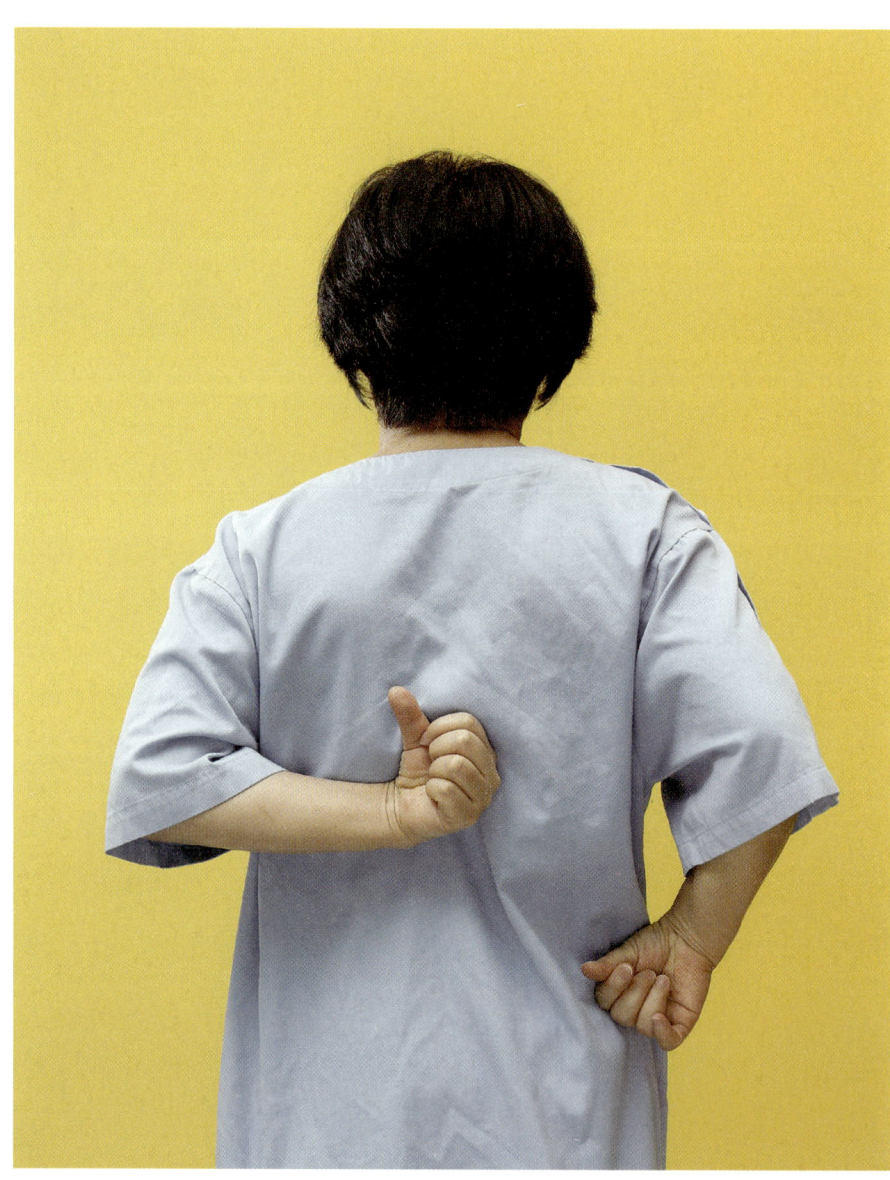

특별하게 다친 적이 없는데 팔을 조금만 움직여도 아픈 경우나 옷을 입거나 일상생활이 불편하고 점차 통증이 심해지면서 어느 방향으로도 팔이 잘 움직여지지 않는 경우에는 오십견을 의심해 볼 수 있다.

처음에는 오십견이 오더라도 어깨 아래에서 하는 동작에는 무리가 없다. 다만 팔을 들고, 뒤로 돌리는 자세를 할 때는 무리가 오면서 아프다. 그러다 시간이 지나 증세가 심해지면 팔을 가만히 두어도 아프다. 이쯤 되면 '어깨가 얼었다, 굳었다'고 하는 진단명(동결견)과 같이 어깨가 굳어진다. 게다가 통증까지 심해지면 일상에서 큰 불편을 겪는다. 팔을 들어보면 팔을 바깥쪽으로 돌리거나 위로 드는 것이 힘들어진다. 예민한 분은 열감을 느끼기도 하고, 팔이 시려서 선풍기 바람이나 에어컨이 싫어진다는 분들도 있다.

==주의할 점은 어깨에 통증을 유발할 수 있는 어깨힘줄파열, 석회성건염, 충돌증후군으로도 통증과 운동제한이 생길 수 있으므로 확실한 진단은 진찰과 초음파, MRI 검사를 통해 내려야 한다.==

진료실에서 만난 환자들의 경우 "처음에는 팔이 아프다가 찌릿하다."는 증상만으로 내원하는 경우가 많다. 누군가 팔을 건드리면 통증이 심하고 통증 때문에 깊은 잠을 자지 못한다. 하지만 팔의 운동 범위가 줄어든 것은 병원에 와서 진료를 받는 중에 확인하는 경우가 대부분이다.

오십견 어깨를 관절내시경으로 들여다 보면, 대부분 관절 내부가 심한 염증으로 붉게 충혈돼 있다. 관절 간격이 좁아져서 기구들을 움직이기가 어려울 정도이다.

관절 내부의 염증은 통증을 유발하는데, 보통 어깨부터 시작해서 팔의 상박부로 내려와 팔을 들기도 어렵게 한다.

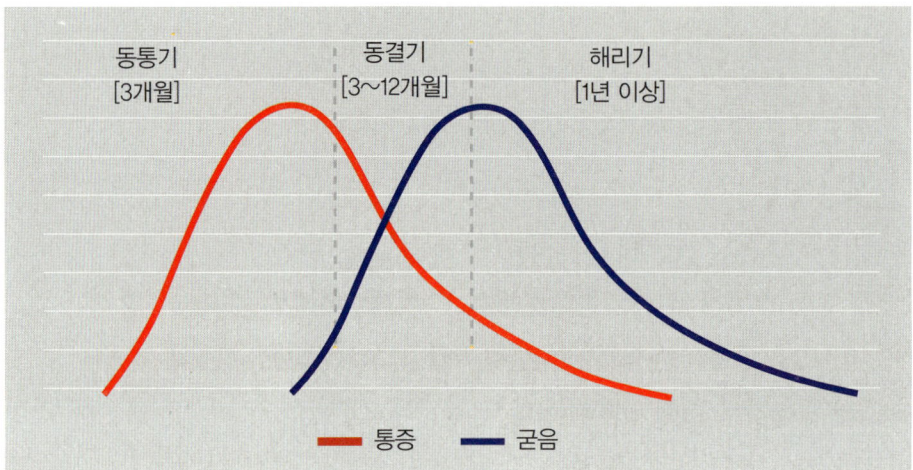

오십견의 자연 경과

오십견의 염증 반응은 시간이 지나면서 3단계를 거친다. 증상이 나타나는 정도와 기간, 진행 양상에 따라 보통 '동통기', '동결기', '해리기'로 분류한다. 단계별로 통증의 정도와 운동 범위에도 차이가 있다.

제1기인 동통기(freezing)는 최초 증상으로부터 약 3개월까지가 해당된다. 점차적으로 통증이 심해지고 관절운동의 범위도 줄어든다. 하지만 누군가 팔을 잡아당기거나 돌렸을 때, 아픈 것만 참으면 정상과 비슷한 정도로 움직일 수 있다.

제2기인 동결기(frozen)는 최초 증상 후 3개월에서 12개월까지 정도이다. 참을 수 없는 통증은 서서히 줄어들지만, 만성적인 통증은 남아 있다. 이 시기부터는 관절의 운동 범위가 줄어들어, 누군가 도움을 받아도 정상인처럼 자유롭게 팔을 움직이지 못한다.

제3기인 해리기(thawing)는 최초 증상 후 12개월에서 18개월 또는 그 이상 동안 진행되기도 한다. 좁아졌던 운동 범위가 점차 넓어지는데, 어깨를 움직일 수 있는 범위가 넓어지고 운동을 할 때만 통증이 느껴진다.

3가지 단계를 거치면서 오십견은 자연적으로 회복되기도 한다. 하지만 오십견을 자연 회복을 기대하며 참고 견디는 데는 두 가지 위험부담이 있다.

첫째는, 오십견이 자연 치유되는 데 1년에서 2년까지 오랜 시간이 걸리며, 통증과 운동 범위 제한으로 인한 불편함은 곧 삶의 질 저하로 이어진다. 아파서 절절매는 중에 일상생활을 못하는 경우도 대부분이다.

둘째는, 자연 경과를 기다리다 완전히 회복되지 못하는 위험도 있다. 해리기를 거치면서 굳은 어깨가 자연스럽게 회복되고 하지만 안타깝게도 100% 회복률을 보이지는 않는다.

오십견은 백설공주에게도 올 수 있다

"혹시 오십견?"

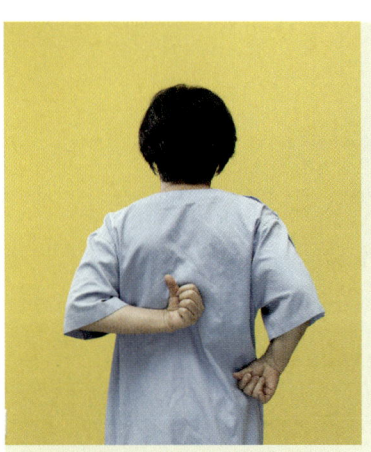

① 팔을 돌리면 아프다.

엄지손가락이 여자들의 브래지어 위치(8번 흉추)까지 올라가는지 테스트를 해 본다. 오십견이 찾아오면 팔을 뒤로 돌릴 때 통증이 느껴지고 팔이 부드럽게 돌아가지 않는다.

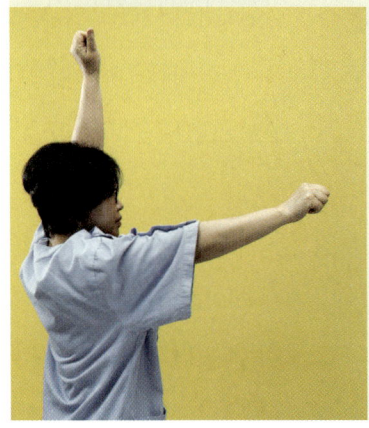

② 팔이 귀 뒤까지 넘어가지 않는다.

오십견이 찾아오면 팔이 귀 뒤로 잘 넘어가지 않으므로 곁눈질로 팔이 보이게 움직이면서 팔의 운동 범위가 줄어든 정도를 확인해야 한다.

아직 오십견의 정확한 원인은 밝혀지지 않았다. 다만 당뇨와 갑상선 질환을 앓고 있는 환자의 경우 발생 빈도가 높은 것으로 보고되고 있다. 특히 당뇨 환자들은 일반인에 비해 발생 빈도가 5배 이상 높게 나타났다. 이외에도 골절 등의 외상으로 인한 오랜 고정, 어깨힘줄파열, 석회성건염 등 통증을 유발하는 어깨질환으로 인해 어깨 움직임이 제한되는 경우 오십견을 동반하기도 한다.

중요한 것은 오십견은 특정한 사람에게만 오지 않는다. 어떤 환자는 테니스를 30년 동안 쳤더니 오십견이 걸렸다고 하고, 어떤 환자는 농사일을 40년 동안 했더니 오십견이 왔다고 한다. 하지만 테니스를 쳐 본 적이 없는 50대 주부도, 농사일을 해 본 적이 없는 30대 직장인도 오십견을 앓는다. 왜 그럴까?

아직은 "무엇 때문에 오십견이 왔다."고 밝혀진 것은 없다. 다만 모든 질환에 통용되는, '질환은 습관에서 온다'는 원칙이 오십견에도 적용되리라 추정된다. 어떤 사람은 생활습관으로 병을 예방하지만 어떤 사람은 생활습관으로 병을 불러들인다.

오십견의 예방은 주기적으로 어깨 스트레칭을 해주고 근력 운동으로 어깨를 단단하게 하면 된다. 관절을 사방으로 쭉쭉 늘리는 스트레칭, 집에서도 손쉽게 할 수 있는 아령 등이 건강한 100세 어깨를 만드는 가장 쉬운 방법이다.

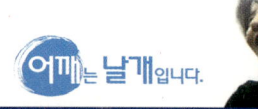

긍정적인 생각은 치료결과에 좋은 영향을 미친다

"빨리 빨리"는 우리나라 사람들이 좋아하는 말 중 하나이다. 병원에서도 마찬가지이다. 병원에 발을 들여놓자마자 통증이 싹 가시기를 바라고, 어떤 환자들은 한차례 외래 치료로 증세가 사라지지 않는다고 인상을 찌푸리기도 한다. 몸이 낫기까지 긍정적인 생각으로 기다릴 줄 아는 자세가 필요하다. 긍정적인 생각은 치료결과에 좋은 영향을 끼친다. 한편, "세월아 네월아 지나면 낫겠지."라고 시간이 흐르기만을 기다리는 환자들도 있다. 치료를 위해서 어떠한 노력도 하지 않고 그저 시간이 지나서 몸의 통증이 가시기를 바라는 것이다. 오십견이 1~2년 정도 지나면 저절로 좋아질 수 있다고 하지만 오랫동안 밤에 어깨통증으로 잠을 설치고, 어깨가 아플까봐 종일 어깨에 신경이 쓰인다면 보다 적극적인 치료에 나서야 한다.

환자들은 비용, 시간, 노력을 지불하고 몸이든 마음이든 변화가 일어나기를 바라며 병원을 찾는다. 때문에 들인 노력과 시간에 비해 많은 변화가 나타난다면 가치 있는 치료가 되지 않을까 싶다. 현대의 오십견 치료는 2~3시간에 약간의 비용만 지불하면 어깨에 가 있던 신경을 내려놓고 일상을 누릴 수 있을 정도로 발전해 있다. 편안하고, 안전하고, 빠른 치료법을 외면하고 굳이 통증을 견디며 시간을 보낼 이유가 있을까?

03

새 잡는 데 도끼 들지 않는다

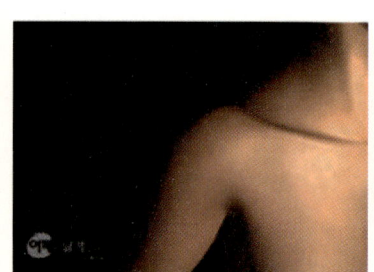
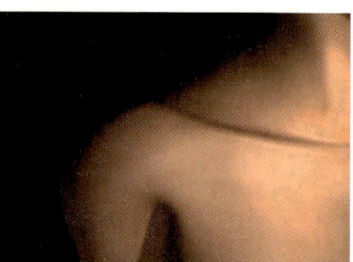
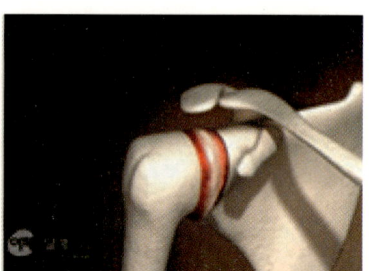
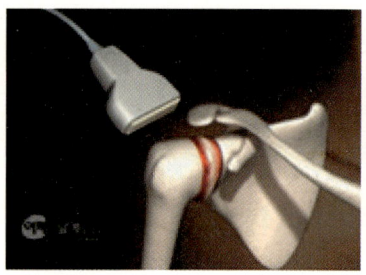
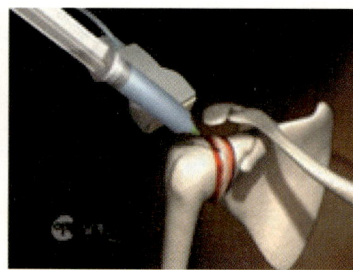
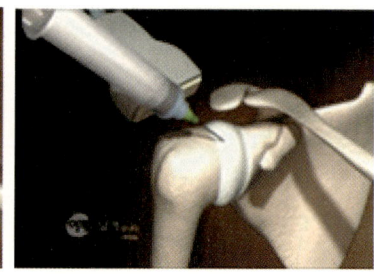
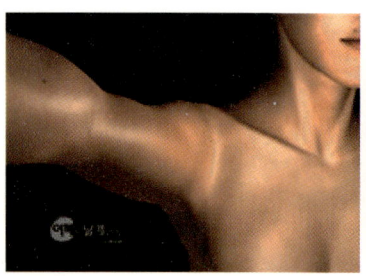
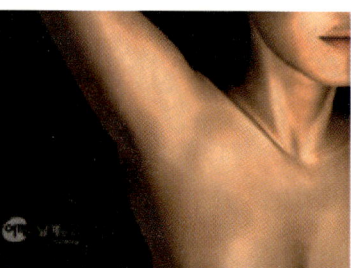
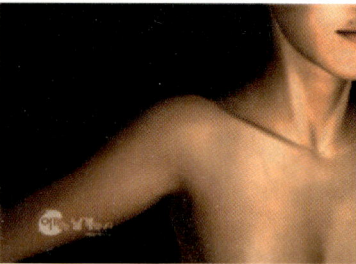

어깨관절이 굳어져 팔이 안 올라가고, 안 돌아가는 느낌이 들며, 실제로 팔을 올리거나 뒤로 돌리기가 힘들다.

염증으로 벌겋게 성이 나 있고 굳어 있는 어깨관절에 약물을 주입하여 염증도 잡아주고 굳어진 관절도 펴준다.

통증이 없이 팔이 앞과 뒤, 옆으로 잘 움직이게 되며, 아프기 이전의 느낌을 회복한다.

오십견, 무조건 운동으로 해결해야 한다?

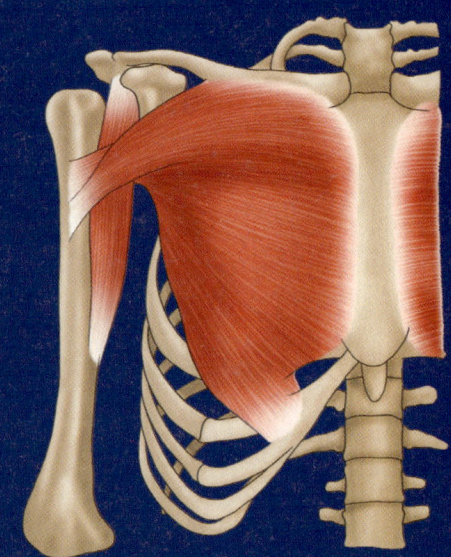

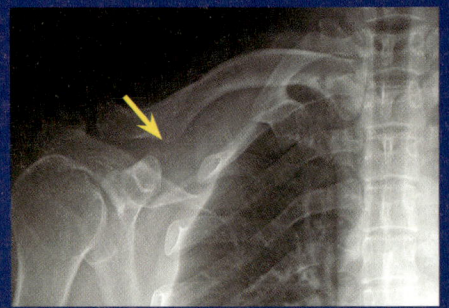

무리한 운동치료로 쇄골골절이 발생했다.

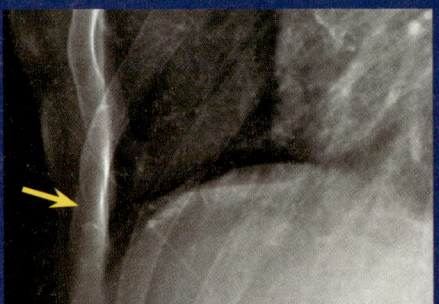

무리한 도수치료로 늑골골절이 발생했다.

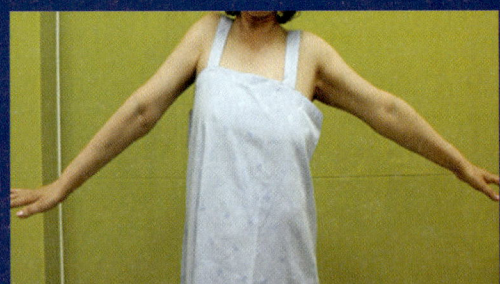

오십견 상태에서 무리하게 운동치료를 받다가 상완신경총 신경 손상을 입었다. 신경 수술까지 했으나 팔이 올라가지 않았다.

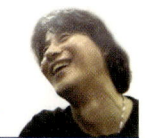
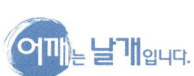

모든 의사들이 오십견 환자에게 "굳은 어깨를 펴기 위해 운동 좀 하시라."고 한다. 하지만 정작 오십견 환자는 통증이 심해서 운동을 잘 하지 못한다. 심하게 굳어진 어깨 속은 염증으로 벌겋게 성이 나 있다. 운동을 하려고 해도 극심한 통증으로 운동을 할 수 없는 상태가 대부분이다.

때문에 통증을 참고 억지로 운동을 시키는 일은 되도록 하지 말아야 한다. 우리 몸은 근육들이 뼈에 단단히 붙어 있다. 오십견으로 굳은 관절로 무리하게 운동을 하다가는 근육이 뼈를 잡아당기는 힘으로 뼈가 부러지는 골절이 발생할 수도 있다.

실제 우리 몸은 단단한 근육들이 뼈를 붙잡고 있다.

특히 골다공증이 진행 중인 나이 드신 여성분들의 경우 골절이 생길 가능성이 높다. 심지어는 오랫동안 굳어서 움직임이 별로 없던 신경을 갑자기 잡아 늘리는 바람에 신경이 찢어지는 경우도 있다. 다음은 오십견 환자에게 무리하게 운동을 진행하다 골절이 발생한 사진들이다.

예전에 다른 병원에서 운동치료를 무리하게 받다가 골절과 신경 손상을 입고 여수백병원을 찾아온 환자분을 만났다. 골절은 뼈를 붙이면 된다고 하지만 신경 손상은 돌이킬 수 없는 지경에 이르기도 한다. 이렇게 극단적인 부작용을 겪지 않더라도, 통증을 참아가며 진행하는 치료는 의사와 환자에게 깊은 트라우마를 남긴다. 이후에는 운동치료를 시도할 엄두도 내지 못한다. 반드시 통증 조절과 함께 적절한 강도의 운동치료가 병행돼야 한다.

수술 or 비수술? 중요한 건 원인치료!

염증을 가라앉히는 주사치료

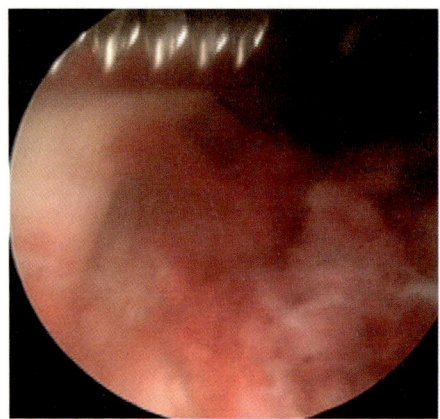
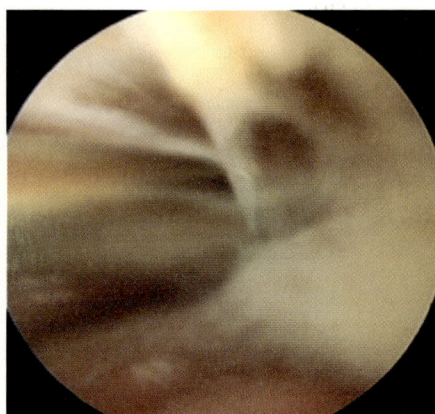

고름으로 차 있는 손유심 환자의 어깨관절 속

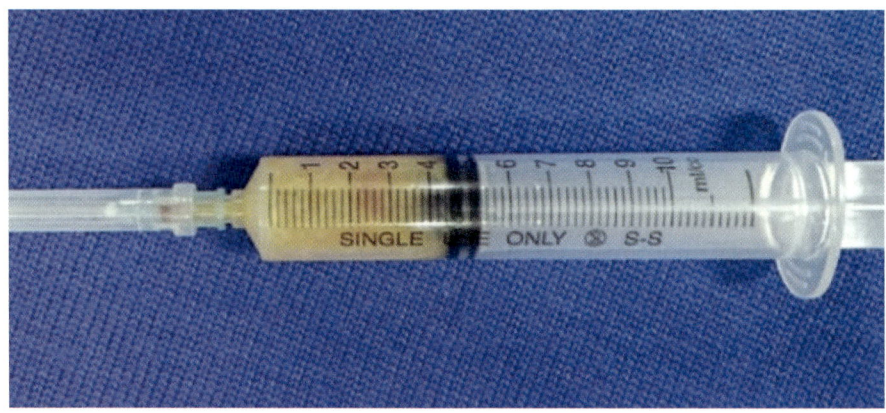

손유심 환자의 어깨에서 빼낸 고름

몇 개월 전. 동네의원에서 어깨에 스테로이드 주사를 수시로 맞아오다 결국 염증이 심해진 환자가 내원하여 관절경 수술을 시행하기도 했다.

손유심(여/56) 님은 평소 심한 협심증을 앓아 혈전 용해제를 먹어야 했고 당뇨 조절도 잘 되지 않았다. 그런데 어느 날부터는 어깨통증이 심해져 밤에 잠을 이루지 못하게 되자 동네의원을 찾아 어깨치료를 받았다.

"잠을 자다 돌아누울 때도 반대편 손으로 아픈 팔을 들어올려야 할 정도였어요. 아파서 잠을 못 자겠더라고요." 하소연을 들은 의사는 스테로이드 약물을 어깨관절 속에 주사했고 손유심 님은 당장은 통증이 가라앉는 것 같은 편안함을 느꼈다. 그런데 이상하게 저녁이 되자 어깨통증의 강도가 심해졌다. 마침 주말에 집안 행사가 있어 병원에 가지 못하다가 동네의원을 찾은 지 3일쯤 됐을 때 여수백병원을 찾아왔다. 당시 손유심 님은 "팔이 떨어져 나갈 것 같다."며 극심한 통증을 호소했다.

진료실에서 본 손유심 님의 어깨는 심하게 부어있었다. MRI 촬영을 해 보니 이미 염증이 관절을 넘어 근육까지 퍼져 있었다. 주사기로 노란 고름을 뽑아내자, 상당량이 빨려 나왔다. 고름을 보자 환자는 빨리 수술이라도 해서 어깨를 고쳐달라고 떼를 썼다.

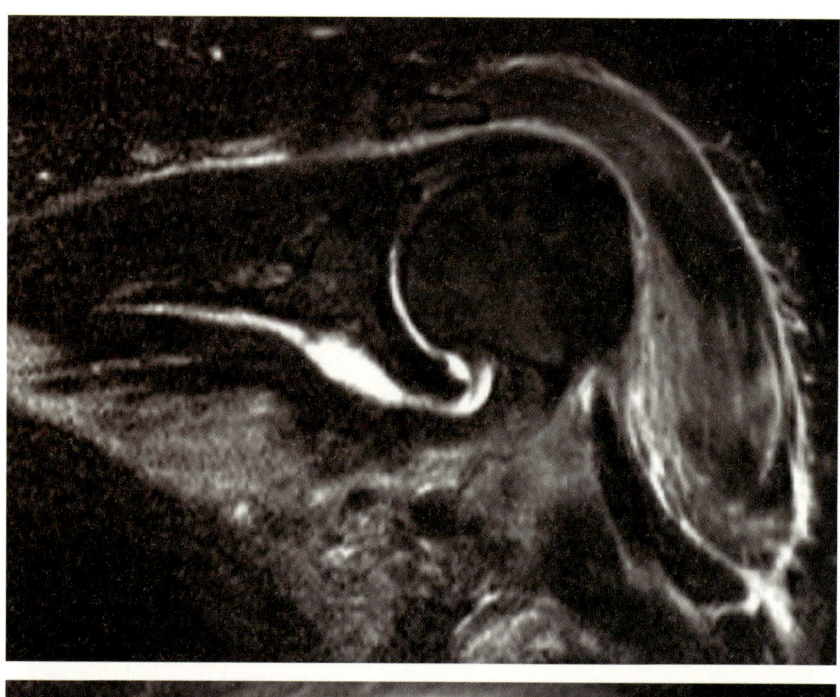

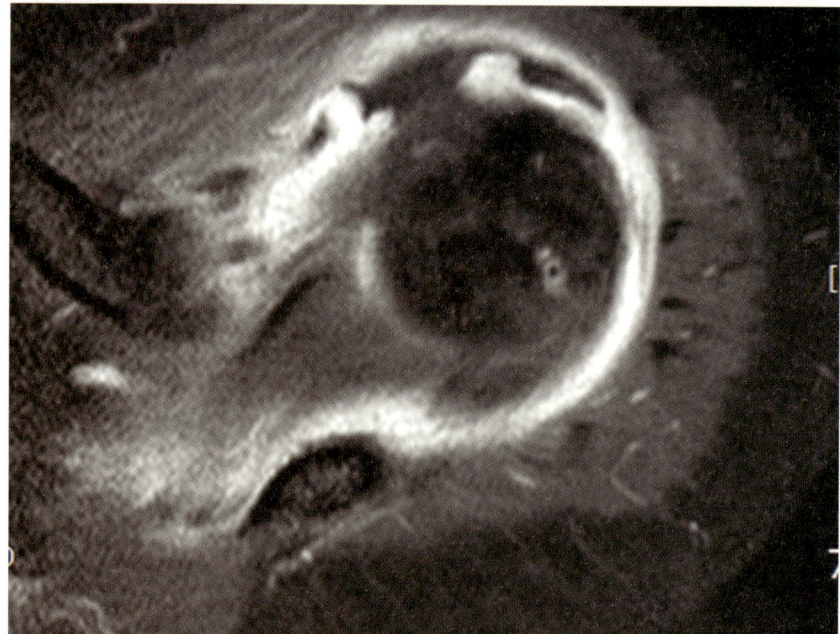

손유심(여/56) 환자의 MRI : 한 달 후 다시 내원
했을 때는 한 달 전보다 더 많은 양의 고름이
어깨 속을 채우고 있었다.

하지만 손유심 님은 혈전용해제를 복용 중이어서 응급수술에 들어갈 수가 없었다. 혈전용해제를 복용하면 수술 중 지혈이 안 되기 때문에 환자가 위험해질 수 있다. 어쩔 수 없이 혈전용해제를 끊고 항생제를 투여하며 며칠을 기다려야 했다. 보호자인 남편분에게 이러한 사정을 충분히 설명했다. 그런데 환자가 힘들어 하는 상황을 보다 못한 남편은 크게 화를 내며 환자를 데리고 병원을 나가버렸다.

그리고 한 달 뒤. 손유심 님과 남편분은 머리를 긁적이며 진료실을 찾아 왔다. "며칠간 이곳저곳 병원을 다녀봤는데 마땅히 치료를 해주겠다는 병원이 없더라고요……." 남편은 수술을 해달라고 사정을 했고, 딱한 사정을 이해해 관절내시경을 이용한 세척술을 해주었다. 염증들을 긁어내고 씻어주자 환자는 조금씩 회복됐다.

과거에는 스테로이드 주사를 처방하는 병원도 흔치 않았고 주사를 자주 맞을 기회가 적었지만 지금은 주사와 약이 흔해도 너무 흔해졌다. 더불어 국민병이라고 할 만큼 당뇨환자들도 늘어났고, 심혈관과 뇌혈관 질환으로 혈전용해제나 아스피린을 복용하는 환자들도 많아졌다. 스테로이드 투약 위험군이 많은 만큼 철저한 관리가 필요하다. 아직까지 스테로이드 주사의 부작용이 제대로 알려지지 않은 것은 안타까운 일이다.

오십견의 치료에는 약, 물리치료, 주사, 도수치료, 수술 등의 여러 가지 방법이 있다. 물론 약이나 물리치료 단계가 가장 수월하다. 한참 통증이 심한 동통기와 동결기에는 소염진통제도 큰 도움이 된다. 다만 소염진통제는 오래 먹으면 위장장애와 알레르기, 몸이 붓는 등의 부작용이 따른다.

때문에 너무 약에만 의존해서는 안 된다. 소염진통제의 하나인 파스도 마찬가지이다. 어르신들은 종종 붙이거나 바르는 파스로 오십견을 견뎌보려 하는데, 근본적인 치료가 되지 않는다. 어깨 깊숙한 곳, 관절주머니에서 진행되는 염증을 잡는 치료가 필요하다.

오십견은 비교적 비수술 치료로도 높은 효과를 보이는 질환이다. 염증을 가라앉히는 약물을 어깨관절 내에 직접 주입하는 주사치료, 국소신경 마취하에 손으로 굳은 어깨를 펴주는 도수치료, 관절 내로 약물을 주입하여 관절주머니를 넓혀 주는 수압팽창술 등이 있다. 비수술 치료의 기본 원리는 좁아진 관절주머니를 넓히고, 통증을 조절하고, 감소된 운동 범위를 늘려가는 것이다. 수술적 치료는 대부분 관절내시경으로 진행돼 위험 부담이 크지 않다. 시간도 10분 정도밖에 걸리지 않는다.

스테로이드 주사는 일명 '뼈 주사'로 알려진 강력한 소염제다. 관절주머니에 스테로이드를 주사해 염증을 가라앉히면 통증도 가라앉고 운동범위도 회복된다. 약 4주간 운동치료를 통해 어깨관절의 운동범위와 통증이 좋아졌다면, 한 번의 주사치료가 회복에 가속도를 붙여주기도 한다. 다만 잘 알려져 있듯, 스테로이드는 호르몬의 한 종류로 부작용의 위험이 크기 때문에 주의가 필요하다.

당뇨나 고혈압 등으로 장기간 약을 복용하는 환자들은 반드시 의료진에게 병명과 함께 복용하고 있는 약을 알려야 한다. 특히 혈당이 200mg/dl 이상이 될 때에는 스테로이드 주사를 맞는 시기를 조절해야 한다. 혈당이 300~400mg/dl 정도로 조절이 안 되는 상태에서 스테로이드 주사를 맞으면 혈당이 더 올라가 위험해질 수 있다. 또한 당뇨 환자들은 면역력이 떨어져서

==염증이 올 가능성도 높다. 때문에 혈액검사로 몸속 염증수치(ESR, CRP) 등을 체크하면서 컨디션이 좀 더 안정적인 상태에서 스테로이드 주사를 맞기를 권한다.==

주사는 연간 5~6회 이내로 하고, 맞는 시기도 2주 이상의 간격을 두는 것이 안정적이다. 열감이나 가려움증, 수면장애, 생리불순, 붓기 등의 부작용이 나타났을 때는 즉시 의료진에게 알려야 한다.

스테로이드 주사는 '잘 쓰면 약, 못 쓰면 독'인 치료법이다. 적절한 시기에 적절한 용도로 사용하도록 의료진도, 환자도 주의를 해야 한다.

한 환자에게 1년에 4~5회 이상 주사하지 않고, 매회 사용되는 용량 역시 제한적이다. 다른 병원에서 주사를 맞은 횟수, 간격, 마지막 주사 후 기간, 주사 후 효과 등도 먼저 파악한다. 힘줄 파열 등이 있어 수술을 할 때도 사전 주사는 되도록 피한다. 환자들 역시 병원을 옮겨 스테로이드 주사를 맞을 경우에는 이러한 것들을 의료진에게 먼저 알리는 노력을 해야 한다.

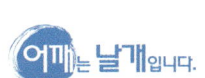
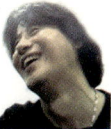

스테로이드 주사를 맞기 전 반드시 체크해야 할 것들

- 당뇨환자는 혈당 200 이하로 유지
- 고혈압 환자는 혈압 체크 후, 아스피린·혈전용해제 복용 여부
- 최근 1년 내 스테로이드 주사를 맞은 횟수
- 가장 최근에 스테로이드 주사 맞은 시기
- 스테로이드 맞은 후 효과 및 부작용 유무

쉽고 편안하고 안전하게 진화한, 수압팽창술

어떻게 통증 없이 관절주머니를 늘려줄 수 있을까?

오십견 환자의 관절주머니   정상인의 관절주머니

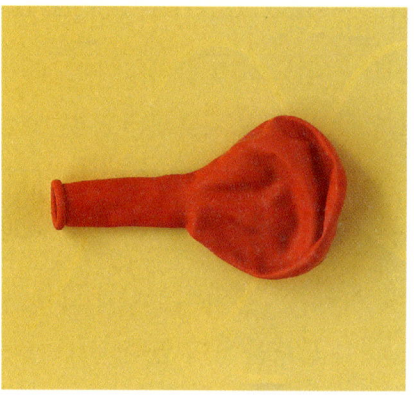 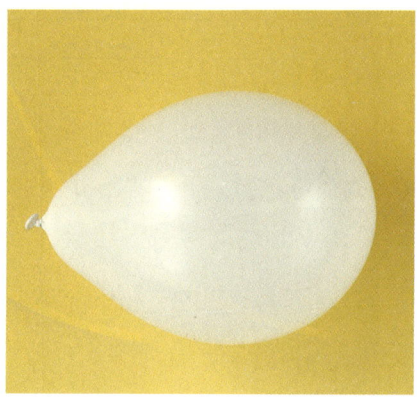

오십견 환자의 관절주머니는 바람 빠진 풍선처럼 쪼그라져 있다. 반면 정상인의 관절주머니는 부풀려진 풍선처럼 내부 공간이 넉넉하고 관절 주머니도 팔의 움직임을 따라 잘 늘어난다.

초창기 오십견 치료에서는 주사치료와 운동치료가 대부분이었다. 어깨관절의 염증을 잡아주는 주사치료를 하고, 통증을 참고 무리하게 운동을 시켜 굳은 어깨를 풀어주는 정도였다. 하지만 이런 식의 치료는 통증은 줄여주지만 굳어진 어깨관절을 빠른 시간 내에 회복시켜주지는 못했다.

이 점을 보완하기 위해 이후에 시도된 것이 쪼그라들고 달라붙어 굳어있는 관절 속에 주사기로 약물을 집어넣어 관절주머니를 부풀리는 치료법이었다. 수압팽창술로 불리는 이 치료법은 '염증으로 쪼그라든 관절에 약물을 집어넣으면 관절주머니가 펴지면서 운동성을 회복한다'는 치료 계획하에서 진행되었다.

하지만 임상에서 환자들에게 직접 시연을 해 보니 환자들이 느끼는 통증의 정도가 상상을 초월했다. 관절주머니 안쪽에 갑자기 많은 볼륨의 주사 약물이 들어가면서 통증이 극심해지는데, 통증에 예민한 관절 주머니가 압박을 받아 나타나는 현상이었다. 환자가 실신할 정도로 통증이 심해지자 치료법 자체를 포기하는 지경이 되었다.

여수백병원에서는 기존의 수압팽창술이 통증을 제외하면 치료효과가 우수하다는 연구 결과를 두고 수압팽창술을 적용할 수 있는 방법을 찾아보았다. 통증만 줄여줄 수 있다면 운동치료를 통해 관절주머니를 풀어주어 단 몇 시간 안에 오십견을 치료할 수 있었다.

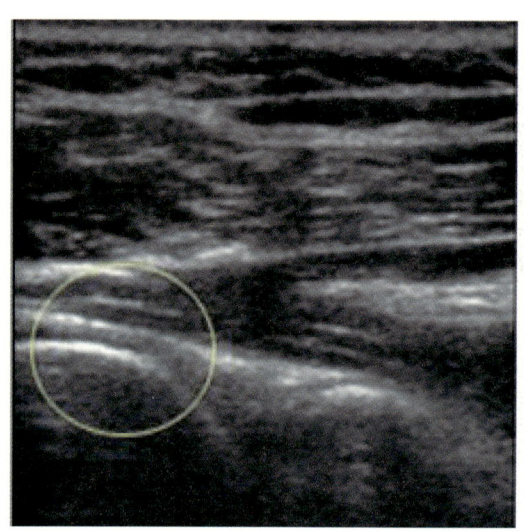 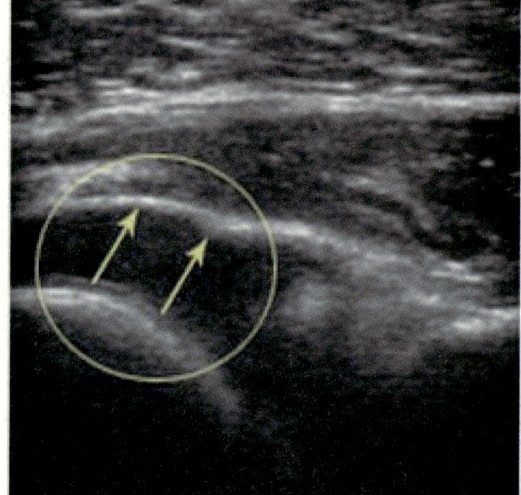

수압팽창 치료 전보다 수입팽창 치료 후 관절 주머니가 팽창된 모습을 관찰할 수 있다.

실제 오십견 환자가 급증하는 상황에서 '통증 없이 염증을 잡아주는 운동치료'의 개발은 매우 절실한 과제였다. 그러다 국소신경 차단을 도입해 수압팽창술을 진행하게 되었다.

또한 여수백병원에서는 〈매직 테라피 매뉴얼〉을 통해 90% 이상의 오십견 환자에게서 '2주 후 정상 회복'이라는 치료 효과를 만들었다. 〈매직 테라피 매뉴얼〉은 오십견 치료에 있어 '수압팽창술'과 '국소신경 차단' 그리고 '도수치료'를 함께 적용하는 치료법으로, 각 치료법의 장점만을 취해 융합했다. 우선 국소신경을 차단한 후 의사가 직접 초음파를 보면서 관절주머니에 약물을 주입해 넓혀준다. 그리고 통증을 덜 느낀 상태에서 의사가 직접 어깨를 풀어주는 도수치료를 해주어 치료 효과를 극대화한다.

이러한 치료법 덕분에 여수백병원에 오는 오십견 환자 중 80~90%의 환자는 첫 외래진료에서 통증이 완화되었다. 외래진료를 하고 2주 후에는 2회 차 치료를 진행하는데, 이때는 통증도 굳은 정도도 많이 줄어 국소신경 차단 주사도 필요하지 않은 경우가 대부분이다. 2주 정도의 치료와 재활만으로 큰 문제없이 건강한 어깨로 리모델링된다. 오십견 환자의 회복 만족도도 매우 높게 나타났다.

수술만 안 하면 다 비수술인가?

흔히 비수술 치료라고 하면 '수술을 하지 않는 치료'라고 생각하기 쉽다. 물론 틀린 말은 아니다. 하지만 수술만 안 한다고 다 비수술은 아니다.

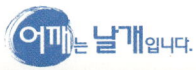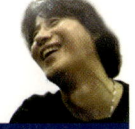

치료의 목표는 안전하고 편안하면서 빠르게 효과를 보는 것이다. 비수술 치료에서 빼놓지 말아야 할 것은 '원인치료'이다. 수술을 하지 않으면서도 질병의 원인이 되는 부분을 고쳐내는 것이 진정한 비수술 치료라 할 수 있다. 도수치료와 수압팽창술은 비교적 안전한 비수술 치료법이다.

오십견 치료, 쉽고 편히 가자! 도수치료

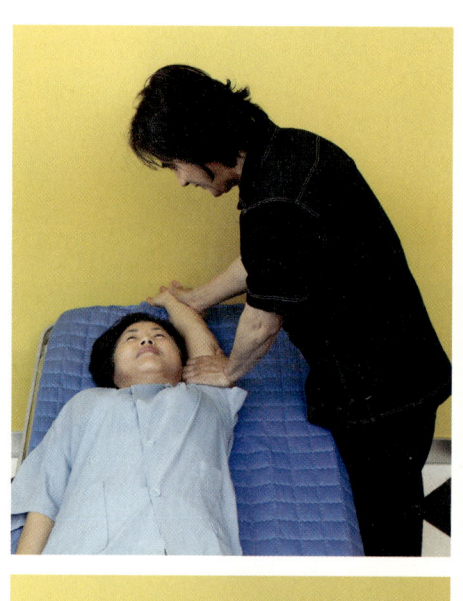
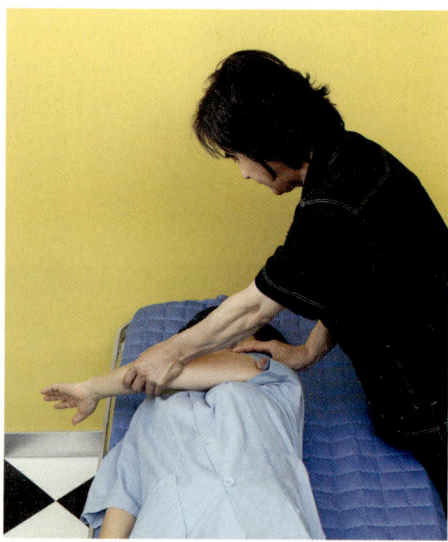
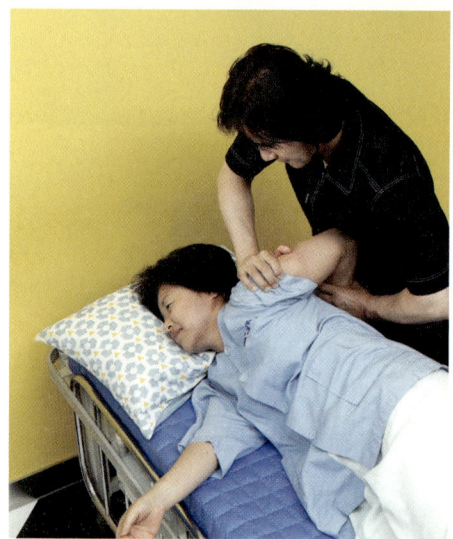
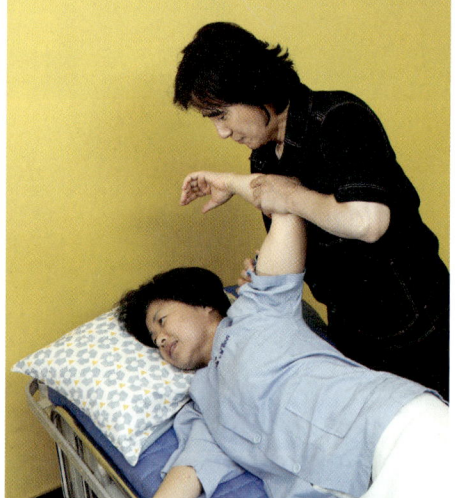

여수백병원에서 도수치료는, 국소신경 차단 후 환자가 통증을 느끼지 못하는 사이 의사가 직접 굳은 어깨를 풀어주는 형태로 진행된다.

도수치료라 하면 흔히 물리치료사가 손으로 관절과 근육을 맞추거나 풀어주는 형태의 치료를 떠올린다. 하지만 실상은 도수치료라는 이름으로 행해지는 치료는 병원마다 방법이 제각각이다.

여수백병원에서 진행하는 도수치료는 환자의 굳은 어깨를 국소신경 차단 후 의사가 직접 풀어주는 형태로 〈매직 테라피 매뉴얼〉의 한 과정이다. 물리치료사가 아닌 의사가 직접 실시한다는 것과 치료 효과와 안전성이 높은 장점도 있다.

자동차 기어의 맞물림이 멈춰서 있는데 기름칠만 한다고 해서 차가 잘 나갈 리는 없다. 기어의 맞물림이 멈춰선 상태를 오십견, 기름칠만 하는 치료를 주사치료라고 보면 쉽다. 멈춰선 기어가 다시 잘 돌아갈 수 있도록 하기 위해서는 외부에서 힘을 가해 기어가 잘 맞물리도록 해주어야 한다. 어깨치료에서는 이를 도수치료라 할 수 있다. 멈춰선 기어가 다시 돌아갈 수 있도록 힘을 가하고 기름칠까지 더하면 자동차는 쉽게 앞으로 잘 나간다.

일반적인 도수치료는 물리치료사들이 환자의 몸을 교정해주는 정도였으나 여수백병원의 〈매직 테라피 매뉴얼〉은 굳어진 관절주머니를 펴는 치료법으로, 환자가 통증을 느끼지 않도록 간단하게 국소신경 차단 후에 진행된다. 의사가 굳어진 어깨를 손으로 풀어서 좁아진 관절주머니를 넓혀준다. 이렇게 하면 운동 범위는 자연스럽게 정상으로 돌아온다.

==다만 오십견이 오래된 환자의 경우, 장기간 어깨관절 주변 근육들을 쓰지 않았을 가능성이 크고, 통증이 심해 관절의 움직임이 없다 보니 관절 주변 어깨 근육의 유연성도 그대로 굳어진다. 이렇게 굳은 근육은 유연성이 떨어져 갑자기 힘을 받게 되면 관절 자체가 상하기도 한다. 앞서 언급한 것처럼 갑자기 센 힘으로 어깨관절을 늘리면 팔뼈나 관절 속 뼈에 골절이 생기기도 한다.==

==어깨관절 주위를 지나는 신경도 관절이 오랫동안 굳어져 움직임이 없다가 갑자기 힘을 가하면 늘어나면서 찢어질 수 있다. 때문에 오십견의 도수치료는 숙련된 전문의의 지도로 부드러운 처치를 받는 것이 중요하다.==

〈매직 테라피 매뉴얼〉을 진행하면 첫 번째 치료에서 증상의 80~90%는 좋아진다. 나머지 10~20%는 팔을 뒤로 돌릴 때 불편한 감이 남아 있을 수 있다. 이 정도의 불편함은 2주 뒤 두 번째 치료를 통해 대부분 해소된다. 2번 정도 치료를 받으면 팔의 움직임도 정상과 비슷하게 회복된다.

다수의 연구 결과에서 국소신경 차단 후 도수치료는 수압팽창술과 함께 우수한 치료 효과를 보여주고 있다. 장기적인 추적 조사에 따르면 도수치료 후 15년 이상이 된 경우에도 재발률이 적고 움직임의 향상이 유지되는 것으로 나타났다.

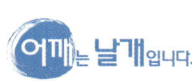
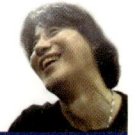

재활운동도 의사의 몫이다!

수술을 하지 않는 치료에서든, 수술로 하는 치료에서든 이후 진행되는 '재활'은 매우 중요하다. 그런데 그간 병원에서는 치료 시간이 오래 걸리고, 또 통증 때문에 단시간에 치료 효과를 보기 어렵다는 이유로 적극적으로 나서지 않았다. 운동치료 등의 재활 과정을 물리치료사에게 맡기거나 환자의 몫으로 남겨두는 안타까운 상황이 오랫동안 계속돼 왔다.

상황이 이러하니 진료실에서 만난 대부분의 환자들이 "생활이 바쁘고 몸은 아파 운동을 잘 못하고 있다."고 했다. 어떤 환자들은 "날마다 시키는 대로 목욕탕에 가서 열심히 운동을 했는데 효과가 잘 나타나지 않는다."며 볼멘소리를 하기도 했다. 그나마 의지가 있는 환자들은 수술 후 운동치료만을 위해 별도의 병원을 다니기도 한다. 어깨치료를 하는 많은 환자들의 입에서 "너무 시간도 많이 걸리고, 비용도 많이 들고, 고생도 오래 한다."는 회의적인 이야기가 나올 때마다. 의사인 나는 "재활운동만 잘 해도 훨씬 빨리 좋아질 텐데……." 하는 책임감을 느껴야 했다.

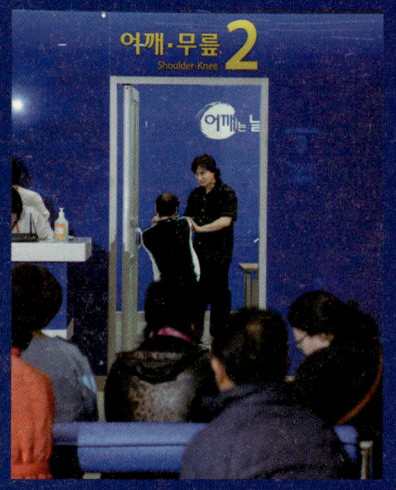

진료실 문을 열어두고 직접 운동치료를 해주고 있다.

그러다 "치료 품질은 의사의 얼굴이다."는 사명감으로 재활치료에 나서기로 했다. 진료를 기다리는 환자들을 생각하면 엄두를 내기 어려웠으나, "아무리 바빠도 내가 한다."는 용기로 일단 시작했다. 진료실에서 환자들을 대상으로 재활운동을 직접 시켜주었다. 환자의 통증이 심한 경우는, 어깨를 만져 보고, 굳어진 정도에 따라 주사액을 주입하여 통증을 줄여준 후에 재활운동을 해주었다. 진료실 문을 열어젖히고 진료를 기다리는 환자들이 직접 보며 따라할 수 있도록 도왔다. 지금 와서 생각하면 환자를 수술하는 일이 의사의 몫이듯, 환자의 재활을 돕는 것도 역시 의사의 몫이니 당연한 선택이었다.

재활운동을 환자와 의사가 함께 하니 환자들도 잘 따라하고 회복 기간도 줄어들었다. 의사 입장에서야 퇴근과 함께 쓰러질 정도로 체력이 소모되지만, 수십 명의 환자가 빨리 회복되니 그만한 가치는 있는 셈이다. 날마다 서서 진료를 하는 수고쯤은 아무것도 아니다.

좁아진 관절주머니를 레이저로 넓히는, 관절경하 관절막 유리술

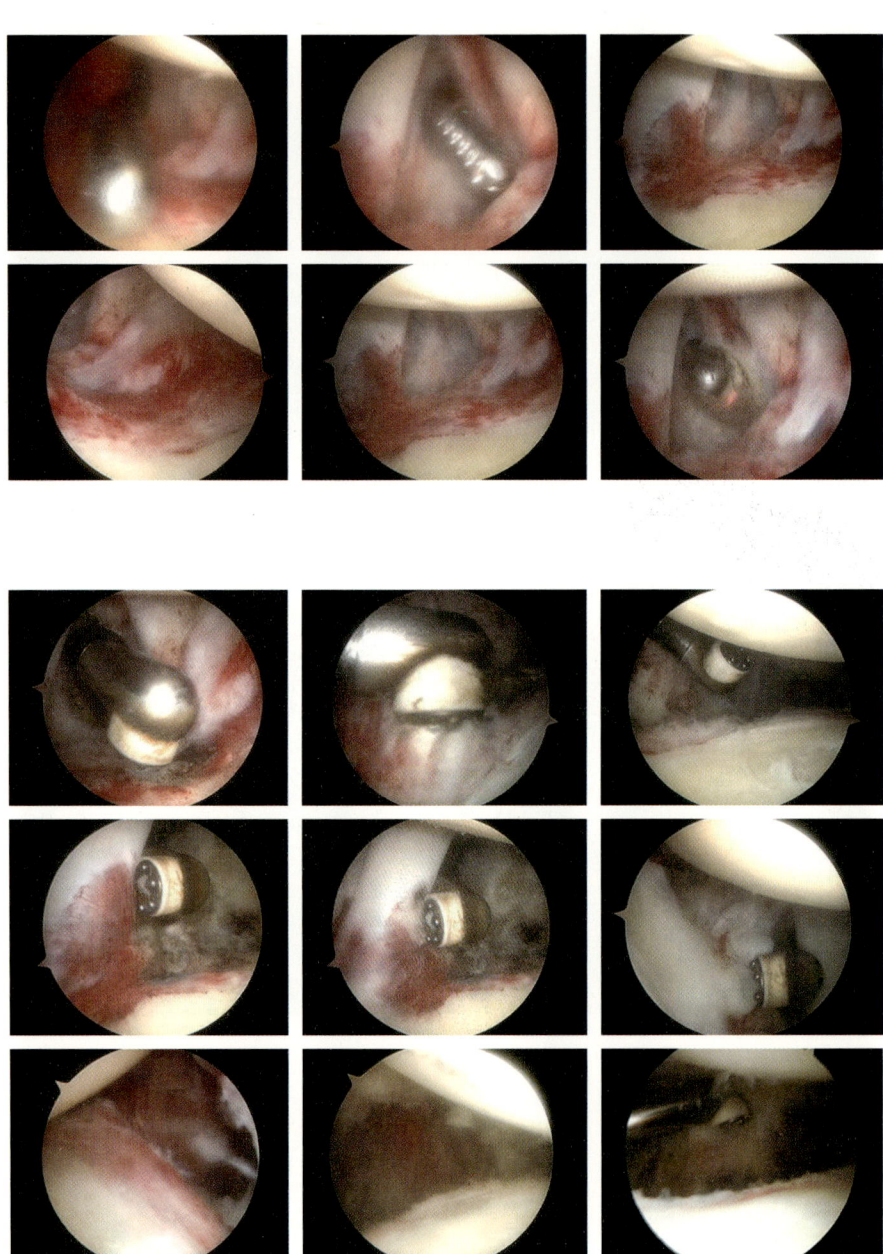

오십견의 관절경 치료 : 오십견이 있는 어깨는 눈이 충혈된 것처럼 빨갛게 부어 있다.

마당을 빗자루로 쓸 듯이 레이저로 염증을 제거해 준다. 굳고 좁아진 어깨관절을 터주어 관절 운동 범위를 넓혀 준다. 전체 수술 시간은 10분 정도 걸린다.

수술은 항상 마지막 선택이 된다. 오십견의 경우 당뇨를 오래 앓았거나 재발의 위험이 높을 때, 장기간 통증이 계속됐을 경우, 충돌증후군 등의 다른 어깨질환을 같이 앓고 있는 경우에 수술을 고려하게 된다. 여수백병원에서는 두 차례 이상 수압팽창술과 도수치료를 실시했으나 특별한 호전이 나타나지 않는 경우, 관절경을 이용한 관절막 유리술을 진행한다. 관절경을 보면서 레이저로 관절 공간을 넓혀주는 수술이다.

관절경 수술은 어깨 절개 없이 5mm 이하의 절개를 통해 삽입하는 내시경을 이용해 수술을 한다. 1985년 미국에서 개발돼 1991년 국내에 도입된 이래 급속도로 발전하였다. 좁은 공간에서 자유롭게 움직여 관절을 복원해야 하기 때문에 전문적이고 숙련된 술기가 필요하지만, 우리나라 의료진은 어깨관절경 수술에 있어 세계적 수준이라는 평가를 받고 있다.

 수술은 문제가 되는 한쪽 팔을 마취하는 것으로 시작된다. 관절내시경을 보면서 레이저를 이용해 굳어져 오그라든 관절주머니를 수술한다. 좁아진 관절주머니를 넓혀주는 동시에 일부 염증 조직을 제거하기 때문에 통증 감소는 물론 제한된 운동 범위도 늘려주는 효과가 나타난다. 재발을 막는 확실한 원인치료인 셈이다. 수술 시간은 적게는 10여 분 정도 걸리고, 입원기간은 경과 관찰과 운동치료를 배우고 익히기 위해 2~3일 정도가 된다.

수술은 치료의 시작일 뿐, 완성은 스트레칭이다

스트레칭이 중요하다

수술 후 다음날부터

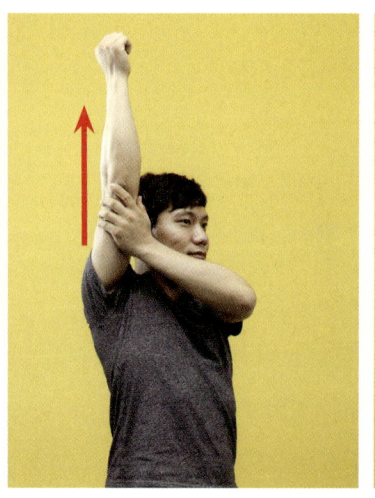 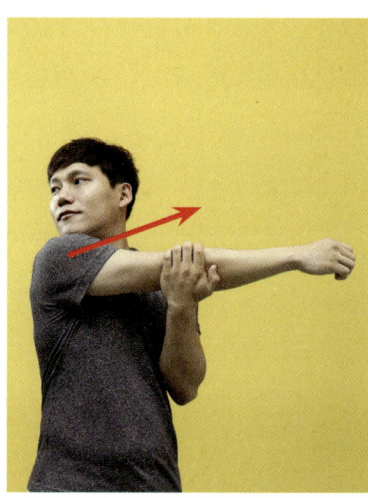 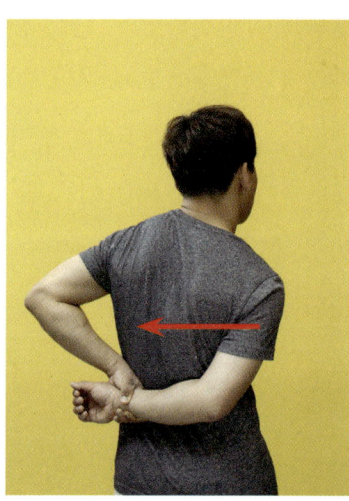

수술이든 비수술이든 치료 과정을 거친 후에는 반드시 스트레칭을 해야 한다. 치료 전에는 통증으로 도저히 할 수 없었던 운동을 스스로 할 수 있을 정도가 됐다면 스트레칭은 바로 시작하는 것이 좋다.

여수백병원에서는 관절경 수술로 굳어서 오그라든 관절주머니를 터주는 관절경하 관절막 유리술을 한 환자의 경우도 수술 바로 다음 날부터는 운동치료를 해주고 있다. 통증으로 운동을 힘들어 하던 환자들도 목 국소신경의 차단을 통해 통증을 줄여주면 운동치료를 할 수 있다.

사람의 몸도 여느 기계와 같이 낡게 돼 있다. 젊었을 때 어깨의 운동 범위는 보통 180도 정도이지만, 나이가 들면 조금씩 좁아지는 경향이 있다. 스트레칭은 좁아진 어깨의 운동 범위를 넓혀주는 가장 손쉬운 방법이다.

사무실에서 장시간 앉아서 일을 하거나 운전을 하는 사람들뿐만 아니라 학생, 주부 등 누구라도 어깨 긴장과 피로를 풀어주는 습관을 생활회해야 한다.

통증이 시작되면 환자들은 병원에 발을 들여놓자마자 바로 통증이 사라지기를 바란다. "주사 맞고 치료를 했는데 왜 아직도 아픈 게 남아 있느냐, 통증이 없어져야 치료가 됐다고 할 수 있는 것 아니냐?"고 묻는 환자들도 많다. 하지만 의사는 통증을 제로로 만들어주는 사람이 아니다. 병원에 올 때 통증이 100이었다면 치료 후에는 30 정도로 줄어드는 것이 정상이다. 만약 환자가 통증이 완전히 사라질 때까지 병원을 다니며 주사와 약을 쓴다면 몸은 금세 황폐화되고 말 것이다. 그럼 나머지 30은 어떻게 해야 하는가? 환자 스스로 생활습관과 운동으로 줄여나가는 노력을 해야 한다.

수술 후 4주

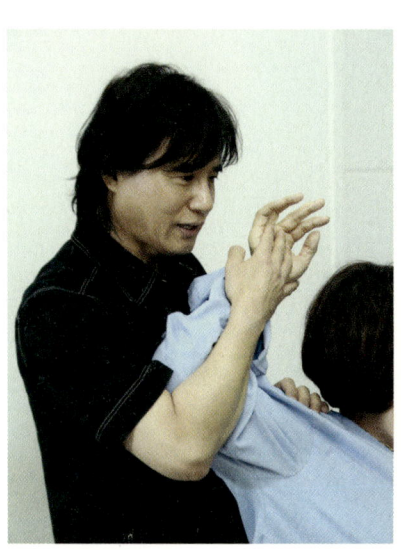
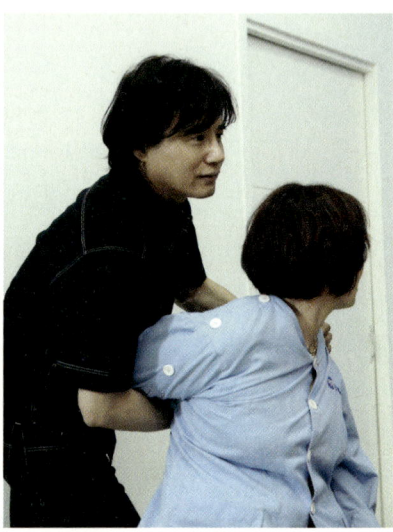
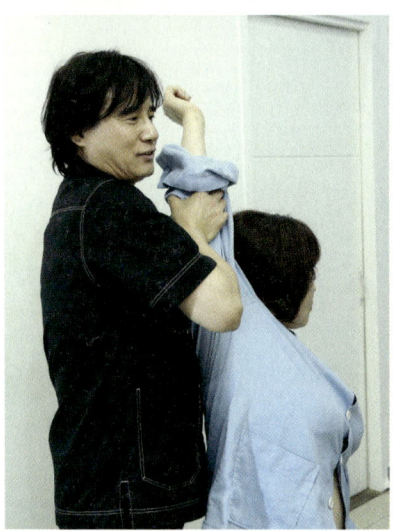
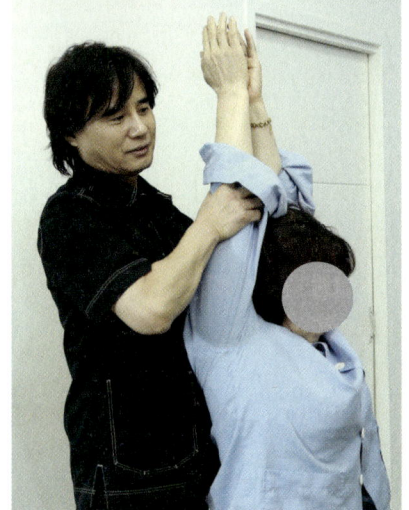

오십견 수술 후 4주와 6주에 외래 진료를 보도록 한다. 어깨의 굳은 정도를 보고 어깨관절 속에 주사를 놓고 운동으로 풀어주면 대부분 다음 날부터 통증이 좋아지는데, 이 과정을 〈매직 테라피 매뉴얼 I〉로 통칭하고 있다.

〈매직 테라피 매뉴얼Ⅰ〉
적용 수술 : 관절경하 견봉하 감압술, 석회 제거술, 오십견 수술
적용 시기 : 수술 후 4주 전후
치료 내용 : 관절 내 국소신경 차단으로 통증을 경감시킨 상태에서 의사가 직접 굳은 어깨를 풀어주는 도수치료를 실시한다.
〈매직 테라피 매뉴얼Ⅰ〉의 적용 질환 수술 환자들은 수술 직후에는 오히려 통증도 심하지 않고 운동도 잘 된다. 그런데 신기하게도 수술 후 4주째쯤 되면 통증도 심해지고 팔을 움직이는 데도 어려움을 느끼며, 어깨에 특별한 이상이 없는데도 어깨관절이 굳어지는 불편을 경험한다.
이때는 통증 때문에 환자 혼자서는 운동을 하기가 어려워진다. 이런 고비에 필요한 것이 〈매직 테라피 매뉴얼〉이다. 병원에서 관절 내 국소신경 차단 주사를 맞고, 통증이 줄어든 상태에서 운동을 하게 되면 경과가 금세 좋아진다. 환자들은 편안하고 밝은 표정을 되찾고, 고생하는 시간도 줄어든다.

어느 정도는 통증을 견디면서 스트레칭을 해야 한다

우리 몸은 아무리 굳어 있어도 노력을 하면 점차 늘어나게 돼 있다. 스트레칭 중 통증을 느끼면 그만큼 관절이 굳어 있다는 얘기이다. 통증을 느끼는 정도로 근육은 늘어난다. 골절이나 신경 손상 같은 극단적인 부작용이 생기는 것을 조심하면서 스트레칭을 해 나가야 한다.

오십견 치료 중의 재활운동을 할 때는 몸에서 나는 소리에 귀를 기울여야 한다. '툭툭', '뚝뚝' 소리를 듣고, 늘어날 수 있을 때까지 통증을 참고 운동을 한다. 어깨 운동 시 스트레칭은 강하게 하고, 팔을 쭉 폈을 때 귀 뒤까지 넘어가게 하는 것이 좋다.

진료실에서 환자들에게 이야기할 때는 "따뜻한 물에 어깨를 풍덩 담그고 운동을 하라."는 처방을 자주 한다. 따뜻한 물속에 어깨를 5분간 푹 담그면 통증은 줄고 근육은 이완된다. 어깨관절 주변 근육, 힘줄, 인대, 관절주머니도 잘 늘어난다. 다음은 스트레칭에 도움이 되는 방법들이다.

① 샤워기가 아닌 따뜻한 물에 풍덩 몸을 담그고 운동을 해야 효과가 좋다.
② 통증이 느껴질 때까지 스트레칭을 한다.
③ 통증을 참으며 1부터 10까지 셀 때까지 팔에 힘을 가해 스트레칭을 한다.
④ 운동 중 툭툭 소리가 날 수 있는데, 위험한 일은 없으니 안심하고 적극적으로 몸을 펴자.
⑤ 대부분은 어깨가 아파서 혼자서는 운동을 하기 어려운 경우가 많다. 부부가 같이 도와서 운동을 해주면 효과가 2배가 된다.

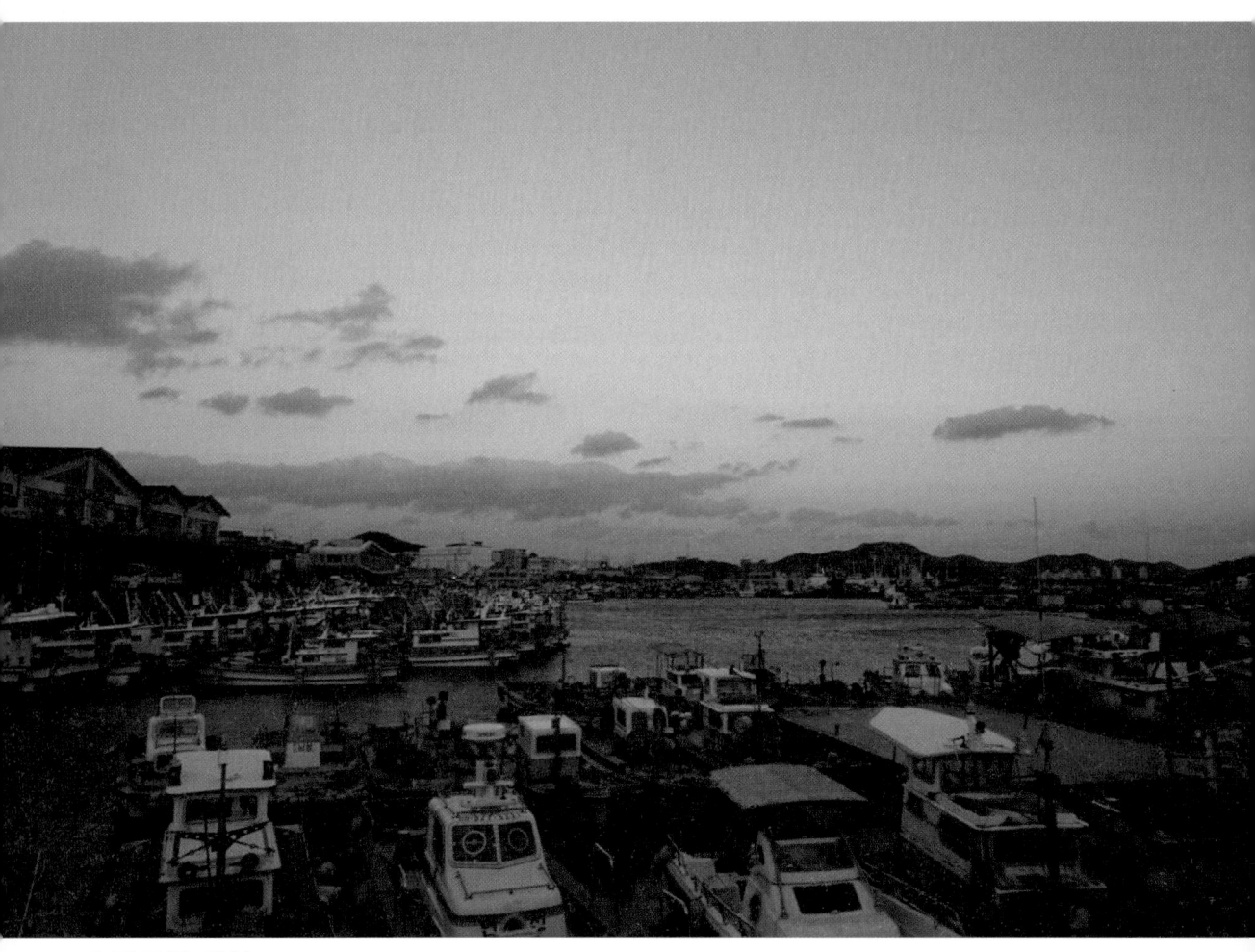

소경도의 아침

집사람? 옆 사람!

늘 그래왔다. 병원에 오기 전부터 치료를 결정하기 전까지는 인터넷과 디지털이 난무하지만 막상 치료 결정은 아날로그로 내린다.

입원기간 중에도 내 가족은 내가 지킨다. 입원실에서도 침상 옆 비좁은 쪽침대에서 잠을 자고, 수술 중에도 입원실이 아닌 수술실 코앞에서 수술이 끝나길 기다리며, 가족이 나올 때까지 수술실 입구만 쳐다보고 있다. 병원에서도 늘 크고 작은 일에 보호자를 찾고 보호자 서명이 있어야 수술에 들어간다. 우리나라에선 병원 갈 때 보호자란 챙겨야 할 의료보험 카드 같은 존재다. 어느 날 갑자기 내가 몸이 아파 누군가의 도움이 절실히 필요할 때 나는 누구에게 가장 먼저 말을 할까? 진료실에서 내가 관심이 가는 부분 중 하나는 몸이 아픈 환자의 표정과 함께 들어오는 보호자이다.

지구온난화로 바다에서 어종이 변하듯이 병원에서도 시간과 돈이 의사 결정에 중요한 변수로 작용하는 시대가 되었다. 10여 년 전만 해도 늘 아들이 앞장서서 부모님을 병원에 당당히 모시고 왔고, 병원에서도 딸이나 부인이 있어도 말발 있는 보호자로 아들만 찾았던 것 같다.

아들인 줄 알고 한참 열심히 설명하고 나니 끝날 무렵에 이웃집 사람이란다. 자녀들은 직장 때문에 바빠서 못 왔단다. 딸 둘이서 모시고 온 어머니는 친구들과 함께 마실 온 듯 시종일관 얼굴에 두려움 따위는 없다. 한 발짝 뒤에 떨어져서 묵묵히 듣고 있는 젊은 여자분은 며느리인 줄 금방 알아챈다. 장모님을 모시고 와서 상담하는 사위를 보면 왠지 이 사람은 법 없이도 살 것 같다.

어느 날 오후 늦게서야 진료실로 찾아온 70대 노부부가 생각난다. 너무 먼 시골에서 버스를 몇 번씩 갈아타고 오느라고 이제 도착했다고 하면서 당신께서 더 환자 같아 보였지만 부인이 어깨가 아파 밤마다 잠을 못 잔다며 꼭 좀 낫게 해달라고 하소연을 하신다. 충분히 설명을 듣고 수술하기로 결정하고 다시 오셨지만 수술 당일에도 나를 붙잡고 묻고 또 묻고 확인하고 당최 다른 일을 할 수가 없었다. 수술 중간에도 분명히 수술실 앞에서 끝나기만을 기다리며 좌불안석하고 계실 어르신 생각이 나면서 어찌되었든 반드시 낫게 해드려야겠다는 결심이 생긴다. 편안하고 익숙해지면 언제까지나 내 옆에 있을 것 같아 사람들은 소중함이나 고마움을 잊고 살기 십상이다.

이 노부부를 보면서 부부란 '잡아다 놓은 물고기'가 아니며, '집사람'이 아니라 '옆 사람'이고, 내가 몸이 불편할 때 언제든지 가장 먼저 손을 뻗어 도움을 요청해야 할 내 보호자라는 생각을 하며 미소를 지었다.

오늘 저녁엔 좀 더 일찍 집에 들어가야겠다.

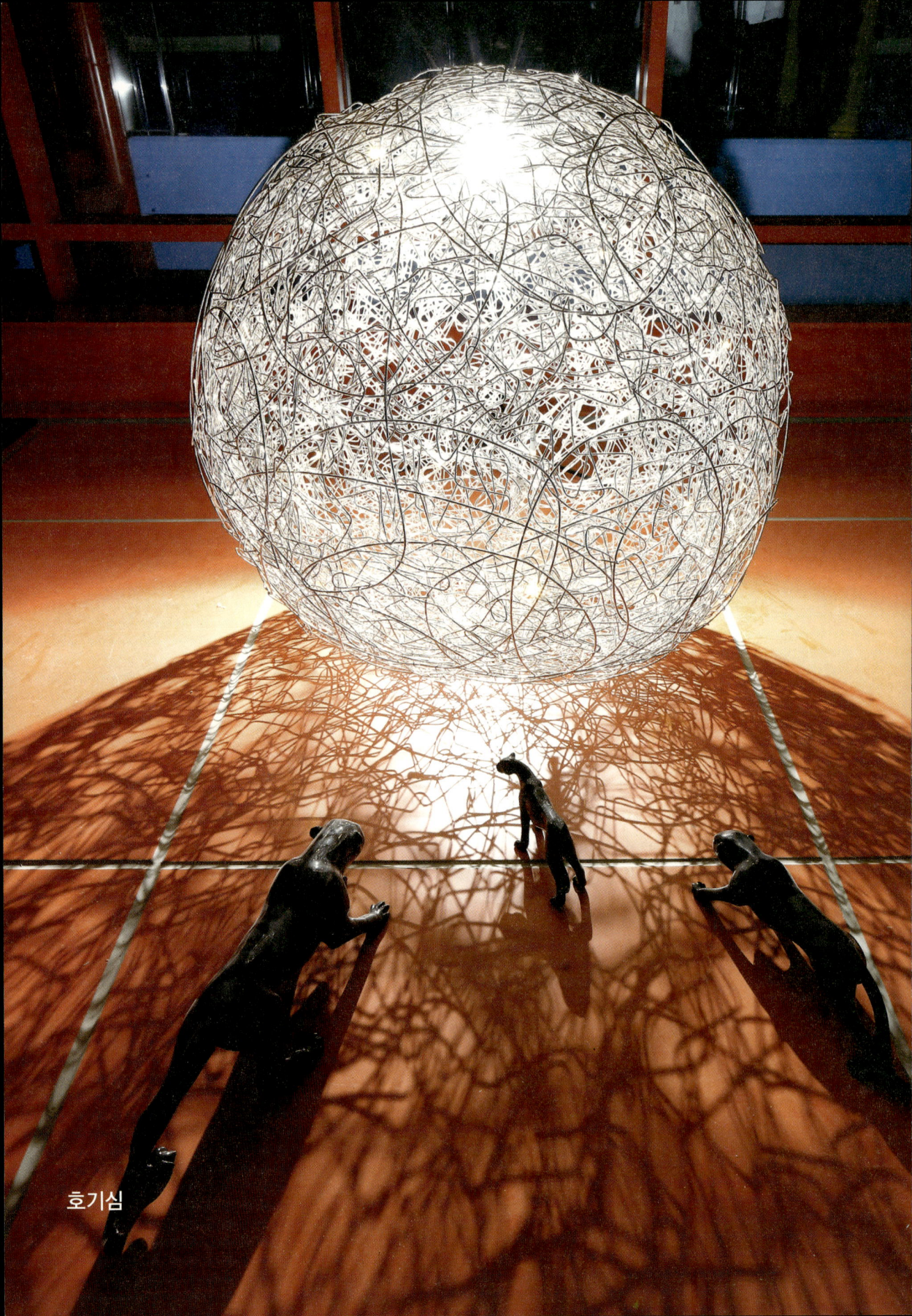

호기심

PART 02

강한 어깨는 소리 없이 조용하다
충돌증후군

- 통증이 있는 어깨에서 뭔가 걸리는 느낌이 있다.
- 통증이 있는 어깨에서 '뚝뚝' 소리가 난다.
- 아픈 어깨 쪽으로는 누워서 잘 수가 없다.
- 특정 방향으로 팔을 들어올릴 수 없을 정도로 아프다.

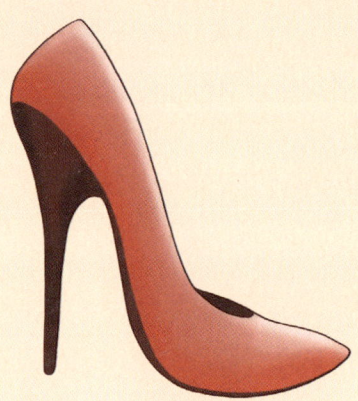

원인은
어깨 안에 있다

드물지 않게 30대인데도 어깨통증으로 불편을 호소하는 환자들을 만나게 된다. 환자들은 "나름 물리치료, 어깨주사 등 비수술적인 치료를 해왔는데도 어깨가 뭔가 개운치 않고 신경이 쓰인다."고 말한다. 이런 환자들에게 몇 가지 검사를 통해 충돌증후군이라는 진단을 내리는 경우가 종종 있다.

X-ray 상에서 충돌증후군은 어깨뼈의 일부분인 견봉(갈고리 모양 뼈)의 앞부분에 뼈가 돌출되어 있거나, 견봉이 아래로 많이 기울어져 있는 모습을 보인다. MRI에서는 튼튼하게 남아 있어야 할 힘줄이 일부 닳아 있는 모습을 보이기도 한다. 아직 젊은 나이인데 관절경 수술을 해야 하는 경우도 있다. 견봉에서 돌출된 뼈가 많이 길어 힘줄을 상하게 하고 힘줄 면도 혈액순환이 안 돼 닳아서 푸석거리는 모습을 보면 '조금만 서둘러 견봉에서 돌출된 뼈를 없애주고 염증도 제거해 주었다면 이렇게 힘줄까지 상하지는 않았을 텐데…….' 하는 아쉬움이 들기도 한다.

어깨통증은 50~60대에만 오는 것으로 생각하기 쉽지만, 사실 어느 날 갑자기 하늘에서 뚝 떨어져 시작된 것이 아니다. 젊었을 때부터 원인치료를 하면서 관리를 잘 하면 50~60대 때 고생을 덜할 수 있다. 나이만 믿고 어깨 건강을 과신하기보다는 아플 때는 무조건 원인부터 꼼꼼히 따져보자.

01

원인은 어깨 안에 있다

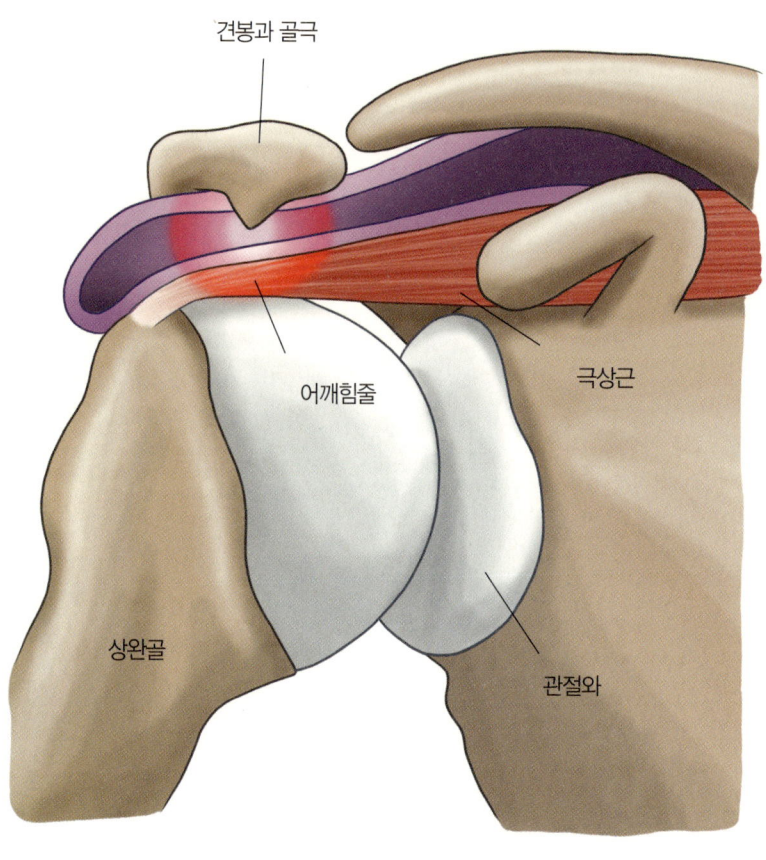

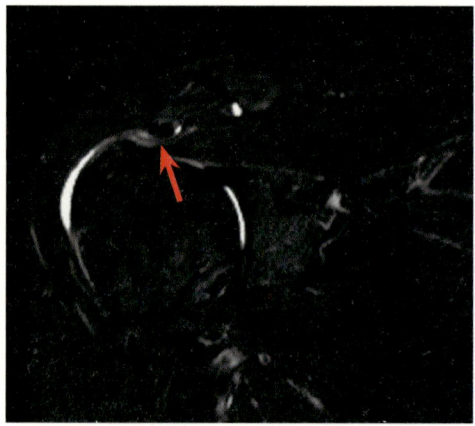

뾰족하게 돌출된 견봉 아래 뼈에 어깨힘줄이 닿아 어깨힘줄의 염증, 마모, 파열 등이 진행된다.

충돌증후군은 어깨통증을 일으키는 가장 흔한 질환 중 하나이다. 팔을 올릴 때 견갑골의 일부인 견봉과 위팔뼈의 대결절 사이가 좁아져서 충돌을 일으켜 발생한다. 견봉은 어깨뼈 끝 부분의 갈고리 모양 뼈로 타고난 모양과 오랜 습관의 영향으로 아래로 돌출되는 경우도 있다.

어깨힘줄은 어깨뼈(견갑골)에서 시작해 위팔뼈(상완골)의 머리 부분(상완골두) 돌출 부위(대결절, 힘줄의 부착 부위)에 붙는데, 극상근은 팔을 벌려 들어올리는 기능을 한다. 극하근과 소원근은 팔을 바깥쪽으로 돌리는 기능을 하며, 견갑근은 팔을 안쪽으로 돌리는 기능을 한다. 어깨힘줄은 이렇게 각자 팔을 움직이는 역할을 하면서, 어깨관절을 안정적으로 유지시키는 기능도 한다.

4개 힘줄의 크기와 길이는 사람마다 차이가 있는 것으로 알려져 있다. 어깨 속을 들여다 보면 견봉과 어깨힘줄 사이에 얇은 점액낭이라는 구조물이 있다. 점액낭은 평소 어깨관절이 움직일 때 견봉과 어깨힘줄 사이의 마찰을 최소화하여 움직임을 부드럽게 해준다.

그런데 지속적인 충돌로 염증이 발생하면 점액낭이 붓고 통증이 발생한다. 견봉과 대결절 사이에 위치한 어깨힘줄이 마모되고 퇴행성 변화가 진행되면서 파열에까지 이르게 된다. 그야말로 고래 싸움에 새우등이 터지듯이, 견봉과 대결절 사이에서 짓눌린 어깨힘줄이 떨어져 나가는 병이다.

부딪혀서 생기는 병이 아니다, 원인은 어깨 안에 있다

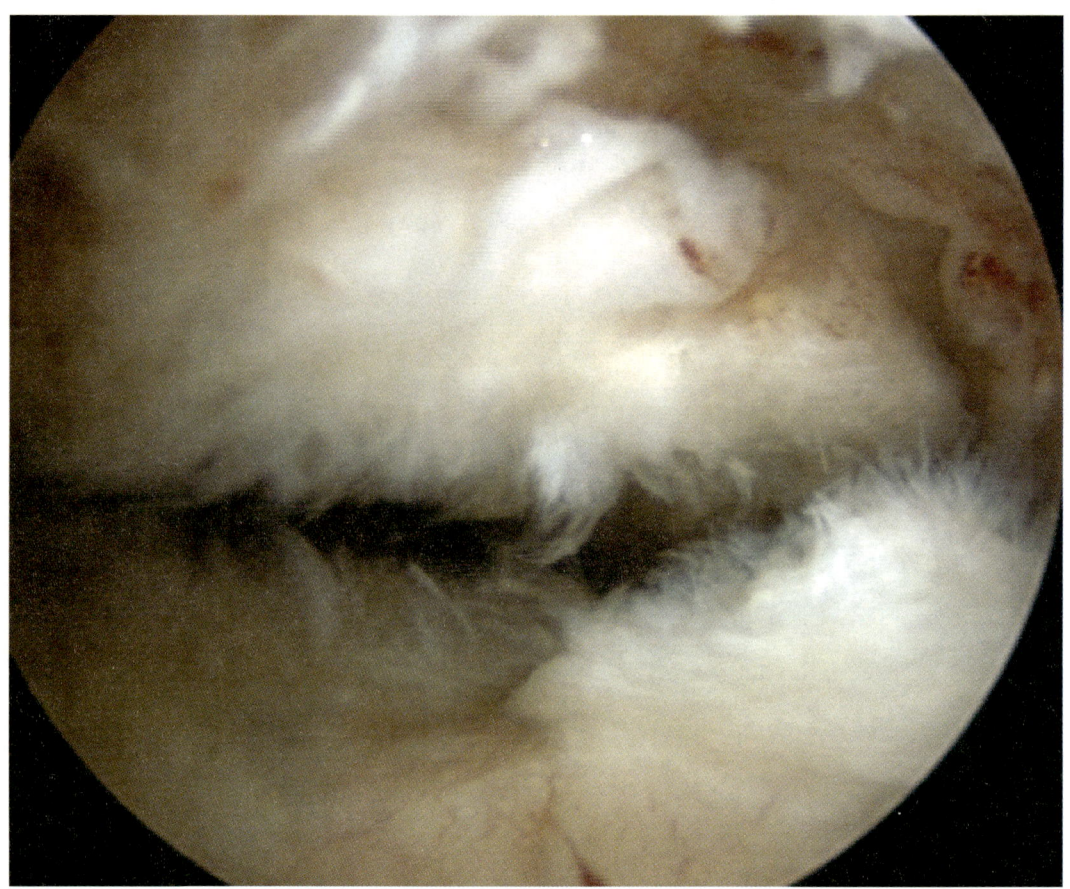

퇴행성 손상을 보이는 어깨 속 : 돌출된 골극으로 인해 어깨힘줄이 닿아 손상돼 있다.

'충돌증후군'이란 이름만 듣고 환자들은 흔히 '밖에서 부딪혀서 (충돌해서) 생기는 질환'이라고 생각하지만 이는 사실이 아니다. 충돌이라는 것이 '밖에서 부딪혀서 생긴다'는 느낌을 주기 때문에 환자들이 오해를 하지만 사실 문제는 어깨 내부에 있다. 충돌증후군(impingement syndrome)은 영어를 그대로 해석해서 붙인 병명이다. 충돌(impingement)은 부딪침, 닿음, 침범, 침해로 해석되니 병명만 놓고 보면 오역이라고 할 수는 없다. 다만 충돌증후군의 충돌은 어깨 밖이 아니라 어깨 내부에서 생기는 것들이다.

팔을 올리면 어깨 내부에서는 어깨뼈의 일부인 견봉과 위팔뼈의 머리 부분인 상완골의 돌출 부위 사이가 좁아지게 된다. 정상의 일반인도 견봉과 힘줄 사이 간격은 불과 1~2mm밖에 되지 않는다. 그런데 퇴행이 진행되면 뼈가 돌출되거나, 힘줄에 염증이 생겨 두꺼워져 그 간격이 점차 좁아지게 된다.

팔을 아래로 늘어트리면 중력 때문에 어느 정도 간격이 유지되다가도, 팔을 들어올리거나 돌릴 때는 틈새가 더욱 좁아지며 충돌도 발생한다. 좁아진 틈으로 통과하는 힘줄이 뼈에 닿으면 툭툭 소리가 나기도 하고 '어딘가 닿는 느낌'을 받기도 한다.

어깨는 지붕인 견봉 아래에서 위팔뼈의 관절 부분(상완골두)이 돌아가는 구조이다. 견봉과 어깨힘줄 사이에는 점액낭이라는 얇고 부드러운 주머니가 있다. 점액낭은 평소 어깨관절이 움직일 때, 견봉과 어깨힘줄 사이의 마찰을 최소화해 움직임을 부드럽게 해준다. 때문에 점액낭은 뼈와 힘줄 사이의 쿠션주머니라고 생각하면 쉽다.

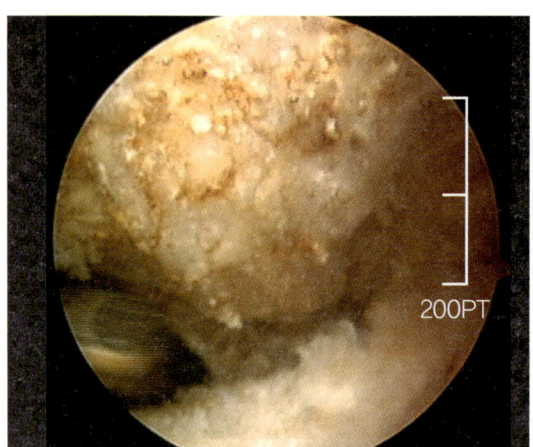 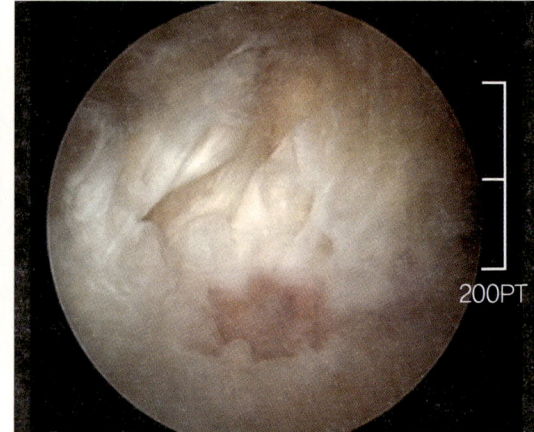

퇴행성 손상을 보이는 어깨 속 : 돌출된 골극으로 인해 어깨힘줄이 닳아 손상돼 있다.

그런데 어깨 내부에서 충돌이 일어나면 이 점액낭에도 염증이 생긴다. 지속적인 충돌로 인해 염증이 발생하면서 점액낭이 부으면 통증이 유발된다. 사람들도 자꾸 부딪히면 싸움이 나듯이, 어깨 내부 견봉의 돌출된 뼈와 힘줄도 자꾸 닿으면 염증이 일어난다.

이렇게 지속적인 충돌로 인해 염증이 발생하고 점액낭이 부으면 통증이 유발된다. 점액낭까지 염증이 생기는 점액낭염으로 발전하면 오십견이 아닌데도 오십견처럼 팔을 잘 움직이지 못하고, 경우에 따라서는 움직임은 자유로우나 불편한 느낌을 계속해서 받게 된다.

교통사고와 힘줄 파열

가끔 교통사고 이후 어깨통증이 심해졌다며 "교통사고로 인해 힘줄이 상한 것 같다."는 자가진단을 내리고 진료실을 찾는 환자들을 만나게 된다. 충돌증후군이라는 이름만 듣고 "교통사고 후 충돌증후군이 생긴 것 같다."고 이야기하는 환자들도 더러 있다.

결론부터 이야기하자면 외상이나 가벼운 교통사고로 힘줄이 손상되는 일은 많지 않다. 건강한 젊은 사람의 힘줄은 두께가 1cm 안팎으로 매우 질긴 고무줄과 같다. 의사들 사이에서는 "지붕에서 거꾸로 떨어져도 튼튼한 힘줄은 잘 안 떨어진다."는 우스갯소리를 할 정도이다.

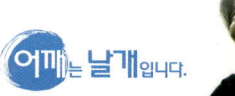

차 안에 타고 있는데 밖에서 차가 충돌했다는 이유로 힘줄이 끊어지는 일은 매우 드물며, 건강한 힘줄이 감나무에서 익은 감 떨어지듯이 똑 떨어지는 일은 없다. 다만, 원래 약해져 있던 힘줄이라면 큰 사고로 인해 일부 찢어질 수는 있다.

그럼 왜 교통사고나 외상 후 힘줄이 끊어졌다고 생각하게 되는 것일까? 충돌 이후 통증이 심해지는 것은 기존의 내재된 원인에 외부 충돌이 더해졌기 때문이다. 기존의 어깨통증이 사고로 더 심해지고 오래 지속된다면 병원을 찾아 세심한 진단을 받고 치료를 해야 한다. '부딪혀서 그러니 좀 지나면 나을 것'이라고 가볍게 생각하다가는 잠자고 있던 어깨 속 이상을 발견할 기회를 놓칠 수 있다.

건강한 어깨는 소리 없이 부드럽고 강하다!

조정연(여/56) 님은 이따금 찾아오는 어깨통증을 대수롭지 않게 여겼다. 어깨를 돌릴 때 걸리는 느낌이 들고 자신의 귀로 확인할 수 있을 정도로 '뚝뚝' 소리가 들렸지만 '이러다 말겠지' 하고 쉽게 넘겼다. 그러다 어떤 날은 밤에 잠을 자지 못할 정도로 아팠다. 다음날 가까운 정형외과 의원을 찾아도 이렇다 할 설명은 듣지 못했다. '나이가 들면 으레 아픈 것'이라는 애매모호한 설명에 '쉬면 낫겠지' 하고 약만 챙겨 먹었다.

그래도 통증은 가라앉지 않고 점차 심해졌다. 아픈 어깨 때문에 누워서는 잠을 잘 수도 없었다. 그때서야 덜컥 '영영 어깨 못 쓰는 거 아니야?' 하는 걱정이 찾아와 어깨 전문 병원을 수소문하기 시작했다.

충돌증후군은 전체 어깨통증의 20~30%에 해당할 정도로 생각보다 흔한 질환이다. 50~60대에 흔하게 나타나지만 그보다 이른 30~40대에도 종종 나타난다. 진료실에서 검사를 해 보면, 오십견처럼 어깨가 굳어져 있지는 않지만 팔을 돌릴 때 통증이 심해질까 겁을 먹는 환자들도 많다.

조정연 님이 호소하는 증상을 듣고, 직접 환자의 아픈 어깨에 손바닥을 대고 팔을 움직여 보니 전형적인 충돌증후군의 증상과 일치했다. '부딪치는 느낌'과 통증이 즉각적으로 나타났다. 단순 X-ray 상에서도 뼈가 길고 뾰족하게 돌출돼 있는 것이 보였다. 당장 수술할 정도로 심각한 상태는 아니어서 주사치료를 하고 증상이 호전되는지를 기다려보기로 했다. 조정연 님은 주사치료를 받고 바로 통증이 좋아졌다며 웃으면서 돌아갔다. 그런데 6개월 후 매우 우울하고 무기력한 얼굴로 다시 병원을 찾아왔다. 어깨 상태도 매우 좋지 않은 것으로 비쳤다.

"주사치료 받고 굉장히 좋아져서 잘 지냈거든요. 그래서 집 주변 정형외과에 다니면서 계속 주사치료만 받았어요. 처음에는 통증이 사라지고 괜찮다가, 재발하는 기간이 짧아지더라고요. 주사를 맞아도 통증이 사라지지 않으니 너무 지치고 힘이 들어서 우울증 약까지 먹고 있어요."

조정연 님의 이야기를 듣고 X-ray와 MRI 검사를 다시 해 보니, 역시 상태는 악화돼 있었다. 어깨뼈의 견봉이 1cm 가량 돌출돼 있었다. 팔이 움직일 때마다 어깨와 팔뼈가 충돌하면서 그 사이를 지나가는 힘줄을 누르니 통증이 사라질 리 없었다. 조정연 님이 호소하는 통증의 양상은 이러했다.

"칼로 찌르고 도려내는 것같이 아파요. 잘 때도 계속 아프고, 팔을 움직일 때마다 불편해요." 바로 관절경 수술을 예약하고 사흘도 안 돼 10분 정도의 간단한 수술을 진행했다. 돌출된 뼈와 염증을 제거해주는 수술로 조정연 님의 상태는 많이 호전되었다. 부딪치는 소리와 느낌도 모두 사라졌다. "이렇게 간단한 수술을 두고 왜 그 고생을 했는지 모르겠다."며 통증이 재발한 즉시 찾아오지 않은 것을 아쉬워했다.

사람들은 자동차 바퀴에서 소리가 나면 무서워서 바로 정비소에 가서 원인을 찾아 고친다. 하지만 자기 어깨에서 나는 소리에 대해서는 무감한 경우가 많다. 정비소도 늦게 가고 원인도 잘 찾아보지 않는다. 조정연 환자의 경우, 어깨 건강을 되찾기는 했지만 '주사치료로 통증이 호전되지 않던 초기에 근본적인 원인치료를 했더라면…….' 하는 안타까움이 많이 남았다.

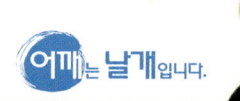 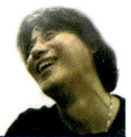

나이가 많다고 밥과 잠자리만 필요한 건 아니다

연로하신 할머니가 지팡이에 의지한 채 진료실을 찾았다. 얼굴에 그늘이 있어 중풍을 앓고 있는 줄 알았다. 그런데 알고 보니 허리와 무릎이 성한 곳이 없고, 한참 전부터 당뇨에 고혈압 약까지 드시고 있다고 했다. 거기다 어깨통증으로 하룻밤도 편히 잠을 못 잔다니 할머니의 심정이 오죽할까!

연세도 많고 몸 상태도 좋지 않아 수술은 망설여졌으나, 검사라도 제대로 해 보자는 심정으로 MRI를 찍어보았다. 역시나 힘줄이 많이 닳은 데다 염증이 심했다. 주사나 약만으로는 원인치료를 할 수 없는 상태였다. 간단한 관절경 수술로 좋아질 수는 있었지만 할머니의 건강이 문제였다. 그렇게 망설이던 중에 할머니의 간절한 눈빛을 보고 수술을 해보기로 했다.

위험도가 낮은 어깨 국소신경 마취에, 관절경 수술을 진행했다. 내시경으로 염증만 제거하는 데 10분 정도가 걸렸다. 짧은 시간에 마칠 수 있어 할머니도 금방 회복됐다. 그리고 며칠이 지나, 복도에서 콧노래를 부르는 할머니를 만났다. 낯빛이 한껏 밝아져 있었다.

나이가 드신 분들은 어깨통증이 심해지면 주눅부터 든다. 기력이 빠지고 자존감에도 상처를 입는다. 하지만 이야기를 해 보면 고장이 난 몸을 잘 고쳐서 젊었을 때처럼 살고 싶은 마음이 간절하다는 것을 느낀다.

02

뼈 모양을 보면 어깨통증이 보인다

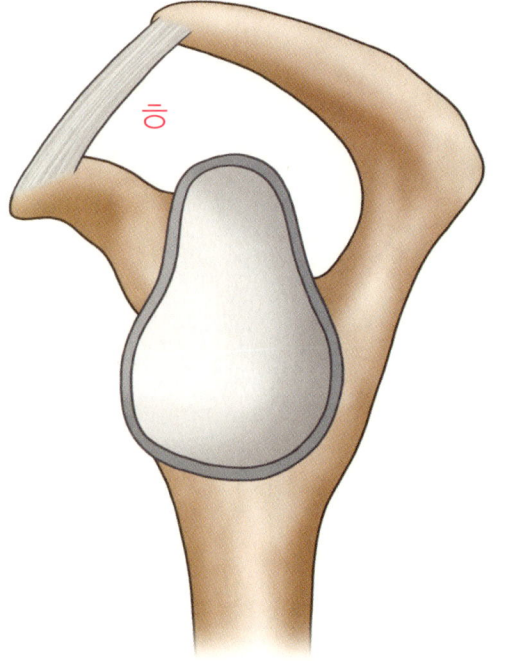

정상 견봉의 모양

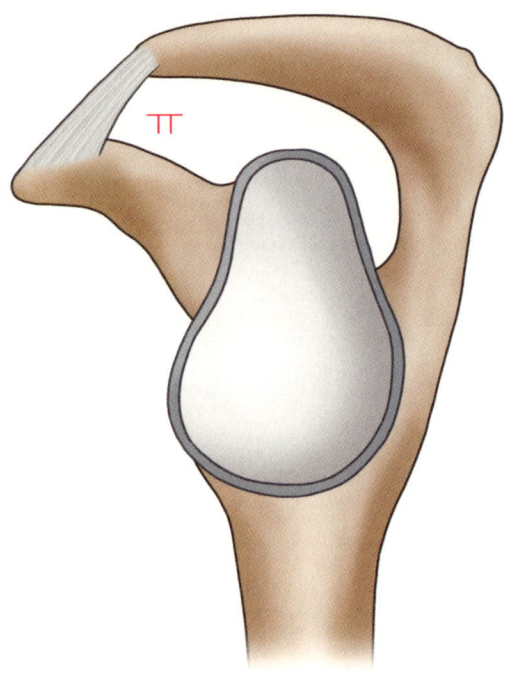

아래로 굽어진 모양의 견봉 :
극상근이 있는 부위가 좁아져 있다(*).

중년기 이후에 어깨 앞쪽에서 통증이 서서히 발생했다면 충돌증후군을 우선적으로 의심해 볼 수 있다. 흔히 어깨 주위나 팔에 통증이 있고 야간에 더 심해지는 경향을 보인다. 초기에는 통증이 주된 증상이고, 시간이 지날수록 어깨관절 운동 범위의 제한이 동반되기도 한다. 앞서 강조했듯, 교통사고와 같은 외상에 의한 경우는 드물다.

심하면 X-ray 상에서도 견봉 아래로 뼈가 돌출된 소견(진료실에서는 "뼈가 길어져 나왔다."는 표현을 자주 하지만 엄밀히 말하면 뼈가 자란다기보다 앞으로 돌출된 것을 의미한다.)이 보이고, 위팔뼈의 돌출 부위(상완골두 대결절)에 하얗게 충돌 소견이 보인다. 충돌증후군과 힘줄파열 소견이 함께 보이는 경우도 많다.

MRI 검사에서 견봉 아래로 뼈가 돌출된 것이 보인다면, 힘줄파열이 진행되고 있는지도 함께 확인해야 한다. 충돌증후군은 '어깨 내부의 조직끼리 부딪히는 질환'이다. 강한 조직과 약한 조직이 계속 닿게 되면 약한 조직에 손상이 오게 마련이다. 뼈와 힘줄이 부딪히면 조직이 약한 힘줄 쪽에 문제가 발생한다. 때문에 염증과 함께 힘줄 손상이 나타난다. 염증이 생기면 통증이 느껴지고 잘 안 움직여지는 것이 일반적인 증상이다. 위팔뼈의 돌출부위(상완골의 대결절)와 견봉 사이에 위치한 어깨힘줄에 계속적으로 충돌이 발생하면 퇴행성 변화가 진행되면서 어깨힘줄파열까지 일어나기도 한다.

충돌증후군의 주요한 증상 중에 하나는 '소리'이다. 자동차 기어는 정상적으로 잘 돌아갈 때는 아무 소리도 나지 않다가 한 곳에서 마모가 일어나면 닿는 느낌과 함께 이상한 소리가 난다. 어깨 관절도 이와 비슷하다. 견봉 뼈가 돌출돼 위팔뼈와 부딪히면 닿는 느낌과 함께 소리가 난다.

주사가 잘못된 것이 아니라 내 어깨가 잘못된 것이다

가끔 "주사를 맞아도 안 낫는다."며 병원만 바꿔가며 비슷한 주사를 맞고 다니는 환자들을 볼 때가 있다. 이분들은 주사를 맞으면 통증이 가라앉기 때문에 주사만으로도 어깨를 치료할 수 있다고 생각한다. '주사 잘 놔주는 의사'만 찾으면 어깨통증은 씻은 듯이 나을 거라는 잘못된 믿음을 고쳐주기 위해, 환자를 붙잡고 한참 실랑이를 벌이기도 한다.

병원에서 주사를 맞아도 그때뿐이라면, 주사나 병원에 문제가 있는 것이 아니라 내 어깨가 주사도 안 들을 정도로 탈이 난 것이 아닌가 생각해 봐야 한다. 문제는 주사약이 아니라 어깨에 있다.

"얼마 전부터 아팠어요. 그전에는 전혀 불편하지 않았어요."

이런 말을 하는 환자분들은 대부분, "충돌증후군이 장기간에 걸쳐 진행됐으며 앞으로도 더 나빠질 것"이라는 설명을 믿지 않는다. 근본적인 원인치료보다는 주사치료 등의 통증 조절에만 열을 올린다. 특히 통증이 어깨가 망가진 정도를 보여주는 바로미터라고 생각하는 환자들은 통증만 없애면 어깨가 저절로 나을 거라 생각한다. 어깨 속의 망가진 정도와 통증의 정도가 비례하지 않는다는 것을 납득시키는 것은 참 힘든 과정이다. "당장 통증만 덮고 가려하다 보면 안에서 곪아터지는 수가 있다."고 으름장을 놓아도 환자는 곧이곧대로 믿지 않는다.

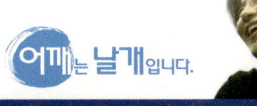

충돌증후군은 견봉 하단 앞면과 어깨힘줄 사이의 좁은 곳에서 문제가 생긴다. 어깨관절의 미세한 균형이 깨지거나, 어깨힘줄이 염증으로 두꺼워지거나, 선천적으로 견봉 기울기가 아래로 처져 있거나, 퇴행성으로 견봉 하단이 힘줄 쪽으로 돌출되면 팔을 어깨 높이로 들거나 돌리는 동작만 해도 마찰이 일어난다. 아프다고 주사만 맞고 약만 먹으면서 견디다가는 어깨통증이 진행돼 힘줄이 떨어지는 일까지 생긴다.

특히 50~60대가 되면 어깨의 사용 연한이 다 된 것은 아닌가 생각해봐야 한다. 어깨통증을 신문지처럼 가벼운 치료로 덮고 가려고만 하지 말고 진찰도 하고 검사도 받아서 원인을 꼭 해결해야 한다. 50~60대의 원인치료는 건강한 어깨를 100세까지 가져가는 가장 쉬운 길이다.

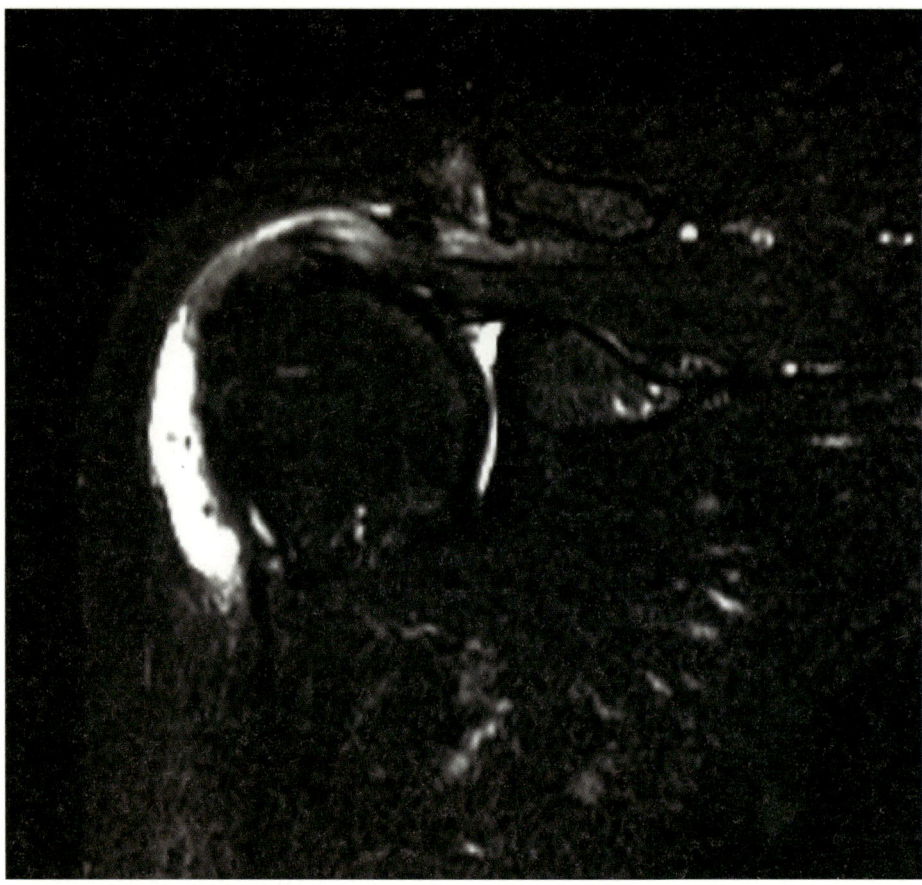

충돌증후군으로 염증이 진행되고 물이 찬
상태 : 어깨힘줄은 닳고, 염증이 진행돼 물
이 차 있다.

이병애(여/65) 님은 10여 년 전부터 어깨가 아파왔다고 한다. 어깨 때문에 신경주사에 충격요법, 레이저 등 안 해본 치료가 없고 안 다녀 본 곳이 없었다. 하지만 통증은 치료할 때만 잠시 잦아들었다가 다시 찾아오기를 반복했다. 여수백병원을 찾을 때는 "10년 넘게 어깨치료를 위해 쓴 돈만 해도 모닝차 한 대 값은 되겠네."라고 하소연을 하셨다.

"왜 그리 오랜 기간 동안 제대로 된 치료는 안 받으셨나요?" 하고 물어보니 "아프면 그냥 참고, 치료라고 해도 안 아프게 해주는 것만 찾아다녔지. 검사를 좀 해봐야겠다는 생각도 못 하고, 그냥 무의식적으로 아침에 눈 뜨면 병원에 가는 거지… 그냥 왔다 갔다 한 게 10년이나 된 거야."라고 말씀하셨다.

그렇게 10여 년을 지내고 나니 가만히 있어도 어깨가 아리고, 일상생활도 못 할 정도가 되었다. "이제는 원인이라도 찾아봐야겠고 수술을 해서라도 지긋지긋한 어깨통증을 해결하고 싶어." 나지막한 목소리에서 간절함이 느껴졌다.

일단은 어깨통증의 원인을 찾기 위해 검사를 해 보았다.

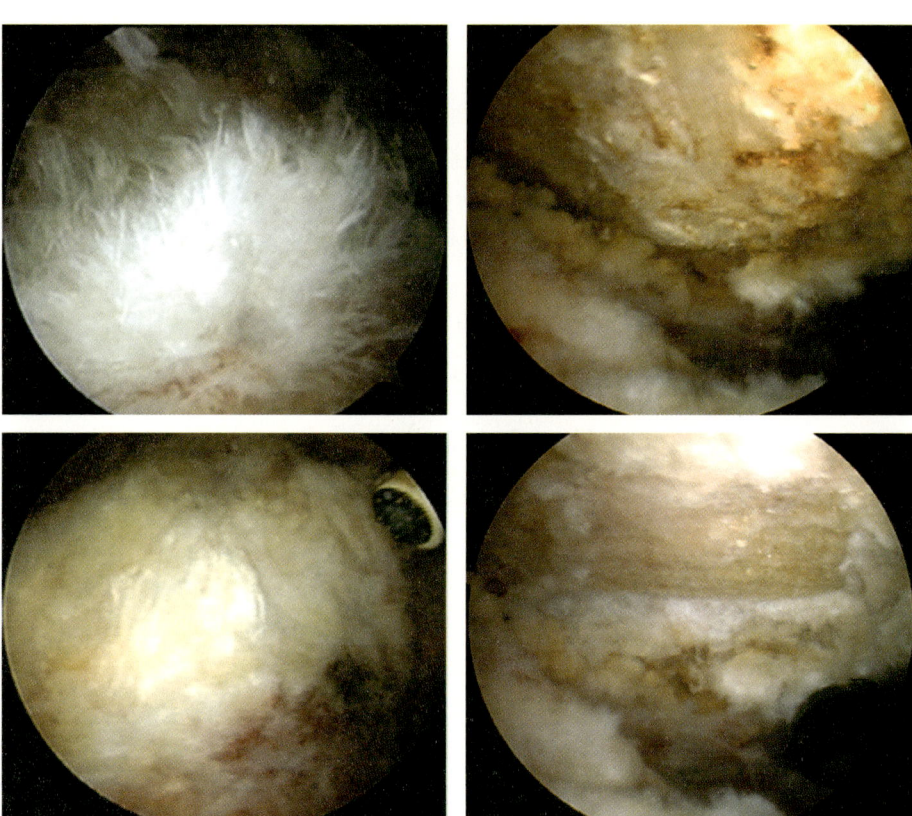

환자의 관절경 사진 : MRI와 같이 염증이 심하고 힘줄에 손상이 있는 것을 확인할 수 있다. 관절경을 통해 염증을 제거하고 힘줄 손상을 일으키는 골극을 반듯하게 깎아 주었으며, 손상된 힘줄 조직도 다듬어 주었다.

충돌증후군을 포함해 어깨힘줄 부분 파열, 점액낭염, 활액막염 등이 진행돼 염증이 심한 것으로 보였고, 물도 차 있는 상태였다. 어깨 속은 그야말로 지칠 대로 지쳐 있었다.

상태가 심각해 관절경으로 어깨 속을 보아가며 염증 제거 등의 원인치료를 하기로 했다.

"그동안은 통증만 해결하고 어떻게든 수술은 피하려고 하셨겠지만 이번에도 그렇게 하시면 다를 바가 없습니다. 이번에는 방법을 바꾸어 관절경을 통해 정확한 원인치료를 해야 합니다."

설명을 하고 수술실로 들어갔다. 관절경을 통해 들여다 본 어깨는 하수도 속처럼 지저분했다. 손상된 어깨힘줄은 보푸라기처럼 너덜거렸고, 어깨 속은 염증으로 벌겋게 성이 나 있었다. 이 모양만으로도 그동안 어깨 때문에 얼마나 심한 고통을 느꼈을지 짐작이 가고도 남았다.

우선은 레이저로 염증을 제거해 주었다. 빗자루로 어지러운 마당을 쓸 듯이 레이저로 염증들을 제거해 주고, 돌출된 뼈도 깨끗이 정리했다. 너덜거려 통증을 유발하는 힘줄들도 잘 다듬어 새롭게 리모델링해 주었다. 하수도 같은 어깨 속을 말끔히 청소하니 속이 다 시원했다. 환자분의 통증도 서서히 잦아들었다.

세상에서 첫 번째 진단은 자신의 입에서 나온다

어깨가 아파서 병원에 오는 분들에게 "어디가 불편해서 오셨어요?" 하고 물으면, 대부분의 환자분들은 "오십견이 온 거 같다.", "얼마 전 넘어져서 어깨를 부딪쳤는데 그때 힘줄이 떨어진 거 같다."며 자신의 진단명을 말씀하신다. 환자 스스로 1차 진단을 내리고 병원에 오는 셈이다. 진단의 옳고 그름을 떠나, 환자들의 이야기를 들어보면 환자가 평소 어깨에 얼마나 관심을 가지고, 어떤 정보들을 들어왔는지를 잘 알 수 있다.

진료를 해 보면 평소 몸과 건강에 신경을 써온 환자들의 치료 경과가 더 좋은 경우가 많다. 어깨와 무릎 등에 관심이 많은 환자에게는 애써 "원인치료가 중요하다."고 목소리를 높이지 않아도 된다. 하나의 치료로 증상이 좋아지지 않아 다른 치료를 해 보자고 하면 대부분 흔쾌히 받아들인다. 원인이 잡힐 때까지 여러 시도를 해 보는 것에 대한 거부감도 덜하다.

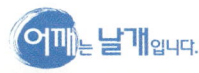 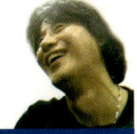

이런 분들은 대부분 치료의 방향을 잡고 계획을 세우는 일이 의사의 몫이 아니라 스스로의 결정이라고 생각한다. 적극적으로 정보를 듣고 치료에 임하기 때문에 치료 경과도 좋은 것 같다.

의료기술도 좋아지지만 환자들의 의식도 날로 좋아지고 있다. 지금의 70대들은 육체노동을 많이 한 세대라, 어깨질환 등에 대한 정보는 많지 않다. 적당한 치료를 받을 기회도 흔치 않았다. 반면 요즘 60대들은 인터넷을 다룰 줄 알고 검색을 통해 질병에 대한 정보도 쉽게 찾아낸다. 이분들이 70대가 되었을 때는 현재 70대들만큼 관절이 많이 망가지는 일은 없을 것이다. 아는 만큼 어깨통증도 피해갈 수 있다. 바른 진단에 관심을 갖는 환자가 많아진다면, 가치 있는 치료도 늘어날 것이다.

얼굴만큼 어깨뼈 모양도 제각각

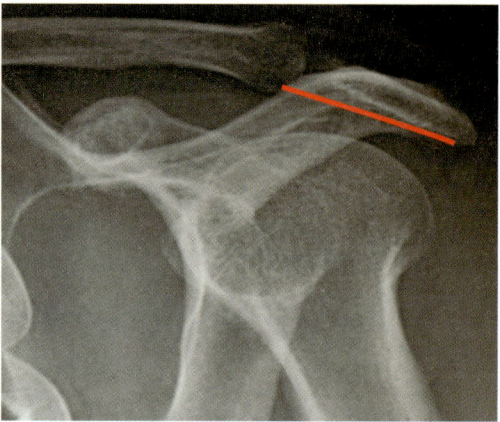

I형 견봉

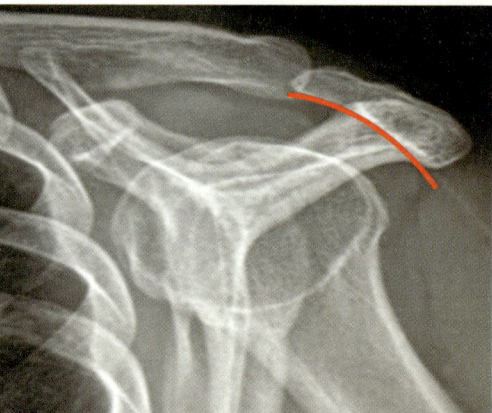

II형 견봉

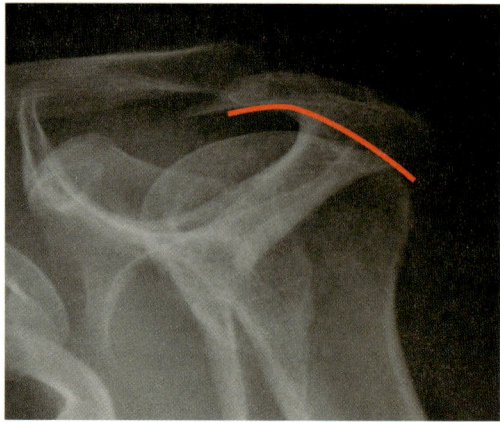

III형 견봉

사람들에게 첫인상이 있듯이 X-ray 상으로 본 어깨관절에도 첫인상이 있다. 각진 뼈들이 튀어나와 있으면 그 자체로 사납게 보이고, 부드러운 곡선의 뼈가 있으면 어깨가 한층 부드러워 보인다. 한번은 각진 뼈들이 보이는 X-ray를 보면서 "지금 환자분의 어깨는 딱 아픈 어깨예요, 첫 인상이 그래요."라고 이야기를 하자, 환자는 "힘줄도 안 보이는 X-ray만으로 그걸 어떻게 아세요?"라며 매우 의아해했다.

==어깨관절 속 견봉의 길이, 견봉의 기울기, 견봉 끝에 덧자란 뼈의 정도, 견봉과 관절 사이의 간격, 위팔뼈의 관절와 간격 등을 유심히 보면 '어깨관절이 편치 않겠구나', '어깨관절이 아주 부드럽구나!', '힘줄이 떨어져 거의 남아있지 않겠구나'와 같이 짐작을 할 수 있다. 이와 같은 어깨 속 모양은 유전의 영향을 무시할 수 없다. 어깨통증이 유전된다는 보고는 없지만 얼굴 모양을 부모님에게서 물려받듯이 어깨관절 속 뼈 모양도 유전되는 경향이 짙다. 이른 나이에 병원을 찾는 경우는 더욱 그러하다.==

"특별히 고된 노동을 하거나 다친 적도 없는데 어깨가 아파요.", "친구들은 멀쩡한데 저만 어깨가 아프고 병원에 자주 다녔어요."라는 볼멘소리를 하며 병원을 찾는 30대들이 있다. 주변 사람들은 이들이 특별히 예민해서 잘 아프다고 생각하지만, 검사를 해 보면 질환이 하나둘 발견되기도 한다. 개중에는 힘줄이 떨어져 수술을 해야 하는 경우도 있다.

어깨통증이 오는 원인에 대해서는 "딱 이거다."라고 설명하기가 쉽지 않지만, '타고난 어깨뼈 모양이 불리해서' 이른 나이에 불편함을 호소하는 경우도 상당수 있는 것으로 보인다. 특히 젊은 나이에 충돌증후군 진단을 받는 경우, 선천적으로 타고난 어깨뼈 모양이 많은 영향을 미친다.

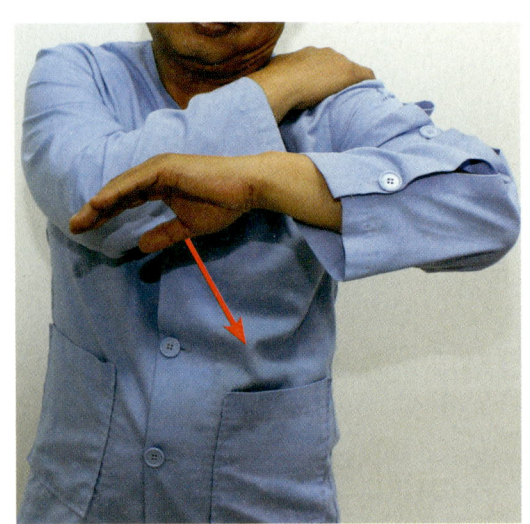
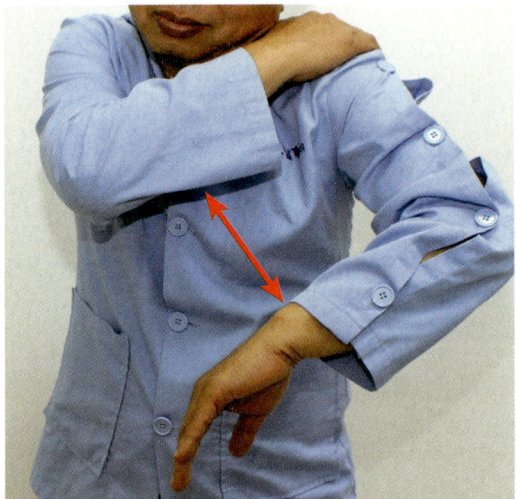

충돌증후군 확인하기 : 불편한 쪽 어깨 지붕에 반대편 손바닥을 가볍게 대고 아픈 어깨 쪽 팔꿈치를 90도로 구부린 상태에서 위 아래로 돌려 본다. 통증과 함께 손바닥에 어깨뼈가 닿는 느낌과 부딪히는 소리가 들린다면 충돌증후군을 의심할 수 있다.

건강한 어깨의 뼈 모양을 살펴보면 견봉이 앞쪽으로 쭉 뻗어 반듯하게 넘어간다. 그런데 어떤 사람은 구부러진 모양의 뼈를 가지고 있고, 어떤 사람은 더 아래로 구부러져 있기도 하다. 많이 구부러진 사람은 어깨뼈와 힘줄 사이의 간격이 좁기 때문에 뼈가 조금만 돌출되거나 어깨관절 속 균형이 조금만 깨져도 금방 힘줄이 닿게 된다. 30대부터 충돌증후군의 증상을 보이는 이들의 상당수는 뼈 모양이 과도하게 앞쪽으로 기울어져 있는 경우이다.

"어깨뼈도 자라나요?"

가끔 놀라서 묻는 사람들이 많다. 과연 어깨뼈가 고드름 자라듯이 자라나오는지 묻는다. 환자분들이 이해하기 쉽도록 의사들은 '골극'을 '자라나온 뼈'라고 이야기하는데, 꼭 자라나온 뼈라고 단정을 짓기는 어렵다. 골극이 얼마의 기간 동안 어느 정도나 자라는지에 대해서도 밝혀진 바는 없다.

연세가 많은 환자들 중에 골극이 없는 분들도 있다. 때문에 개인적 생각으로는 충돌증후군 환자의 경우 타고난 견봉 뼈가 돌출된 모양인데다, 오랜 노동으로 견봉이 더 돌출되는 경우가 많은 것 같다. 골극의 의미는 '자라나온 뼈'보다는 '돌출된 뼈'가 더 적합하다.

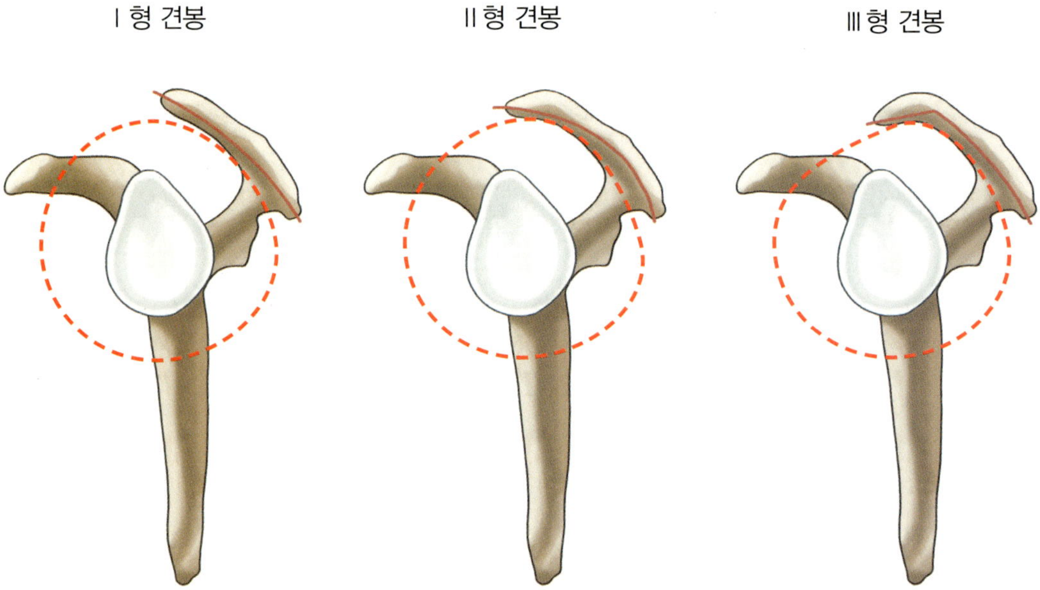

I형 견봉　　　　　Ⅱ형 견봉　　　　　Ⅲ형 견봉

견봉의 형태

'타고난 뼈의 모양이 얼마나 제각각일까?'나 '타고난 뼈 모양이 충돌증후군에 얼마나 영향을 미칠까?' 등의 궁금증을 풀어나가기 위해서 '뼈 모양'에 대한 연구를 살펴본다.

니어(Neer) 교수는 충돌증후군이, 견봉의 골극과 어깨의 인대 그리고 어깨힘줄이 반복적으로 충돌하면서 일어난다고 보았다. 더불어 충돌증후군이 어깨힘줄파열을 유발할 수 있다고 보았다. 비글리아니(Bigliani) 교수는 견봉의 해부학적 모양이 개인에 따라 다양한 양상을 보인다고 지적했다. 또한 비글리아니와 모리슨(Morrison) 교수 등은 140구 사체의 어깨를 해부해, 다음의 특징적인 3가지 형태로 분류하였다.

I형 견봉은 견봉의 밑면이 평평한 형태로 17%에서 관찰되었다. II형 견봉은 견봉의 밑면이 휘어진 형태로 43%에서 관찰되었다. III형 견봉은 갈고리 모양을 가진 경우로 39%에서 관찰되었다. III형 견봉 중의 70%에서 어깨힘줄파열이 있었으며, 갈고리 모양의 견봉 끝 부분이 위팔뼈(상완골)와 충돌을 일으켰다. 이어진 임상 연구에서도 방사선 사진상 갈고리 형태의 III형 견봉이 어깨힘줄파열 등 어깨의 증상과 관련이 있다는 연구 결과가 나왔다. 3가지 형태의 어깨관절 모양은 옆의 그림과 같다.

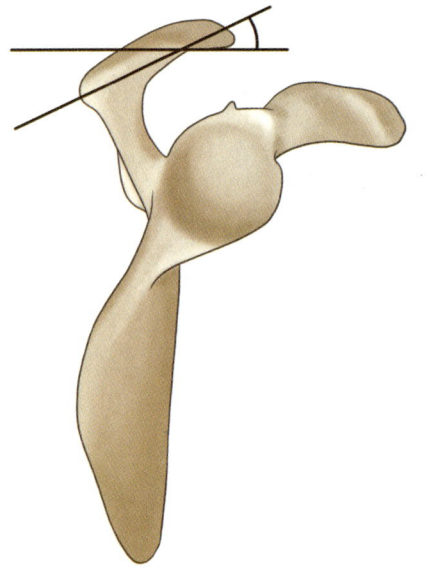
견봉각(Acromial angle)

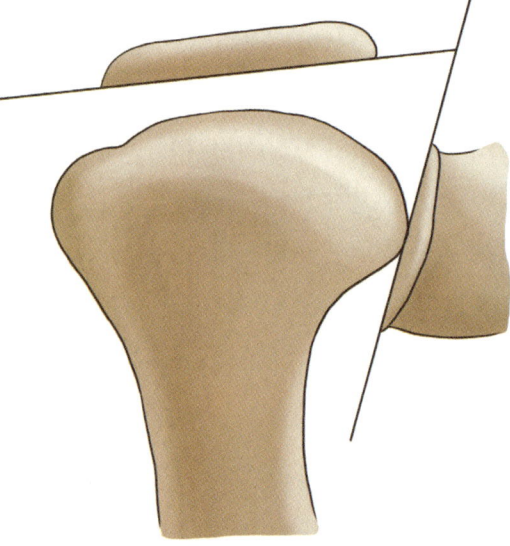
측면 견봉각(Lateral acromial angle)

견봉의 모양에 대한 연구와 더불어 견봉 각도(acromial angle)에 대한 연구도 이루어졌다. 이 각도는 견봉의 전방 1/3의 밑면과 후방 2/3의 밑면이 이루는 각도로, 어깨힘줄의 파열과 관련이 있다. 견봉각을 견봉의 해부학적 형태에 따라 분류해 보면 I형은 0~12도, II형 견봉은 13~27도, III형 견봉은 27도 이상이다. 이러한 연구 결과는 비글리아니 교수 등이 주장한 "III형 견봉의 89%가 어깨힘줄파열을 동반한다."라는 내용과 일치한다.

또한 많은 연구자들도 옆에서 측정한 견봉의 기울기(acromial slope)와 앞쪽에서 측정한 측면 견봉 각도(lateral acromial angle)가 작을수록 어깨힘줄 질환의 위험성이 증가한다고 보았다.

이상의 연구를 통해 어깨뼈의 선천적 모양과 충돌증후군의 발병과의 상관관계가 입증되었다. 사람의 얼굴이 제각각이듯 뼈 모양도 제각각일 수밖에 없다. 작은 통증이 왔을 때, 검사를 통해 자신의 어깨뼈 모양을 확인하고 위험 신호가 있는지를 점검하는 것도 필요하다.

그리고 설사 선천적 모양의 이상으로 통증이 오더라도 낙심할 필요는 없다. 관절경 등의 간단한 수술로 치료가 가능하고 리모델링을 잘하면 어깨 건강은 얼마든지 회복할 수 있다.

03

어깨 속 리모델링하다

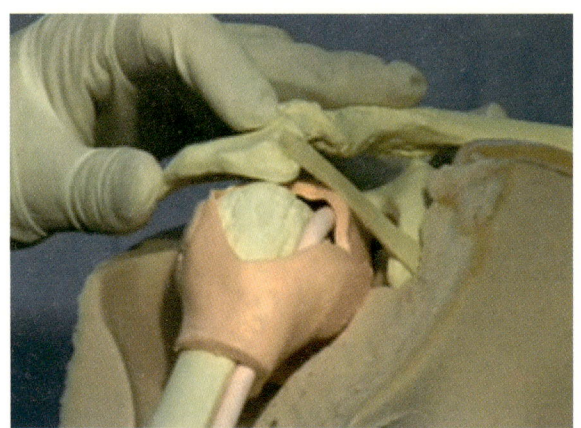

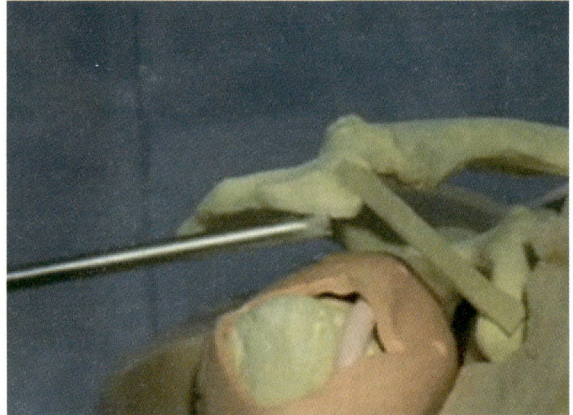

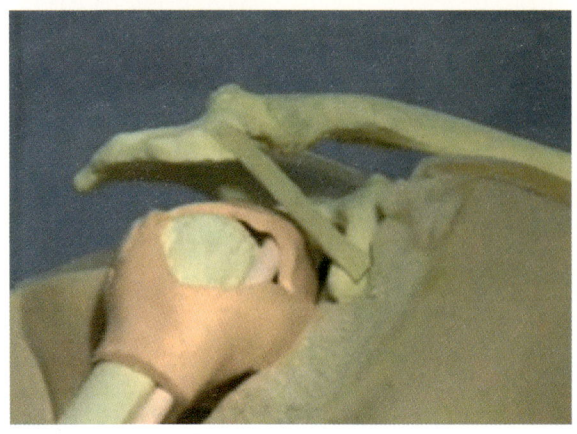

관절경을 이용한 리모델링 과정 : 통증과 염증, 힘줄 손상을 유발하는 돌출된 뼈를 제거하는 리모델링을 진행한다.

환자들이 병을 처음 알게 되는 시기와 병원에 와서 치료를 시작하는 시기 사이에는 상당한 시간차가 있다. "아프자마자 병원에 왔다."고 이야기하는 환자는 매우 드물다. 대부분은 참을 만큼 참았으나 통증이 전혀 호전되지 않을 때, 혹은 더 심해졌을 때에야 병원에 온다. 그래서 종종 호미로 막을 일을 가래로 막는 일이 벌어지기도 한다.

어떤 환자는 왼쪽 어깨의 오십견 때문에 병원을 찾았다. 환자는 "왼쪽 팔 때문에 아파죽겠다."며 한쪽 팔의 이상만을 호소했지만, 일단 진료실에 온 이상 양팔을 모두 살펴보았다. 그러한 과정 중에 오른쪽 어깨에도 오십견과 함께 충돌증후군이 진행되고 있는 것을 확인했다. 오십견은 도수치료로 해결이 되지만 오십견과 함께 진행된 충돌증후군은 수술이 필요한 상황이었다.

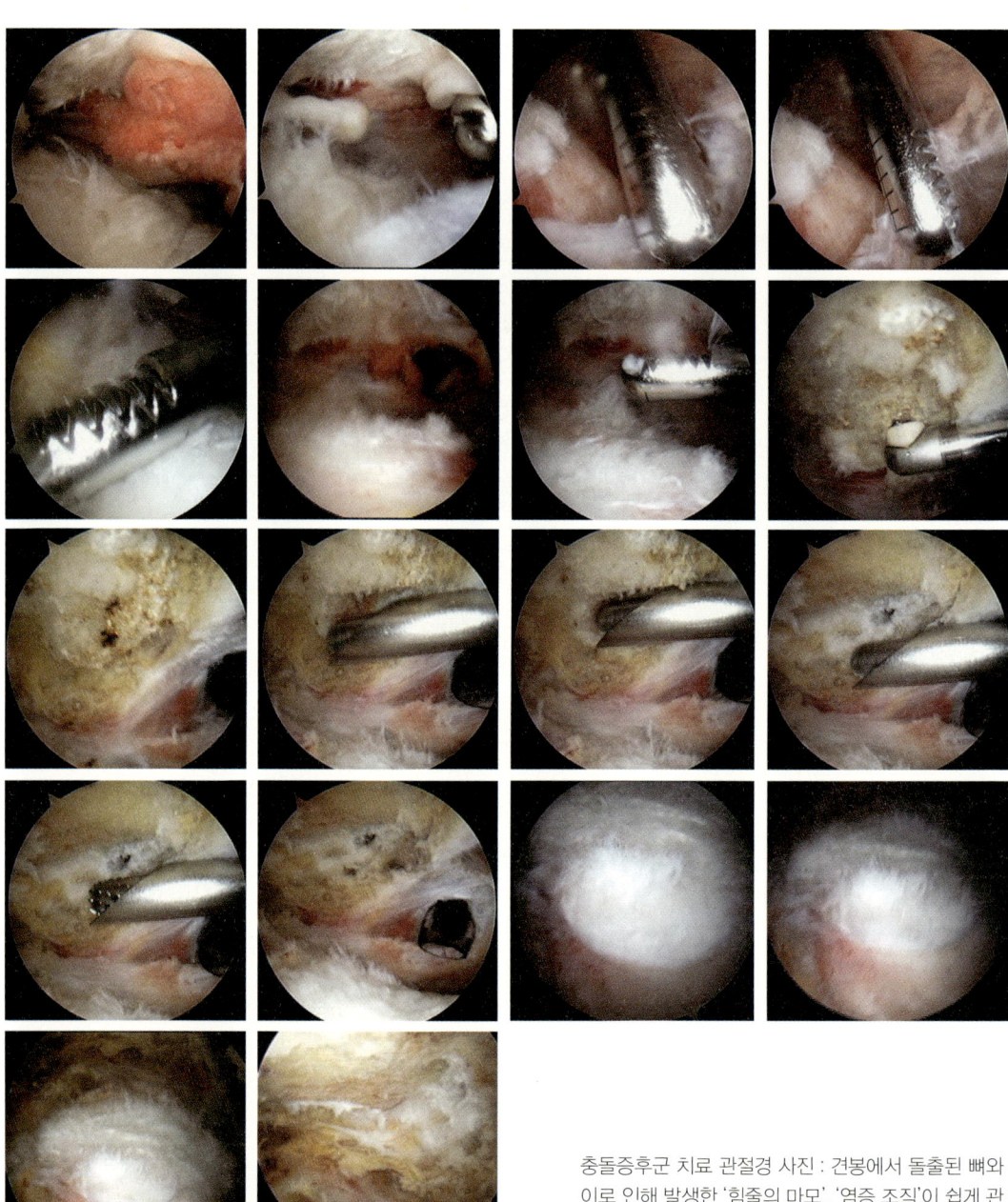

충돌증후군 치료 관절경 사진 : 견봉에서 돌출된 뼈와 이로 인해 발생한 '힘줄의 마모', '염증 조직'이 쉽게 관찰된다. 관절경 수술을 통해 뼈와 염증을 제거하고 견봉 아래 공간을 확보하였다.

분명히 불편과 통증이 있었을 텐데 이를 무시하고 지내왔기 때문에 치료가 훨씬 복잡해졌다. 충돌증후군은 증상 및 환자의 특성에 따라 다양한 치료 방법을 선택할 수 있다. 수술하지 않는 치료로는 소염진통제의 복용, 견봉 아래 염증이 발생하는 부위에 스테로이드 주사, 물리치료 등이 있다.

하지만 많은 비수술적 치료에도 증상의 호전과 재발이 반복된다면 수술을 적극적으로 고려해야 한다. 비수술적 치료에도 증상이 지속되는 경우, 참을 수 없는 통증이 지속되는 경우, 힘줄 파열이 진행되고 있는 경우는 관절경 수술을 고려하게 된다. 팔의 일부만 마취해 견봉에서 돌출된 뼈와 인대의 일부 및 염증 조직을 제거하는 데는 10분 정도밖에 걸리지 않는다. 수술 역시 비교적 간단한 편이다.

똑똑하게 선택하자

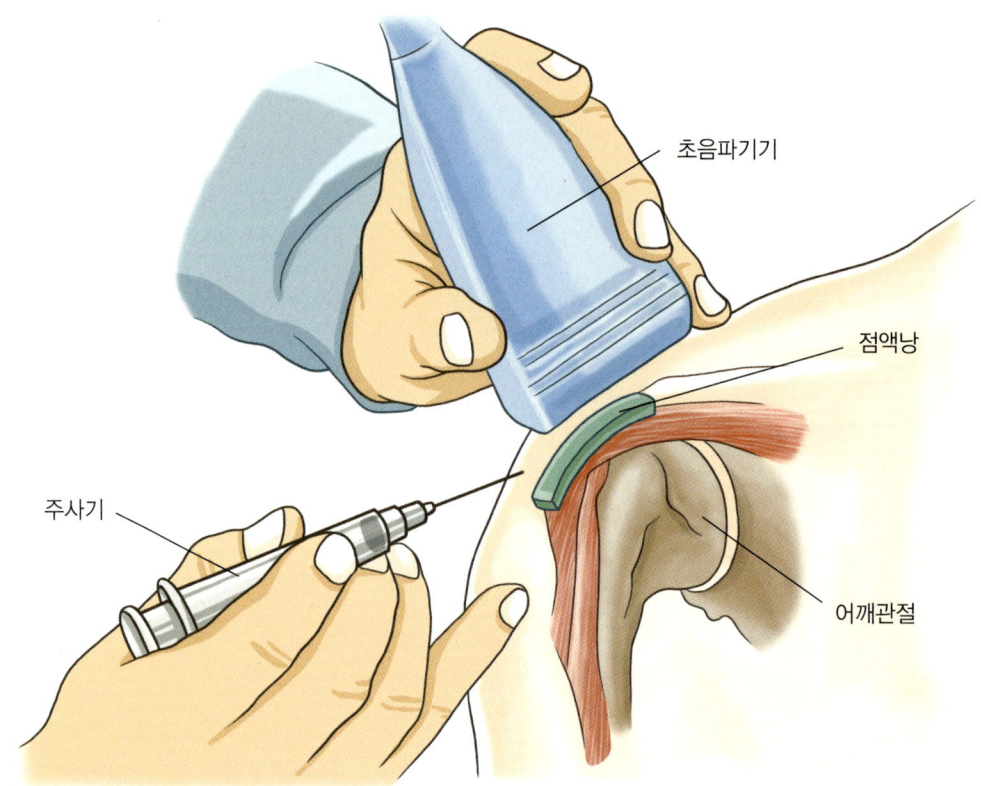

견봉 아래 염증이 있는 점액낭에 시행하는
스테로이드 주사치료

가벼운 충돌증후군의 주사치료

아픈 기간이 오래되지 않고, 검사 결과 힘줄의 마모가 심하지 않은 경우 주사치료를 우선으로 한다. 어깨힘줄 상태는 중요한 진단 근거가 되며, 주사치료는 견봉 아래 염증이 있는 공간에 스테로이드를 주입하는 형태이다. 충돌증후군으로 인해 점액낭염이 생긴 경우 스테로이드 주사만으로 염증이 가라앉고 통증이 줄어든다.

다만, 충돌증후군의 주사치료는 어깨 내부의 좁아진 간격을 넓히는 근본적인 치료법은 아니다. 주사치료 후에도 증상이 재발된다면 수술을 진행하게 된다.

한번은 환자 중 한 명이 "지금까지 배드민턴을 해왔는데 계속 운동을 해도 될까요?"라고 물어왔다. 어깨질환이 있는 환자에게 배드민턴이나 배구와 같이 어깨 높이 이상으로 팔을 들어올리는 자세는 도움이 되지 않으며, 증상이 더 심해질 수 있다. 팔을 내리고 있으면 관절 간격이 넓어져서 관절 내부에 충돌이 발생하지 않지만, 팔을 어깨 높이 이상으로 올리는 자세는 내부의 공간을 좁혀 어깨힘줄에 압력을 가하게 된다. 당연히 충돌이 일어나 힘줄 마모를 불러올 수 있다.

치료 방향을 결정할 때는 당장의 아픈 것이 가시는 것을 목표로 해서는 안 된다. 시간이 갈수록 나머지 힘줄도 제 기능을 못 할 정도로 안 좋아지는 경우가 생긴다. 주사치료 후에도 재발이 잦다면 관절경 수술을 반드시 고려해야 한다. 특히 젊은 나이임에도 어깨에 주사를 맞고 치료를 해도 늘 개운치가 않다면 힘줄에 이미 마모나 부분 파열이 와 있을 수 있다. 앞서 설명한 것처럼 '타고난 뼈 모양'이 충돌증후군을 유발하는 경우도 관절경 수술을 적극적으로 고려해야 한다.

돌출된 뼈를 리모델링하는 관절경 치료

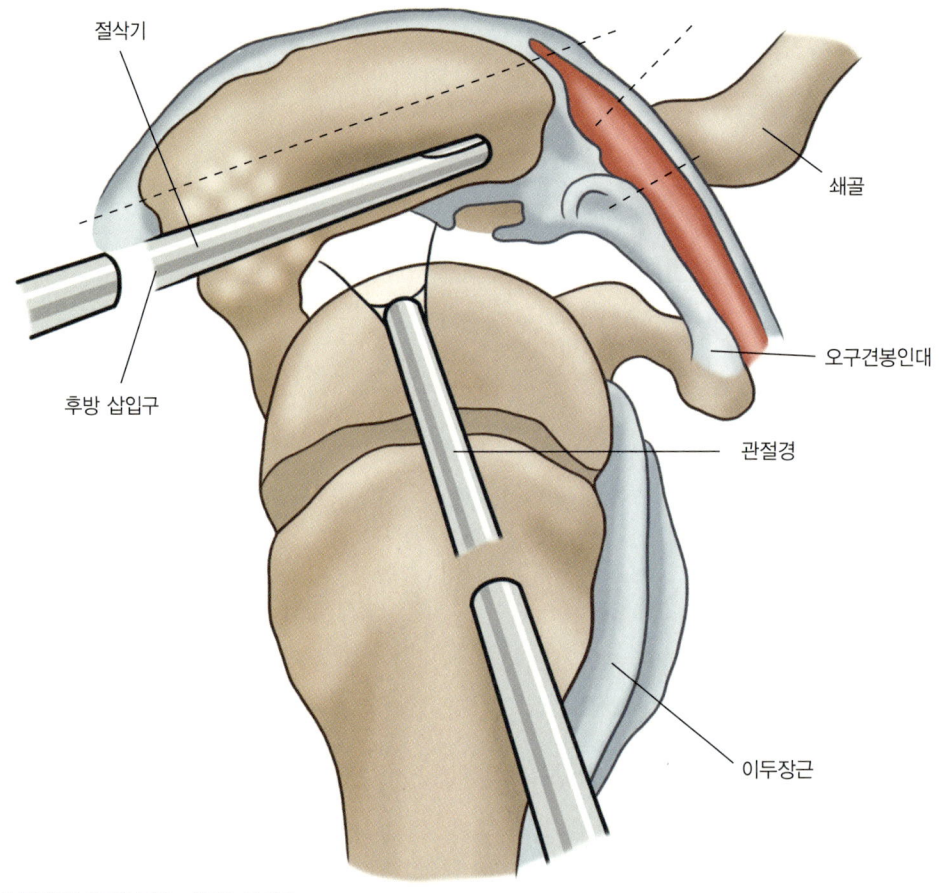

견봉의 후방의 평평한 면을 기준을 삼아서
전방의 골극을 제거하여 견봉의 아랫면을
평평하게 해 준다.

충돌증후군으로 진단을 받고 X-ray와 MRI 검사에서 힘줄이 많이 닳은 것으로 나타난 경우나 뼈가 크게 돌출돼 힘줄의 마모나 부분 파열이 심하게 진행된 경우에는 원인치료를 위해 관절경 수술을 선택하게 된다. 관절경을 보면서 돌출된 뼈와 염증을 제거하는 수술로 비교적 매우 간단한 수술이라고 할 수 있다.

관절경 수술은 국소신경 마취하에 10분 정도가 걸린다. 수술 직후에는 무통주사를 맞기 때문에 약을 따로 쓸 필요가 없다. 힘줄의 파열이 없는 경우 수술을 시행한 직후 바로 어깨를 움직일 수 있다. 무통주사가 끝나면 스트레칭을 시키고 운동을 권한다.

일반적으로 수술 후 4주간은 움직일 때 통증이 느껴지기도 하지만, 일상생활은 가능한 정도이다. 일상생활을 다 해도 안전한 상태라고 할 수 있다. 견봉 아래 공간에 스테로이드 주사 및 도수치료를 병행하면 통증은 대부분 사라지며, 통증을 참는 것이 힘들면 소염진통제를 복용해도 된다.

관절경 수술의 또 다른 장점은 당뇨 환자나 항암 치료를 받는 환자, 고령의 환자들에게도 적용이 가능하다는 것을 꼽을 수 있다. 수술 시간이 10분 내외로 짧고, 입원도 2일 정도면 된다. 퇴원 후에 바로 집안일을 할 수 있어 만족도가 높은 편이다.

치료는 선택이다

비수술 치료와 수술 치료에 대한 갑론을박이 뜨겁다. 치료 역시 하나의 '선택'이기 때문에 영리하고 바른 선택이 중요하다. 만약 한 가지 방법으로 치료를 계속했는데 좋아지지 않는다면, 병원만 바꾸지 말고 치료 방법을 바꿔야 한다. 발병 초기, 검사상 나쁘지 않고 증세가 오래 되지 않았으면 쉽고 간단한 통증 제어 방법을 쓸 수 있다. 그럼에도 계속 불편하고 좋아지지 않는다면 최후의 수단으로 관절경 수술을 선택해야 한다.

개인적으로 충돌증후군이 분명 문제를 일으키고 있다고 판단되고, 주사치료를 해도 '맞을 때뿐 지나면 도루묵'이라면 보다 근본적인 치료를 해야 한다고 생각한다. 영상의학 검사에서 뚜렷한 충돌 징후가 보이고, 촉진 등 검사를 했을 때 '기겁하고 눈물이 쏙 나올 정도로 아픈 경우'에도 관절경 수술이 필요하다. 견봉의 돌출된 뼈와 염증을 제거하는 관절경 수술은 원인치료로서 충분히 환자에게 도움이 된다.

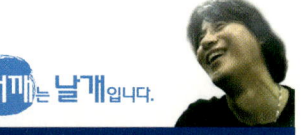

하지만 현실에서, 한 질환에 대해 어떤 이는 수술을 권하고 다른 이는 하지 말라고 하면 환자는 '안 하는 쪽'을 선택할 확률이 높다. 스테로이드를 맞는 주사치료가 원인치료가 될 수는 없고, 좋아져도 1~2개월 후에 재발하는 경우가 다반사라는 것을 알지만 선뜻 수술을 선택하기는 쉽지 않다. 하지만 바른 선택을 해야 재발을 막을 수 있다. 관절경의 최대 장점은 '수술'도 되지만 '진단'도 된다는 점이다. 부분 마취 후 내시경을 집어넣으면 육안으로 직접 통증 부위를 볼 수 있으며, 투과해서 보여주는 영상의학이 보여주지 못한 부분까지 다 볼 수 있다. 수술하기 전에 '제대로 진단했는지' 분명한 점검 단계도 거칠 수 있다.

"보통 사람이 하루에 몇 번이나 어깨에 대해 의식할까?" 아마 한 번도 없을 것이다. 어깨가 어디 붙어있는지도 의식하지 못하고 산다. 하지만 어깨가 불편한 사람은 하루 종일 어깨만 생각하며, 온 신경이 어깨에 가 있을 정도이다. 만일 이 정도로 어깨가 일상생활을 방해한다면 수술은 충분히 가치 있는 치료가 될 것이다.

수술 후 바로 운동과 생활이 가능하지만!

수술 후 다음날부터

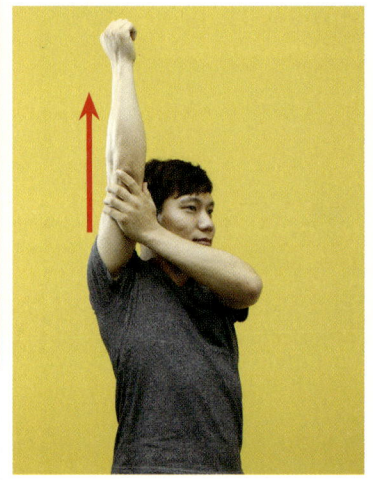
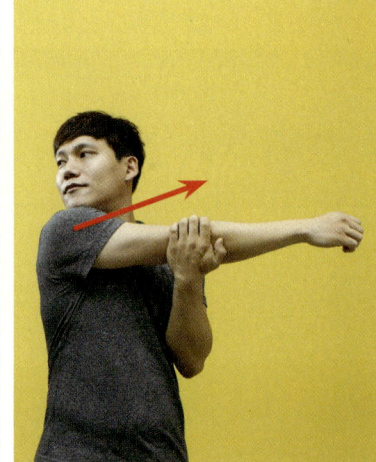
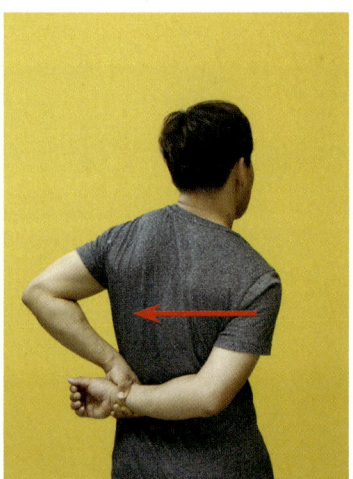

통증이 느껴지는 순간부터 관절 속은 늘어난다. 통증이 느껴져도 바로 힘을 빼지 말고 열까지 셀 동안 참고 스트레칭한다. .

관절경 수술은 치료의 끝이 아니라 시작이라는 생각으로 재활에 임해야 일상생활에서의 불편을 최소화할 수 있다.

충돌증후군의 경우 관절경으로 힘줄을 꿰매지는 않는다. 뼈만 깎고 염증만 제거하기 때문에 수술 후 1~2일이면 붓기와 통증이 가라앉아 일상생활이 가능하다.

다만 일반적으로 관절경으로 뼈를 깎아내는 수술을 한 경우는, 4주가 경과한 후에 통증과 불편이 심해질 수 있다. 통증은 슬그머니 찾아와 일상에 큰 불편을 줄 정도까지 커지는데, 이때는 무작정 참거나 '수술이 잘못된 것이 아닌가?' 속을 태우기보다는 병원을 찾아 적절한 도움을 받는 것이 좋다.

수술 후 4주

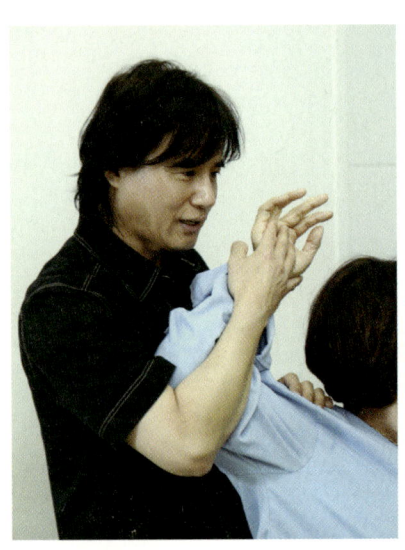
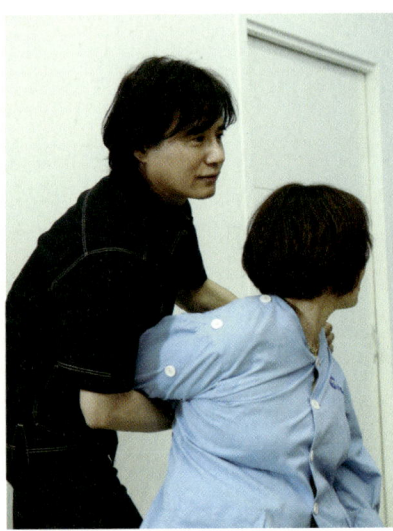
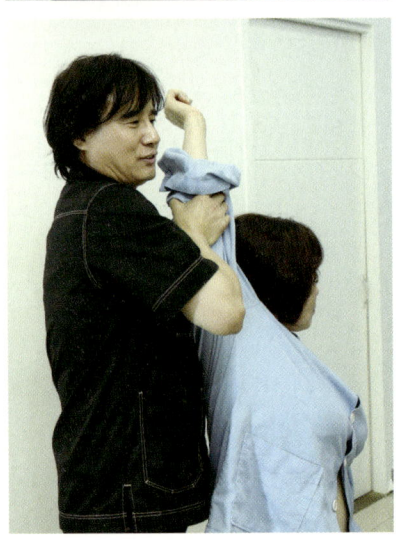
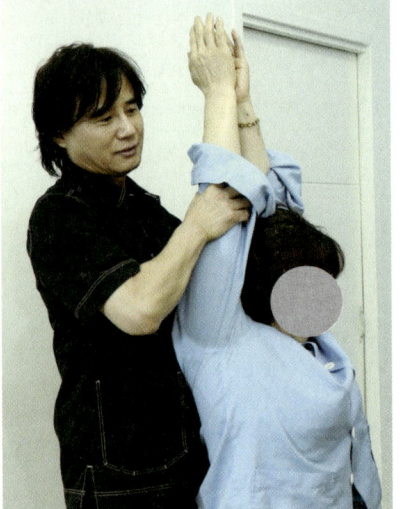

충돌증후군 환자의 경우 수술 후 4주와 6주에 외래 진료를 보도록 한다. 어깨의 굳은 정도를 보고 어깨관절 속에 주사를 놓고 운동으로 풀어주면 대부분 다음날부터 통증이 좋아지는데, 이 과정을 〈매직 테라피 매뉴얼 I〉로 통칭하고 있다.

〈매직 테라피 매뉴얼Ⅰ〉
적용 수술 : 관절경하 견봉하 감압술, 석회 제거술, 오십견 수술
적용 시기 : 수술 후 4주 전후
치료 내용 : 관절 내 국소신경 차단으로 통증을 경감시킨 상태에서 의사가 직접 굳은 어깨를 풀어주는 도수치료를 실시한다.

〈매직 테라피 매뉴얼Ⅰ〉의 적용 질환 수술 환자들은 수술 직후에는 오히려 통증도 심하지 않고 운동도 잘 된다. 그런데 신기하게도 수술 후 4주째쯤 되면 통증도 심해지고 팔을 움직이는 데도 어려움을 느끼며, 어깨에 특별한 이상이 없는데도 어깨관절이 굳어지는 불편을 경험한다.

이때는 통증 때문에 환자 혼자서는 운동을 하기가 어려워진다. 이런 고비에 필요한 것이 〈매직 테라피 매뉴얼〉이다. 병원에서 관절 내 국소신경 차단 주사를 맞고, 통증이 줄어든 상태에서 운동을 하게 되면 경과가 금세 좋아진다. 환자들은 편안하고 밝은 표정을 되찾고, 고생하는 시간도 줄어든다.

어깨치료는 의사와 환자가 손을 잡고 함께 가는 길

많은 환자들이 '수술만 끝나면 통증과는 안녕!'이라고 생각하지만 사실은 그렇지 않다. 어깨는 수술을 한다고 해도 한 달 반 정도는 더 아프다. 때문에 어떤 환자들은 "이렇게 아플 줄 알았으면 수술 안 했을 것"이라며 의료진을 원망하기도 한다.

아프면 운동도 재활도 쉽지 않다. 어깨환자들에게는 특히 그러하다. 수술 후 재활에 있어 환자분들의 적극성은 제각각이다. 스스로 잘하는 사람이 있는가 하면 그렇지 못한 사람도 있다. 통증에 대한 민감도가 높아서 스스로는 운동을 못하는 사람들도 다수이다. 때문에 나는 수술 후 자연스럽게 나타나는 통증과 불편도 수술한 의사가 해결해야 할 몫이라고 생각한다.

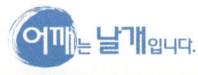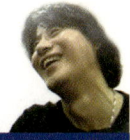

여수백병원에서는 수술 후 찾아오는 정상적인 통증 과정을 〈매직 테라피 매뉴얼〉로 해결하고 있다. 수술은 몸에 이로운 상처를 관절 안에 만드는 것과 같다. 따라서 상처가 낫는 과정에서 정상적인 염증반응을 피해갈 수는 없다. 염증은 통증을 동반하지만 그렇다고 정상적인 염증 과정까지 없앨 수는 없다. 통증만 조절해 나갈 뿐이다. 〈매직 테라피 매뉴얼〉에서는 국소신경 차단으로 통증을 경감시킨 상태에서, 환자의 몸 상태에 따라 어깨관절 운동 범위를 넓혀주는 도수치료를 해준다. 매뉴얼을 거친 환자들은 통증도 줄고 운동성도 좋아져 회복에도 속도가 붙는다. 길고 불편한 골칫덩이, 어깨통증에 비로소 끝이 보인다.

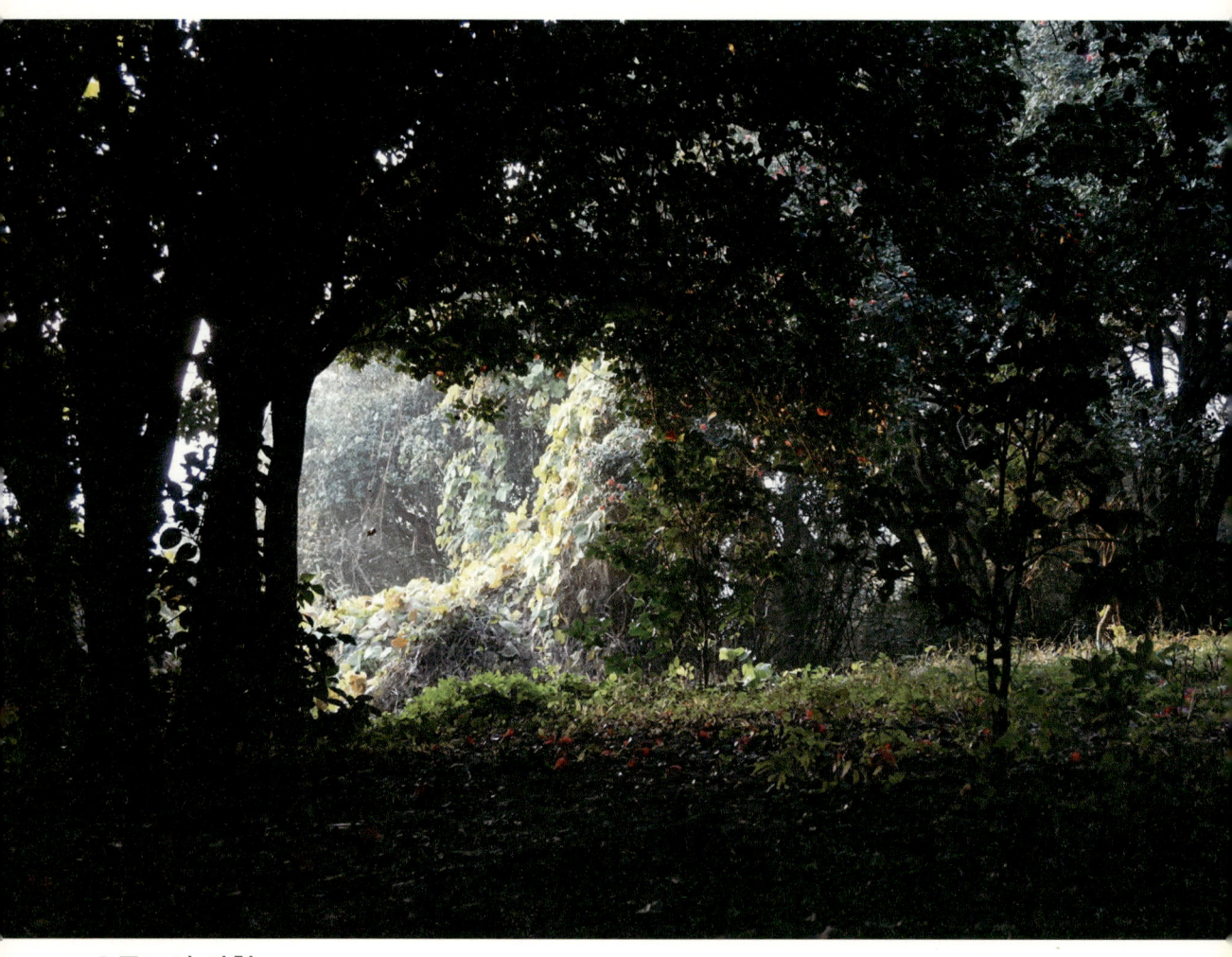

오동도의 아침

10년 후 내 모습

요즘 TV에 '폐암 하나 주세요', '뇌졸증 두 갑 주세요' 하는 섬뜩한 보건복지부 금연 광고가 눈길을 끈다. 광고는 자신이 담배를 구입하는 순간에 병에 걸려 고통받는 또 하나의 미래의 내가 '그래서는 안 된다'고 절규하면서 사라지는 내용이다.

진료실에서 10년 넘게 만나온 분들 중 어떤 분들은 이미 돌아가신 분들도 있고 또 몇 년 만에 뵙게 되는 분들 중 대부분은 눈빛과 표정에서 나이가 들어가는 모습들이 확연히 표시가 난다.

자료에 의하면 우리나라 20~50대 남녀 1,000여 명에게 자신들의 예상되는 평균수명을 물어보았더니 여자는 85세, 남자는 80세까지 살 수 있을 것 같다고 대답하는데, 몇 살 때까지 건강하게 살 수 있을 것 같은지 물어보면 여자는 75세, 남자는 70세라고 대답했다고 한다. 이 얘기는 적어도 인생의 마지막 10년은 건강하지 않은 상태로 살다 갈 거란 이야기다. 흔히들 오래 사는 게 축복만은 아닌 이유로 병을 얻을 것에 대한 두려움, 부족한 노후 자금으로 인한 두려움, 아무도 나를 찾지 않으면 어쩌나 하는 외로움에 대한 두려움 때문이라고 한다.

얼마 전에 어깨가 심하게 아픈 것은 아닌데 기분 나쁘게 불쾌한 느낌의 원인이 무엇인지 알고 싶어서 병원에 왔다는 80대 남자분을 진료실에서 만났다. 그런데 나이에 비해 건강해 보였고 눈빛에 자신감도 차 있어 평소에 건강관리를 어떻게 하시는지 물어보았더니 놀랍게도 현재도 택시운전을 하고 계셨다. 하루 6시간씩 택시 운전을 하면서도 일부러 정해진 시간에 산보를 하며, 많이 먹지 않고 늘 걷는 운동도 빼놓지 않으신다고 하신다. 또 자신은 몸에 조금만 이상이 느껴져도 바로 병원에 가서 검사부터 하는 습관이 몸에 배었다고 한다.

이미 이 세상에 없는 친구도 있고 또 병원에 누워 있는 친구들도 있다고 자랑처럼 얘기도 하신다.

진료실에서 환자분들을 보면서 느끼는 '10년 후 내 모습'은 어느 날 갑자기 하늘에서 떨어지는 게 아니라 현재의 내 생활을 보면 알 수 있을 것 같다. 수학 공식처럼 10년 후 내 모습은 '음식 x 운동 x 긍정적인 생각'으로 결정된다고 해도 틀린 말은 아닌 것 같다. 세 가지 중 어느 하나도 제로가 되어서는 안 된다. 적어도 현재 내 입에 넣고 있는 음식이 내 몸에 해가 되지 않을지 감시하는 습관을 가져야 하고, 두 다리의 허벅지 근육은 두 명의 의사라고 할 만큼 내 몸에 남아 쌓이는 칼로리를 태워 없애는 중요한 역할을 한다는 것을 명심해야 한다.

따로 운동할 시간이 없다면 사무실에서 의자를 빼고 일하는 시간이 운동 시간이 되게 바꿔 보자. 오랫동안 몸이 불편하신 환자분들을 보면서 긍정적인 표정과 생각을 하는 분들이 치료 결과도 더 좋았다는 것을 느낀다. 남의 말도 좋게 하고 좋게 생각하는 습관을 가져야 내가 더 좋게 된다. 간절히 원하는 게 있어야 또 이루어질 것도 있다. 허벅지 근육선이 또렷한 미켈란젤로의 다비드상도 좋고 요즘 아이돌 스타들의 복근도 좋다. 닮고 싶은 모델을 가져보자. 낡아가는 것도 세월 탓이 아니라 나의 선택이다. '10년 후에 내 모습'을 위해 늙어는 가더라도 낡아가지는 말아야겠다.

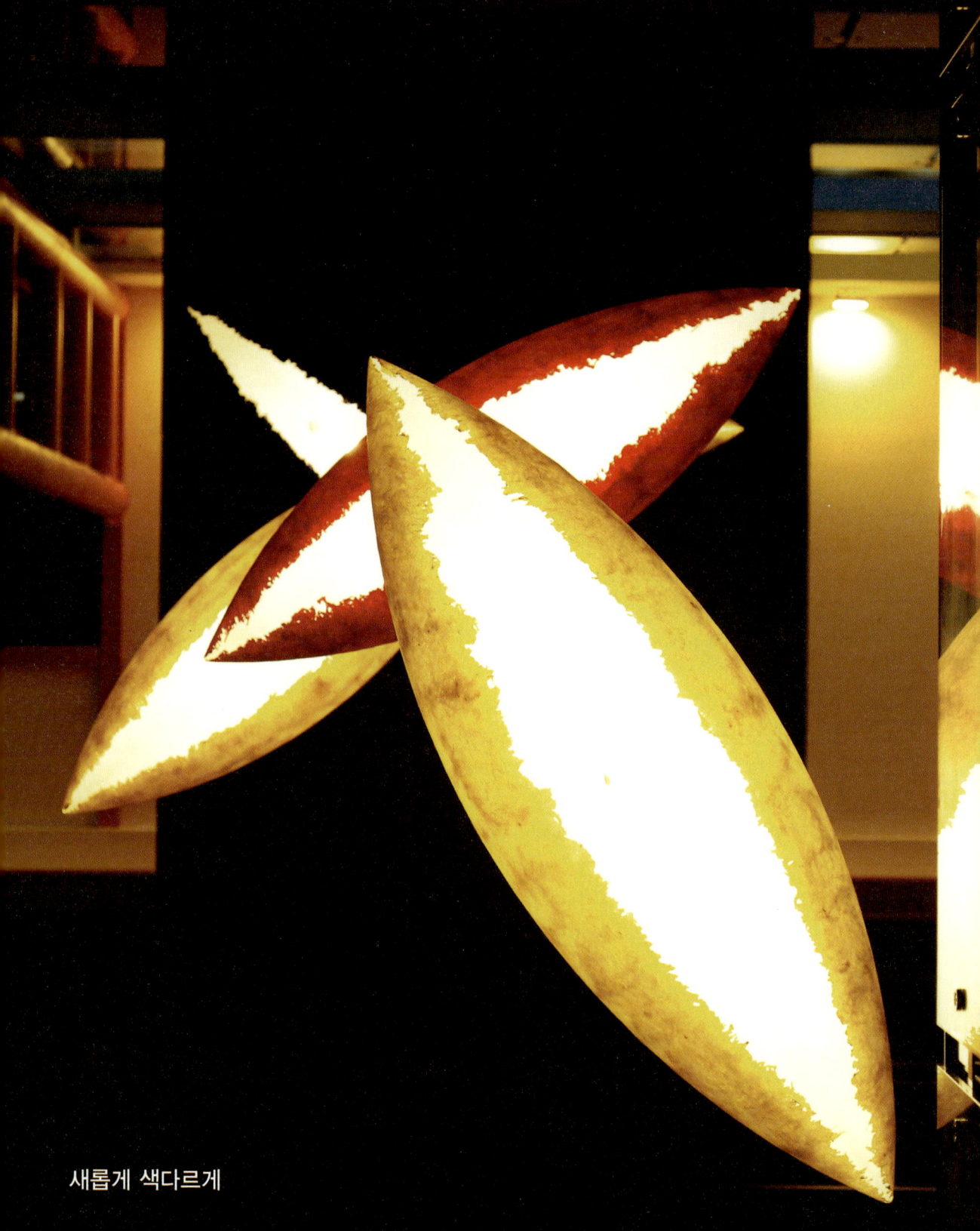
새롭게 색다르게

PART 03

적과의 동침,
어깨석회성건염

- 어깨관절이 처음엔 통증이 심하지도 않고 약간 불편하기만 했다.
- 어깨에 불이 난 것 같다.
- 어깨가 아려서 잠을 잘 수가 없다.
- 어깨를 만지지 못할 정도로 통증이 심하다.
- 어깨 앞쪽에서 시작된 통증이 팔과 목으로 뻗쳐나가는 느낌이다.

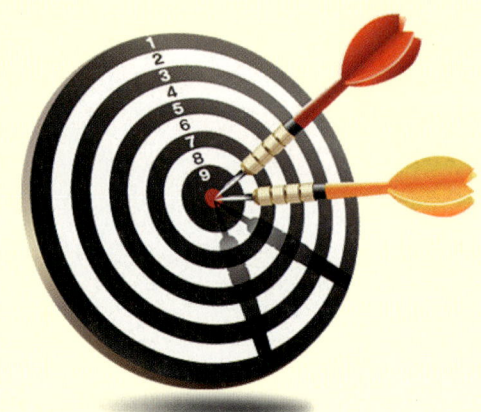

모든 석회성건염이
통증을 유발하는
것은 아니다

한번은 미국인 환자가 황급히 진료실로 들어와 "팔을 겨드랑이에서 떼지도 못하겠다."며 통증 때문에 숨이 넘어갈 것 같은 표정을 지어 보였다. 신음소리와 함께 "어깨를 잘라 달라."는 말까지 내뱉었다. 검사 결과 미국인 환자를 괴롭힌 질병은 석회성건염이었다. 비교적 간단한 시술로 석회를 빼내자 환자는 금세 평안을 되찾았다. 퇴원할 때는 "언제 어깨가 아팠는지 모르겠다."며 농담 섞인 말을 하기도 했다.

석회성건염이라는 어깨질환을 생소하게 느끼는 환자들도 있지만, 어깨환자 10명 중 1명에게서 발병하는 비교적 흔한 질환이다. 힘줄에 석회가 끼어서 염증을 일으키는 질환이지만 소량의 석회가 근육에 낀 것만으로 미국인 환자처럼 극심한 통증이 유발되지는 않는다. 잠자고 있는 석회가 더 많다. 다른 질환 때문에 검사를 했다가 석회가 껴 있는 것을 우연히 발견하는 환자들도 많다.

어깨가 불편해 X-ray를 찍어 석회를 발견했다고 해도 모든 통증의 원인이 석회 때문이라고 할 수는 없다. 같은 이유로 석회가 있다고 해서 모두 치료가 필요한 것도 아니다. 양이 많은 경우 다양한 방법으로 인위적으로 석회를 제거하기도 하지만, 염증이 폭발하지 않고, 복합 질환을 앓지 않는다면 수술과 같은 거창한 치료는 필요치 않은 경우가 더 많다.

현재까지 밝혀진 석회성건염의 원인은 퇴행성 변화로 힘줄 주위에 혈액공급이 줄어들면서 힘줄 섬유가 괴사되고 석회가 생긴다는 것이다. 치료 방법은 수술 이외에 비교적 간단한 방법도 많다.

어깨 속 석회, "그대로 놔둘 것인가? 아니면 제거할 것인가?" 영리하게 판단하고 똑똑하게 극복해 보자!

01

힘줄 속 석회의 반란, 압박과 염증

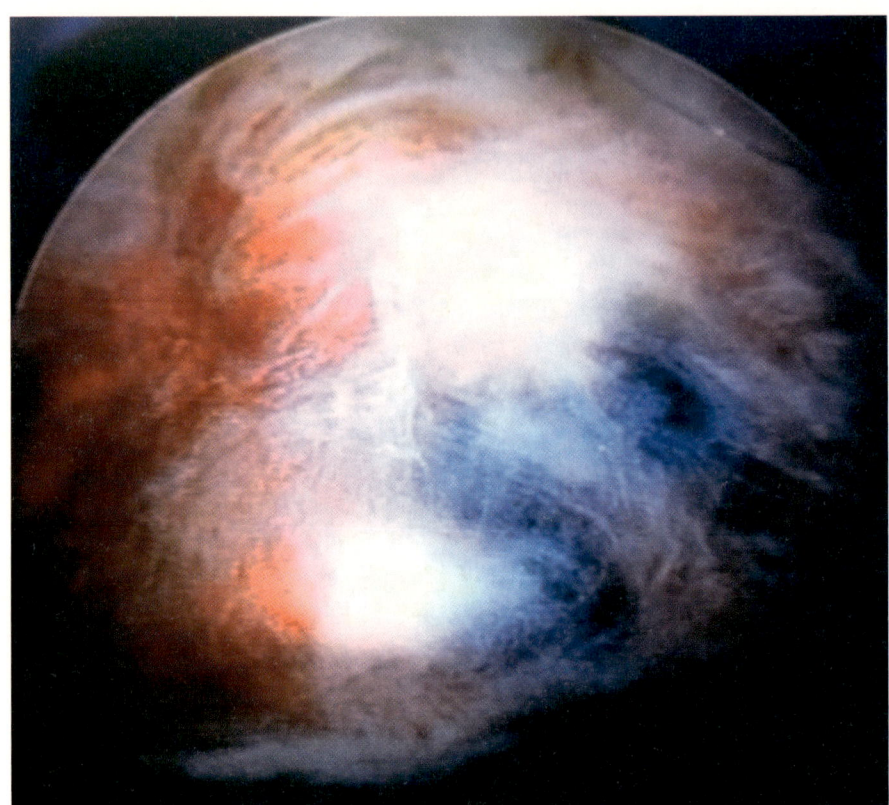

힘줄 속의 석회는 덩어리져 있기도 하고, 가루 나 치약처럼 반죽 상태로 힘줄 섬유 사이에 배 어 있기도 한다.

석회성건염은 힘줄 조직에 석회가 침착되고, 이 때문에 통증이 생기는 질환이다. 통증이 일어나는 것은 석회의 압박과 염증 때문이다. 석회의 덩어리가 크고 치약처럼 흐물흐물해지는 흡수기에 유난히 통증이 심한 것도 이 때문이다. 석회성건염이 많이 발생하는 곳은 어깨관절 주변 힘줄이다. 아직까지 석회가 힘줄 조직에 침착되는 원인은 명확히 밝혀지지 않았으며, 힘줄에 석회가 침착되어 있어도 증상이 없는 경우도 많다.

석회는 혼자 오지 않는다

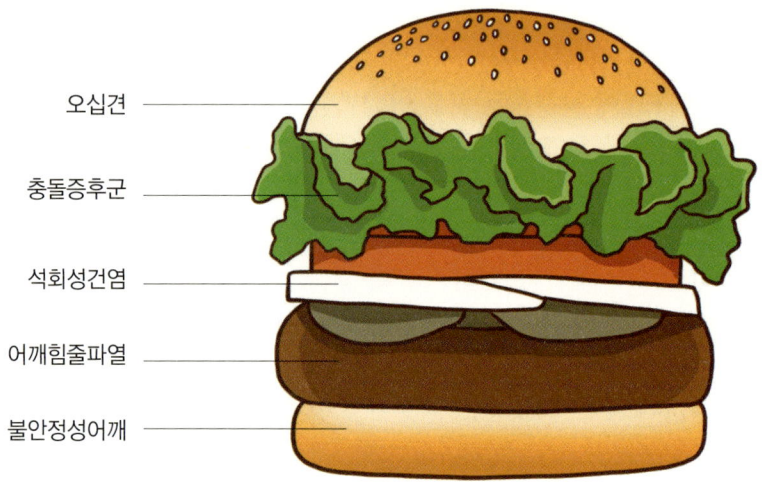

어깨통증 하나에 원인은 하나가 아니다

석회성건염은 어깨에 석회성 물질이 생겨 심한 통증을 일으키는 질환이다. 석회성 물질이 인대나 힘줄 속에 침착되거나 덩어리져 통증을 일으킨다. 어깨힘줄 중 극상근에 침착하는 경우가 가장 많으며, 30~50대의 비교적 젊은 연령에서 자주 발생하고, 극심한 통증을 동반하는 것이 특징이다. 평소에는 약간씩 불편만 느끼다가 어느 순간 밤에 잠을 잘 수 없을 정도로 통증이 심해 응급실을 찾는 경우도 많다.

간단한 엑스레이 검사만으로 석회 침착을 확인할 수 있다. 수술이 필요한 경우에는 정확한 위치를 파악하기 위해 CT 촬영을 한다. 또한 다른 어깨질환이 함께 발병한 것은 아닌지 확인하기 위해 MRI 검사를 하기도 한다.

어깨통증은 다양한 원인 질환이 있을 수 있다. 어깨통증의 원인이 석회라고만 생각하고 석회를 제거했는데, 이후에 통증이 재발되어 병원을 찾는 환자들도 상당수이다. ==때문에 석회성건염을 진단할 때는 석회 외에 통증을 유발할 만한 다른 원인은 없는지 꼭 확인하고 종합적으로 치료해야 한다. 정확한 원인을 찾아야 바른 치료도 할 수 있다.==

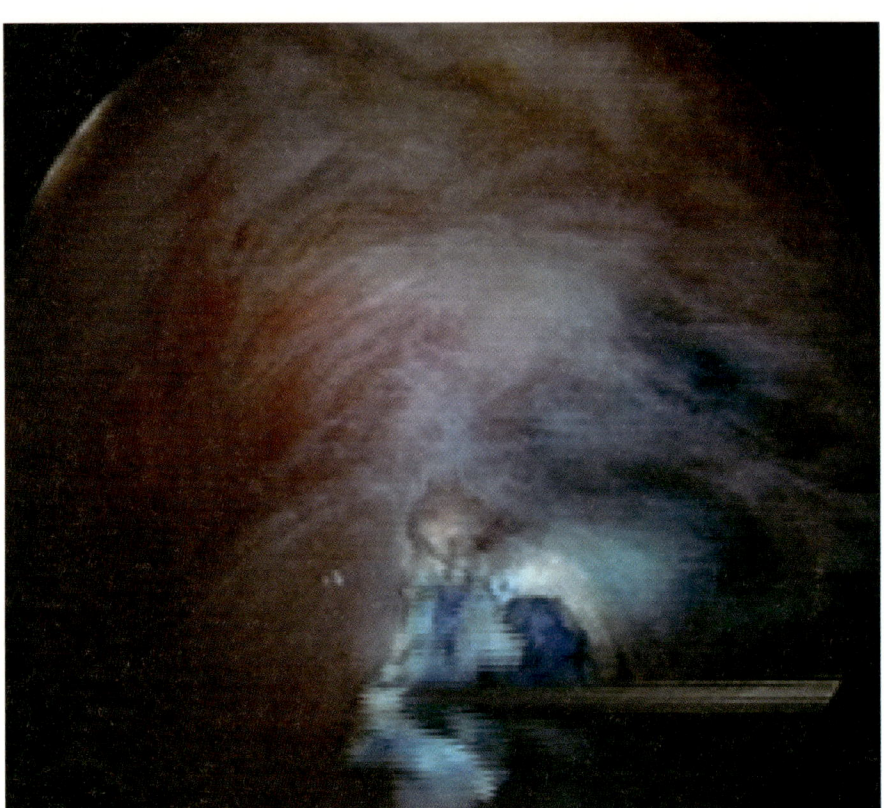

MRI 상에서 까맣게 석회가 관찰되지만 통증이 없는 경우도 있다. 현재 통증을 일으킨 상태라면 석회 주변이 염증으로 부어오르고, 주변 혈관들이 모여들어 석회 주변에 하얗게 염증 음영이 증가된 것을 확인할 수 있다.

초기 석회성건염은 간단한 약물치료나 주사치료로도 해결할 수 있으며, 시간과 비용을 많이 들이지 않아도 된다. 환자들 중에는 "통증을 느끼기 시작한 초기에 병원을 찾았더라면 그렇게까지 힘들지는 않았을 텐데……." 하는 아쉬움을 자아내는 이들도 있다.

치료시기를 놓치지 않는 것과 원인을 찾아서 치료하는 것, 이 두 가지는 어깨치료에서 아무리 강조해도 지나치지 않다.

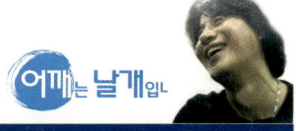

어깨 속 석회, 모두 다 제거해야 하나?

모든 석회성건염이 통증을 유발하는 것은 아니다. 가끔은 어깨 속 다른 질환을 확인하다 우연히 석회를 발견하는 경우도 있다. 아주 적은 양의 석회들은 특별한 치료를 하지 않아도 자연적으로 흡수되어 없어지기도 한다. 적은 양의 석회는 간단한 주사나 약물로 녹여 없앨 수도 있다. 극심한 통증에 비해 병 자체의 치료는 어렵지 않은 편이다. 때문에 시기를 놓치지 않고 제때에 병원을 찾는 것이 좋다.

어깨의 석회만으로 수술을 하는 경우는 20~30%밖에 안 된다. 석회 이외에 충돌증후군이나 어깨힘줄손상 등이 함께 동반되어 통증을 일으키는 경우가 대부분이기 때문이다. 다른 질환을 치료하면서 석회를 제거하는 수술을 하는 경우도 많다.

어깨를 짓누르는 통증!

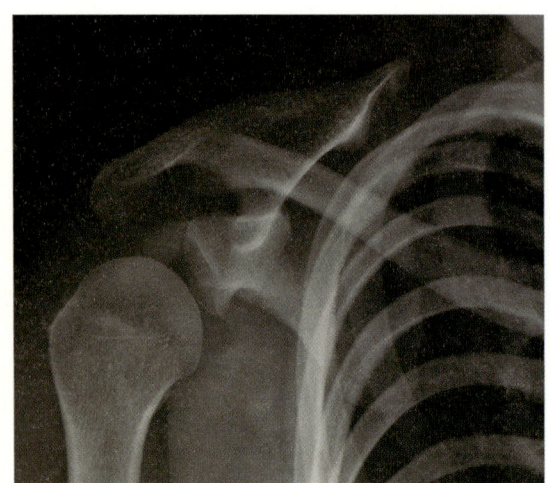 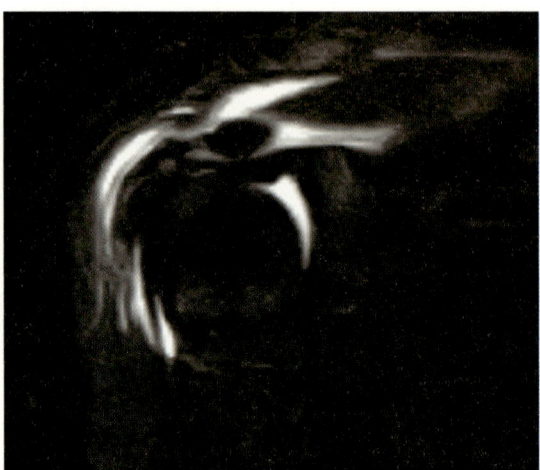

석회성건염 환자의 X-ray(왼쪽)와 MRI(오른쪽) : 어깨 속 힘줄 위에 석회가 자리 잡고 있다. 석회가 염증 반응을 일으켜 MRI 사진도 하얗게 보인다. 염증 반응으로 환자는 극심한 통증을 호소했다.

손유빈(여/33) 님은 3년 전부터 간간이 어깨통증을 느꼈지만 대수롭지 않게 생각했다. 대형마트를 운영하며 바쁜 일상을 보낸 것도 어깨통증을 가볍게 넘긴 이유 중 하나였다. 그런데 최근에는 가만히 있어도 어깨가 아프고 밤에는 통증 때문에 잠을 잘 수 없을 지경이 됐다. 통증을 참을 수 없어 여수백병원에 오기 하루 전에는 응급실까지 다녀왔다고 했다.

"일주일 전부터는 정말 견딜 수 없을 만큼 아팠어요. 파스로 도배를 해도 전혀 소용이 없었고요. 저녁이 되면 너무너무 아파서 일하다 말고 혼자 앉아서 울기도 했다니까요. 게다가 잠을 잘 때는 말도 못해요. 어깨를 짓누르는 통증에 잠을 못 자 금방 폐인이 되겠더라고요."

손유빈 님을 울린 것은 어깨에 쌓인 석회였다. 어깨힘줄을 따라서 쌓인 석회 덩어리는 어깨힘줄을 누르고, 주위에 염증까지 일으켰다. 환자는 어깨가 터질 듯한 통증을 느끼고 있었다.

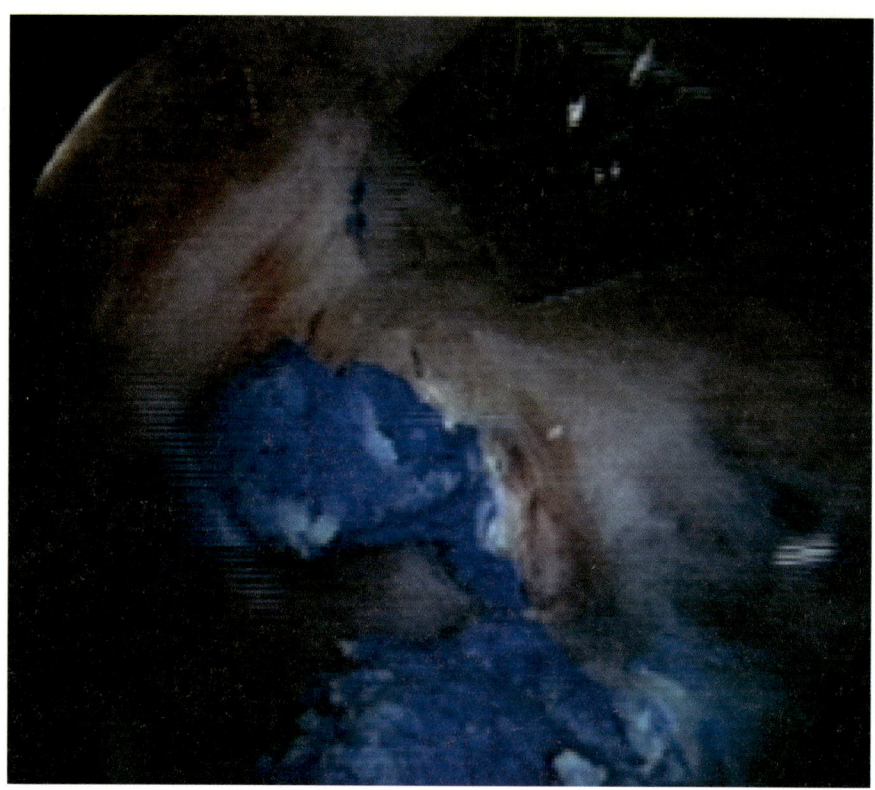

환자의 어깨 속 석회 : 석회로 인해 어깨가 벌겋게 성이 나 있고,
팽팽한 풍선처럼 부풀어 곧 터질 듯하다.

상당량의 석회가 있을 것을 예상하고, 석회를 제거하고 염증도 가라앉히는 관절경 치료를 하기로 했다. 과거에는 석회를 꺼내기 위해 전신마취를 했지만 최근에는 어깨 국소신경 마취를 하는 덕분에 수술이 간단해졌다. 특히 관절경을 이용한 수술은 10분 정도밖에 소요되지 않는다. 극심한 통증에 비하면 믿기지 않을 만큼 간단한 수술이다. 국소신경 마취를 하기 때문에 수술이 진행되는 동안 대화를 하면서 환자의 상태를 파악할 수도 있다.

사진에서 확인할 수 있듯 관절경으로 확인한 손유빈 님의 어깨 속 석회는 매우 많은 양이었다. 육안으로 쉽게 확인하기 위해 수술 전날 초음파를 보면서 메틸렌블루로 염색을 했다. 메틸렌블루로 염색을 하면 석회가 있는 근육을 관절경으로 쉽게 확인할 수 있으며, 멀쩡한 힘줄에 메스를 대는 위험을 줄일 수 있다.

관절경을 꽂고 수분 안에 염색된 부분을 확인하며 석회를 뽑아내기 시작했다. 그런데 어깨 속에는 예상보다 많은 양의 석회가 차 있었다. 메스를 대자 염색이 되지 않은 하얀색 석회까지 쏟아져 나왔다.

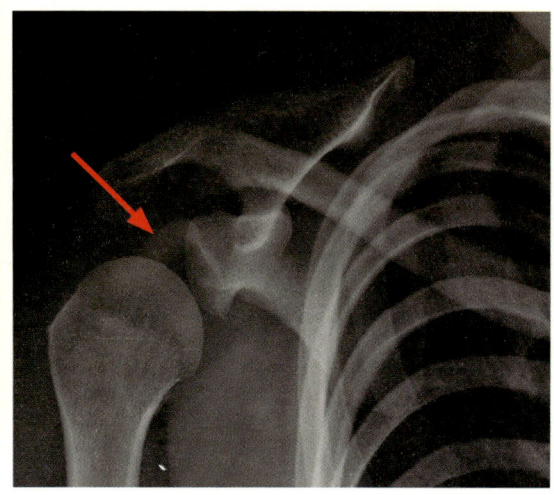 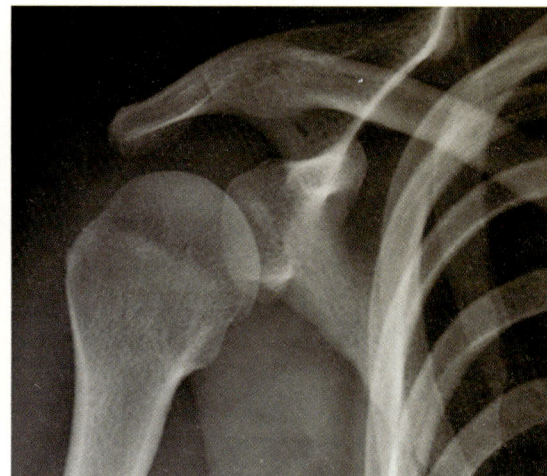

환자의 수술 전(왼쪽)과 후(오른쪽)의 X-ray : 관절경으로 석회를 제거하자 어깨 속이 말끔해졌다.

힘줄을 누르는 많은 양의 석회덩어리를 확인하자 환자가 그간 얼마나 심한 통증을 느꼈을지 짐작할 수 있었다.

"석회가 꽉 들어차 있었네요. 환자분 보이시죠? 이게 다 석회예요."

국소마취를 한 덕분에 수술대에 누운 환자에게 말을 걸고 영상을 확인시켜준 후 제거된 석회도 보여주었다. 관절경 모니터를 본 손유빈 님도 놀라는 기색을 감추지 못했다. 석회가 들어간 근육과 더불어 벌겋게 성이 난 상태의 염증 조직도 한눈에 들어왔다. 수술 중에 환자는 석회가 말끔히 제거되니 속이 후련하다며 눈물을 비쳤다. 다음날에는 "그렇게 심하던 통증이 거짓말처럼 사라졌다."며 좋은 경과를 보여 주었다.

02

잠자는 석회도 있다

석회, 압박과 염증을 일으킨다

석회성건염(calcific tendinitis)이 처음 등장한 것은 1907년이다. 미국정형외과학회 회원인 찰스 페어뱅크 파인터(Charles Fairbank Painter) 교수가 어깨의 석회성건염에 대한 방사선학적 소견을 처음 내놓았다. 이후 1930년대에 어니스트 코드만(Ernest Codman) 박사가 위팔뼈의 머리 부분 쪽 극상근에 석회성건염이 주로 존재하는 병리에 대해 언급하면서, 견갑하근, 극하근, 소원근에서도 발생할 수 있다고 하였다.

이후 1940년대에 데이비드 마쉬 보스워스(David Marsh Bosworth) 교수가 6,061명의 환자의 방사선 사진을 분석해, 2.7%의 석회성건염 유병률을 보고하면서 51.5%가 극상근에서 발병하였다는 자료를 제출했다. 또한 석회 침착물의 크기와 임상적 의미에 따라 소(small, 0.5mm 이하), 중(medium, 0.5~1.5mm), 대(large, 1.5mm 이상)로 분류하고는 작은 침착물은 중요하지 않지만, 1.5mm 이상은 통증과 같은 증상을 일으킨다고 발표했다.

어깨통증은 대부분 '가랑비에 옷 젖듯' 서서히 온다. 그런데 석회성건염은 어느 순간 갑자기 '발작'과 같이 찾아온다. 통증의 양상에서 조금 차이가 있다. 석회 침착물이 생기는 형성기에는 혈관과 세포의 반응이 없기 때문에 근육 안의 압력이 오르지 않아 비교적 증상이 경미하며, 통증도 많이 느끼지 못한다. 그러다 석회 침착물이 다시 몸으로 흡수되는 흡수기에는 혈관 증식과 세포의 삼출(혈액의 투과성이 비정상적으로 높아져서 혈액 성분이 혈관 밖으로 스며드는 일. 염증이 있을 때 볼 수 있는 가장 주요한 병변)로 근육 안의 압력이 증가되어 통증이 심해진다. 주된 증상으로는 견관절의 바깥쪽과 상박부에 심한 통증이 느껴진다. 급성의 심한 통증이 나타날 수도 있으며, 석회가 쌓여서 유지되는 만성기에도 급성 통증이 나타나기도 한다.

석회성 물질은 모든 관절에서 생길 수 있지만 특히 어깨관절에 잘 생기는 것으로 알려져 있다. 석회성 물질이 생기는 원인에 대해서는 퇴행성 변화가 일어나면서 석회가 생기는 경우가 있지만 퇴행성 변화가 일어난다고 반드시 석회가 나타나는 것은 아니다. 정확한 원인이 밝혀지지는 않았으나 힘줄 주위의 혈액 공급이 원활하지 않거나 인체 내 칼슘 배출 과정에 문제가 생기면 석회성건염이 생긴다고 추정되고 있다.

　석회가 침착되는 기전에 대하여는 두 가지의 이론이 있다. 퇴행성 석회화(degenerative calcification)와 건강한 힘줄에 발생하는 반사성 석회화(reactive calcification)이다. 앞서 언급한 어니스트 코드만 박사는 근육의 퇴행성 변화가 생기면 섬유가 괴사하고 석회화가 될 수 있다고 주장하였다. 그 후 많은 연구에서 조직학적으로 퇴행, 괴사, 석회화의 과정이 증명되었다.

　반면에 한스 우토프(Hans K. Uhthoff) 박사 등은 석회성건염의 원인을 반사성 석회화 이론으로 설명하였는데, 석회화 건염의 발생 단계를 석회화 전기(precalcific stage), 석회화기(calcific stage), 석회화 후기(postcalcific stage)로 나누어 설명하였다.

　석회화 전기에는 극상근의 위팔뼈 머리 부분의 부착부(임계구역)에 혈류가 줄어 산소 분압이 떨어지면 힘줄 세포가 연골 세포로 변화(metaplasia)한다. 더불어 연골 세포가 석회 침착물을 유발하는데 X-ray 상에서는 정상이나, 초음파나 MRI에서는 섬유연골이 나타난다.

　석회화기는 형성기(formative stage)와 흡수기(resorptive stage)로 나눌 수 있다. 형성기는 섬유연골의 기질 내에 칼슘 결정(calcium crystal)이 형성되는 단계로 석회 침착물은 분필 같은 경도(chalk-like consistency)이다. 이 단계는 증상이 없이 수년간 지속될 수 있고, 끝까지 증상이 없는 경우도 있다. X-ray 상에서는 치밀하고 경계가 분명한 소견을 보인다.

　흡수기에는 침착된 석회 주위로 신생 혈관이 형성되고, 대식 세포와 다핵 거대세포가 석회 주위로 침범하여 침착된 석회를 제거하기 시작한다. 이 단계에서 석회는 크림 같거나 치약과 같은 소견을 보이며, X-ray 상에서 석회 침착물의 음영은 흐물흐물해져 보기가 어렵다.

임상적으로 흡수기가 가장 통증이 심한 시기이며, 특히 침착된 석회가 견봉 아래 점액낭을 자극할 때 통증이 심해진다. 석회화 후기에는 석회의 흡수와 동시에 섬유아세포와 신생 혈관을 포함하는 육아조직이 석회로 침착되었던 공간을 복원하게 된다. 실제 석회성건염 자체로 혹은 침착된 석회 제거술 시 어깨근육이 파열되는 경우는 드문 것으로 보고되었다.

정리하자면 석회는 처음에는 단단했다가 시간이 지남에 따라 녹으면서 치약처럼 흐물흐물해지는 시기를 거친다. 이때 어깨 속에 있는 석회가 불어나면서 주변 조직을 누르게 돼 아주 심한 통증을 느끼며, 염증이 동반되기 때문에 실제로 어깨 속을 들여다 보면 벌겋게 불이 난 것처럼 염증 반응이 일어난 것을 확인할 수 있다.

==주의할 점은 석회성 물질은 그 자체로 통증을 일으키는 것이 분명하지만, 석회성건염 환자라고 해서 모든 통증이 석회 때문이라고 보기는 어렵다. 어떤 환자의 경우에는 석회가 끼었는데도 증상이 전혀 없을 수도 있으며, 석회가 있다고 해서 반드시 수술로 제거해야 통증이 사라지고 치료가 되는 것도 아니다.==

03

어깨 속 석회, 꼭 수술해야 하나?

부담 없는 석회 제거, 석회흡인시술

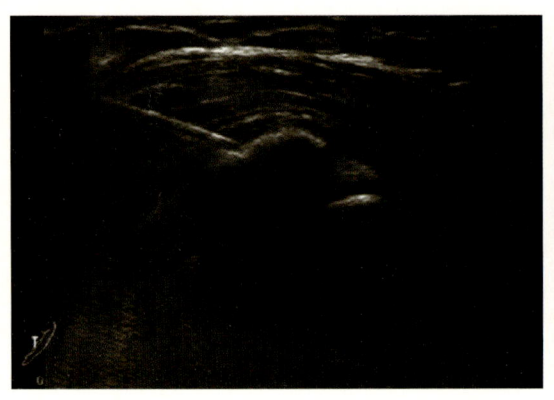 

초음파를 보며 진행하는 다발성 천공술을 통한 석회흡인술

석회성건염으로 통증이 찾아온 경우, 1차적으로 진통소염제 투여나 스테로이드 제제 주사로 염증을 줄일 수 있다. 진통소염제는 비스테로이드성 소염제이며, 스테로이드 제제 주사는 견봉하 스테로이드 주사이다. 약과 주사제를 사용할 때는, 약물에만 의존할 것이 아니라 관절의 강직을 예방하기 위한 스트레칭도 함께 해줘야 한다.

  이외에 초음파로 석회를 부수어 뽑아내는 석회흡인술이 있다. 초음파로 위치를 확인하며 주사 바늘을 이용해 석회를 잘게 부수고 힘줄에 구멍을 내어 석회가 빠져 나올 수 있도록 하는 시술이다. 비교적 초기, 경증의 석회성건염 치료에 국소신경 마취하에서 진행된다.

  그 자리에서 주사기로 뽑아낸 석회를 확인할 수 있으며, 안전하고 시술 시간도 짧다. 체외 충격파 치료는 최근에 시도되고 있으나 아직은 그 결과가 확실하게 알려지지는 않았고 연구가 진행 중이다.

10분 수술로 확실한 효과, 관절경적 석회제거술

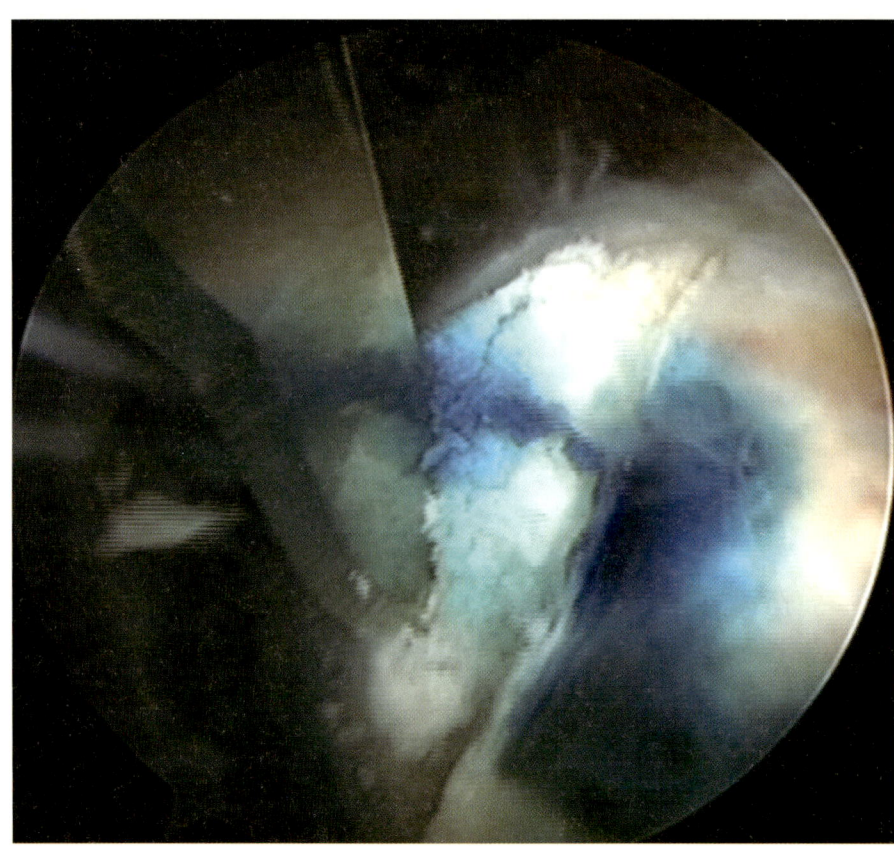

비수술적 치료에 실패하거나 극심한 통증이 지속되는 경우, 그리고 석회의 크기가 큰 경우에는 수술로 석회를 제거한다. 관절경을 이용한 석회제거술은 관절 주변에 5mm 정도가 되는 구멍을 뚫어 관절경을 넣어서 진행한다. 관절경을 보면서 근육을 갈라 석회를 뽑아내는데 근육 자체는 따로 봉합을 하지 않아도 자연 치유가 된다.

통증이 적고, 회복과 재활이 빠르며, 흉터가 거의 남지 않는다는 장점이 있다. 양에 따라 조금씩 걷어내는 경우가 있는가 하면 흡입기로 빼내는 경우도 있다. 통증이 심한 흡수기 때 석회를 빼내기 위해 메스로 힘줄과 근육을 가르면, 치약을 짜는 것처럼 석회가 튀어나오기도 한다.

수술은 비교적 간단하다. 관절경으로 힘줄 내부에 위치한 석회 및 염증 조직을 제거하면서, 다른 병변도 확인할 수 있는 장점도 있다. 운동과 일상생활은 다음날부터 가능하다.

수술 후 통증도 관리가 필요하다

수술 후 다음 날부터

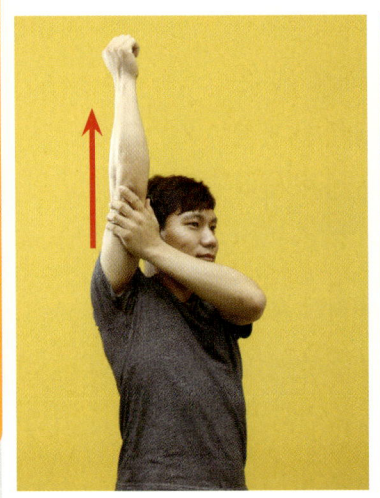
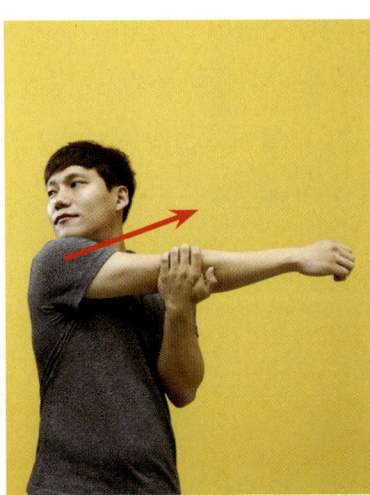
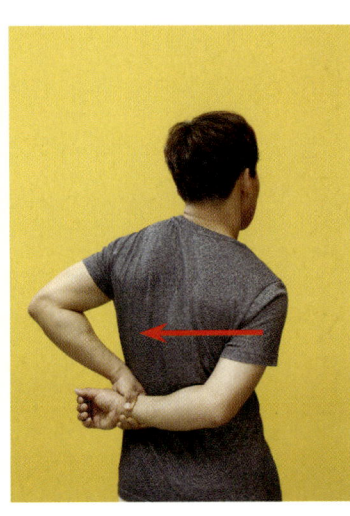

수술로 석회를 제거해야 할 정도의 석회성건염은 큰 덩어리의 석회가 쌓여 있는 경우이다. 통증이 너무 심한 흡수기 때, 석회를 제거하면 다음 날부터 거짓말처럼 통증이 좋아진다. 그런데 4주쯤 지나면 특별한 이상이 없는데도 통증이 찾아오는 경우가 잦다.

이는 수술이 잘못된 것도 아니고, 몸에 이상이 생긴 것도 아닌, 회복 단계에서 나타나는 자연스러운 과정이다. 당황하지 말고 주사나 운동으로 굳은 근육을 풀어주면 다음날부터 다시 급격하게 좋아진다. 여수백병원에서는 〈매직테라피 매뉴얼Ⅰ〉으로 환자들의 재활을 돕고 있다.

수술 후 4주

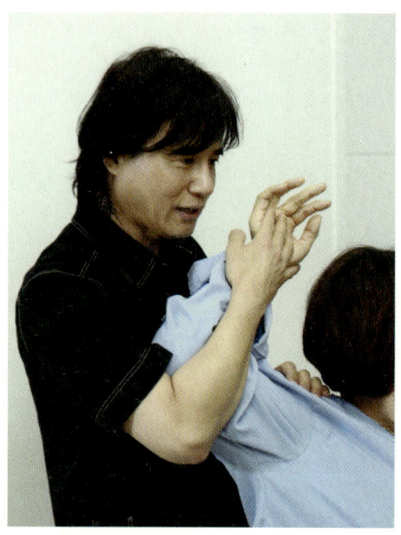
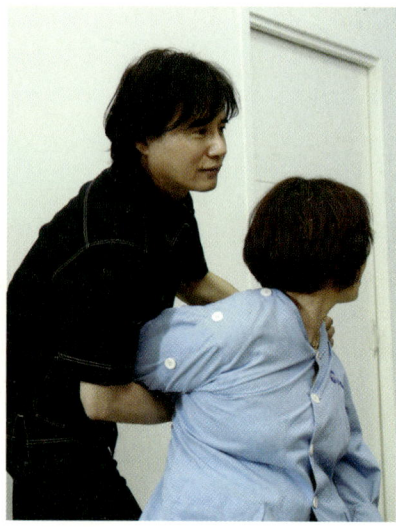
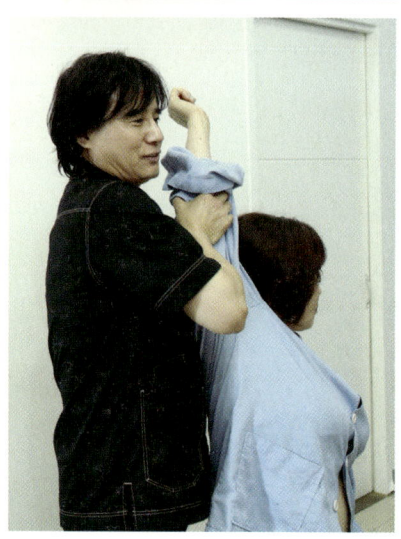
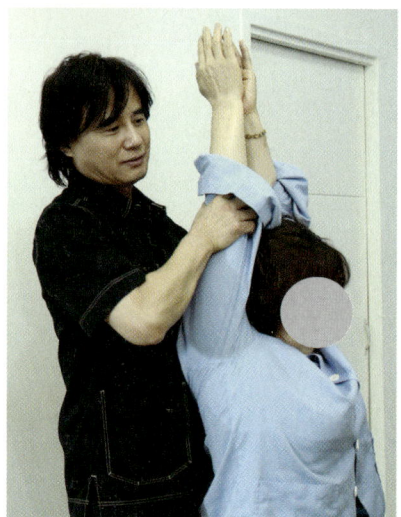

석회성건염 수술 후 4주와 6주에 외래 진료를 보도록 한다. 어깨의 굳은 정도를 보고 어깨관절 속에 주사를 놓고 운동으로 풀어주면 대부분 다음 날부터 통증이 좋아지는데, 이 과정을 〈매직 테라피 매뉴얼Ⅰ〉로 통칭하고 있다.

〈매직 테라피 매뉴얼Ⅰ〉
적용 수술 : 관절경하 견봉하 감압술, 석회 제거술, 오십견 수술
적용 시기 : 수술 후 4주 전후
치료 내용 : 관절 내 국소신경 차단으로 통증을 경감시킨 상태에서 의사가 직접 굳은 어깨를 풀어주는 도수치료를 실시한다.

〈매직 테라피 매뉴얼Ⅰ〉의 적용 질환 수술 환자들은 수술 직후에는 오히려 통증도 심하지 않고 운동도 잘 된다. 그런데 신기하게도 수술 후 4주째쯤 되면 통증도 심해지고 팔을 움직이는 데도 어려움을 느끼며, 어깨에 특별한 이상이 없는데도 어깨관절이 굳어지는 불편을 경험한다.

이때는 통증 때문에 환자 혼자서는 운동을 하기가 어려워진다. 이런 고비에 필요한 것이 〈매직 테라피 매뉴얼〉이다. 병원에서 관절 내 국소신경 차단 주사를 맞고, 통증이 줄어든 상태에서 운동을 하게 되면 경과가 금세 좋아진다. 환자들은 편안하고 밝은 표정을 되찾고, 고생하는 시간도 줄어든다.

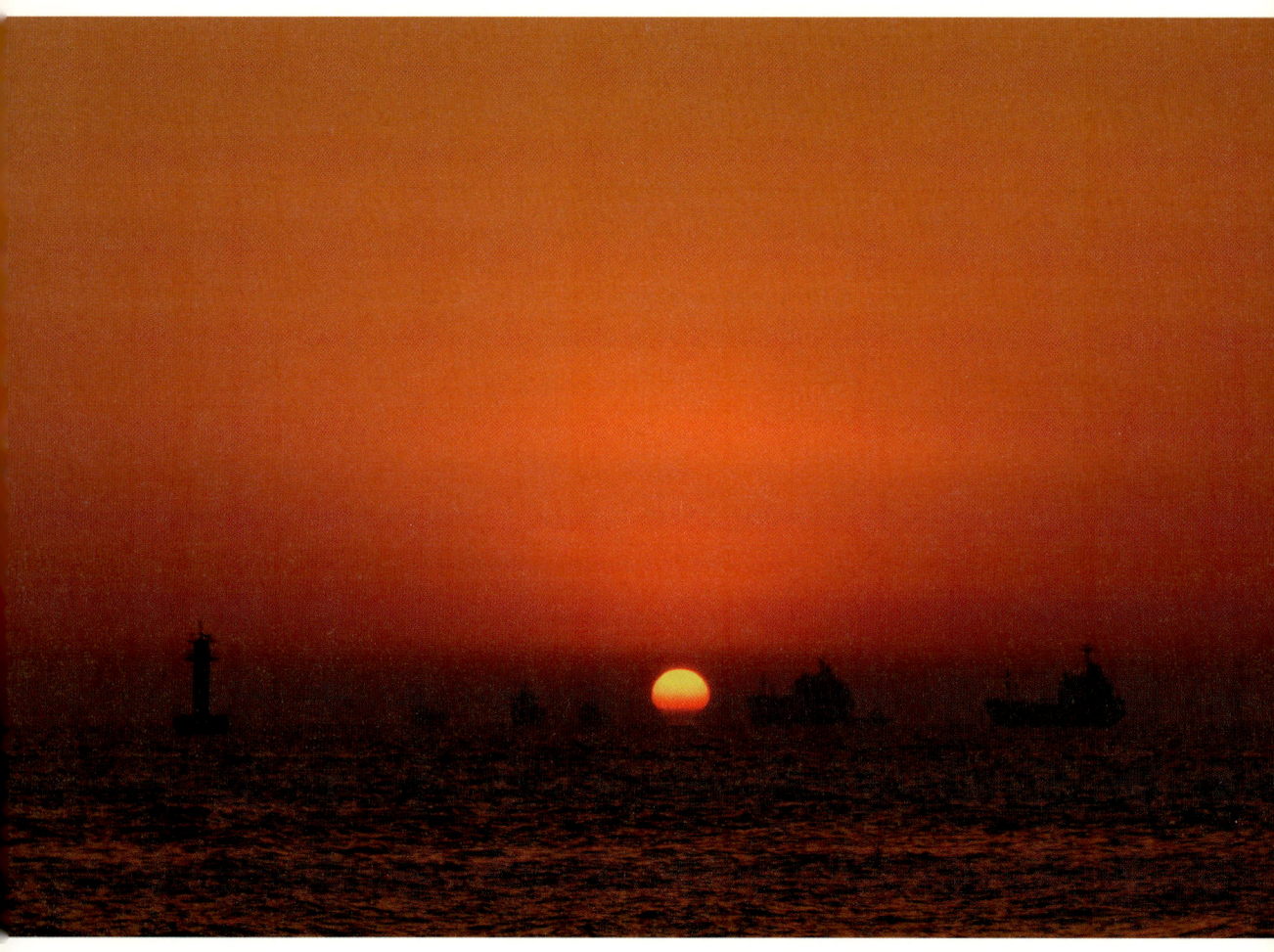
오동도의 일출

병원과 크레파스

필자는 병원에 원색 컬러를 사용하는 것을 주저하지 않는다. 컬러에 대한 취향과 기호를 말하고 싶은 게 아니다. 원색 컬러에 대해 심하게 경직된 편견에 대해서 말하고 싶다.
요즘 병원의 공간을 만들면서 컬러를 입히고 조명을 설치하고 있는데, 업체에서는 병원에서 자극적인 원색 컬러를 쓰면 안 되고, 안정감을 주는 무난한 파스텔 톤의 색을 써야 한다고 고집한다. 심지어는 써본 적도 없다며 원색 컬러를 무서워하고, 알록달록 색동저고리 같다며 비아냥거리기까지 한다.

10여 년 전에 우연히 들른 뉴질랜드 병원에서의 기억은 최첨단 의료기계보다는 원색의 오렌지색 컬러벽이었다. 올해 2월에 간 스위스 베른 교외의 병원에서도 다양한 원색 컬러를 병원 벽과 바닥에 사용해서 많은 환자분들에게 생기를 불어 넣고 있었다.
이탈리아의 유명한 의료가운 회사는 다양한 원색 컬러의 가운을 만들어 각국의 병원들에서 사랑받고 있다. 하지만 우리나라 병원들에서는 아직 하얀색 가운이 대부분을 차지하고 있고, 붉은색이나 노란색 등 원색의 가운을 사용하는 데는 많이 망설이고 있다.

공항에서 앞에 가는 한국 남자들의 옷 색깔을 유심히 본 적이 있는가? 대부분 검은색, 또는 감색 위주의 주로 어두운 계열의 옷을 입고 있다. 사람들은 성공하기 위해서는 남과 다르게 생각하고 행동해야 한다고 알고 있으면서도 컬러풀한 옷을 입고 남의 눈에 띄는 것은 망설인다. 남과 달리 튀어 보이는 것을 무서워하기 때문인 것 같다.

색은 학습이 아니라 '보고 느끼는 즐거움'이어야 하는데, 우리에게는 어릴 때부터 붉은색은 불조심 경고에 써야 되고, 하늘에는 하늘색을 칠해야 한다고 머릿속에 각인되어 있다.
병원에서 컬러는 몸이 불편한 환자들에게 안정감을 주고 편안해야 한다고 무조건 무채색이나 파스텔 톤을 고집하는 함정에 빠져 있다.

공간이 컬러를 가지면 장소가 된다. 장소는 영혼이 있어 그곳에 있는 사람에게 영향을 끼친다.
원색의 컬러가 몸이 불편해 지쳐 있고, 의욕이 떨어진 환자분들에게 생기를 더 불어넣고 상쾌하고 발랄하게 만드는 일을 필자는 자주 경험한다.

어릴 적 크레파스에 대한 기억은 필자를 늘 설레게 하고 기분 좋게 만들었다. 병원에서의 원색 컬러는 환자를 흥분시키는 요란한 색동저고리가 아니고, 몸이 처진 환자분들에게 의욕을 북돋아주고 기분 좋게 하는 어릴 적 크레파스다.
이제 원색 컬러에 대한 편견에서 좀 더 자유로워지자. 새롭게 보게 되면 내가 새로워진다.

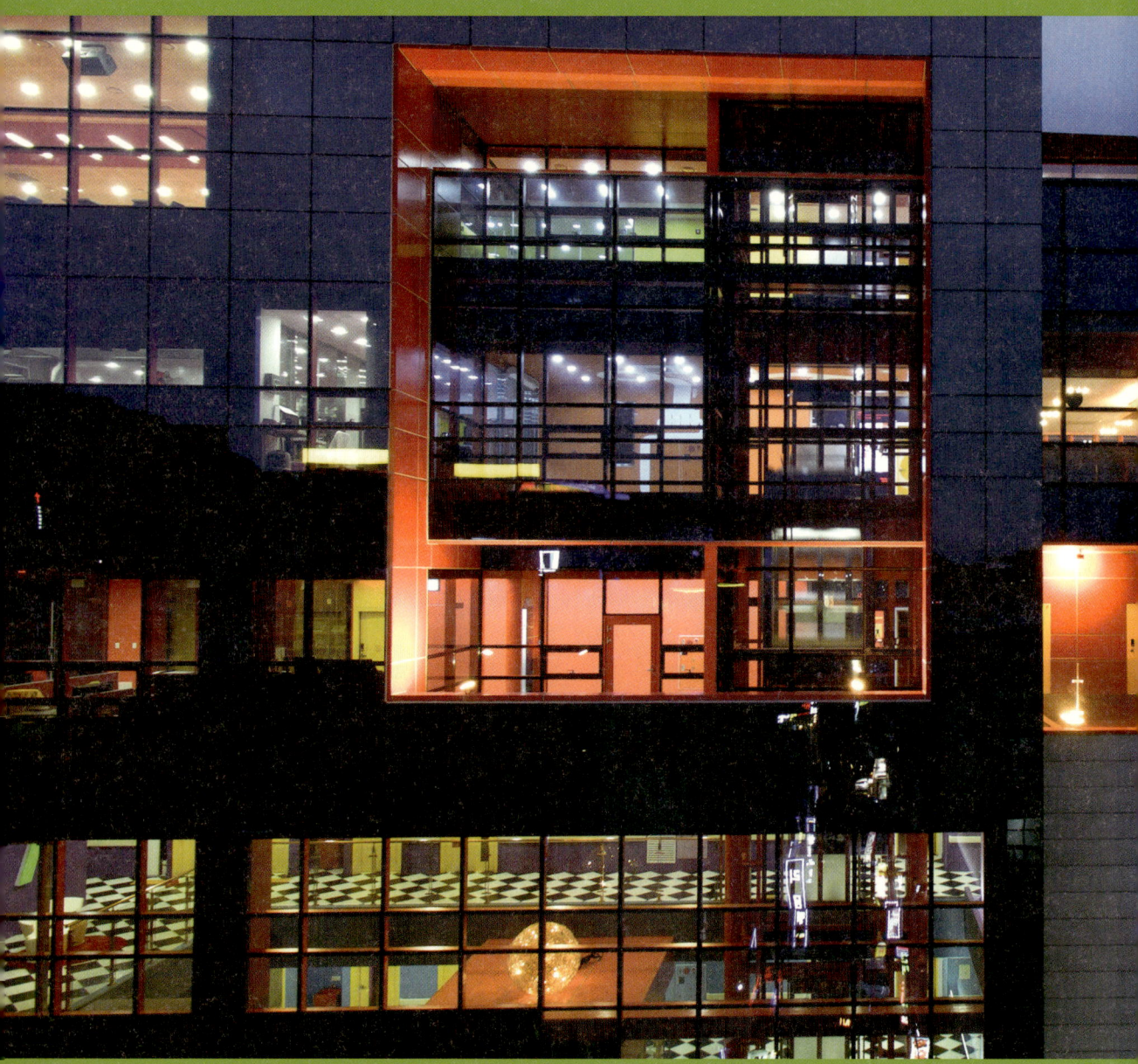

병원과 크레파스

PART 04

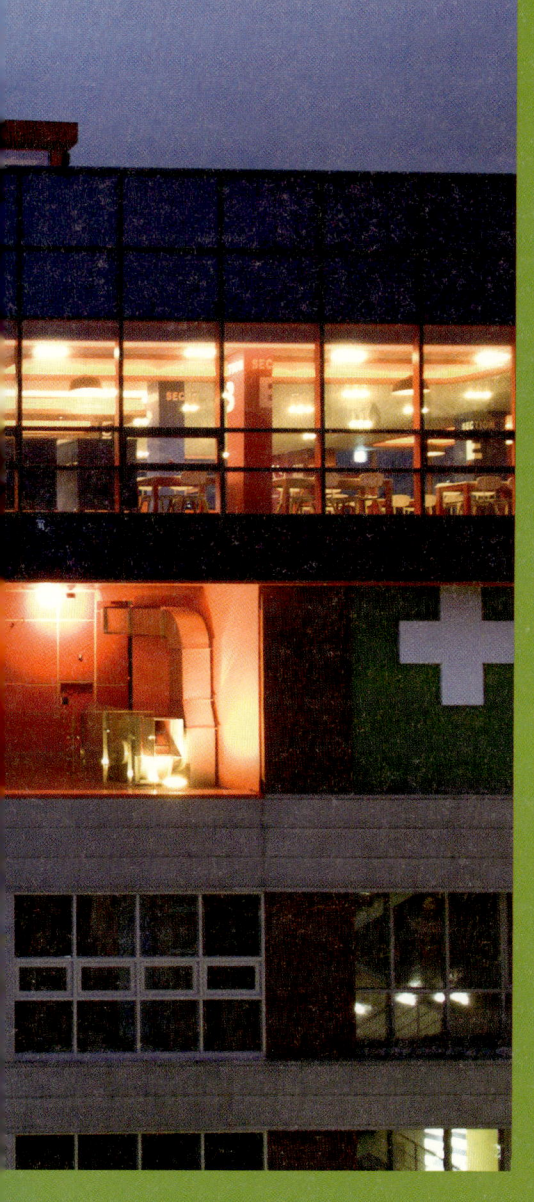

날지 못하는 것은 새가 아니다
어깨힘줄파열

- 어깨통증을 심하게 느끼지 못하고 사는 경우가 더 많다.
- 어깨통증이 주로 어깨 위, 앞, 옆면에 머물러 있다.
- 팔은 아프지만 다른 팔이나 남의 도움을 받으면 움직일 수 있다.
- 아픈 날개뼈의 근육을 비교해 보면 반대편에 비해 근육이 말라서 꺼져 있다.
- 극심했던 통증은 서서히 줄지만, 여전히 어깨 높이로 팔을 들어올리는 것은 힘들다.

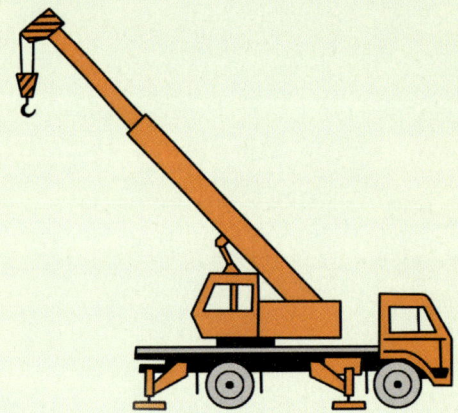

어깨힘줄이 끊어지면
날지 못하는
새가 되어버린다

어깨통증만큼 의사를 곤란하게 하는 것도 드문 것 같다. 바다의 날씨처럼 변덕이 심하고 럭비공처럼 어디로 튈지 감을 잡기 어려운 때들이 종종 있다. "믿을 게 못 된다."는 말은 어깨통증을 표현하는 가장 쉬운 설명인 것 같다. 어깨힘줄파열의 경우는 특히 그러하다. 통증의 정도만으로 병의 경중을 구분하기가 매우 곤란하다.

검사에서 어깨힘줄이 떨어진 것이 확인돼 수술을 해 보자고 하면 "그간 통증이 전혀 없었다. 다른 의사에게 가서 확인을 해 봐야겠다."며 검사 결과를 복사해달라는 환자도 많다. 검사 결과를 믿지 않고 과잉진료를 했다며 버럭 화를 내는 환자들도 있다.

==통증이 있든 없든 어깨 병은 물밑에서 계속 진행이 된다. 그리고 어느 순간, 참을 수 없을 정도의 극심한 통증이나, 팔을 들어올리거나 돌리지 못하는 기능 장애를 만들어 낸다. 때문에 치료를 결정하는 환자들의 생각에도 변화가 필요하다.==

==지금 당장의 통증만 해결하려는 태도는 가장 안 좋은 태도이다. '단지 아파서 치료를 받으러 온 것이 아니라, 앞으로 50년을 더 써야 할 어깨를 리모델링하기 위해 왔다. 잔고장 없이 써야 하니 단단하게 고치자' 이런 마음을 갖기를 권해 본다.==

01

크레인과 같은 어깨힘줄

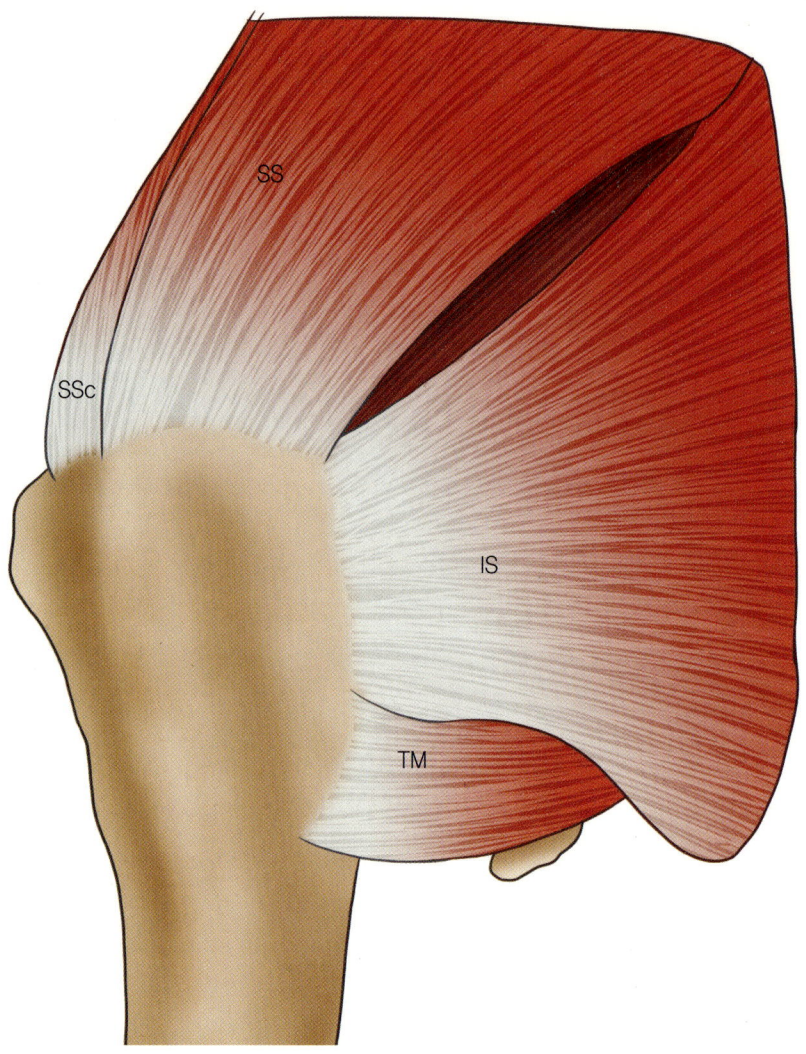

어깨힘줄은 둥글게 상완골을 싸고 있다. 시계 방향으로 견갑하근, 극상근, 극하근, 소원근이 자리를 잡는다. 이 4개의 힘줄은 팔을 여러 방향으로 움직일 수 있게 하는 동시에 어깨 내부의 균형을 맞춰 팔이 빠지지 않도록 한다.

어깨힘줄이라 불리는 회전근개는 어깨를 감싸고 있는 4개의 힘줄을 말한다. 극상근, 극하근, 소원근, 견갑하근이라 불리는 4개 어깨힘줄은 등 뒤 날개뼈에서 시작되어 앞 어깨 쪽으로 넘어 오는데, 위팔뼈의 머리 부분인 상완골두에 붙는다. 4개의 힘줄은 팔을 움직이게 하는 데 있어서는 각기 다른 역할을 하지만 어깨관절이 탈구되지 않도록 붙잡고, 팔을 자유자재로 움직이게 하는 데는 한뜻으로 움직인다.

한편, 4개의 힘줄은 견봉 아래서 왔다 갔다 하면서 팔을 앞, 뒤, 위, 아래로 움직이는 역할을 한다. 어깨를 오랫동안 과도하게 사용하면 힘줄이 약해지거나 찢어질 수 있다. 약해진 힘줄이 어깨뼈에 반복적으로 닿으면서 연결이 끊어지는 것을 어깨힘줄파열(rotator cuff tear, 회전근개파열)이라고 한다.

어깨힘줄의 손상은 나이가 들면서 점차 증가하는데, 처음에는 염증 단계에서 시작된다. 그러다 점차 부분적인 파열로 진행되다가 퇴행성 변화가 더 진행되면 결국 완전파열로 이어지게 된다. 어깨힘줄파열은 70대 이상에서 50대 이전보다 50% 정도가 더 관찰된다. 나이가 들면 누구나 겪는 어깨통증의 중요한 원인이기도 하다.

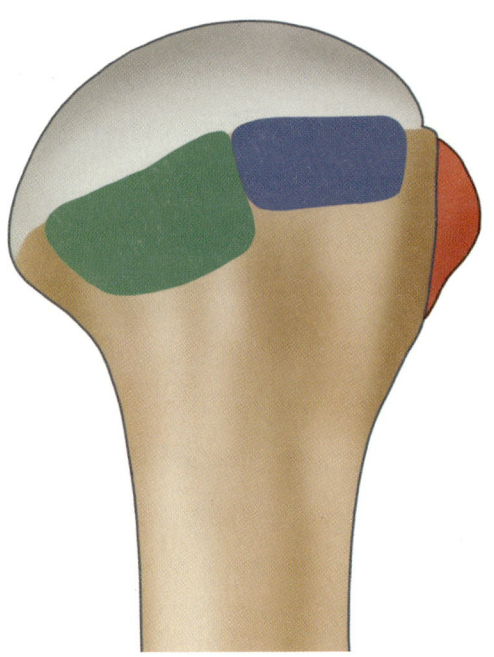
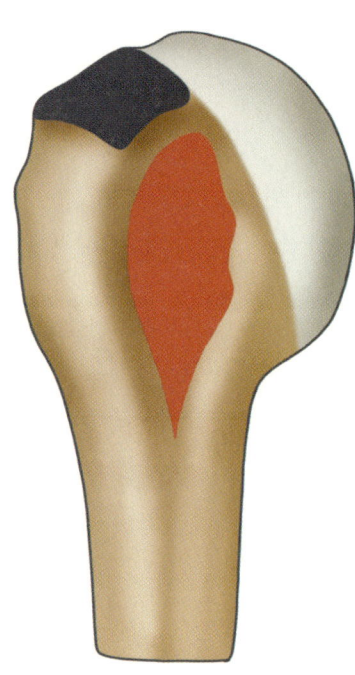

극상근과 극하근의 고유부착부 　　　　　 견갑하근의 고유부착부

위팔뼈의 머리 부분인 상완골두의 대결절 부위는 어깨힘줄이 부착되는 고유부착부(footprint: 회전근개 치유를 위해 힘줄을 붙이는 부분, 원래 힘줄이 붙어 있는 자리)이기도 하다. 고유부착부는 어깨힘줄파열이 일어날 경우 힘줄을 꿰매주는 부분이다.

어깨힘줄 봉합은 좁은 면적에 힘줄을 붙여 상대적으로 무게가 많이 나가는 팔을 움직이게 하기 때문에 가능한 한 넓은 부착 부위에 단단히 고정하는 것이 관건이다.

고유부착부의 길이는 제각각인데 두가스(Dugas, JR)의 해부학 연구에 따르면 극상근은 평균 12.7mm, 극하근은 평균 13.4mm 그리고 견갑하근은 평균 17.9mm 정도라고 한다.

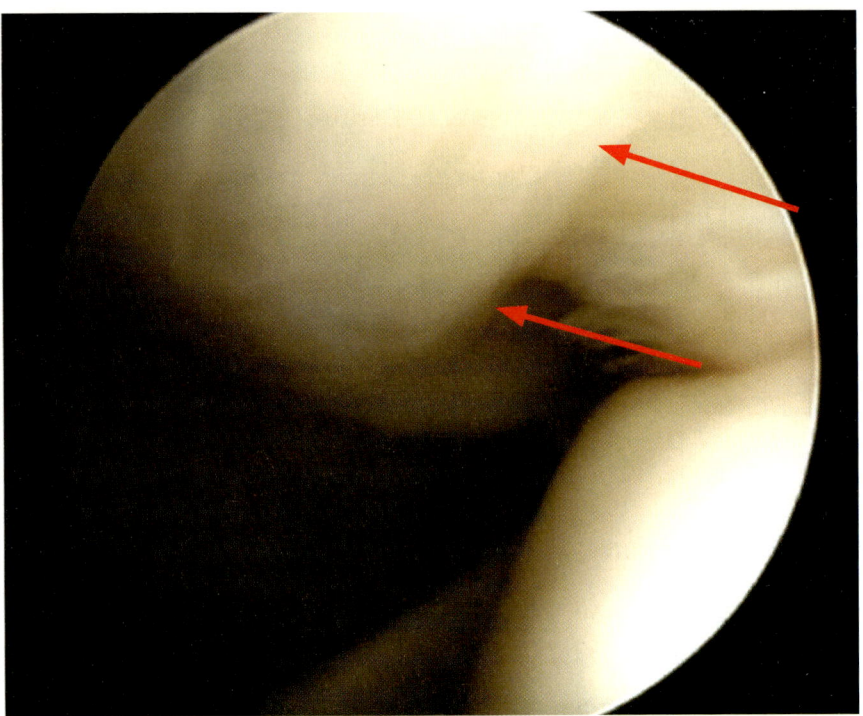

관절경으로 본 어깨힘줄의 케이블 모양

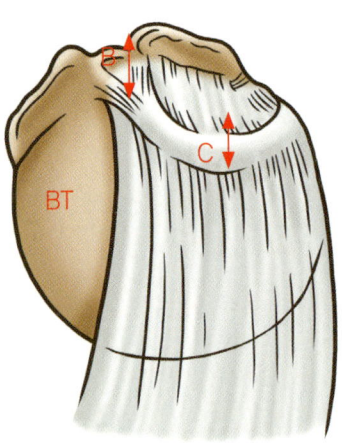

어깨힘줄의 케이블 모양

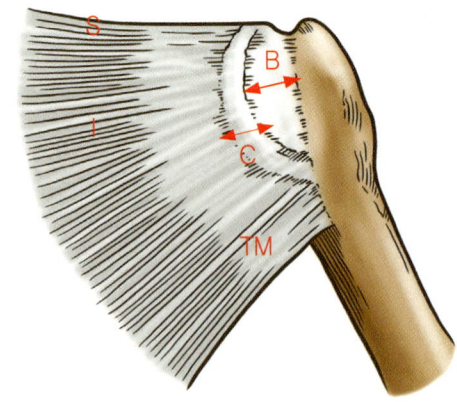

어깨 뒤에서 바라 본 모습

어깨힘줄파열이 자주 일어나는 곳을 알아보기 위해서는 먼저 힘줄의 구조를 알아야 한다.

근육은 뼈에 붙을 때 조직이 힘줄로 바뀐다. 특히 뼈에 붙기 전에 밴드 형태로 두꺼워져 케이블(C 부분) 모양으로 변화한다. 케이블 상태의 조직은 굉장히 단단하다. 때문에 B 부분이 찢어지면 팔을 들어올리지 못할 것 같지만, 케이블의 도움으로 팔을 사용하게 된다.

하지만 케이블 부분이 끊어지면 팔의 움직임은 자유롭지 못하게 된다. B 부분은 손상이 돼도 견딜 수 있지만, C 부분인 케이블 부위에 이상이 발생하면 팔의 운동력은 크게 제약을 받는다.

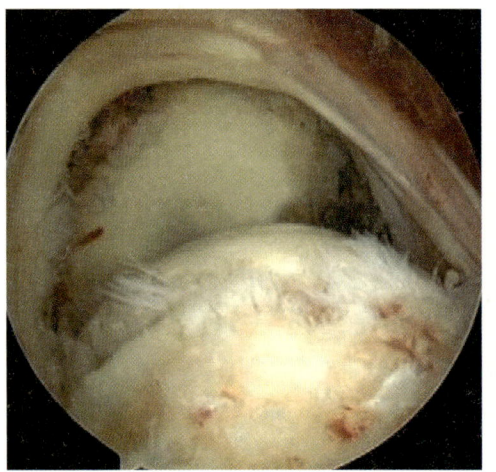
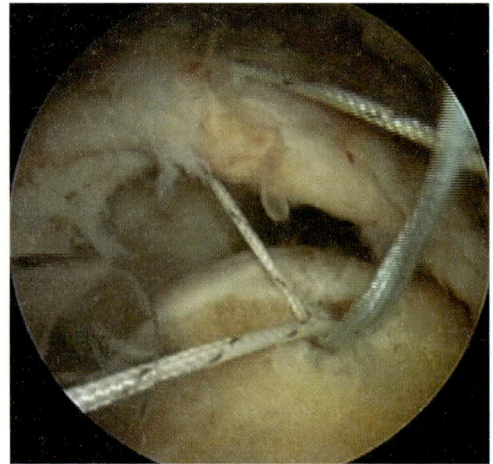
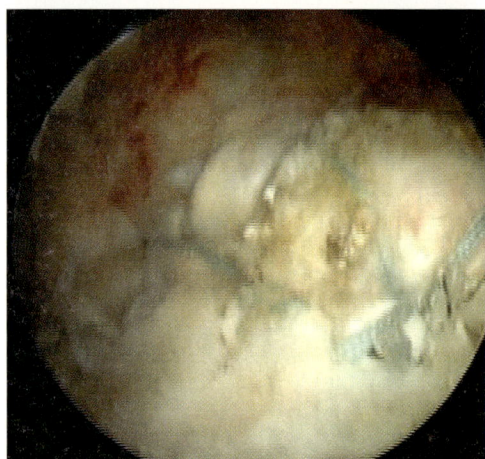

어깨힘줄 광범위 봉합술의 실시 : 파열 크기가 커서, 어깨힘줄 케이블 부착 부위의 복원을 통한 광범위 파열 봉합술을 실시하였다.

정상적인 어깨힘줄은 케이블 모양으로 두껍게 어깨뼈와 연결돼 있다. 때문에 이 구조를 '어깨힘줄 케이블'이라고 한다. 초승달 모양으로 상대적으로 얇은 부위를 케이블이 둘러싸고 있다. 어깨힘줄 케이블은 앞쪽에서는 견갑하근의 위쪽과 극상근의 전방에 부착되고, 뒤쪽에서는 극하근의 아래 부위에 부착된다. 어깨힘줄 케이블과 부착 부위는 현수교와 같은 역할을 한다. 어깨힘줄에 가해지는 힘은 어깨힘줄 케이블과 3개의 부착 부위를 통해 분산된다.

대부분의 어깨힘줄의 파열은 얇고 혈액순환이 떨어지는 케이블(C 부분, 초승달 모양) 바깥쪽에서 발생한다. 파열이 어깨힘줄 케이블까지 진행되지 않은 경우 '힘의 분산 기능'이 잘 유지되므로 관절의 기능은 잘 유지된다. 하지만 파열이 어깨힘줄 케이블까지 진행될 경우에는 정상적인 힘의 분산이 이루어지지 않아 어깨의 기능에 제한이 발생할 수 있다. 따라서 어깨힘줄의 봉합에 있어 어깨힘줄 케이블의 부착점을 회복시켜 주는 것은 매우 중요하다.

한번 파열이 일어난 힘줄은 그 자리에 있지 않고 안쪽으로 당겨진다. 이것은 근육의 성질과 관련이 있는데, 모든 근육은 시작점이 있고 끝나는 점이 있다. 근육은 시작점에서 끝으로 갈수록 조직이 좁아져 면적이 줄어드는데 그 끝나는 지점이 힘줄이다. 또한 근육은 시작점이 끝점을 잡아당기는 형태로 움직이며, 그렇게 팔을 들어올리고 안과 밖으로 움직인다.

따라서 뼈에서 떨어져 나온 힘줄은 근육의 탄성에 따라 시작점으로 이동하게 된다. 팽팽한 고무줄이 끊어지면 원래 길이로 돌아가는 것과 같다. 뼈의 부착점에서 떨어진 힘줄은 무조건 근육 쪽으로 당겨지고, 힘줄의 파열 부위는 이 힘에 의해서도 시간이 흐를수록 커지게 된다.

팔 힘이 떨어지는 것은 노화가 아닌 질환 때문이다

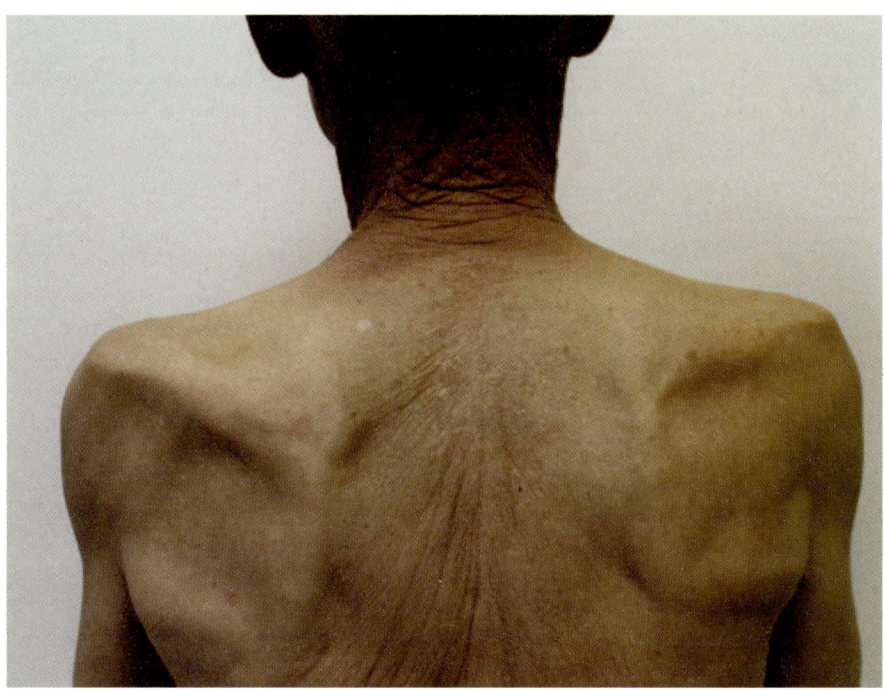

날개뼈의 근육 마름 모습

어깨 주변 근육은 팔을 들어올리는 데 중요한 역할을 한다. 팔은 몸 앞쪽에 있고, 날개뼈는 등 뒤에 있으며, 팔을 들어올리는 근육 대부분이 등에 있는 날개뼈에서 시작되어 앞으로 넘어와 팔에 붙는다.

날개뼈 근육이 팔에 붙는 부분이 힘줄인데 오랫동안 과하게 사용하거나 어깨에 문제가 생기면 뼈에서 떨어질 수 있다. 떨어진 힘줄은 날개뼈 쪽으로 점점 오그라드는데 이 과정에서 날개뼈 위 근육이 마르고 푹 꺼지게 된다. 반대로 날개뼈 위 근육이 단단하게 만져지면 팔 힘이 세고 튼튼한 경우이다.

==어깨힘줄이 파열됐을 때 가장 흔하게 발생하는 증상은 어깨통증이다. 하지만 어깨손상 정도에 비해 통증 강도는 약할 때가 많으며, 10명 중 8명은 통증을 못 느낀다는 보고도 있다. 때문에 상당수의 어깨힘줄파열 환자는 손상 초기에는 통증을 조절하는 약물치료만을 받으며, 참을 수 없는 통증 혹은 다른 질환 덕분에 어깨힘줄파열 진단까지 받은 경우는 초기 단계를 넘어 한참 진행된 경우가 많다.==

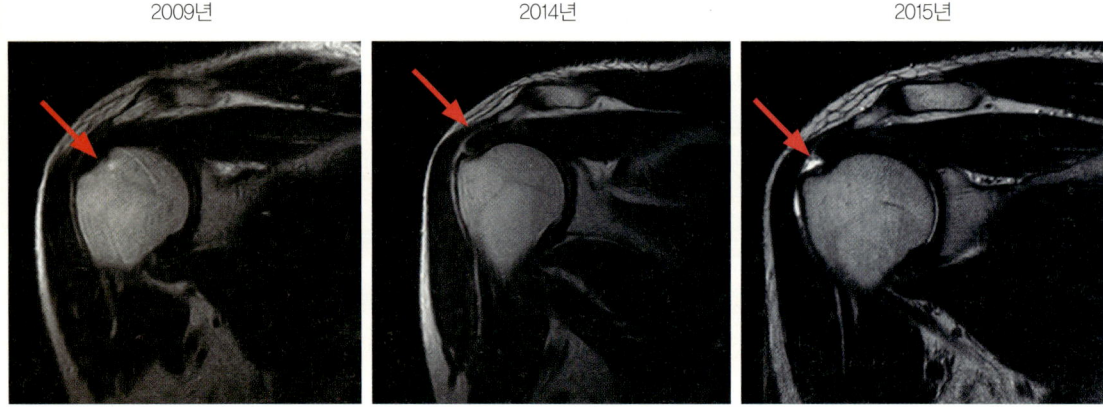

어깨힘줄파열 환자의 MRI : 시간이 지나면서 어깨힘줄파열이 심하게 진행된 것을 알 수 있다.

어깨힘줄도 생로병사를 겪는다. 처음 염증단계가 시작된 어깨힘줄에서는 어깨통증도 나타나고 관절이 움직일 때 뭔지 모르게 불편한 느낌을 받게 되지만 팔을 움직이는 데는 큰 지장을 못 느낀다. 이런 단계에서는 스테로이드 주사를 맞으면 금방 씻은 듯이 나은 것처럼 느끼며, 어깨통증이 있었던 것도 금방 잊어버린다. 그러다 수개월 내에 어깨가 다시 아파오면 "주사 약기운이 떨어져서 다시 통증이 왔나보다." 생각하고 다시 병원을 찾아 주사를 맞는다.

그러나 점차 통증 조절의 주사 기운은 효과가 떨어진다. 그렇게 염증의 발생과 호전이 반복되면서 어깨 속 힘줄의 마모는 점차 심해진다. 검사를 위해 병원을 찾았을 때는 이미 단순 마모가 부분 파열로 진행된 경우가 많다.

이때 검사 결과를 들고 병원을 순례하면, 가는 곳마다 치료 방법이 다를 수 있다. 수술을 하라는 쪽과 수술을 하지 말라는 쪽, 환자들은 어떤 치료를 선택하는 것이 좋을지 몰라 또다시 다른 병원을 찾게 된다. 확인, 재확인의 과정만 몇 개월을 밟은 환자도 있다. 그런데 개중에는 시간이 흐르면서 통증에 적응이 되는 부류도 있다. 통증은 덜해지는 것 같고, 사는 일은 바쁘니 몇 년이 훌쩍 지나가기도 한다.

그렇게 3년쯤 지나 MRI를 다시 찍어보면 어깨힘줄은 떨어지고, 어깨 견봉도 심하게 돌출된 경우가 대부분이다. 이쯤에서는 어쩔 수 없이 수술을 선택하게 된다. 이런 과정이 어깨힘줄파열의 일반적인 스토리이다.

==통증이 없어졌으니 어깨 상태도 좋아졌다고 생각하는 것은 오산이다. 어깨손상은 소리 없이 진행된다. 한번 떨어진 힘줄은 절대 그 자리에서 가만히 기다려 주지 않는다. 근육의 당기는 성질 때문에 한번 뼈에서 떨어진 힘줄은 점점 틈이 벌어진다.==

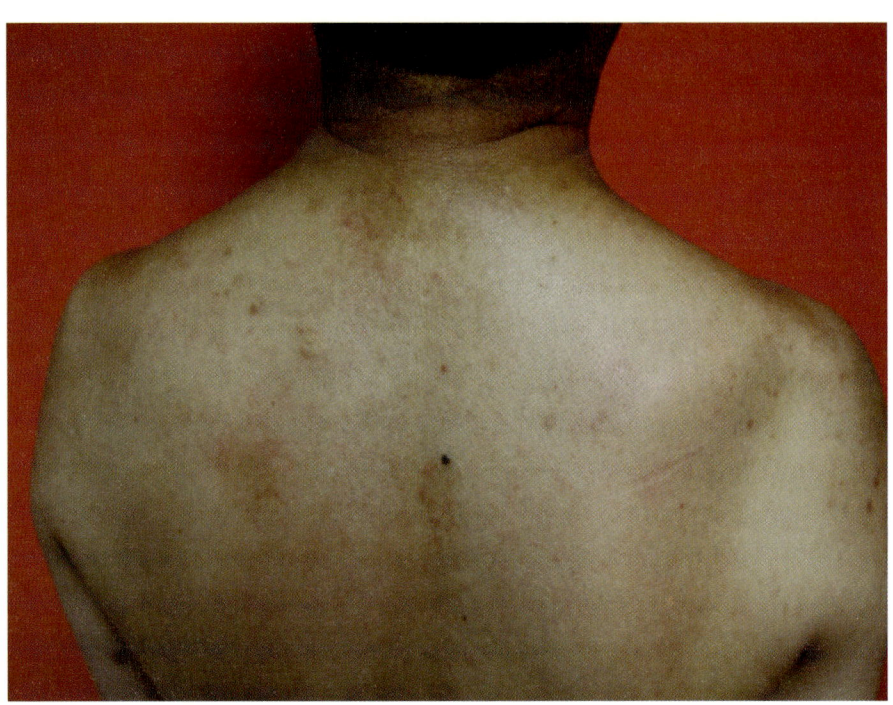
왼쪽에 비해 오른쪽 등 근육이 심하게 마른 환자

원래 힘줄의 기능은 크레인과 같이 팔을 들어올리는 것이다. 때문에 구조상 힘줄은 어깨에서 등 뒤 날개뼈 쪽으로 일방통행으로 끌려가게 돼 있으며, 떨어진 힘줄은 계속 근육의 시작점으로 당겨진다. 거기다 떨어진 가장 자리는 혈액순환이 안 되어 점차 소멸되는데, 이런 과정 속에 근육의 두께는 점점 얇아지고 길이는 점차 짧아진다.

이 정도로 힘줄파열이 진행됐을 때 옷을 벗겨 등 뒤를 살펴보면 날개뼈 위 근육이 움푹 꺼져 있는 모습을 발견할 수 있다. 힘줄파열이 진행되지 않은 어깨와 비교해 보면 파인 정도가 한눈에 들어온다.

당연히 팔을 들어올리는 힘도 떨어져 있다. 겨드랑이를 벌려 팔을 어깨 높이만큼 들어올려 보라고 하면 들어올리지를 못하거나 금세 떨어진다. 오래 전부터 어깨힘줄이 상하기 시작해 지금은 많이 떨어진 상태인 것을 알 수 있다.

환자들 중에는 부인이 어깨 모양이 이상하다고 해서 병원에 오거나, 목욕탕에서 주위 사람들이 이상하다는 이야기를 해주어 병원에 온 이들도 있다. 여수백병원의 모토는 '어깨는 날개입니다'이다.

근육이 사라진 어깨는 진정한 날개라고 할 수 없으며, 날개뼈 위 근육이 마르면 날 수가 없다. 그야말로 날지 못하는 새가 돼 버린다.

어깨힘줄파열이 진행되면 '어깨가 그냥 아프기만 한지?', '거기다 힘까지 떨어지는지?', '근육의 위축까지 왔는지?', '어깨근육 주변이 얼마나 튼튼한지?' 등에 따라 날개를 고치는 방향과 방법을 정하게 된다.

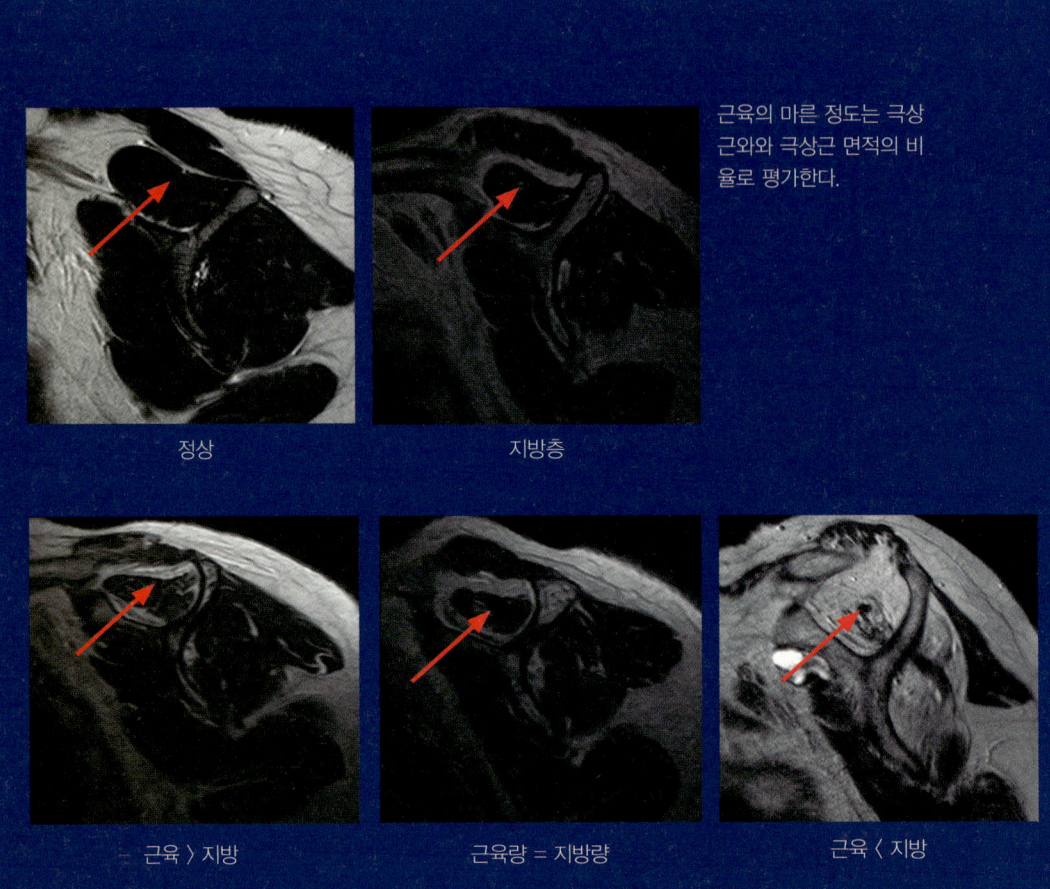

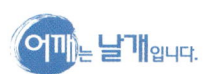
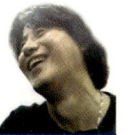

"어깨가 아픈데 왜 MRI를 찍어야 하죠?"

어깨는 부드러운 조직인 근육, 어깨힘줄, 관절와순(인대), 관절주머니 등과 딱딱한 조직(뼈)으로 구성돼 있다. 각종 검사 중 X-ray는 딱딱한 조직만 보여주는 대표적인 검사이다. 비교적 검사료가 저렴하지만 부드러운 조직의 상태는 자세히 보여주지 않는다. 그래서 어깨가 아프면 MRI 촬영을 하게 된다. 특히 어깨 질환은 부드러운 조직에서 문제가 자주 발생하기 때문에 이를 잘 보여주는 검사가 필수적이다. 치료 방법을 결정하는 데 없어서는 안 되는 검사라고 할 수 있다.

MRI 검사 결과 단순한 염증이면 주사치료와 운동치료만으로도 충분하고 힘줄파열이 한 부위인지? 두 부위 이상인지? 봉합이 가능한 정도로 안으로 말려들어 갔는지? 아니면 떨어진 힘줄이 봉합이 불가능할 정도로 지방 변성이 와서 힘줄 이식이 필요한지? 인공관절을 선택해야 하는지를 결정하는 데 큰 도움이 된다.

MRI 검사에서 단순한 염증 소견이 나오면 수술 없이 주사와 운동만으로도 치료가 가능하다. 하지만 어깨힘줄파열 소견이 있는 경우 치료 방법은 여러 가지로 갈리게 된다. MRI를 보면서 힘줄파열의 범위와 얼마나 오래 되었는지, 수술 후 다시 떨어질 위험은 얼마나 있는지를 확인하게 된다.

단순히 극상근 하나만 파열됐고 안으로 당겨져 있지 않으면 20분 정도의 관절경 수술만으로 치료가 가능하다. 하지만 견갑하근과 극상근이 함께 파열된 경우는 수술 시간이 40분으로 늘어날 수 있다. MRI 상 힘줄파열 소견이 있고 나이가 65세 이상이라면 좀 더 신중하게 치료 방법을 생각해야 한다. 힘줄이 파열된 지 오래돼 떨어진 힘줄이 거의 남아있지 않고 지방으로 퇴화되었다면 힘줄 봉합은 어려울 수 있다. 인공관절을 선택할 가능성도 높다.

가끔 오래된 MRI 사진을 가져오거나, 화질이 떨어지는 사진을 가져오는 경우가 있다. 또 자세가 제대로 안 잡혀 보고자 하는 부위가 확실하게 드러나지 않을 때는 다시 검사를 하는 수밖에 없다. 가능하면 치료받고자 하는 병원에서 MRI 검사도 같이 하기를 권한다.

목욕탕에서 때를 밀 때도 팔에 힘이 없고 불편하다

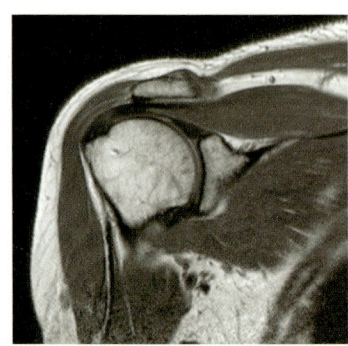 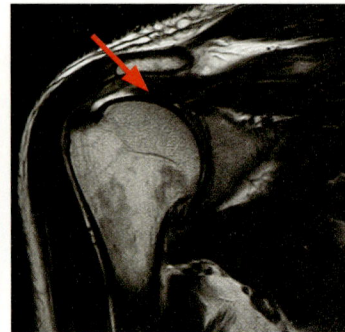 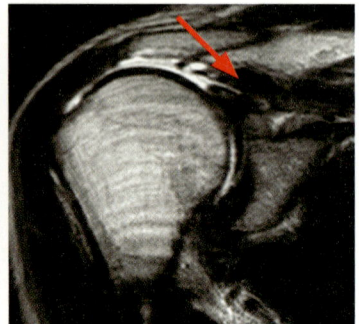

앞에서 본 MRI 사진 : 정상적인 극상근(왼쪽), 파열로 안쪽으로 당겨진 극상근(중간), 안쪽으로 심하게 당겨져 봉합이 어려운 극상근(오른쪽)으로 구분된다.

52세 가정주부 송병임 님, 65세의 은퇴한 교사 정한모 님, 그리고 54세의 석공 이철 님이 비슷한 시기에 병원을 찾았다. 각기 사연은 달랐지만 증상이 비슷했고 '어깨힘줄파열'이라는 동일한 진단을 들었다.

가정주부 송병임 님은 진료실에 들어오자마자 자신의 취미는 배드민턴이라며 하루 빨리 배드민턴을 다시 칠 수 있게 해달라고 사정을 했다. 아이들을 키우며 배드민턴을 치는 것이 유일한 낙이라고 할 정도로 배드민턴 사랑이 대단했다.

그런데 최근 13년의 배드민턴 인생에 큰 걸림돌이 발생했다. 어깨통증이 시작되었기 때문이다. 송병임 님은 "신기하게도 허리를 굽혀서 물건을 집으면 괜찮다가도 허리를 펴고 어깨를 사용해 물건을 집으려고 하면 어깨가 아프다."며 증상을 이야기했다. 그리고 통증은 점차 심해졌다. 팔을 들어보는 진찰을 하는 내내 송병임 님은 "몇 달을 이제나 낫겠지, 저제나 낫겠지… 시간을 보내다 이제야 병원을 찾아왔다."며 그간의 고통을 이야기했다. 진찰과 MRI를 통해 힘줄파열 정도는 쉽게 파악할 수 있었다.

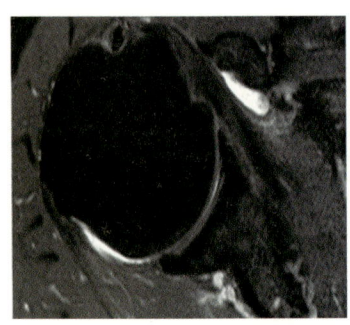 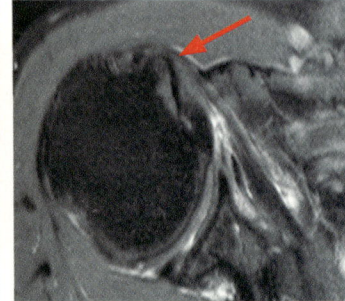 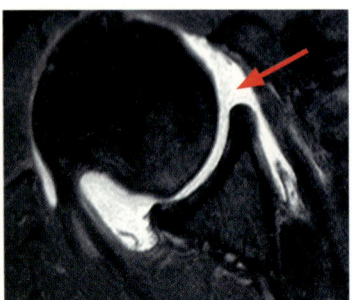

위에서 본 MRI 사진 : 정상적인 견갑하근(왼쪽), 파열로 안쪽으로 당겨진 견갑하근(중앙), 안쪽으로 심하게 당겨져 봉합이 어렵고 탈구까지 진행된 상태(오른쪽)로 구분된다.

정한모 님은 막 은퇴를 하고 한가로운 때를 즐기려던 찰나에 통증이 심해져 병원을 찾았다. 몇 주 전부터 머리 빗질이 어려울 만큼 팔을 쓰기 어려워진 것이 큰 이유였다. 동창들을 만나 악수를 할 때도 이상하게 어깨가 아파왔다. 몇 가지 질문을 더 해 보니 머리 빗질 외에도 팔을 올리고 뒤쪽으로 돌리는 동작이 힘들다고 답했다.

어깨 몇 곳을 만져보고 상의를 벗겨 통증이 있는 오른쪽 어깨와 왼쪽 어깨를 비교해 보니 상태를 금방 알 수 있었다. 오른쪽 날갯죽지 주변이 왼쪽에 비해 움푹 파여 있었다. 거울을 통해 어깨를 보여주자 정한모 님도 매우 놀랐다. 정한모 님은 "교단에 서 있던 내내 어깨통증이 있었지만 으레 그런 것이라고 생각하고 말았다."고 했다. 검사 결과 어깨힘줄이 심하게 떨어져 있었다. 오랫동안 어깨힘줄파열이 진행되었으리라 짐작할 수 있었다.

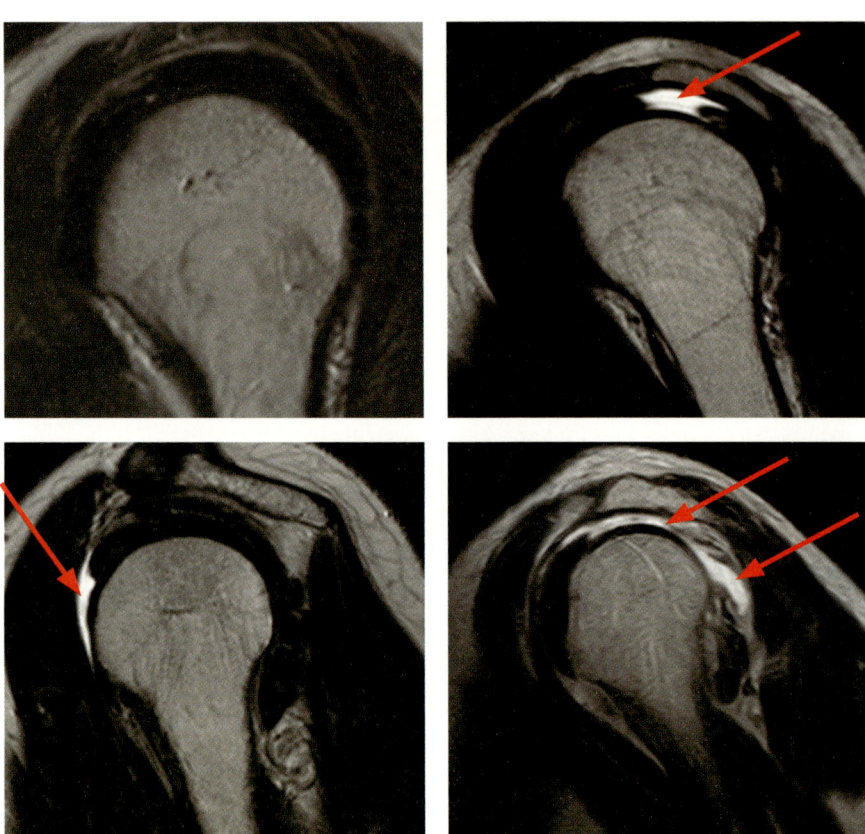

옆에서 본 MRI 사진 : 정상적인 어깨힘줄(왼쪽 위), 극상근이 파열된 상태(오른쪽 위), 견갑하근이 파열된 상태(왼쪽 아래), 극상근과 극하근까지 파열된 상태(오른쪽 아래)로 구분된다.

이철 님 역시 비슷한 증상으로 병원을 찾아온 경우였다. 석공 일을 해온 지 오래였고 망치질이 주요 하루 일과였던 이철 님은 1년 전부터 다친 적도 없는데 어깨가 아프고 수저질도 힘들어졌다고 했다. "목욕탕에 갔다가 때를 미는데 어깨랑 팔이 어찌나 아프던지 까무러치는 줄 알았다니까요." 눈으로 보기에도 이철 님은 날갯죽지 위 근육이 마른데다. 등이 움푹 파여 있었다.

==어깨 주위 근육이 위축되어 있는 사람들은 머리 빗기, 옷 입기, 악수하기 또는 문 열기, 면도하기, 화장하기, 물 마시기, 포크나 수저로 음식 먹기, 귀에 대고 전화하기 등의 동작에서 불편을 느끼는데 이철 님 역시 이런 동작들이 힘들다고 했다. MRI 검사를 통해 어깨힘줄파열 정도를 확인하기로 했다.==

MRI 검사에서 파열된 어깨힘줄을 확인하면, 까맣게 채워져 있는 튼튼한 정상 힘줄과 달리 일부분이 하얗게 비어있는 것을 확인할 수 있다. 주요 증상은 등 쪽으로 근육 위축까지 오게 되고 팔을 사용하는 데도 지장이 생긴다. ==등 날개뼈 근육까지 말라 있다면 어깨힘줄파열이 심하고 오랫동안 진행된 경우라고 볼 수 있다.==

어깨힘줄파열 환자들이 물건을 들 때나 악수할 때, 목욕탕에서 때를 밀 때 등 특정 자세에서 통증을 호소하는 것은 어깨 속의 움직임과 관련이 있다. 자연스럽게 팔을 아래로 내려뜨리고 있을 때는 어깨 견봉과 힘줄 사이에 공간이 커진다.

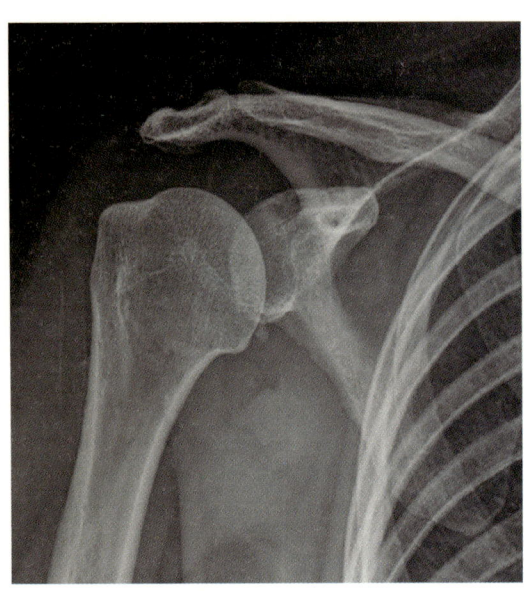
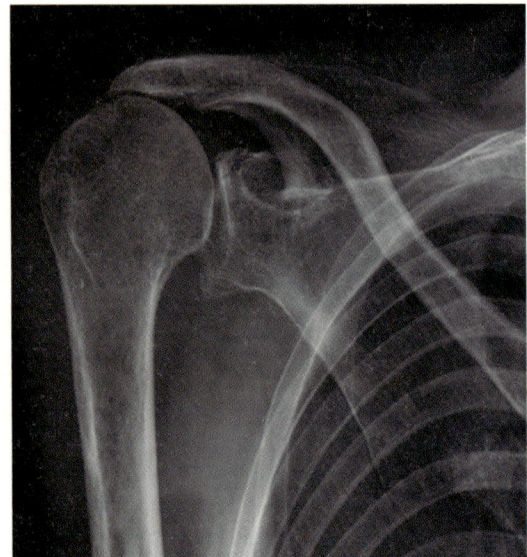

견봉과 힘줄 사이의 공간 : 왼쪽은 견봉과 힘줄 사이 공간이 넓은 정상 상태(남/51)이다. 오른쪽(남/70)은 광범위 어깨힘줄 파열로 상완골두가 위로 올라가 견갑골과 맞닿아 있다

팔의 무게, 근육과 힘줄이 위, 아래로 끌어내리는 균형이 유지되어 힘줄이 견봉뼈에 부딪칠 일이 별로 없다.

하지만 힘줄파열로 어깨관절 속 균형이 깨져있을 때는 견봉과 힘줄 사이 공간이 좁아져 팔뼈가 견봉에 닿게 된다. 견봉과 위팔뼈 머리 부분인 상완골두 사이에 놓이는 힘줄이 있을 공간도 줄어든다. 팔을 어깨 높이 이상으로 들어올렸을 때에는 통증이 심해진다.

이렇게 견봉과 위팔뼈 사이의 공간 부족으로 어깨관절염으로 진행될 수 있는데도 통증을 없애는 데만 집중하고 원인치료를 하지 않으면 갈수록 건강하던 나머지 힘줄도 나빠지게 되면서 어깨관절 속 균형이 깨져 어깨 회전근개 관절염으로 진행되게 된다.

4개로 이루어진 어깨힘줄들은 제각각 하는 역할들이 다르다. 팔을 위로 올리기도 하고, 뒤로 돌리기도 하는 각각의 역할이 있다. 만약 힘줄 일부가 떨어져서 구멍이 생기게 되면 나머지 부분으로 힘의 전달이 집중되면서, 고장이 난 지퍼가 벌어지듯이 어깨힘줄파열이 급속도로 진행된다.

4명이 들 물건을 3명이 들고, 그러다 하나가 또 나가떨어지면 2명이 들고 그렇게 어깨힘줄파열이 가속화된다. 결국에는 힘줄이 다 떨어져 팔을 마음대로 움직이지 못하는 장애를 남기기도 한다.

원인치료를 강조하는 또 하나의 이유는 떨어진 힘줄은 절대로 저절로 치유가 되지 않기 때문이다. 게다가 어깨 속에서 떨어진 채로 얌전히 가만히 있지도 않는다. 떨어진 힘줄은 점점 근육 쪽으로 당겨지고 얇아지면서 기름덩이로 퇴화한다. 이렇게 힘줄이 약해지면 봉합조차 쉽지 않으며, 제자리로 당겨서 꿰매주려고 하면 푸석푸석하게 찢어지기도 한다. 봉합을 해도 다시 떨어지는 재파열도 일어난다.

어떤 환자는 등 날개뼈 위 근육이 마를 정도로 힘줄파열이 심해서 설명을 해주면, "아니야, 그렇게 오래됐을 리가 있나. 지난주 고추밭에서 넘어진 후 이렇게 됐다니까!"라며 질환이 오래된 것을 믿으려고 하지 않는다. 통증이 시작된 시기를 힘줄파열이 시작된 시기로 오인하는 경우도 잦다.

앞서 설명했듯 힘줄파열은 서서히 진행된다. 등 날개뼈 위 근육이 마를 정도로 어깨힘줄파열이 되려면 몇 년이 걸리며, 약 10년에서 20년 이상에 걸쳐 진행되기도 한다. 단순히 통증의 경중만으로 질환의 심각성을 결정해서는 안 된다.

어깨통증은 해석이 중요하다

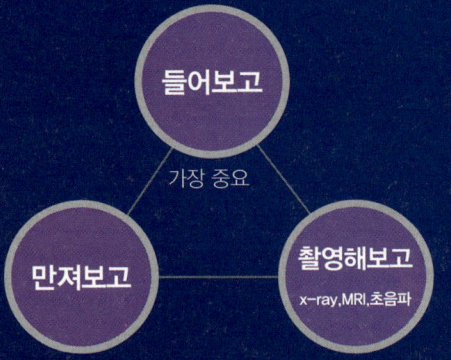

아픈 증세를 잘 들어보고, 잘 만져보고, 검사를 해서 촉진 결과와 비교해 본다. 이런 3가지 검사를 통해 진단을 하고 치료 계획을 세우게 된다.

올려보고(굳어진)
눌러보고(힘 떨어진)
밀어보고(어긋나는)

그림자다(해석을 잘해야 함)
병원마다 다르다(화질, 의사의 적응)
찍는 자세, 촬영, 방향의 각도에 따라 다르다.

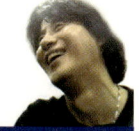
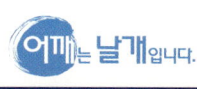

힘줄파열, 양측 어깨에 같이 올 수 있다

만일 양쪽 어깨에 모두 힘줄파열이 진행된 경우, 양측 어깨의 통증을 느끼는 정도, 어깨힘줄파열의 정도와 치료 후 회복가능성 여부 등을 고려하여 치료 순서를 정한다. 가능하면 지금 현재 더 불편하고 아파서 고생하는 쪽 어깨를 먼저 치료한다. 반대편 어깨는 2~3개월 간격을 두고 수술을 하는 편이다.

'상태의 경중'은 통증이 아니라 '근력'으로 확인한다. 더 아픈 어깨가 반드시 힘줄파열이 더 심한 것은 아니며, 힘이 떨어진 정도를 확인해야 한다. 양쪽 어깨 중 더 많이 아픈 쪽이 반드시 힘이 더 떨어져 있지는 않다. 오히려 전혀 아프지 않거나 덜 아픈 쪽 어깨의 힘줄파열이 더 오래되고 심한 경우가 많다. 확실한 것은 힘이 떨어진 쪽의 힘줄파열이 더 오래, 많이 진행됐을 가능성이 높다.

환자분 스스로는 '힘이 빠지는 증상'을 처음에는 잘 인지하지 못할 수도 있다. 하지만 힘줄파열이 진행될수록 어깨 위로 손을 올리고 돌리는 것이 점차 힘들어진다. 진료실에서 환자가 앉은 상태에서 양 팔을 들어올리게 한 후 팔을 눌러보면, 힘줄파열 환자의 경우 한쪽 팔만 뚝 떨어지는 것을 확인할 수 있다.

양측 모두에 힘줄파열이 있고, 진행 정도가 엇비슷한 경우는 현재 더 아프고 불편한 쪽을 먼저 치료한다. 양측 어깨가 모두 아파서 고생하는데 만일 한쪽은 완전 힘줄파열이 있고, 반대편은 부분 파열에 충돌증후군을 함께 앓는 경우라면 부분 파열에 충돌증후군을 앓는 쪽을 먼저 치료한다. 간단한 치료를 먼저 진행해 한쪽 팔을 수월하게 사용하게 만든 후 다른 쪽 어깨를 치료하는 것이 경제적이고 효율적이기 때문이다.

02

통증 < 힘 떨어짐 < 근 위축이 더 무섭다

어깨힘줄 파열이 있어도 통증이 없는 경우도 많다
통증 〈 힘 떨어짐 〈 근 위축이 더 무섭다

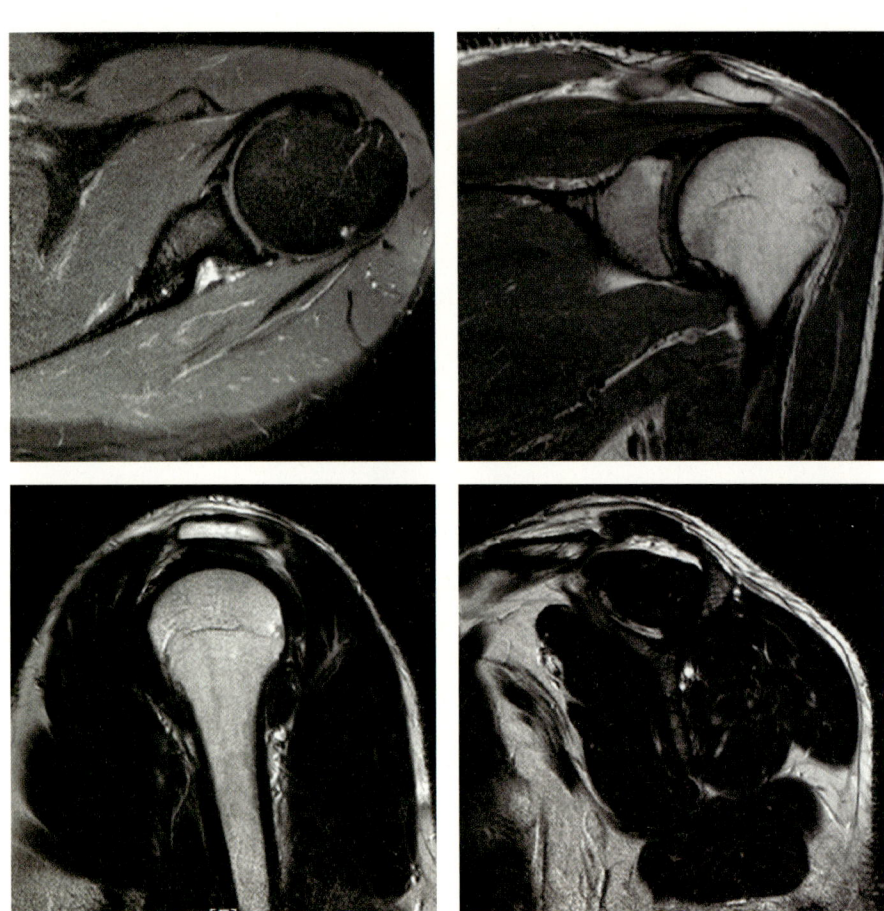

다양한 각도의 MRI의 필요성 : 어깨 속 원인들을 찾아내고, 힘줄파열의 범위와 기간, 수술 후 재발 위험 등을 확인하기 위해 MRI 검사를 한다.

어깨힘줄파열의 주요 증상은 통증이지만 파열이 있어도 통증이 없는 경우도 많다. 증상이 없는 환자를 대상으로 한 조사들은 대부분 적게는 13%에서 51%까지 어깨힘줄파열이 있는 것으로 나타났다.

특히 야마구치(Yamaguchi) 등은 한쪽에 증상이 있는 어깨힘줄파열을 가지고 있는 환자가 반대편에 증상이 없는 완전 어깨힘줄파열을 가지고 있을 빈도는 35.5%라고 보고했다. 한쪽에만 증상이 있는 경우라 하더라도 양쪽에 모두 파열이 있는 경우가 그만큼 많다.

통증은 어깨관절의 앞, 옆이나 아래쪽까지 다양한 위치에 나타날 수 있다. 통증으로 인해 관절 운동 범위가 줄어들고 파열이 심한 경우 힘까지 떨어질 수 있다. 목에서 유발되는 통증이 어깨, 등, 날개뼈까지 내려올 수 있는데, 목디스크로 인한 어깨통증과는 구분을 잘 해야 한다.

MRI를 이용하여 어깨힘줄파열 유무뿐 아니라 파열의 범위, 힘줄이 당겨진 거리, 근육이 마른 정도, 봉합이 가능한지 여부 등을 파악할 수 있다.

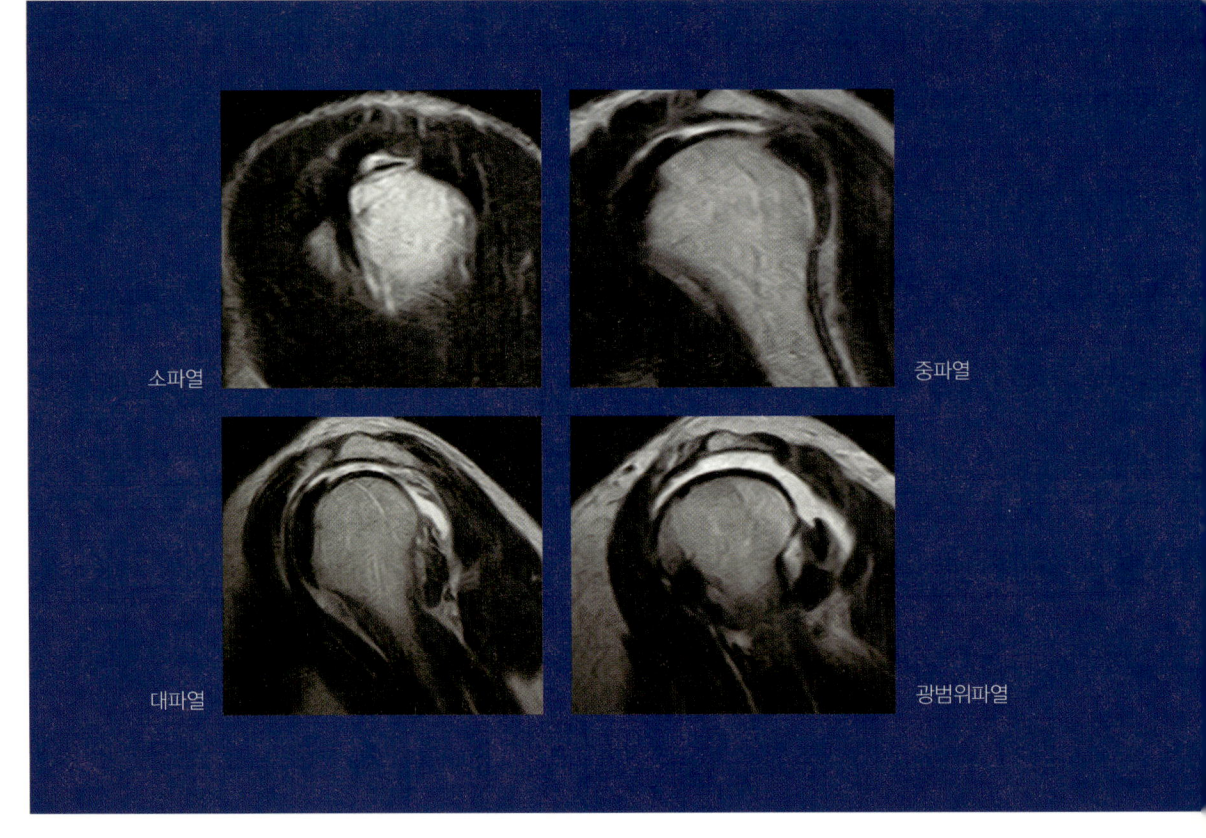

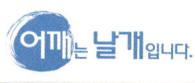
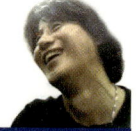

어깨힘줄이 '끊어졌다?', '찢어졌다?', '떨어졌다?' 모두 맞는 말이다

어깨힘줄은 등 뒤 날개뼈에서 어깨관절을 넘어와 위팔뼈의 머리 부분에 붙는다. 방향에 따라서 팔뼈를 안으로 돌리기도, 옆으로 들어올리기도 하는데 4개의 힘줄이 하는 일은 제각각이다.

평생 일만하는 힘줄은, 젊어서는 질긴 고무줄 같다가 나이가 들면 점점 푸석푸석해지고 얇아진다. 노화로 인해 피부가 푸석푸석해지고 처지는 것과 같다. 거기다 반복적인 움직임 때문에 고무줄처럼 단단하고 질겼던 힘줄에도 흠이 생긴다. 나이가 들면 어깨 속 공간이 좁아지는데, 이때 힘줄은 날카로운 뼈 모서리에 닿게 되고 결국 찢어지거나 끊어지는 일까지 겪게 된다. 팔뼈에서 힘줄이 떨어지면 팔을 움직이는 일도 못 하게 된다.

구체적으로는, 어깨 앞에 붙어있는 견갑하근의 힘줄이 떨어지면 팔을 안쪽으로 들어 돌리는 힘이 떨어진다. 목욕탕에서 반대편 겨드랑이 쪽 때를 밀 때 유독 힘이 떨어지는 것을 느낀다. 어깨 앞, 위에 붙은 극상근의 힘줄이 떨어지면 어깨 높이 이상으로 팔을 들어올리는 힘이 떨어지며, 물건을 붙잡고 어깨 높이 이상으로 들기 위해 겨드랑이가 벌어지도록 힘을 주는 데 애를 먹는다. 어깨 뒤, 아래에 붙어 있는 극하근의 힘줄까지 떨어지게 되면 팔을 들어 머리 뒤를 잡기가 힘들어진다. 겨드랑이가 벌어질 정도로 팔을 들어 뒷머리를 빗는 일도 불편을 느낄 수 있다.

다행인 것은 팔을 들어올리기 힘든 이런 상황들은 힘줄파열이 심하고 오랫동안 진행되었을 때 일어나는 일들이다. 비교적 작은 파열이 시작되었을 때는 인접한 힘줄과 근육의 도움으로 모든 동작이 가능하다. 그런데 이런 이유로 힘줄파열의 발견이 늦어지기도 한다. 환자들이 힘줄파열이라는 진단을 잘 믿지 않는 것 또한 이 때문이다.

다치지도 않았는데 어깨힘줄이 떨어졌다고요?

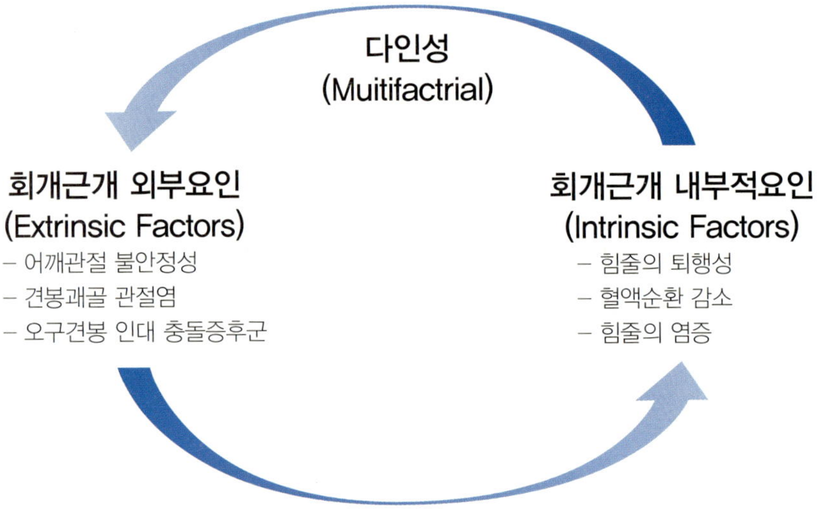

다인성
(Muitifactrial)

회개근개 외부요인
(Extrinsic Factors)
- 어깨관절 불안정성
- 견봉괘골 관절염
- 오구견봉 인대 충돌증후군

회개근개 내부적요인
(Intrinsic Factors)
- 힘줄의 퇴행성
- 혈액순환 감소
- 힘줄의 염증

어깨힘줄파열의 다인성 요인

어깨힘줄 질환의 원인과 발병 기전에 대한 정설은 없다. 어깨힘줄 손상은 다쳐서 발생하는 경우도 있으나, 대부분의 경우는 외상없이 발생해 서서히 진행되는 것으로 알려져 있다. 여러 가지 원인들이 복잡하게 얽혀 발생하는데, 기계적 충돌(mechanical impingement)과 어깨힘줄의 퇴행성 변화가 서로 밀접하게 관계해서 생기는 것이지 어느 한 가지 때문만은 아니라고 보고되고 있다.

예를 들어, 불안정성어깨나 외상과 같은 일차적 요인 그리고 퇴행성 변화와 같은 내인성 요인으로 어깨힘줄파열이 시작되면 이로 인한 불안정성은 충돌을 더 가속화시킨다. 팔이 앞으로 움직이면 견봉에 힘줄이 닿게 돼 있다.

이러한 기계적인 충돌은 어깨힘줄의 퇴행을 촉발하는데 이것은 또 내인성 요인이 된다. 힘줄의 염증과 퇴행성으로 부어있는 힘줄은 견봉 뼈 하단과 힘줄 간격을 더 좁게 만들어 다시 기계적 충돌을 일으켜 외인성 요인을 악화시키는 원인이 된다. 이러한 악순환을 겪으면서 어깨힘줄은 기능을 잃고 결국 파열에 이르게 된다.

어깨힘줄 내부의 원인

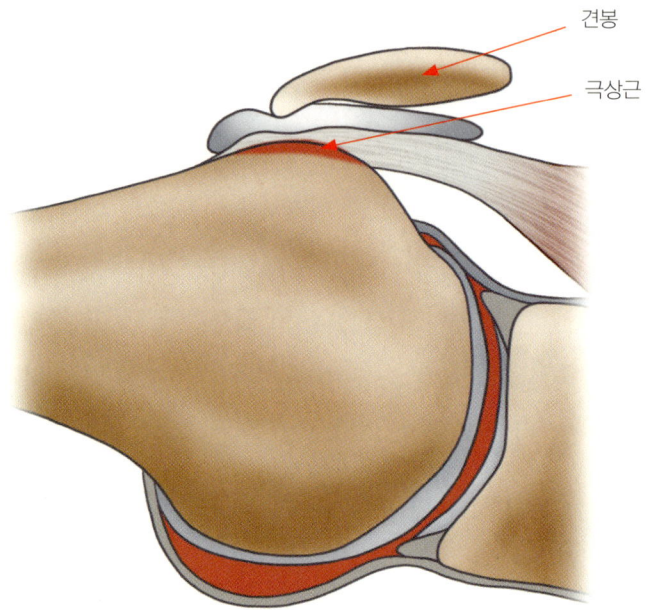

극상근과 견봉의 충돌

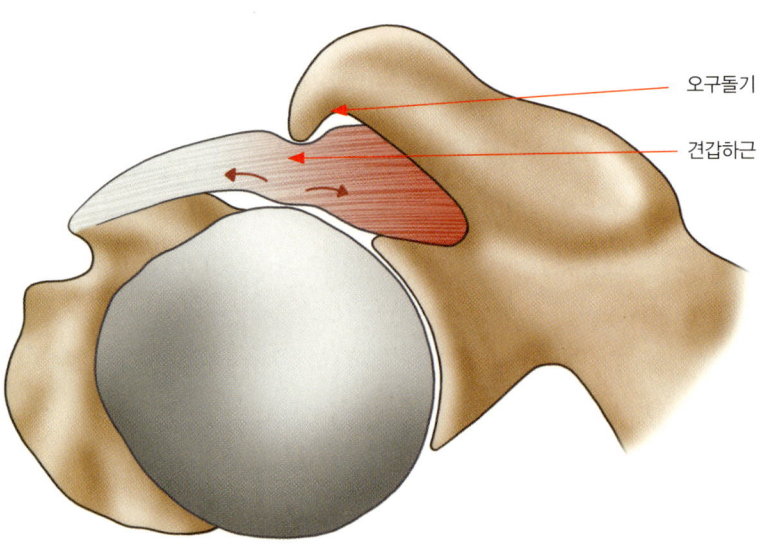

오구돌기와 견갑하근의 충돌

1934년, 코드만(Codman)은 사체 100여 구를 해부하고 위팔뼈의 부착부에서 1cm 떨어진 어깨힘줄에서 혈액이 잘 통하지 않는 것을 발견하여 이곳을 임계부위(critical zone)라고 이름을 붙이고, 이곳에서 대부분의 어깨힘줄파열이 일어난다고 주장했다.

그러나 라스번(Rathbun)과 맥납(Macnab)은 팔을 겨드랑이에 붙일 때는 혈관 내의 혈액이 밀려나는 현상(wrung out)을 관찰하고, 팔을 벌리고 있을 때는 충분한 혈액순환이 일어난다며 일시적인 허혈 현상일 뿐이라고 반박하였다.

또한 해부학적인 위치에 따라 어깨힘줄의 점액낭면은 충분한 혈액 분포를 보이지만 관절면 쪽에는 혈관 분포가 미미해, 힘줄의 퇴행성 변화가 주로 관절면 측에서 생긴다고 보고하였다.

브루어(Brewer)는 나이가 들면서 어깨힘줄이 뼈에 붙는 부분의 섬유연골과 혈관 분포가 감소하고 세포 수도 감소하는 것으로 보아 퇴행이 어깨힘줄파열의 중요한 원인이라고 언급하였다. 연령이 증가하면서 힘줄의 노화 현상과 퇴행성 변화도 증가하므로 퇴행이 힘줄파열의 중요한 원인으로 보았다. 어깨힘줄파열이 40세 이전에는 드물고 50~60대에서 급증한 것, 나이가 들면서 어깨힘줄 내부에 퇴행성 변화가 나타나는 것도 주요한 근거가 되었다.

닉슨(Nixon)과 디스테파노(Distefano)도 연령에 따른 어깨힘줄의 퇴행성 변화를 조직학적으로 관찰하고, 결국 어깨힘줄 내부의 퇴행성 변화가 힘줄파열의 중요한 원인이라고 지적하였다.

==한편 아마구치(Yamaguchi)는 다양한 힘줄 내부 원인들이 반복 축척되어 힘줄이 부어오르며 두꺼워지고, 견봉 아래의 여유 공간이 좁아지면 충돌이 일어나 부분 파열을 초래한다고 보았다. 또한 부분 파열이 남아 있는 힘줄을 약화시켜 전층 파열로 이어진다고 주장했다.==

어깨힘줄 외부의 요인

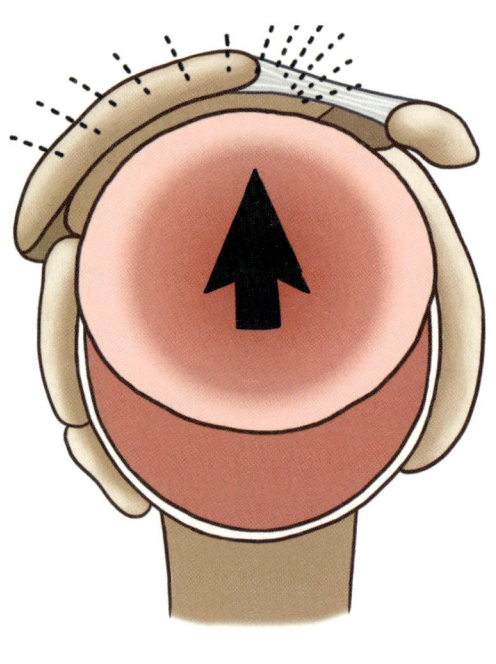

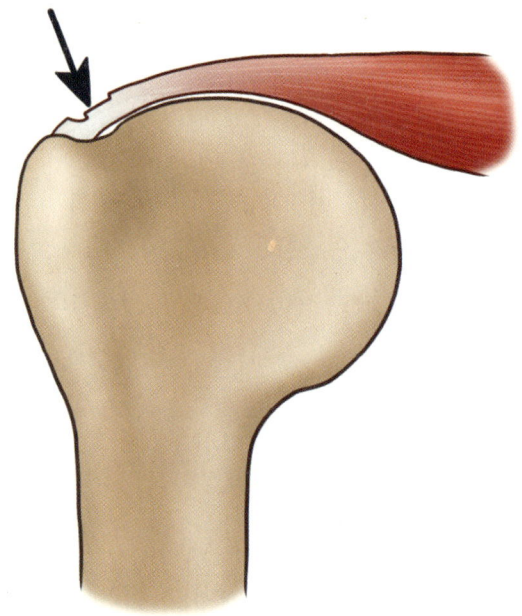

오구견봉궁과 어깨힘줄 사이의 외적 충돌설

1977년, 니어(Neer)는 처음으로 어깨힘줄파열의 원인이 힘줄 밖에 있다고 주장하였다. 어깨힘줄 파열이 오구견봉궁(coracoacromial arch)과 어깨힘줄 사이의 외적 충돌로 일어난다고 보았다. 팔을 움직이면 어깨힘줄이 견봉의 앞쪽 아래 방향의 오구견봉 인대, 견봉쇄골 관절의 골극 등에 반복적으로 충돌하면서 어깨힘줄파열이 발생한다고 설명했다.

1989년, 비글리아니(Bigliani)는 어깨 속 날개뼈의 견봉 부위의 형태를 조사해 견봉의 형태를 평평한 타입, 약간 커브된 타입, 갈고리 형 타입, 이렇게 세 가지 타입으로 분류하였다. 이 중 갈고리 형태에서 어깨힘줄파열이 가장 많은 것을 확인하고, 견봉의 형태가 견봉이 어깨관절 안으로 더 구부러져 있을수록 힘줄파열이 많이 일어난다고 주장하였다. 힘줄과 견봉 사이의 간격이 좁아져 충돌을 일으키고 결국 파열까지 이르게 된다고 보았다.

이들의 주장 외에도 견봉의 외측경사나 돌출이 심할수록 어깨힘줄파열이 더 많다고 알려져 있다. 또 젊은 운동선수가 반복적으로 투구 동작 등을 하게 되면 견갑골을 붙잡아주는 근육들이 피로감을 느끼게 되어, 견갑골 기능 이상으로 어깨힘줄과 견봉 끝이 더욱 가까워지면서 충돌이 일어난다는 보고도 있다.

소슬로스키(Soslowsky) 등은 쥐 연구를 통하여 어깨힘줄에 대한 외부적인 압박과 어깨힘줄의 과도한 사용으로 어깨힘줄이 쉽게 퇴행성 변화를 일으켜서 염증과 어깨힘줄파열을 일으킨다고 주장하였다. 반복적인 어깨힘줄의 스트레스가 어깨힘줄 내부에 작은 미세손상을 일으키고, 이러한 손상이 미처 치유되기 전에 추가손상이 발생하면서 마침내 힘줄파열이 진행된다고 하였다.

어깨힘줄파열의 진행

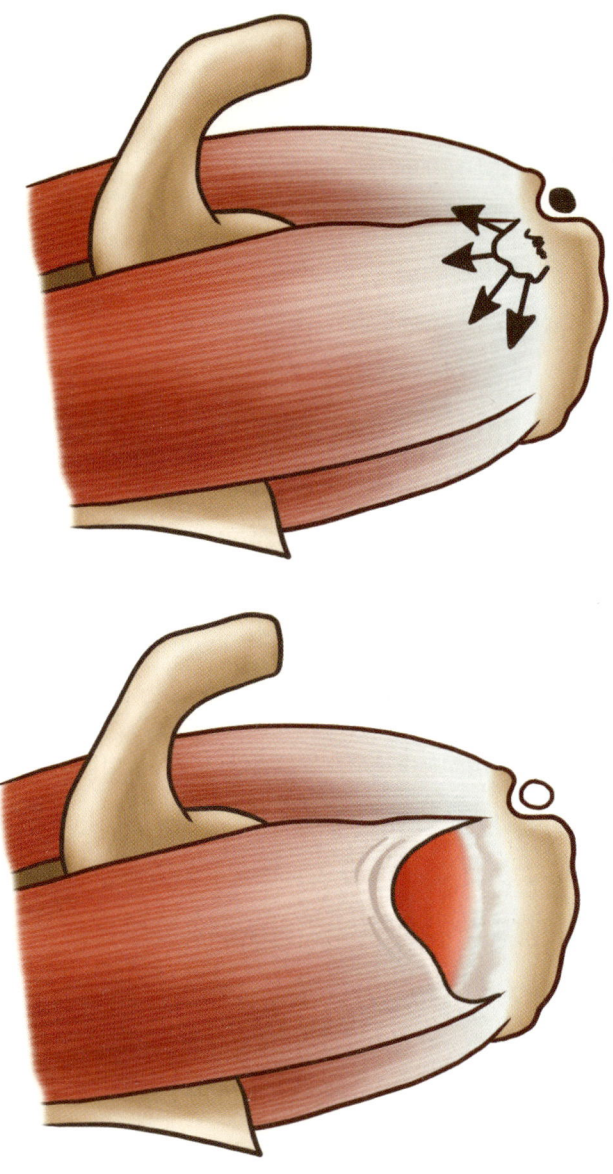

지퍼현상 : 파열된 힘줄의 끝 지점에 힘이 집중되면서
지퍼가 열리듯이 파열이 진행된다

어깨힘줄파열은 관절면 쪽, 점액낭 쪽, 힘줄 내부 등 어느 곳에서나 발생할 수 있지만 주로 관절면에서 발생한다고 알려져 있다. 그 이유는 힘줄의 관절 쪽이 항상 긴장을 받게 되고, 힘줄섬유의 배열이 손상을 입었을 때 복원력이 미미하기 때문이다.

코드만 등은 이렇게 어깨힘줄파열이 관절면에서 시작해서 점액낭 쪽으로 진행되면서 결국 전층의 완전파열로 나아간다고 보고하였다. 어깨힘줄 부분 파열은 극상근 전방, 이두장근 근처에서 시작하고 진행되는데 이곳이 긴장을 가장 많이 받기 때문이라고 보았다.

일단 어깨힘줄 부분 파열이 발생하면 근육의 수축력이 파열된 힘줄 끝에 집중되어 지퍼가 열리듯이 힘줄파열이 진행되는데, 이를 지퍼현상(zipper phenomenon)이라고 한다.

파열된 힘줄은 시간이 지나면서 안쪽으로 점점 당겨진다. 또 주변 조직과 달라붙기도 하고 염증을 일으키면서 관절이 점점 굳어지기도 하는데 힘줄 자체는 점점 지방으로 변하게 된다.

파열된 힘줄은 저절로 낫지 않는다고 알려져 있다. 파열된 힘줄 끝이 장력으로 근육 쪽으로 끌려가면서 점점 더 벌어지고, 파열 부위로 혈액 공급이 원활이 이루어지지 않아 자연 치유에 방해를 받기 때문이다.

또 힘줄파열 부위는 항상 관절액이 드나드는데, 관절액에 포함된 효소에 의해 힘줄 치유에 필요한 섬유응고형성이 근본적으로 차단된다. 이런 이유로 시간이 지나도 힘줄파열은 자연 치유를 기대하기 어렵다.

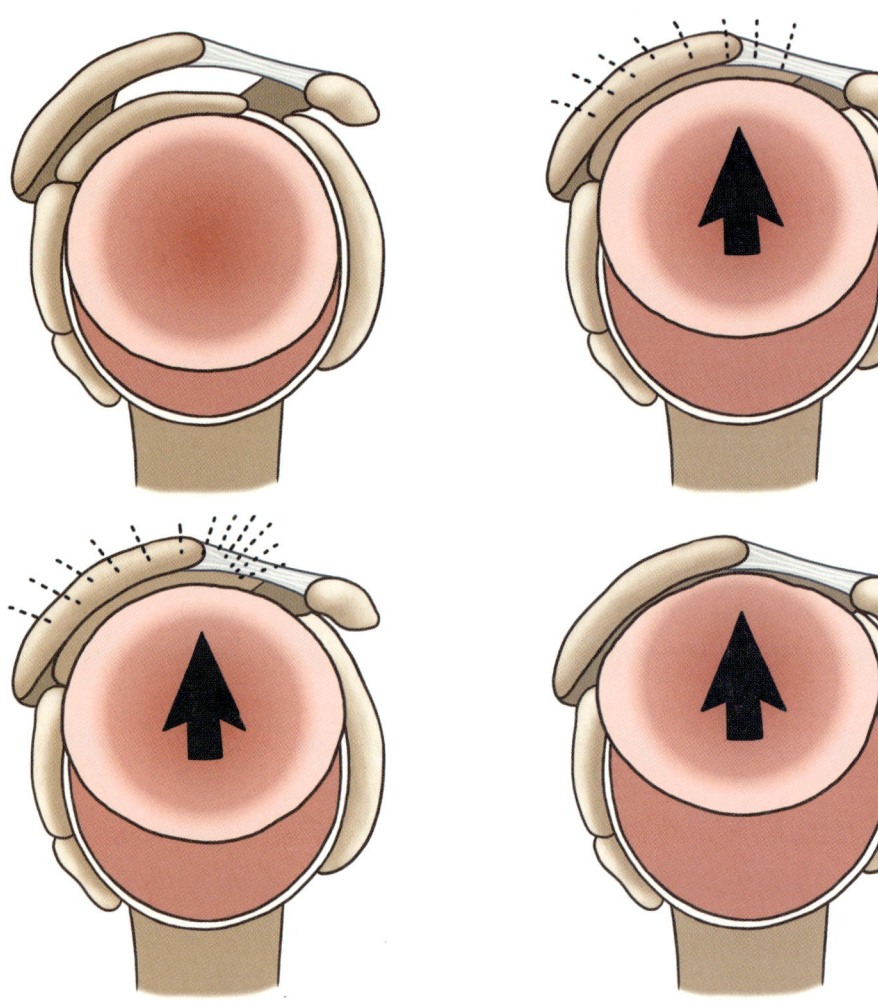

어깨힘줄파열 관절병증으로서의 관절염 : 파열이 진행되어 상완골두가 관절 위로 탈구되면서 오구견봉궁까지 닿게 되어 관절염을 일으킨다.

어깨힘줄파열이 진행되면 팔 힘이 떨어지게 되고, 어깨 속 균형이 깨진다. 어깨힘줄이 팔뼈를 아래로 끌어 내리면서 유지되는 균형이 깨지면 위팔뼈의 머리 부분인 상완골두가 어깨관절 속에서 점점 어긋나 위로 올라가게 된다. 급기야는 상완골두가 견봉과 맞닿아서 관절염이 생긴다. 이를 어깨힘줄파열 관절병증(cuff tear arthropathy)이라고 한다.

한편 어깨힘줄파열이 있다고 해서 모두 어깨통증이 있는 것은 아니다. 어깨힘줄파열을 앓고 있지만 어깨통증을 전혀 느끼지 못하는 정도를 조사했더니 13~50%로 높게 나타났다. 통증이 어깨힘줄파열의 정도와 비례한다고 보기는 어려운 이유이다.

특히 야마구치(Yamaguchi) 등은 한쪽 어깨에 통증이 있는 어깨힘줄파열을 가지고 있으면, 반대 어깨에 통증이 없는 어깨힘줄파열이 발견된 비율이 35%나 된다고 보고하였다. 하지만 통증이 없던 어깨힘줄파열도 평균 2.8년 후에는 통증이 나타났고, 39% 환자에서는 파열이 진행됐으며, 시간이 지남에 따라 파열 크기가 감소하는 경우는 없었다고 한다.

또한, 통증이 없는 파열은 대부분 극상근에 국한되었던 반면, 통증을 느끼는 파열은 극하근까지 확장된 경우가 많다고 보았다. 힘줄의 파열 크기가 어깨힘줄파열에서 통증을 일으키는 중요한 인자로는 작용한다고 보았다.

이러한 연구는 지금은 비록 통증을 못 느끼는 어깨힘줄파열일지라도 앞으로 통증이 있는 형태로 진행될 가능성이 높고 파열의 크기도 증가할 수 있다는 것을 시사한다.

야마나카(Yamanaka) 등은 어깨힘줄의 관절 내 부분 파열을 조사한 결과 80% 환자에서 2년 후 파열의 부위가 커지고 전층 파열로 진행된다고 보고했다. 이러한 연구자들의 연구 내용을 종합하면 어깨힘줄파열은 일단 발생하면 점차적으로 진행되고, 파열의 크기도 커진다는 것을 알 수 있다. 또한 떨어진 힘줄은 안으로 당겨지고, 신경 분포도 떨어진다. 근육이 마르고 지방으로 변하는 등 돌이킬 수 없는 변화가 뒤따르게 된다.

힘줄파열에 영향을 주는 7개 Q&A

스테로이드 주사 맞아도 되나?

어깨통증을 호소하는 환자들 대부분은 일명 뼈주사로 불리는, 스테로이드 주사를 몇 차례 맞고 내원한다. 실제로 국소적인 스테로이드 주사 요법은 어깨힘줄 질환에서 효과적인 치료 방법이다. 애롤(Arrol) 등의 연구에서 스테로이드 주사는 일반적인 진통소염제에 비해 단기적으로 통증을 조절하고 염증을 가라앉히는 효과를 보였다. 하지만 스테로이드는 조직의 치유를 방해하고 조직을 분해할 수 있는 것으로 알려져 있다.

틸란드(Tillander)는 쥐를 이용한 실험에서, 일주일에 1회 3주간 연속해서 스테로이드를 주사한 결과 힘줄의 손상은 관찰되지 않았으나 8주간 격주 간격으로 주사를 한 경우에는 염증과 콜라겐의 분해 및 괴사가 일어났다고 보고하였다. 이러한 결과를 종합해 볼 때 어깨통증에 있어 단기간 스테로이드 주사는 비교적 안전하다고 할 수 있다. 단 주사를 놓을 때 관절에 감염이 발생하지 않도록 당뇨환자나 면역력이 약한 환자는 철저하게 소독을 해야 하고, 초음파로 보면서 정확한 부위에 주사해야 한다.

담배가 힘줄파열을 일으킬 수 있나?

일부 미국 의사는 흡연하는 환자에게는 힘줄 수술조차 해주지 않는다고 한다. 흡연의 해로운 점은 여러 다른 질환에서도 알려져 있다. 어깨질환에도 마찬가지이며, 혈관을 수축시켜 혈관질환에 악영향을 미치는 담배는 좋지 않다. 말론(Mallon) 등은 하루의 흡연 횟수 및 흡연 기간은 어깨힘줄파열의 크기와 상관관계가 있다고 보고하였다. 이는 어깨힘줄의 파열이 주로 혈액순환이 좋지 못한 부착 부위에서 발생하며, 흡연은 힘줄의 혈액순환을 좋지 못하게 하여 파열의 크기를 증가시키기 때문이다. 갈라츠(Galatz) 등의 쥐에 대한 연구에서도 니코틴 자체가 힘줄의 부착 부위에서의 회복을 지연시킨다고 보고하였다. 수술 전후에는 금연이 필요하고, 특히 어깨힘줄의 수술처럼 힘줄과 뼈 사이의 치유를 기대하는 경우는 반드시 금연을 해야 한다.

골다공증 환자는 수술 후 회복이 더디나?

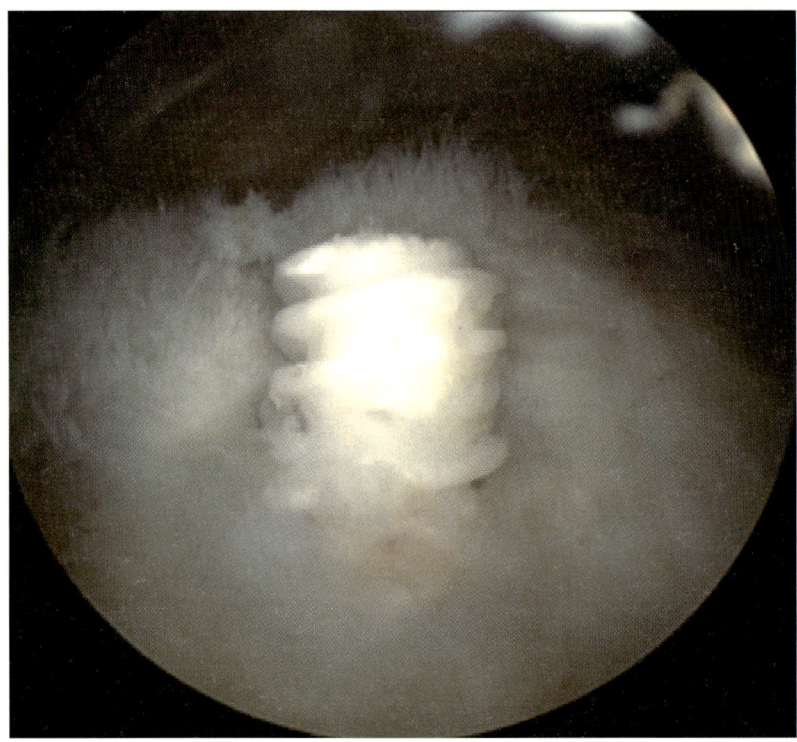

떨어진 어깨힘줄을 뼈에 단단히 부착하기 위해 실이 달린 나사못을 이용해 고정하는데 골다공증이 심해 마치 두부에 못을 박듯이, 나사못이 쉽게 빠져나와 버린 모습.

골다공증 및 비타민D 부족은 수술 후 어깨힘줄의 회복에 영향을 미치는 것으로 알려져 있다. 272명의 관절경하 어깨힘줄 봉합술을 시행한 환자들을 추적 관찰한 결과, 골다공증이 힘줄의 회복에 악영향을 끼친다는 것을 확인한 보고서도 있다.

안젤린(Angeline) 등은 쥐의 어깨힘줄 봉합 실험에서 골다공증이 어깨힘줄 봉합술 후 회복에 나쁜 영향을 미친다고 확인하였다. 때문에 어깨힘줄 수술 전후로, 골다공증 역시 치료해야 한다.

당뇨가 있으면 힘줄파열과 오십견이 잘 생기나?

어깨힘줄파열과 관련한 내과적 질환 중에 가장 흔하며 문제가 되는 것이 당뇨이다. 당뇨로 인한 고혈당은 우리 몸 모든 부위에 영향을 미치며 근골격계에도 문제를 일으킨다. 흔히 당뇨는 오십견, 힘줄의 염증을 유발하는 것으로 알려져 있다. 또한 당뇨가 근육과 힘줄의 기능 및 질에 악영향을 미친다는 보고도 있다. 첸(Chen) 등은 당뇨환자들은 어깨힘줄 봉합술 후 어깨 움직임에 제한 및 감염의 위험이 증가한다고 하였다. 쥐를 이용한 실험에서 역시 어깨힘줄 봉합술 후 재파열이 증가하였다. 어깨힘줄 봉합술 전후로 철저한 당 조절이 필요한 이유이다.

비만인 경우 힘줄파열이 잘 생기나?

아부드(Abboud)는 혈중 콜레스테롤 및 지질 수치가 높은 경우 정상인에 비해 어깨힘줄파열이 높다고 보고하였다. 베이슨(Beason) 등은 쥐를 이용한 실험에서 고 콜레스테롤 군에서 수술 후 4주째 힘줄의 강도가 감소된 것을 확인하였다. 어깨힘줄파열을 예방하고 또 치료 중에도 음식을 가려먹는 습관은 역시 중요하다. 고 콜레스테롤 혈증은 힘줄파열의 발생 및 회복에 나쁜 영향을 미치는 것으로 생각된다.

갑상선 질환도 영향을 미치나?

갑상선 질환은 흔한 내분비 질환이며 어깨가 아픈 환자 중 갑상선 질환을 동반한 경우를 많이 접하게 된다. 올리바(Oliva) 등은 어깨힘줄파열 환자 중에 갑상선 질환 환자가 많다고 보고하였다. 현재까지 갑상선 호르몬 이상은 힘줄을 변형시키고 파열을 유발하는 것으로 추정되고 있다.

나이가 들면 힘줄파열이 잘 생기나?

어깨힘줄파열 환자들을 분석해 보면 40세 이전 환자는 많지 않고, 50~60세부터 환자가 급증하는 것으로 보인다. 연령이 높아짐에 따라 어깨힘줄이 퇴행성 변화를 보여 파열이 증가하는 것으로 알려져 있다. 데팔마(DePalma)는 연령의 증가에 따라 어깨힘줄의 결합조직 성분이 변화하고, 이는 힘줄을 약화시키고 파열을 유발한다는 보고서를 제출하였다.

연령이 증가함에 따라 힘줄 봉합 후 회복률 역시 감소한다고 알려져 있다. 실제로 보일러(Boileau) 등은 어깨힘줄파열 환자를 분석해 65세 이상에서 43%의 회복률을, 65세 이하에서는 86%의 회복률을 보였다고 보고하였다.

이는 고령일수록 힘줄의 퇴행성 변화가 증가하고, 파열의 크기가 크며, 부착부위에서 안쪽으로 많이 떨어져 있어 회복률 또한 감소하는 것으로 추정된다. 진단 후 빠른 시기에 적절한 치료를 받는 것이 중요하다.

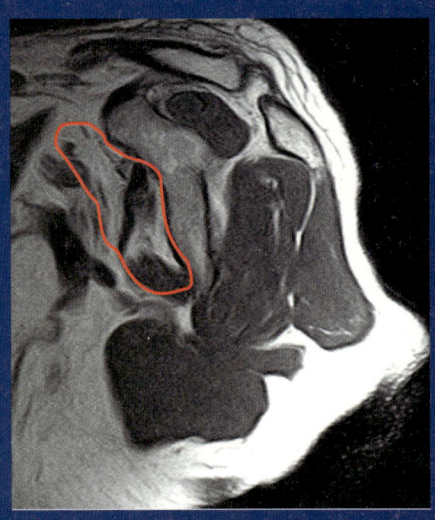
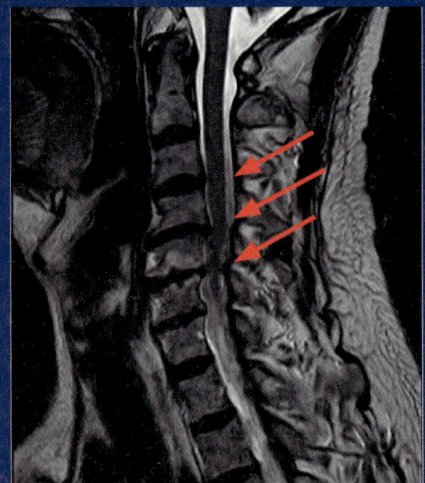

어깨(왼쪽)와 목(오른쪽) : 어깨힘줄인 견갑하근이 너무 얇아져 있었고, 목의 상부에 심한 협착증이 확인되었다.

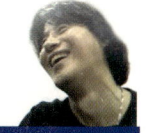
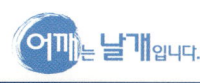

어깨가 아픈데 목 검사는 왜 하나요?

평소 아드님이 한의사인 것이 대단한 자랑이었던 남경필(남/63) 님은 팔이 갑자기 안 올라가고 아파서 가까운 정형외과에 들렀다. 그곳에서 "어깨에 이상이 있는 것 같다."는 말을 듣고 어깨전문병원을 다시 수소문해 찾아오게 되었다. "한 달 전에 일을 하다가 넘어졌는데 그때 어깨를 다쳤나봐." 남경필 님은 나름의 원인도 말씀해 주셨다. 정확한 진단을 위해 일단은 검사를 해 보자고 했다.

검사에서는 어깨힘줄의 일부인 견갑하근이 떨어지고 얇아져 있는 것이 확인됐다. 하지만 이 정도 소견으로 팔이 안 올라가는 문제가 발생할 것 같지는 않았다. 다른 질환이 있을지 염려되어 목도 검사를 해 보았다. MRI에서 심한 목 협착증 소견을 보였으며, 그제야 팔을 들어올리지 못하는 것도 설명이 되었다.

"목 신경에 문제가 있어서 팔까지 아픈 것입니다. 주사로 신경치료를 먼저 하고 경과를 관찰한 후에 어깨힘줄은 추후에 고쳐보시죠." 상황을 설명하며 치료 방향과 계획을 잡아나갔다.

이렇듯 어깨가 아프다고 생각하지만 다른 곳에 문제가 있는 경우도 더러 있다. 특히 우리나라 사람들은 목 아래, 어깻죽지, 팔이 아파도 통칭해서 "어깨가 아프다."고 표현하는 경우가 많다. 남경필 님처럼 어깨가 아프다는 환자에게 어깨힘줄만 꿰매주어서는 해결이 안 되는 경우도 많다. 어깨통증은 나무만 보지 말고 숲을 보고 치료해야 한다.

어깨가 아플 나이에는 목에도 고장이 같이 올 수 있다

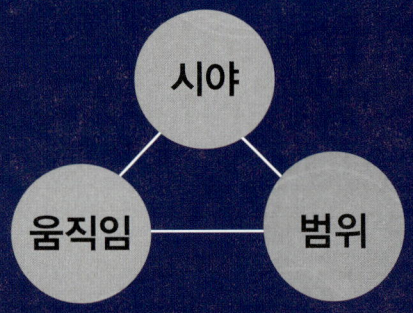

어깨주변 통증 원인이 어깨관절 속에서 오는 것인지 또는 목 신경 협착증으로 어깨통증이 나타나는지를 시야, 움직임, 범위, 세 가지를 살펴보면 쉽게 구분할 수 있다.

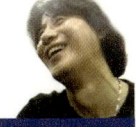

1. 아픈 부위가 곁눈질로 보이는가?

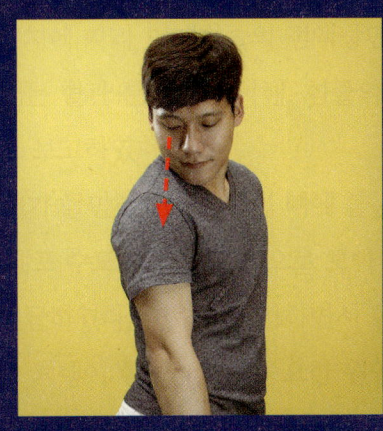

통증 부위가 시야의 어느 범위 인가를 확인해 질병을 구분할 수 있다.

어깨근육은 등 뒤 날개뼈에서 시작된다. 간단하게 곁눈질로 보이는 앞쪽 부위가 아프면 어깨관절 내부의 원인일 가능성이 크다. 반면 곁눈질로는 보이지 않고 손으로도 잘 닿지 않는 부위가 아프면 목에서 등 뒤로 내려가는 신경을 타고 내려온 통증일 가능성이 높다. 물론 이렇다 해도 목에는 통증을 못 느낄 수 있다.

등을 바닥에 대고 반듯하게 누우면 어깨는 바닥에서 30도 앞쪽으로 올라가 있다. 척추는 옆에서 보면 몸의 뒷면에 위치해 있으며, 목뼈 역시 뒷면에 위치해 있다. 눈으로 보아서 보이지 않는 곳에서 통증이 느껴진다면 목에서 시작된 통증일 가능성이 크다.

2. 고개를 돌리면 등에 통증이 나타나는지?

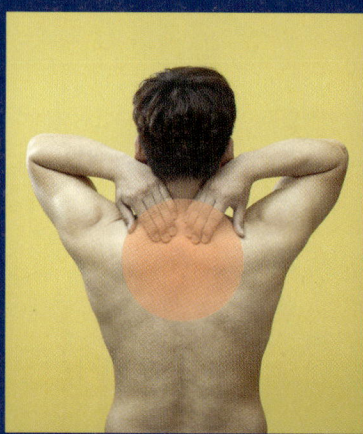 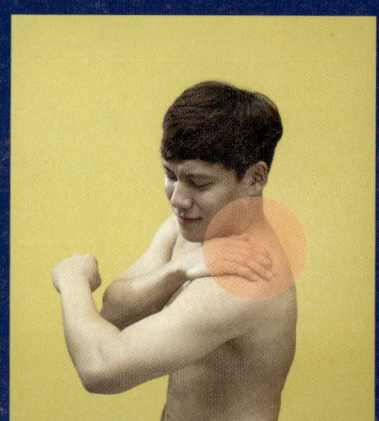

어깨에 문제가 있을 때는 어깨를 움직일 때 통증이 나타난다. 협착증은 어깨죽지나 견갑골 주변으로 방사통이 나타난다.

어깨를 고정한 상태에서 팔을 돌려보자. 어깨관절을 움직일 때 통증이 오면 어깨관절 속에 이상이 있을 가능성이 크다. 고개를 움직였을 때 특정 방향에서 등의 날개뼈 쪽으로 통증이 느껴지면 목의 협착증 때문에 나타난 통증일 가능성이 높다.

3. 팔꿈치 아래로 저리는 증상이 나타나는지?

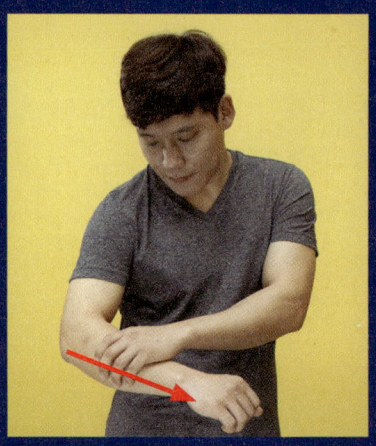

팔꿈치 아래 통증과 손 저림까지 동반된다면 목이 원인인지 함께 확인을 해 봐야 한다.

어깨관절 속에서 문제가 생길 경우, 팔꿈치 아래로부터 손가락까지 통증이 내려오지는 않는다. 팔꿈치 아래로 통증이 오게 되면 팔꿈치 관절 질환인 엘보증후군의 증세일 수 있다. 손 저림까지 함께 느껴지면 목에서 생긴 질환으로 통증이 팔까지 내려왔을 가능성이 높다.

나이가 많을수록 목과 어깨 두 곳 모두에서 문제가 생기는 경우가 많다. 때문에 목과 어깨의 원인을 찾아 동시에 치료하는 일도 많다. 정확한 진단으로 원인치료를 해나가면 치료의 헛발질을 피할 수 있다.

03

어깨힘줄봉합은 팔 힘을 되찾는 과정이다

통증 조절보다 찢어진 힘줄을 잇는 근본치료가 중요하다

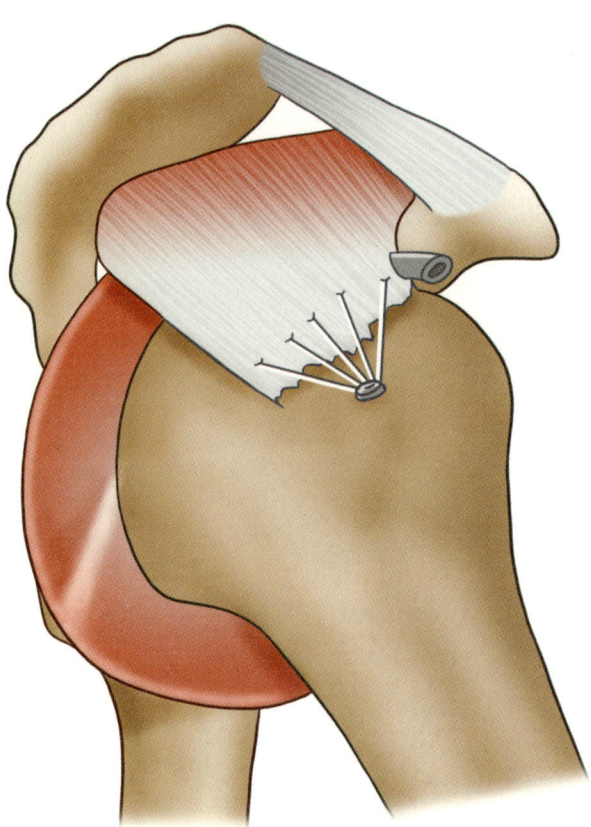

낙하산 모양의 봉합방법 : 최근 시도된 새로운 봉합술로, 파열되어 안쪽으로 이동된 힘줄의 모든 부분을 부착 부위에 밀착시켜 주는 봉합술이다.

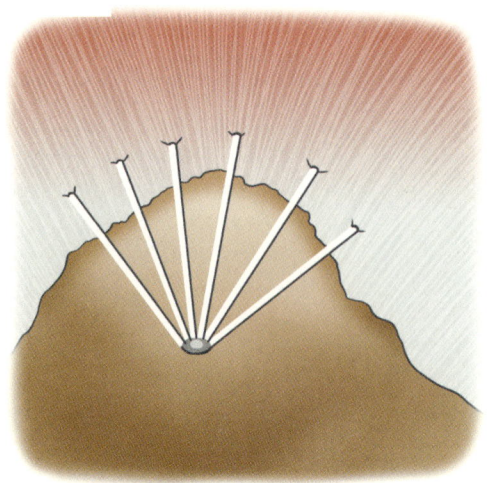

젊고 건강한 남성의 일반적인 힘줄 굵기는 자신의 두 번째 손가락 정도이다. 하지만 이는 일반적인 수준이고, 개개인의 힘줄 굵기는 MRI 검사를 통해 확실히 알 수 있다. MRI에서는 힘줄의 굵기 외에도 파열된 힘줄의 종류와 개수, 파열의 크기, 파열된 힘줄이 근육 쪽으로 당겨진 정도, 지방화된 상태를 알 수 있다. 치료는 이러한 검사 결과를 바탕으로 환자의 나이, 활동 정도, 파열의 크기, 외상의 유무, 이환(罹患) 기간 등을 고려하여 결정하게 된다.

파열이 50% 미만의 부분 파열인 경우 비수술적 치료로 약물, 스테로이드 주사, 스트레칭 및 근력 운동을 시행할 수 있다. 다만 활동이 많은 젊은 환자의 부분 파열은 추후 전층 파열로 진행할 가능성이 높아 수술을 고려할 수 있다. 강력한 외상에 의한 외상성 파열, 오랜 기간 어깨가 아파온 경우도 수술을 고려하게 되며, 전층 파열의 경우 수술을 하게 된다.

일단 힘줄에 이상이 생기면 팔을 아끼고, 안 쓰며 조심한다고 저절로 낫지는 않는다. 약을 먹든, 주사를 맞든 통증의 유무와 관계없이 힘줄파열은 점차 진행된다. 처음부터 치료를 수술로 시작하지는 않더라도, 최후의 방법으로는 수술을 고려할 수밖에 없다.

앞서 이야기했듯, 힘줄파열이 전체 두께의 50% 미만이고 통증도 심하지 않으면 비수술 치료로 시작한다. 특히 환자가 어깨주사 등 보존적인 치료를 해본 적이 없다면 일단 주사치료나 근력운동 등을 하면서 있는 힘줄을 충분히 사용해 보라고 한다.

그러나 주사치료에 효과가 없고 하루 종일 신경이 어깨에만 가 있다면 수술을 권하게 된다. 잠자리에서도 어깨통증으로 잠이 깰 정도라면 특히 그러하다. 관절내시경으로 견봉 아래 뼈를 약간 깎아내고 점액낭염만 제거해 주어도 통증이 사라져 팔을 사용하는 것이 훨씬 편해진다.

==초기의 힘줄파열 상태의 힘줄은 질긴 고무처럼 단단하며, 다시 봉합하면 원래 상태로 회복이 가능하다. 하지만 오래될수록 힘줄파열의 크기는 커진다. 어깨힘줄에 구멍이 생길 정도로 완전파열이 있다면 둑에 작은 구멍이 생겨 물이 새다가 점차 구멍이 커지고 둑이 무너지는 것과 같은 지퍼현상이 나타나기도 한다. 구멍이 점차 커지면 힘줄도 얇아지고 푸석푸석해진다. 내시경으로 열심히 꿰매 놓아도 다시 찢어지고 터질 위험도 높아진다.== 가능하면 파열의 크기가 작을 때 원래대로 회복시켜 놓는 것이 좋다. 앞으로 40~50년은 더 사용해야 할 힘줄이니 초기에 치료를 해주는 것이 좋다.

수술은 파열된 힘줄을 원래 위치에 봉합해주는 과정이다. 더불어 통증을 유발하는 염증 조직을 제거하고 충돌을 유발하는 어깨뼈를 평평하게 정리해준다. 대부분 관절경을 이용한 봉합술을 시행하며, 파열의 크기가 크고 심하게 근육 쪽으로 당겨져 봉합이 불가능할 경우에는 다른 방법을 고려하게 된다. 비교적 젊은 환자에게는 힘줄 이전술을, 고령의 환자에게는 상한 힘줄을 대신해 근육의 힘으로 팔을 사용하도록 하는 역행성 인공관절 수술을 권한다.

부연 설명을 하자면, 어깨힘줄파열의 발견이 많이 늦어져서 이미 한참 진행되었다면, 힘줄이 근육 쪽으로 당겨져 봉합을 위해 당겨도 잘 당겨오지 않고 길이도 짧아져 있을 가능성이 크다. 이럴 경우 치료 방법을 결정할 때 가장 중요한 것 중 하나가 환자의 나이이다. 환자가 70대 이상이라면 인공관절도 고려하겠지만 아직 한참 일할 50~60대라면 결국 다른 힘줄을 빌려와 보강해주는 수술이나 패치를 덧대는 수술을 고려하게 된다. 비교적 덜 중요한 다른 힘줄들을 빌려와서 보강을 하는 보강술에는 이두근이나 광배근을 주로 활용한다. 패치는 사람 피부조직을 가공해서 안전하고 공인된 것을 사용한다.

다만, 모든 환자에게서 힘줄파열 봉합술의 결과가 동일하게 나타나는 것은 아니다. 환자가 65세 이상인 경우, 광범위 파열이 있거나 오랜 기간 힘줄파열을 방치한 경우, 당뇨가 있는 경우, 근 위축과 지방 변성이 나타난 경우, 수술 후 재활을 따르지 않은 경우 등은 경과가 좋지 않을 수 있다.

특히 류마티스나 강직성 척추염 등 염증 소견이 지속될 경우, 힘줄도 염증 때문에 얇아져 있는 경우가 대부분이다. 철이 물속에 오랫동안 담겨 있으면 삭는 것과 비슷한 원리가 힘줄에도 작용하기 때문이다. 때문에 환자의 나이, 질병 유무를 잘 가려서 치료방법을 선택하게 된다.

힘줄파열, 수술 안 하고 나을 수는 없나요?

어깨힘줄파열로 수술해야 한다는 소리를 듣고는, MRI 결과를 가지고 병원 쇼핑을 다니는 환자를 자주 보게 된다. 물론 같은 MRI를 가지고 의사들마다 치료 의견이 다를 수 있다. 특히 MRI에서 반쯤 파열된 어깨힘줄이 발견된 경우 의사들의 판단은 제각각이다. 어떤 의사는 수술을 권하고 어떤 의사는 수술하지 말고 기다리라고 한다. 환자 입장에서는 도대체 누구 말을 따라야 할지 모를 일이다.

이럴 때 나는 "'지금 당장 불편한 정도'만으로 수술을 결정할 것이 아니라 여러 가지를 함께 고려해 수술을 결정하자."며 환자와 함께 고민을 나누려고 한다. 다음은 환자와 이야기하는 여러 고려 사항 등을 정리한 내용이다.

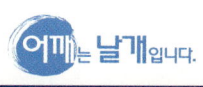 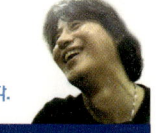

1. 그동안 어떤 비수술 치료로 얼마의 기간 동안 치료를 해왔나?
2. 일상생활에서 어깨 때문에 어느 정도로 지장을 받나?
3. 수술을 안 하고도 앞으로 좋아질 가능성이 있는가? 아니면 고생만 하다가 결국 수술을 하게 될 것인가?
4. 환자 스스로 어깨 때문에 얼마큼의 스트레스를 받는가?

어깨힘줄은 반밖에 안 떨어졌더라도 환자가 크게 불편을 느낄 정도라면 수술도 좋은 선택이다. 힘줄봉합술은 내시경으로 하기 때문에 국소신경 마취로 가능하고 수술 시간도 20분 정도밖에 걸리지 않는다. 통증과 불편으로 살기가 힘들고, 여기저기 치료하러 다니느라 돈과 시간을 쓰는 고생에 비하면 간단하고 예후도 좋다. 견봉감압술, 점액낭제거술, 관절낭제거술 등은 오랜 어깨통증을 해결할 좋은 방법이고 수술 후 바로 일상생활도 가능하다.

관절경적 어깨힘줄 봉합술

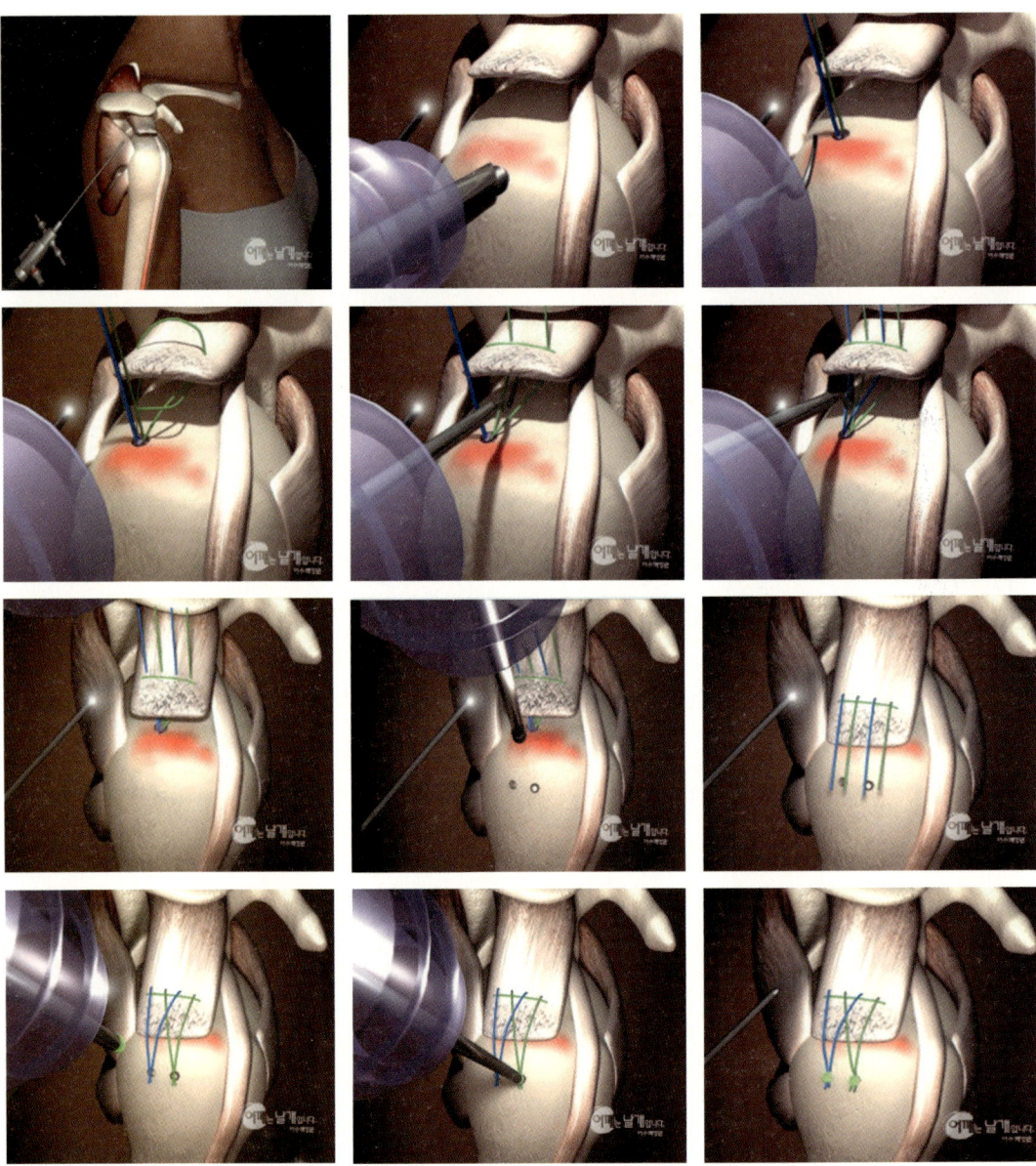

메이슨 알렌(MA) 봉합술

이상적인 어깨힘줄(회전근개) 봉합술은 강한 고정력으로, 봉합 부위의 힘줄과 뼈의 간격을 최소화시키는 과정이다. 반복적인 움직임에도 끊어지지 않을 정도로 단단하게 봉합을 하면 힘줄이 뼈에 잘 뿌리를 내려 치유 효과가 나타난다. 그렇다고 힘줄을 재봉틀로 꿰매듯이 촘촘히 꿰매는 것이 좋은 것은 아니다. 어깨힘줄을 단단히 당겨 누르면 힘줄에 흐르는 혈액을 차단시켜 오히려 좋지 않다. 힘줄을 붙이는 혈액이 잘 돌지 않으면 적절한 치유는 일어나지 않기 때문이다.

봉합술에서 중요한 것은 고유부착부에 최대한 넓고 고르게 힘줄을 붙이는 과정이다. 이때 힘줄을 너무 세게 잡아당기지 않도록 주의해야 한다. '힘줄에 긴장이 안 들어갈 정도'가 적당하다. 최대한 긴장을 덜 주면서 많은 접촉면이 생기게 꿰매주는 것이 좋다.

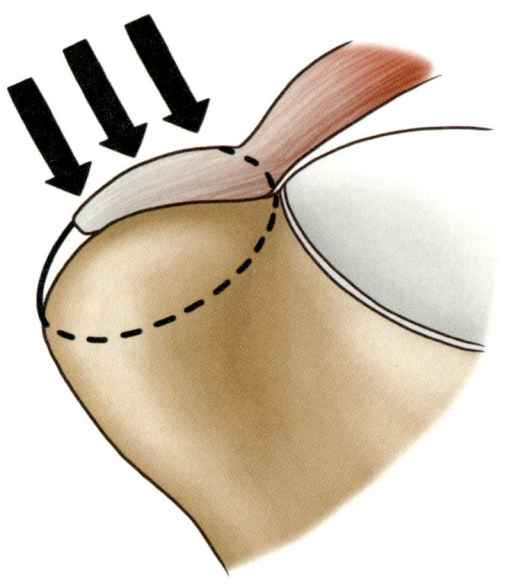

경골 봉합술
피부를 절개 후 힘줄파열 부위를 노출시키고 원래의 힘줄이 붙어있는 상완골 부착 부위의 뼈에 구멍을 내서 봉합실을 통과시킨 후 그 실로 떨어진 힘줄을 묶어주는 전통적인 봉합 방법.

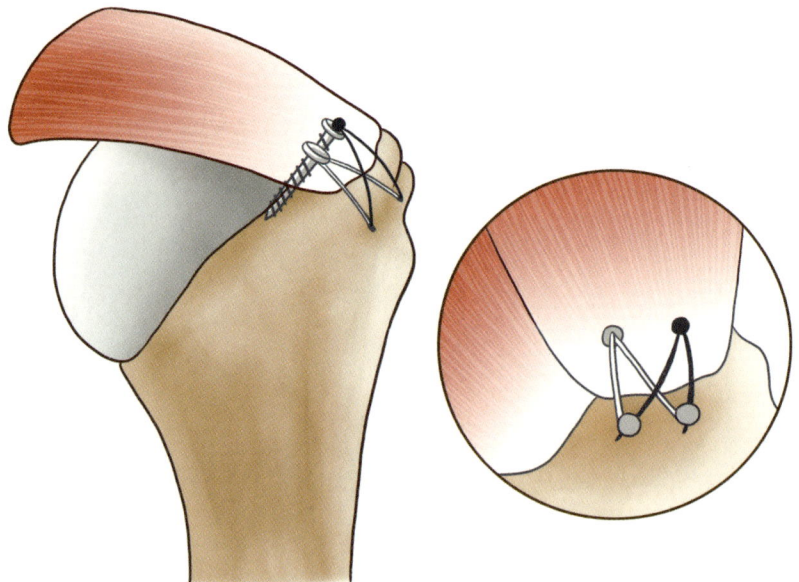

관절경하 교량형 봉합
관절경 수술 방법의 발달과 봉합 나사못의 발전으로 피부를 열지 않고 떨어진 힘줄을 뼈에 고정하는 방법.

어깨힘줄 봉합술은 예전에는 절개를 통한 수술도 많았으나 수술기구와 재료가 발달하면서 점차 관절경을 이용한 수술로 발전해 왔다. 수술 방법은 주로 봉합 나사못을 이용한 단열 봉합술(single row repair, 한 줄로 봉합), 이열 봉합술(double row repair, 두 줄로 봉합) 등이 사용돼 왔다. 최근에는 절개형 수술에서 사용하였던 골 관통형 봉합술(transosseous suture technique)과 비슷한 봉합 형태를 관절경에 이용하는 교량형 봉합술식(suture bridge technique)도 주로 사용되고 있다.

단열, 이열, 교량형으로 구분할 때 흔히 열을 봉합실의 개수로 이해하는 환자들도 있는데, 여기서의 열은 한 줄 서기, 두 줄 서기의 의미이다. 나사못이 한 줄로 박혀 있느냐, 두 개의 줄로 박혀 있느냐, 교량형으로 엑스자로 박혀 있느냐로 구분하면 쉽다.

다음에 봉합술의 변화에서 3가지 봉합술의 방법과 장점에 대해서 알아보겠지만, 3가지 봉합술 중에서 한 가지 봉합술이 최고 좋다고 평가할 수는 없다. 의료진은 관절경으로 어깨힘줄이 파열된 양상을 살펴보고 그에 맞게 봉합술을 디자인해 간다. 개별 환자의 어깨힘줄을 잡아당겨보기도 하고 맞춰보기도 하면서 적합한 봉합술을 선택하기 때문에 '맞춤형'이라고 표현해도 틀린 말은 아니다.

봉합술의 변화

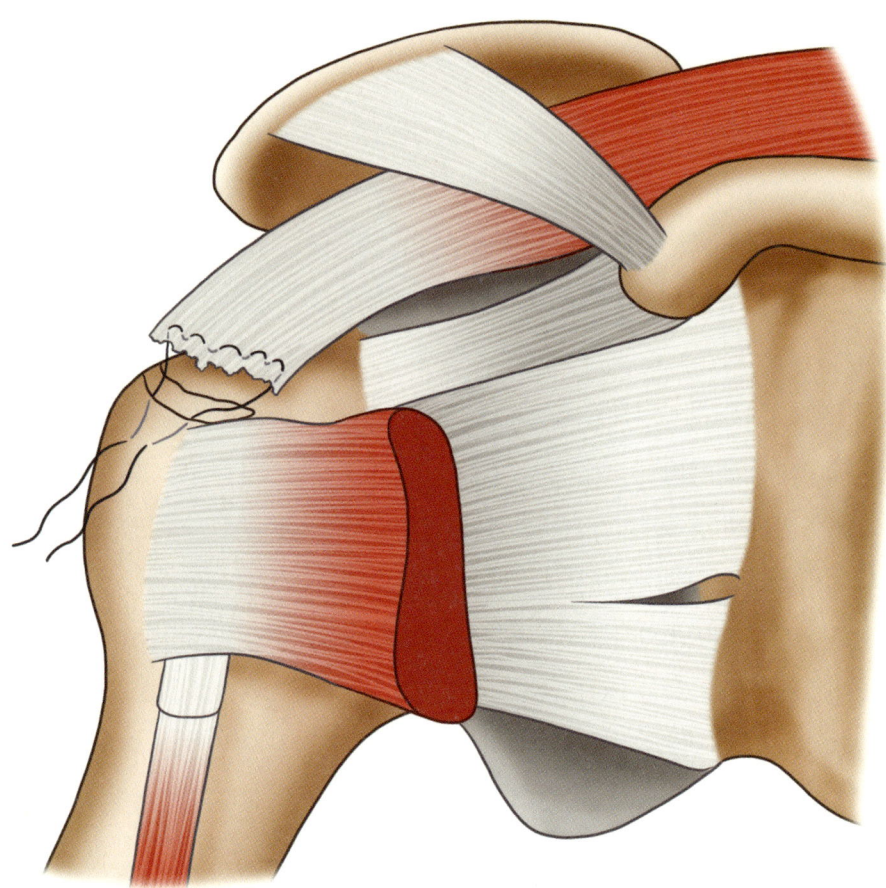

고전적인 힘줄 봉합술 : 관절경이 개발되기 전에는 힘줄봉합술도 어깨관절을 열어서 진행했다. 힘줄을 통과한 실들을 고유부착부에 구멍을 뚫어 통과시킨 후 봉합한다.

어깨힘줄의 너비는 힘줄에 따라 다른데, 두가스(Dugas)의 해부학적 연구에 따르면 극상근은 평균 12.7mm, 극하근은 평균 13.4mm 그리고 견갑하근은 평균 17.9mm 정도라고 한다. 루톨로(Ruotolo)의 해부학적 연구에 따르면 극상근의 평균 전후방 길이는 16.3mm이고, 극하근은 16.4mm, 견갑하근은 24.3mm 정도라고 했다. 비교적 작은 면적에 파열된 힘줄을 붙이는 수술이기 때문에 힘줄과 뼈를 연결하는 강한 고정력을 갖는 것이 매우 중요하다.

전통적인 관통형(Transosseous suture) 봉합술은 주로 피부절개 후 파열된 어깨힘줄에 봉합실을 통과시킨 후, 위팔뼈인 상완골의 대결절 부위에 구멍을 내고 봉합실을 꿰어 강한 고정력을 얻어 힘줄과 뼈를 연결하는 방식이었다.

관통형 봉합술은 뼈와 힘줄 사이의 치유에 우수한 환경을 만들어 좋은 결과를 보여주었다. 이후 강한 봉합실의 개발, 새로운 봉합 나사못과 봉합실을 힘줄에 통과시키는 기구들의 발달로 관절경을 이용한 어깨힘줄 봉합술은 획기적인 발전을 이루었다.

단열 봉합술

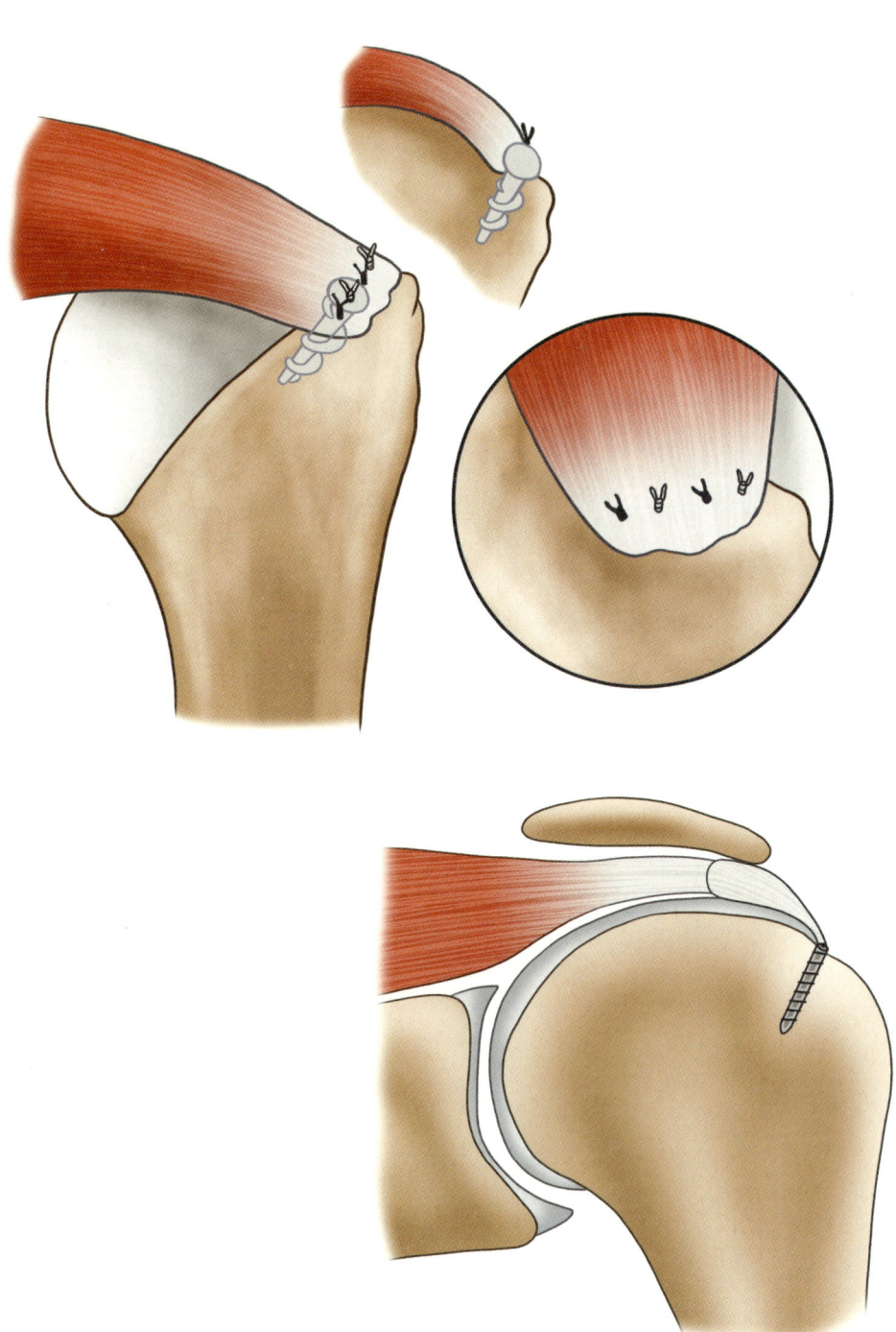

관절경을 이용한 단열 봉합술(single row repair)은 나사못을 힘줄 부착 부위의 뼈에 심어서 어깨힘줄을 봉합하는 수술법이다. 가장 전통적인 수술법으로 수술이 어렵지 않고, 수술 시간이 짧다는 장점이 있다. 눈으로 직접 보면서 진단과 동시에 바로 치료할 수 있는 점, 수술 후 흉터가 크게 남지 않는 점, 통증이 크지 않은 점, 절개 수술에 비해 치료 경과가 좋은 점 등은 일반적인 관절경 치료의 장점들이기도 하다. 다만 단열 봉합술의 경우 고유부착부 접촉 면적이 좁고, 고정력이 약해 재파열(재발)률이 높다는 단점이 지적되었다.

특히 피부를 절개하여 시행하는 관통형 봉합술보다는 강한 고정을 얻기 힘든 것이 사실이다. 프랑스의 보일러(Boileau) 교수는 대파열 이상의 광범위 파열 환자에게 실시한 단열 봉합술의 경우 재파열율이 70% 이상으로 높게 나타났다고 보고하였다.

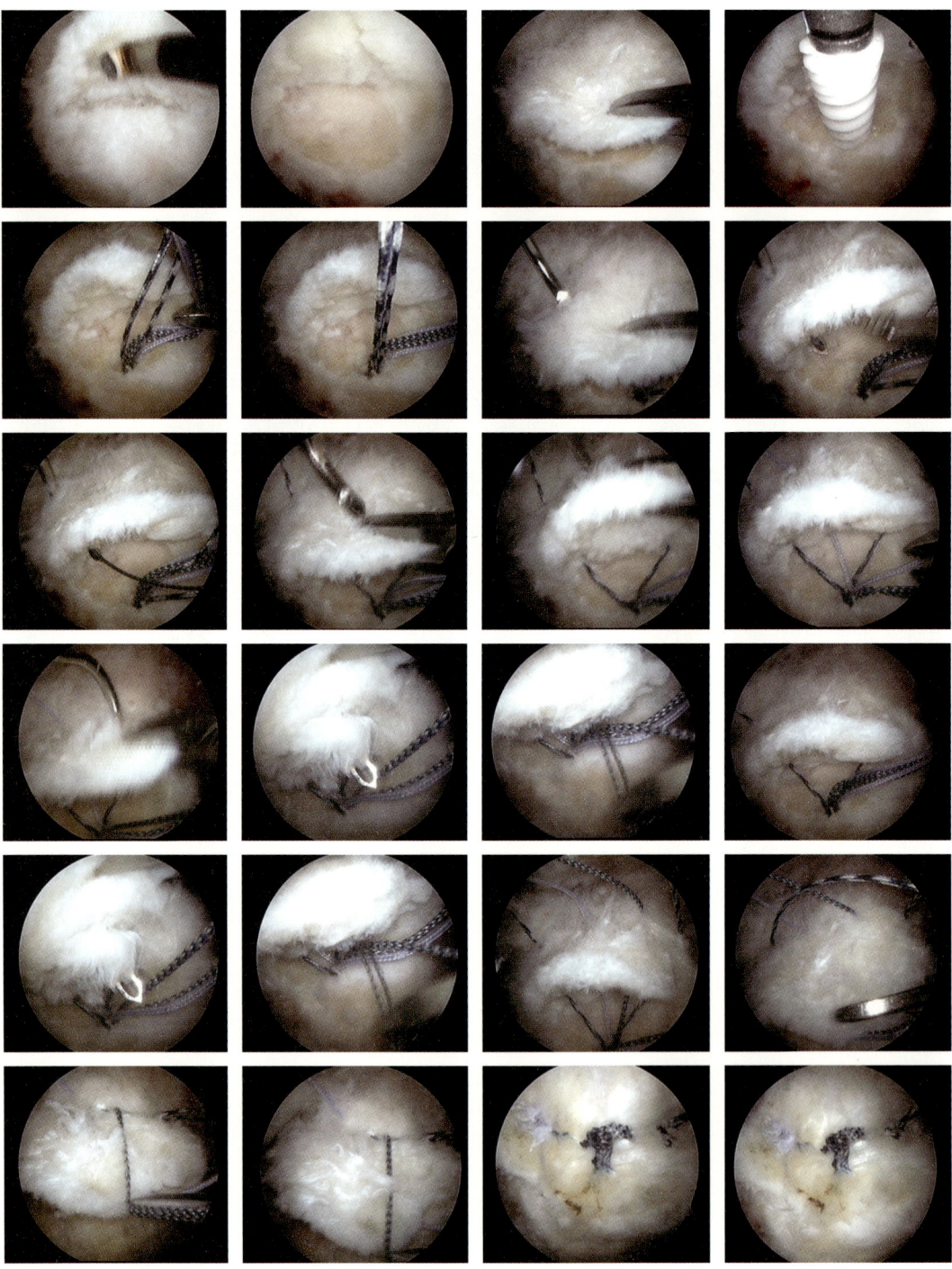

어깨힘줄 차열 봉합 – 단열 봉합술

이후, 단열 봉합술의 단점을 보완하기 위해 다양한 시도가 이어졌고, 대표적으로 '변형된 메이슨 알렌 봉합술'이 꼽히고 있다. 그간 단열 봉합술이 실패하는 원인으로 가장 많이 지적된 것은 봉합실과 고유부착부가 강하게 연결되지 못한다는 것이었다. 긴장된 봉합실이 힘줄을 절단하거나 고유부착부의 면적이 충분히 확보되지 못해 치유가 지연되는 점도 지적되었다. 이에 많은 연구진들은 이를 해결할 방법을 찾았고, 개방형 봉합술에서 사용돼 온 메이슨 알랜(Mason Allen) 봉합법을 관절경적 봉합법에 적용하는 방법도 시도되었다.

실제 관절경적 메이슨 알랜 봉합법은, 단순 봉합법(single simple suture)이나 단순 수평봉합법(horizontal stitch)에 비해 힘줄에 가해지는 하중을 잘 견뎠다. 봉합실과 고유부착부가 보다 강하게 연결돼 재파열이 일어나는 비율도 줄일 수 있었다.

이열 봉합술

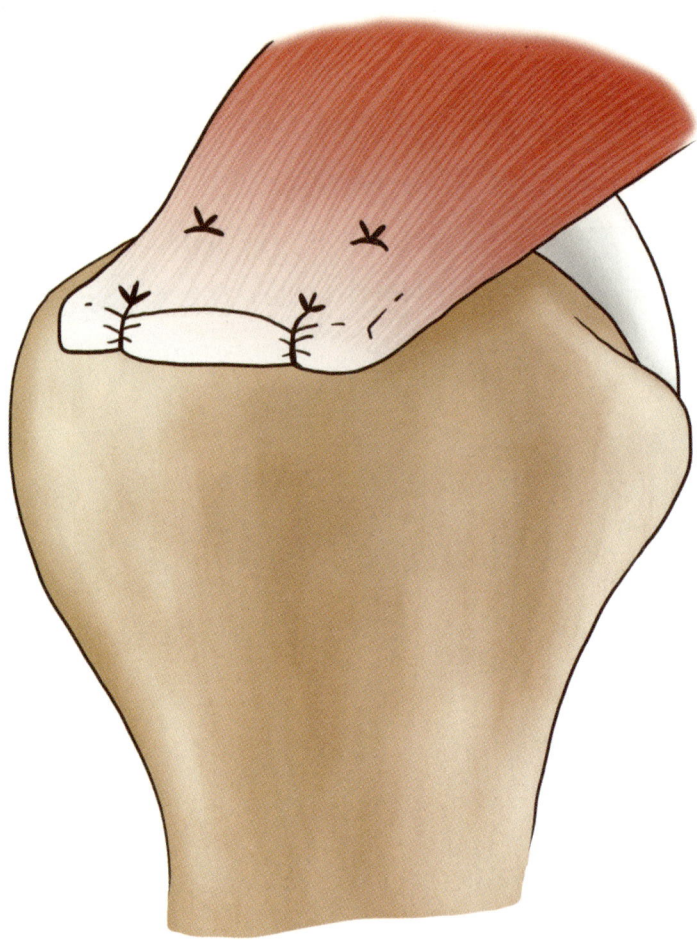

이열 봉합술

어깨힘줄 봉합술은 일반적으로 힘줄이 떨어져나간 팔뼈의 머리 부분(고유부착부)에 떨어진 힘줄을 넓게 붙여줄수록 치유가 잘될 가능성이 높다. 때문에 어깨힘줄 봉합술은 고유부착부에 힘줄을 최대한 넓게 붙여주는 방법으로 발전해 왔다고 해도 과언이 아니다. 이에 단열 봉합술보다 부착 부위의 접촉 면적을 넓히고 강한 고정력을 얻기 위한 방법으로 이열 봉합술이 개발되었다.

==어깨힘줄파열 봉합술의 가장 큰 문제는 재파열이다. 재파열이 일어나는 원인은 크게 3가지를 꼽을 수 있는데, 첫째 떨어진 어깨힘줄 부착 부위가 약한 경우, 둘째 매듭 실패나 봉합 나사못이 잘못돼 고정이 잘 되지 않은 경우, 셋째 봉합된 힘줄과 뼈 사이에 혈액 순환 등이 잘 일어나지 않아 자연 치유가 안 된 경우이다.== 이들 중 봉합 나사못이 빠지거나, 봉합이 끊어지고, 매듭이 풀어지는 등의 '봉합에 관한 문제'는 봉합 나사못이 발달하고, 고강도 봉합실이 개발되고, 매듭 기술도 발달하면서 어느 정도 해결이 되었다. 현재 일어나는 재파열은 대부분 봉합된 어깨힘줄과 뼈 부착부에서 힘줄과 봉합실이 분리된 경우라고 할 수 있다. 이 부분은 단열 봉합술의 단점으로 많이 지적되어 왔다.

이에 이열 봉합술(double row repair)은 단열 봉합술보다 힘줄과 봉합실 간의 분리를 줄여주는 형태로 발전해 왔다. 이열 봉합술은 관절면 경계와 힘줄 부착 부위에 나사못을 박아 2개의 열을 만든다. 2개의 나사못에 힘줄을 고정하면 보다 강한 고정력을 얻을 수 있으며, 힘줄과 뼈 사이의 접촉 면적도 넓힐 수 있다.

다만, 이열 봉합술도 수술 후 재파열을 완전히 해결할 수는 없었다. 단열 봉합술보다 어깨힘줄 부착 부위의 접촉 면적을 증가시켜 치유 환경은 개선되었지만, 이것이 치유가 일어날 수 있는 충분한 환경이라고는 할 수 없다는 지적도 받았다.

교량형 봉합술

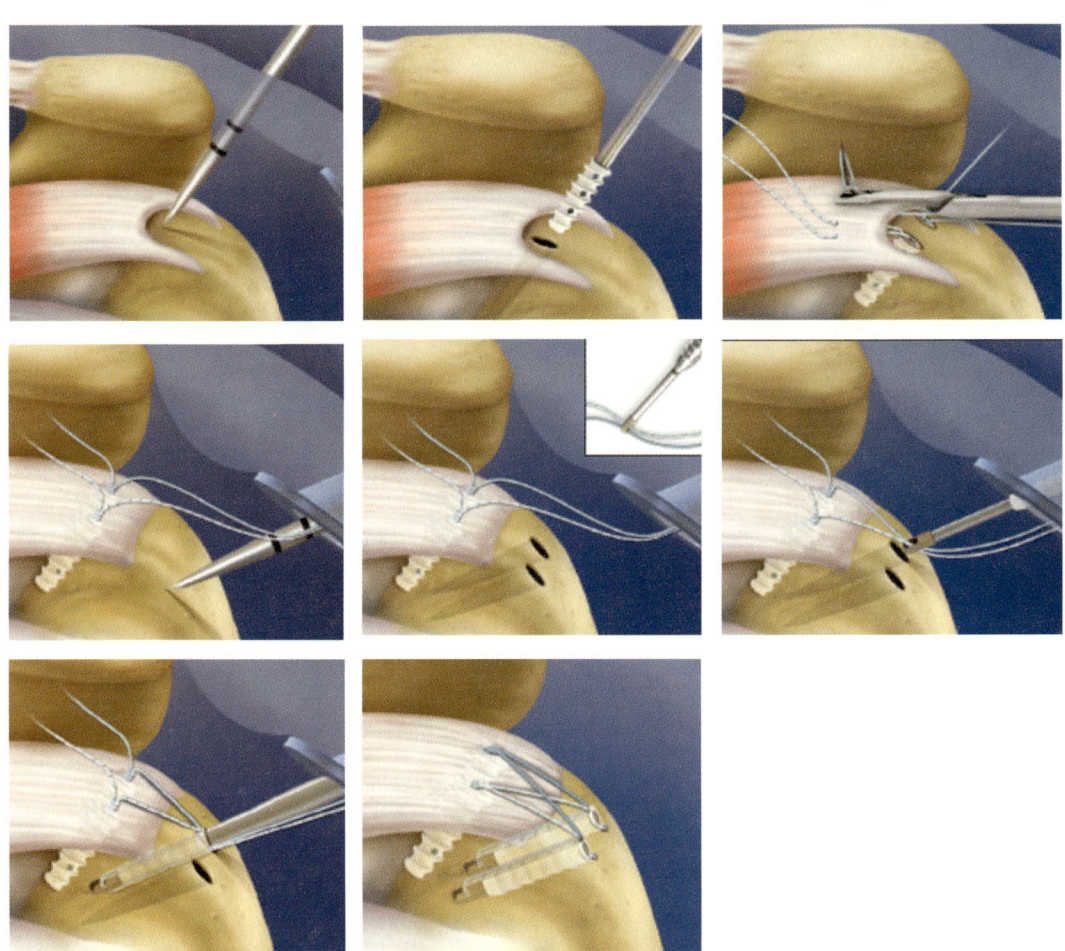

교량형 봉합술

교량형 봉합술(suture bridge repair)은 이열 봉합술이 어깨힘줄 부착 부위를 충분히 복원하였음에도 높은 재파열을 보임에 따라, '충분한 치유 환경'을 만들어 주는 방법의 한 형태로 제시되었다. 단순히 부착 부위를 넓히는 것을 넘어서 힘줄이 뼈에 잘 붙을 수 있는 좋은 치유 환경을 만들어 주는 데 초점을 두었다.

==파크(Park)는 관통형 봉합술이 단열 봉합술에 비해 고유부착부가 넓게 복원될 뿐만 아니라, 힘줄과 뼈의 접촉 압력도 높게 측정된다고 보고하였다. 봉합실에 의해 힘줄과 뼈가 받는 압력을 높이면, 힘줄과 뼈 사이를 압박해 힘줄이 뼈에 더 잘 붙도록 한다고도 주장하였다.==

이러한 배경 지식하에 관절경 수술에 관통형 수술법을 응용하는 과정에서 교량형 봉합술식이 개발되었다. 교량형 봉합은 단열 봉합처럼 안쪽 부분에 나사못을 1열 횡대로 삽입해서 봉합하고, 바깥 부분에 추가로 한 개의 열로 나사못을 삽입해 안쪽 부분에 삽입된 나사못에 연결된 실을 걸어 고정하는 방법이다. 이렇게 하면 힘줄을 눌러서 힘줄이 뼈에 부착되는 면적을 넓혀주고 해당 부위에 압박력을 가해 치유를 촉진하게 된다. 관통형 봉합술의 효과가 나타나는 셈이다.

정리하자면 교량형 봉합술은 어깨힘줄파열에 이용되는 이열 봉합술의 장점을 유지하면서 보다 적은 시간에 봉합술을 시행할 수 있도록 개발된 기법이다. 2006년에 파크 등에 의해 소개된 이래 현재까지 널리 사용되고 있다.

어깨힘줄 봉합 나사못의 진화

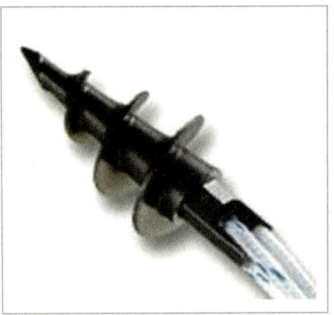

금속 나사못
(titanium anchor, Stryker)

금속 나사못은 강도가 높고, 삽입이 용이하며, X-ray로도 쉽게 확인할 수 있다는 장점이 있다.

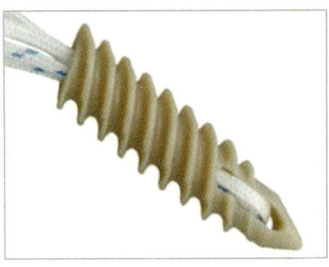

비흡수성 PEEK 재질의 나사못
(Smith&Nephew)

플라스틱 재질 나사는 비 흡수성 비 금속성 재제로, 강한 강도와 함께 화학적으로 안정되어 다양한 산도 범위에서 사용이 가능하다는 장점이 있다.

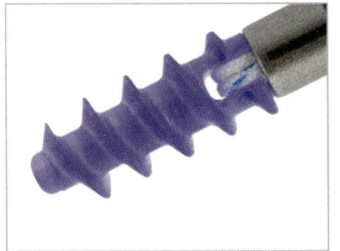

생흡수성 봉합사(Linvatec)

인체 속에서 흡수되는 재질의 나사는 봉합실 손상이 적고, 쉽게 재수술이 가능하며, MRI 촬영 시 방해(artifact)가 적은 장점이 있다. 최근의 재질은 금속과 비슷한 정도로 초기에 단단하고, 힘줄이 뼈에 붙을 때까지 강도를 유지해주며, 흡수 시 뼈와의 이상 반응 등 부작용을 최소화하는 방향으로 발전하고 있다.

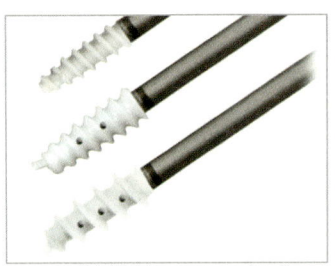

생체복합재료(Arthrex)

최근에는 인체 속에서 흡수되며 나사에 새로운 뼈가 만들어지도록 유도하는 물질을 혼합한 형태의 생복합재료 나사못을 사용하는데 흡수성 나사는 18~24개월에 걸쳐서 인체에 서서히 흡수된다고 알려져 있다.

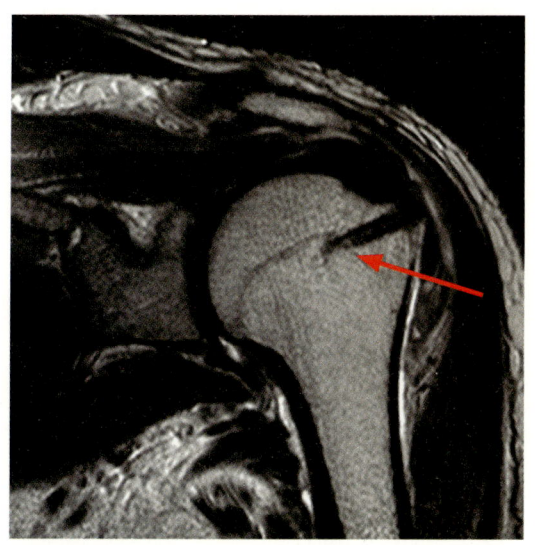

MRI로 확인한 고정된 나사못

1909년에 코드만이 어깨힘줄 봉합에 대한 첫 보고를 한 이후 정형외과 수술에 있어 어깨힘줄의 봉합은 피부를 절개하고 뼈에 구멍을 내어 힘줄을 뼈에 부착시키는 방법이 주로 사용되었다. 1990년대에 이르러서 관절경 기구의 발달과 함께 나사못과 봉합실이 개발되었다.

이후 어깨 주관절 영역에서 관절경 수술은 획기적인 발전을 이루게 되었다. 현재 사용되는 나사못의 종류는 흡수성, 비흡수성, 비매듭형 등이 있으며, 봉합실에는 흡수성, 비흡수성 그리고 혼합형 등이 있다.

봉합실을 이용한 어깨힘줄 봉합 후 봉합 조직은 염증기, 조직기, 리모델링기 이렇게 3단계를 거치게 된다. 그렇게 최소 12주간 조직을 뼈에 부착시켜 틈이 생기지 않게 유지해 주어야 치유가 된다. 이상적인 나사못의 조건은 봉합실을 뼈에 견고하게 부착시키고, 힘을 가할 때 뼈에서 쉽게 빠져 나오지 않으며, 수술 시 쉽게 삽입돼야 한다. 또한 봉합 매듭 형성이 쉽고, 여러 가닥의 봉합실을 유지할 수 있으며, 장기간 유지해도 몸에 해롭지 않아야 한다. 여수백병원에서는 대부분 흡수형 나사못을 이용하여 힘줄을 봉합한다.

다양한 봉합술의 임상 결과

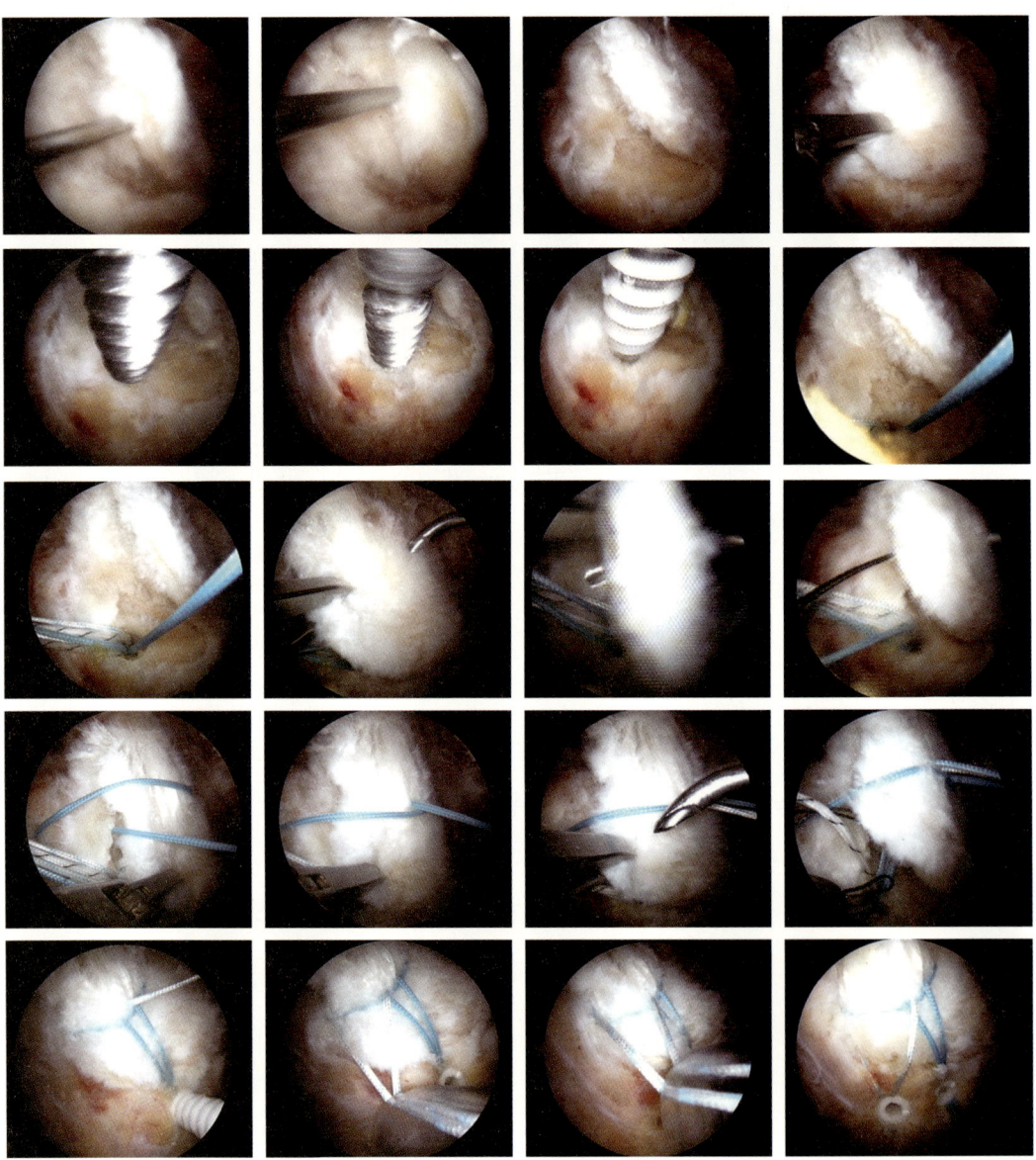

중파열을 봉합하는 메이슨 알랜 봉합술 : 3cm 미만의 파열을 단열 봉합술의 한 형태인 메이슨 알랜 봉합술을 이용해 봉합하였다.

수가야(Sugaya) 등은 이열 봉합술과 단열 봉합술의 임상 결과를 비교한 결과 주관적 기능에는 차이가 없으나 MRI 검사에서 이열 봉합이 단열 봉합에 비해 구조적으로 높은 치유율을 보인다고 하였다. 또한 관절경 수술 시 복원된 힘줄의 넓이를 관찰한 결과 단열 봉합술은 봉합 후 힘줄의 해부학적 복원에 있어 정상 부착 부위의 52.7% 정도밖에 복원하지 못한 반면, 이열 봉합술은 단열 봉합술보다 2배나 넓은 접촉 면적을 복원하였다고 하였다.

파크 등의 연구에 따르면 어깨힘줄의 파열 크기가 중간 크기 이하는 단열 봉합술과 이열 봉합술의 임상적 차이가 없지만, 대파열 이상에서는 이열 봉합술이 단열 봉합술보다 우수한 임상적 결과를 얻었다고 하였다. 여러 문헌들을 종합해 보면, 이열 봉합술과 단열 봉합술 후 임상 결과는 비슷하였지만 재파열률로 놓고 보자면 이열 봉합술이 보다 우수한 것을 알 수 있다.

여러 연구에서 교량형 봉합술식은 일반 이열 봉합술에 비해 복원 면적이 넓으며 파열을 견디는 힘이 강하다고 보고되었다. 정상 어깨힘줄의 강도와 비슷하게 측정되었으며, 외부에서 가해지는 힘에도 충분한 저항력을 보이고, 정상에 가깝게 힘줄 부착 부위를 복원하였다는 평가를 받았다.

파열 크기에 따른 봉합술의 선택

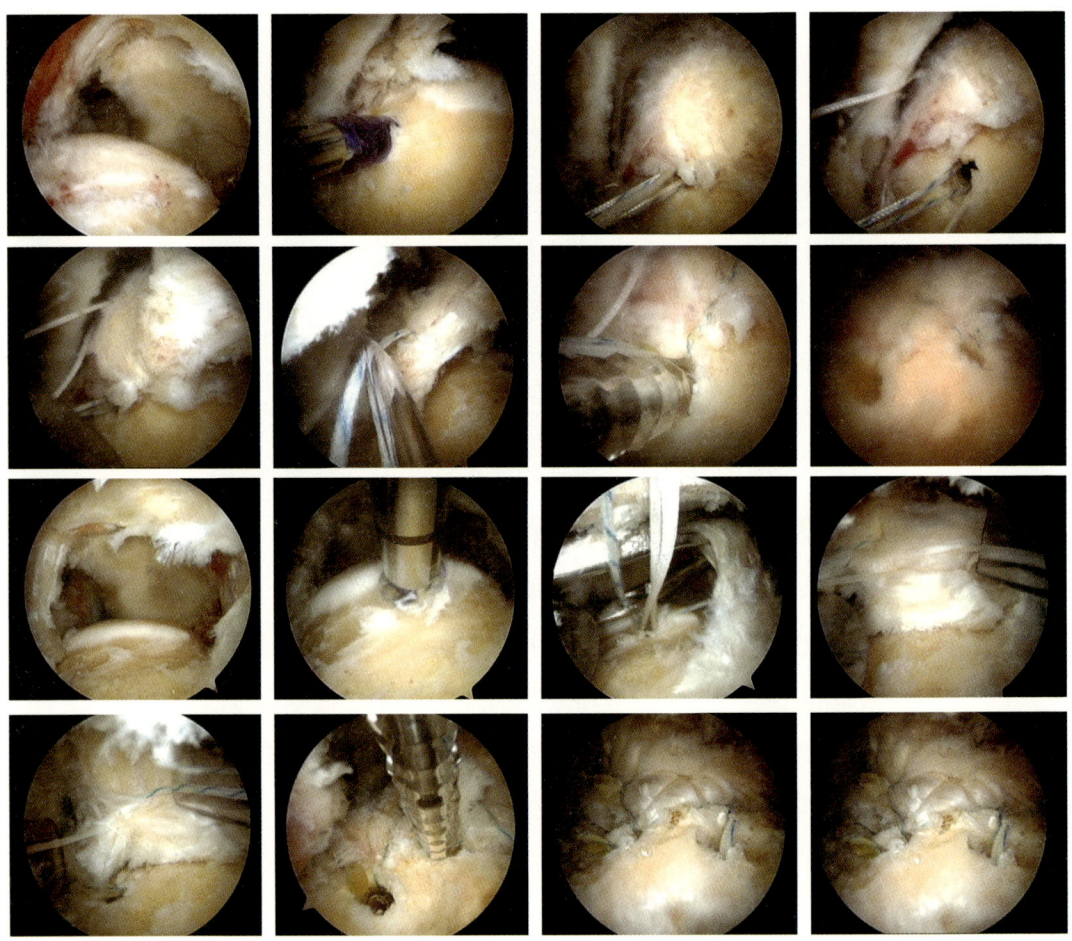

광범위 파열을 봉합하는 교량형 봉합술 : 광범위 파열을
교량형 봉합술을 이용해 봉합하였다.

넬슨(Nelson) 등은 부착 부위가 큰 영향을 주지 못하는 작은 크기의 파열에서는 단열 봉합술을, 부착 부위가 결과에 영향을 줄 수 있는 대파열은 이열 봉합술을 사용할 것을 권장하였다. 여러 생역학적 결과를 종합해본 결과 어깨힘줄 손상이 급성이거나 부착 부위 전체를 침범하지 않은 부분 파열, 또는 전층 파열 중에서 파열 크기가 소·중파열인 경우는 단열 봉합술만으로도 충분히 만족할 만한 임상적 결과를 얻을 수 있다.

그러나 어깨힘줄의 손상이 만성이거나 상태가 안 좋은 경우, 또는 파열 크기가 중파열 이상인 경우는 가능하면 단열 봉합술보다 이열 봉합술이나 교량형 봉합술을 권장한다. 이열 봉합술과 교량형 봉합술이 접촉 면적을 넓혀, 해부학적 복원율과 치유율을 높일 수 있기 때문이다.

광범위 파열에서는 힘줄의 긴장도를 고려하여 대부분 봉합나사못을 관절면 경계부에 삽입하고 파열된 힘줄을 내측 전이된 상태로 단열 봉합술을 많이 시행한다. 그러나 이러한 경우도 가능하면 이열 봉합술이나 교량형 봉합술식으로 복원할 것을 권장하고 있다. 힘줄의 긴장도는 증가하지만 넓은 부착 부위를 복원해, 강한 고정력을 유지하기 때문이다.

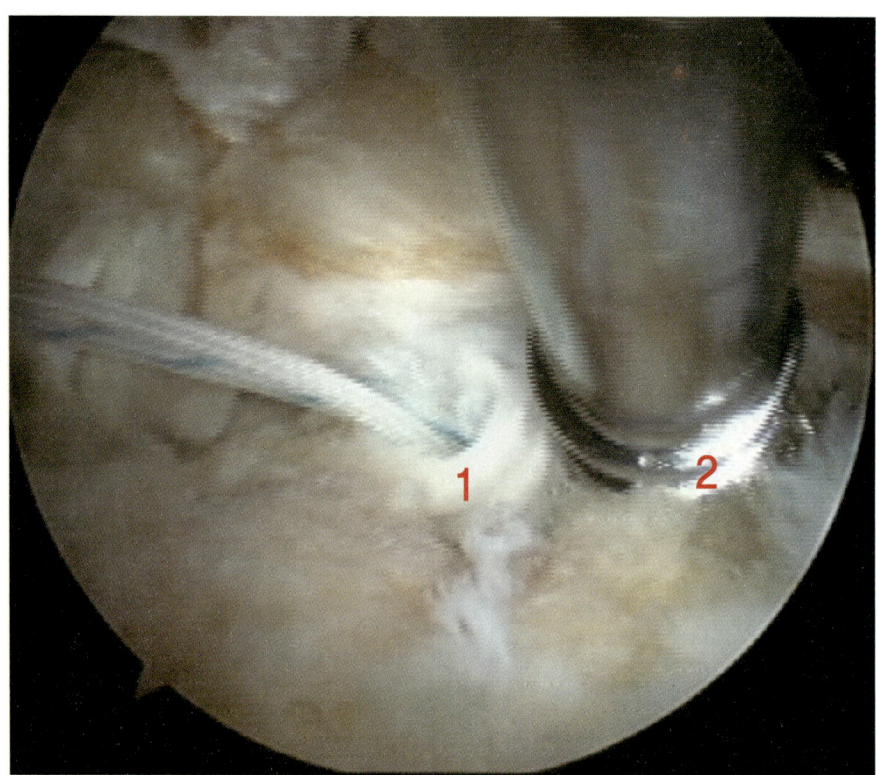

골다공증시 버디 앵커(Buddy ancher, 친구 나사못)를 사용한 봉합술 : 골다공증이 심해 뼈에 고정한 나사못이 빠져나와 바로 옆에 추가 나사못을 박아서 견고하게 지지해 주었다.

==한편, 떨어진 어깨힘줄을 잘 봉합하고 유지하기 위해서는 어깨뼈의 경도도 중요하다. 어깨뼈가 단단하고 튼튼하면 파열된 힘줄을 봉합하기 위해 나사못을 박아도 다시 빠져버리는 경우가 드물다.== 반면 어깨뼈가 무르면 두부에 젓가락을 꽂아놓으면 스르르 쓰러지는 것과 같이, 나사를 박아도 그대로 빠져버리고 만다. 특히 골다공증이 심해 어깨뼈가 단단하지 않은 경우에는 나사못을 뼈에 박는 위치를, 각도와 방향을 낮추어 비교적 단단한 연골 아래 방향으로 향하게 하거나 수술 중 추가 작업이 필요하다.

나사못 옆에 또 하나의 굵은 나사못을 더 박아 원래 못이 빠지지 않도록 잡아 준다. 추가로 사용되는 나사못을 버디 앵커(Buddy ancher : 친구 나사못)라고 한다.

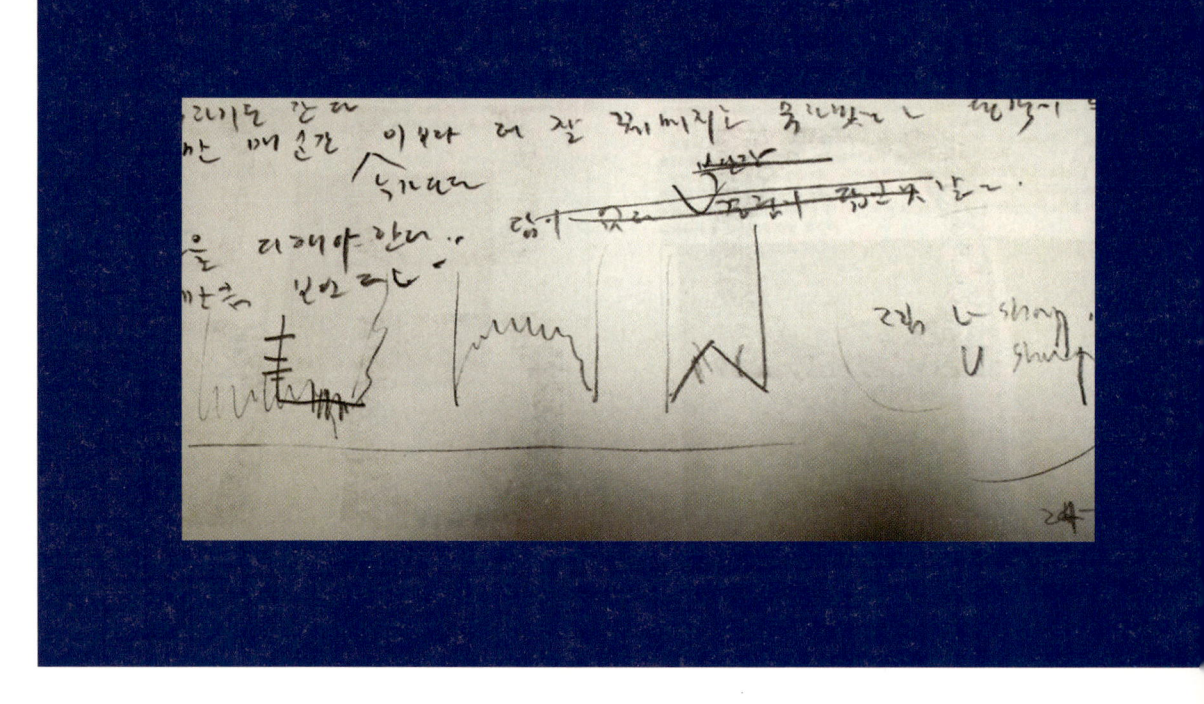

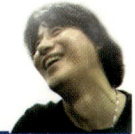

어깨힘줄의 봉합과정은 디자인과 같다

많은 어깨힘줄파열을 접하지만 같은 모양, 같은 크기, 같은 길이로 찢어진 환자는 없다. 관절경으로 열어 보면 파열 양상은 모두 제각각이다. 때문에 찢어진 힘줄을 다듬어 가면서 봉합을 하는 과정은 매번 새로울 수밖에 없다. '이 환자분께는 어떤 방법이 가장 유리할까?'를 고심하며 환자 맞춤형 봉합 작전을 세우게 된다. 찢어진 힘줄이 긴장을 받지 않으면서 원래의 위치대로, 빈공간이 덜 생기게 봉합하는 것이 관건이다. 때문에 이 모든 작업과정은 디자인과 같다. 완벽한 봉합, 완벽한 디자인이 마무리돼야 수술실에서 나올 때 마음이 개운하다.

반면 너무 오랫동안 찢어진 채로 방치한 힘줄을 볼 때는 '다시 찢어지면 어쩌나?' 하는 걱정을 하게 되는데, 이 역시 디자이너의 몫이니 감내해야 한다. '아는 만큼 보인다'며 스스로를 믿고 디자인을 해나가는 수밖에 없다. 매 순간 '누가 와도 이보다 더 잘 꿰매지는 못할 것이다'는 자신감이 들 때까지 최선을 다한다.

1. 초승달 모양의 작은 크기 파열(Crescent shape)

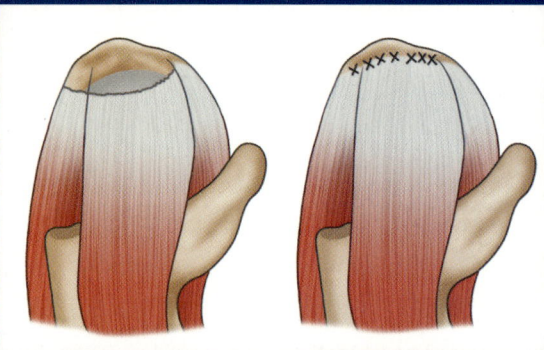
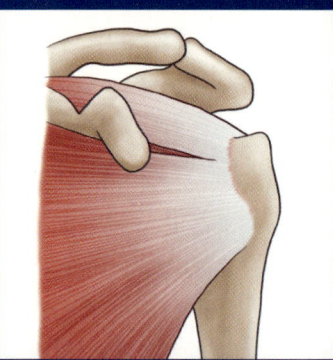

2. U-모양의 큰 크기 파열(U-shape)

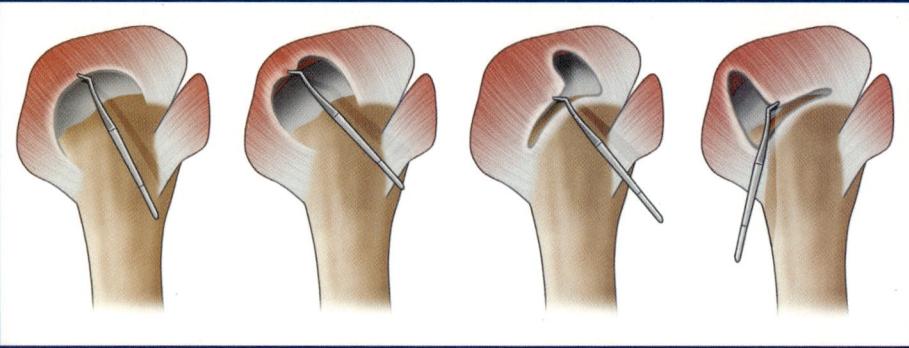

U-모양의 큰 크기 파열 : 중간 부위가 많이 당겨져 있어 디자인을 잘해야 한다. 파열된 힘줄 주변의 유착을 제거해 잘 당겨오도록 한다. 원래의 위치에 쉽게 봉합하기 위해 우선 힘줄 사이를 먼저 봉합한다. 모양을 다 만든 다음 부착 부위의 봉합을 실시한다.

3. L-모양의 큰 크기 파열(L-shape)

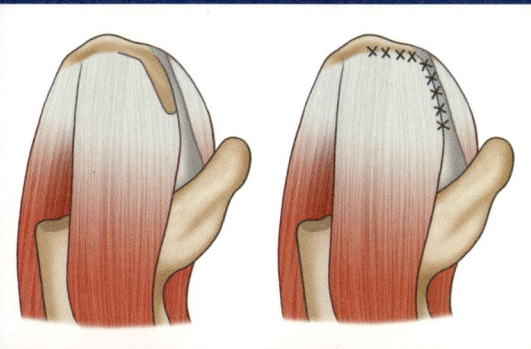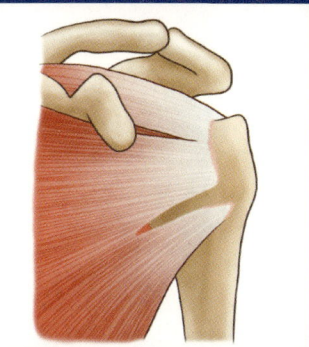

L-모양의 파열 : 꼭짓점이 한쪽으로 치우쳐져 있는 파열 모양이다. 힘줄 주변의 유착된 조직을 제거해 원래 위치까지 잘 당겨오도록 한 다음 파열되지 않은 힘줄에 봉합하여 모양을 만든다. 부착 부위에 나머지 부위를 봉합하며 마무리한다.

4. 심하게 당겨져 있는 광범위 파열

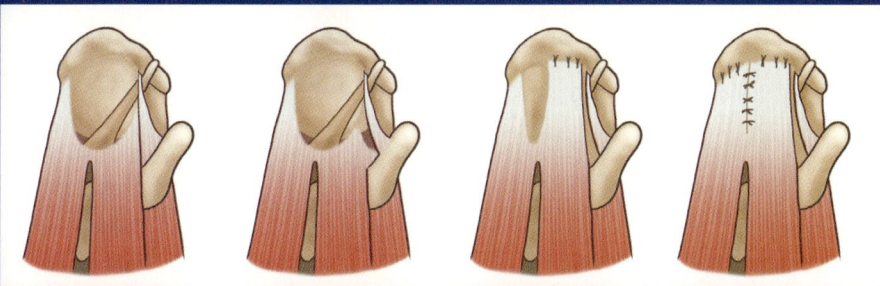

재파열과 재수술의 양상

생각보다 높은 재파열률

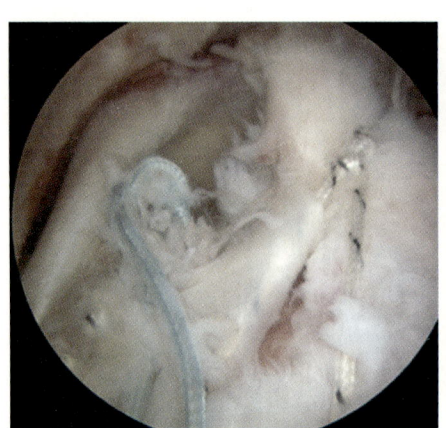
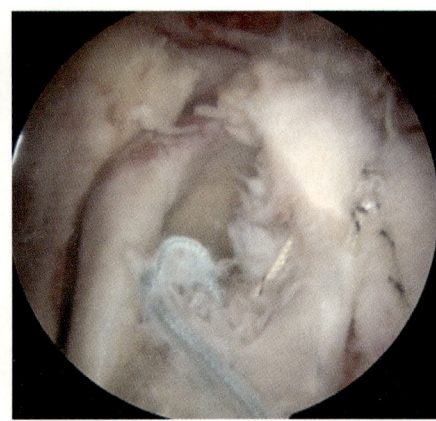
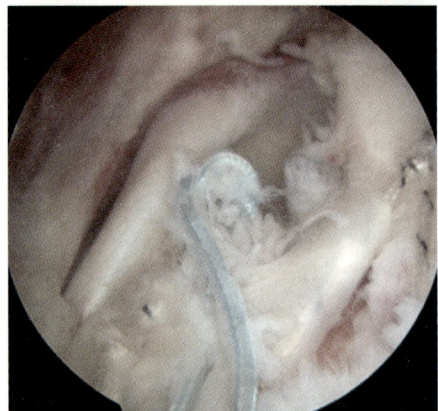

재파열 봉합 시 관절경 사진 : 광범위 파열로 관절경 봉합술을 하였으나 이후 재파열이 진행되어 봉합실이 다 떨어져 나와 있다.

어깨힘줄 봉합술 후 재파열은 생각보다 흔한 편이다. 학계에서도 어깨힘줄의 재파열률을 13~94%로 다양하게 보고되고 있다.

재파열은 원래 파열의 크기, 힘줄의 질 등에 영향을 받는 것으로 알려져 있다. 보일러(Boileau) 등은 관절경으로 어깨힘줄 봉합을 시행한 61건을 검사한 결과, 파열이 극상근만 침범한 경우는 89%에서 치유되었으나 극상근과 견갑하근을 침범한 경우는 46%, 극상근과 극하근까지 침범한 경우는 50%까지 치유율이 낮아진다고 보고하였다. ==힘줄파열의 크기가 클수록 치유율은 낮아지므로, 파열이 클수록 봉합술 후에도 조심 또 조심해야 한다.==

병원에서 힘줄파열로 수술한 환자에게 가장 자주 하는 말은 "보조기는 6주간 꼭! 잘! 착용하세요."이다. 힘줄이 회복되기 전에 환자들이 다 나았다고 생각하고 보조기를 풀고 일상생활을 하는 바람에 재파열이 생기는 경우가 자주 일어난다. 생업 때문에 혹은 불편함 때문에 보조기를 차는 시간을 마음대로 줄여버리는 것이 주된 이유이다.

한번은 40대 트럭 운전을 하던 남자 환자가 어깨힘줄파열로 봉합술을 받은 후 외래 진료를 왔는데 MRI에서 재파열이 관찰되었다. 수술 후 6주간 보조기를 착용해야 한다고 그렇게 설명을 했으나, 환자는 통증이 호전되어 보조기를 풀고 생업으로 돌아가 버렸다. 결국 재수술을 할 수밖에 없었다.

이렇듯 어렵게 봉합술을 마친 환자들도 집에 가서 통증이 사라지면 "잠을 잘 때 불편하다.", "이제 안 아프니 필요하지 않다.", "일에 방해가 된다."며 보조기를 쉽게 풀어버린다. 병원에 올 때만 흉내 내기로 보조기를 차고 오는 경우도 있다. 외부에 강의를 갔다가 병원 주차장에 차를 세우던 중에, 트렁크에서 보조기를 꺼내 부랴부랴 목에 두르던 환자를 목격한 적도 있다.

재파열 수술 시 고려사항

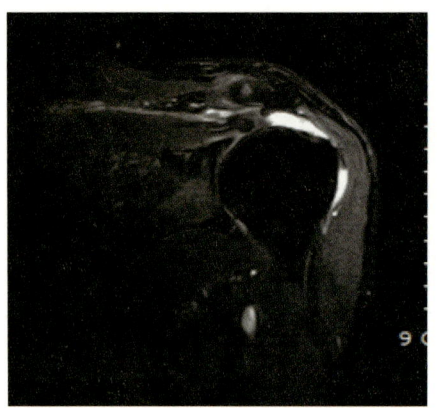

어깨힘줄파열

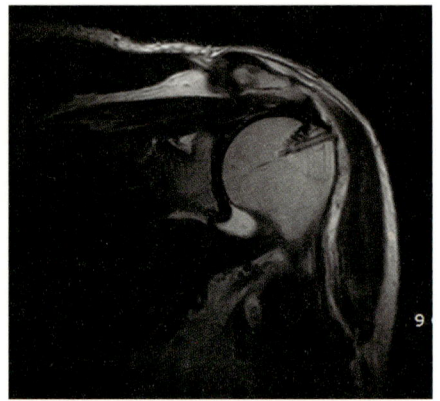

봉합술의 시행 : 최초로 봉합술을 시행하였다.

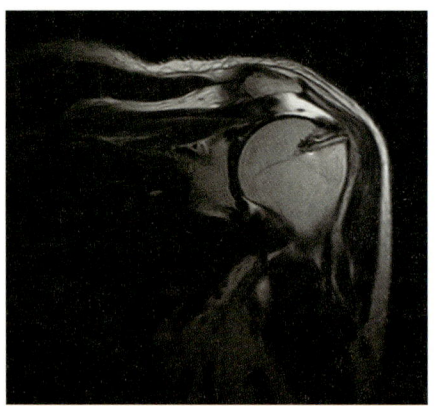

재파열의 관찰 : 수술 후 6주까지 보조기를 착용하라고 하였으나, 보조기를 풀고 생활해 외래진료에서 재파열이 관찰되었다.

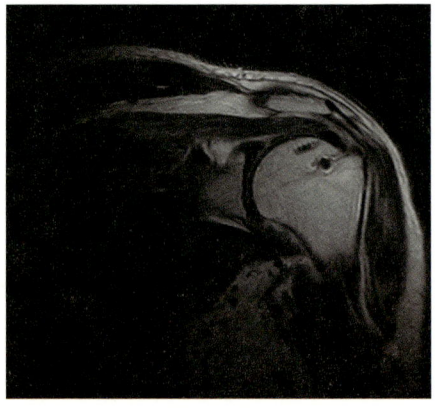

재봉합술 실시 : 젊은 나이로 추후 육체적 노동이 필요하고, 근 위축과 힘줄 퇴축이 심하지 않아 재봉합술을 시행하였다. 이후에는 봉합한 힘줄이 잘 유지되고 있다.

재파열에는 여러 요소가 작용하는 것으로 알려져 있다. 힘줄이 얇고 약해서 너덜너덜한 경우, 술기 상 불충분한 봉합, 어깨뼈(견봉)의 부적절한 제거, 부적절한 재활 등이 이에 포함된다. 거버(Gerber) 등은 어깨힘줄 봉합 후 재파열을 근육의 수축과 연관 지어 설명하면서 지방 변성이 진행된 힘줄에서 봉합부에 높은 힘이 지속적으로 가해질 경우 재파열이 발생할 수 있다고 하였다. 그러나 재파열이 발생한 대다수의 환자들은 비록 근력의 약화는 있을지라도 그들의 결과에 비교적 만족하고 있으며 통증은 심하지 않았다고 한다.

일반적으로 재파열된 어깨힘줄의 봉합은 수술 자체가 어려울 뿐만 아니라, 결과도 처음 봉합보다 만족스럽지 못한 것으로 알려져 있다. 따라서 재파열에 대한 수술의 결정은 신중해야 하며 환자의 나이, 활동력과 건강 상태, 다른 합병증의 유무, 위팔뼈의 머리 부분인 상완골의 상방 전위 여부 그리고 힘줄의 상태 등을 고려하여야 한다. 특히 파열된 힘줄의 결손 크기, 근육의 위축, 지방 변성 그리고 짧아진 정도를 고려하여 재봉합이 가능한지를 판단해야 한다.

활동력이 있는 상대적으로 젊은 환자는 통증 및 근력 약화가 나타나는 경우 재봉합을 하게 된다. 재봉합이 힘들 때는 우선 부분 봉합을 시행하고 최대한 어깨힘줄들 사이의 균형을 회복시켜 통증 및 기능적 회복을 돕도록 한다. 실제 연구에 따르면 통증 및 기능회복에 부분 봉합도 매우 효과적이라고 한다.

봉합이 불가능한 경우는, 대체물을 이용하는 패치 힘줄 보강술, 겨드랑이의 다른 힘줄을 옮겨오는 힘줄 이전술을 고려해볼 수 있다. 65세 이상에서 힘줄 봉합이 불가능한 경우 역행성 인공관절을 시행한다.

봉합술이 불가능한 파열의 치료

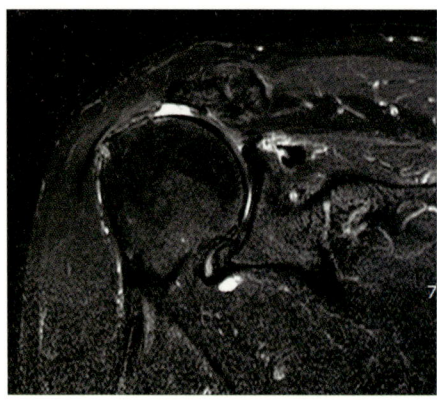
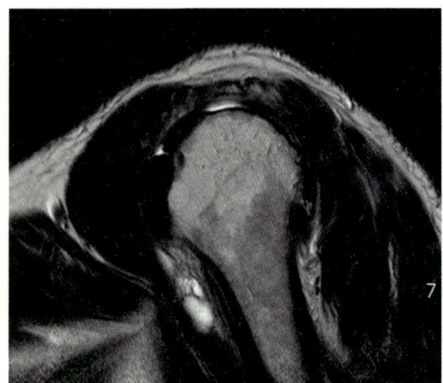

수술 전 MRI : 광범위 파열이 관찰된다.

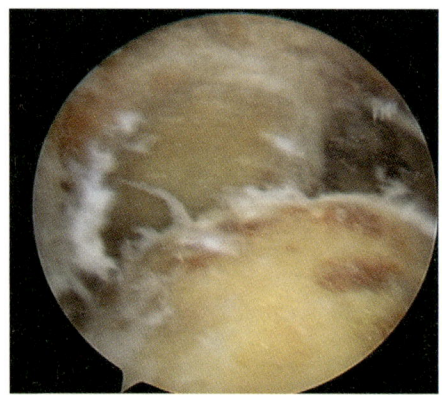
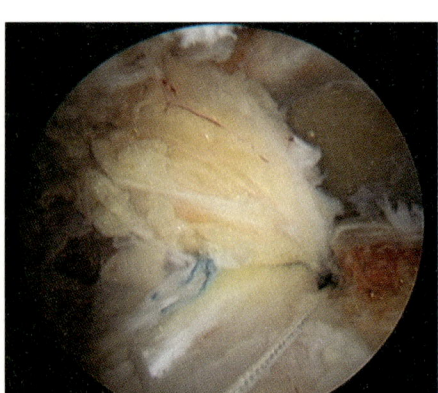

관절경 소견 : 완전히 봉합이 불가능하여 팔 힘의 회복을 위해 극하근만 부분 봉합술을 시행하였다.

봉합이 불가능한 파열이 꼭 광범위 파열을 의미하지는 않는다. 광범위 파열은 직경 5cm 이상 혹은 2개 이상의 힘줄에서 완전파열이 있는 경우를 말하는데, 과거에는 대체로 봉합이 어려운 파열로 이해되었으나 요즘에는 불가능한 것으로 간주되지는 않는다. 현대에서 봉합이 불가능한 파열의 정의는 주변 조직과의 유착이 심해, 유착을 풀어서 힘줄이 잘 움직이도록 한 후에도 해부학적 위치로 복원시킬 수 없는 파열을 의미한다.

또한 관절경으로 일차 완전 봉합을 시행하지 못하는 파열에는 부분 봉합술을 진행할 수 있다. 관절경적 부분 봉합술은 통증을 줄이고 기능 향상을 시도할 수 있으며, 어깨힘줄을 해부학적 위치로 복원시키지는 못하나 앞뒤 균형을 유지할 수 있을 정도로 봉합하면 어깨 관절의 기능도 안정적으로 회복된다. 실제로 알렉산더(Alexander) 등은 부분 봉합술을 시행한 군에서 좋은 결과를 보였다고 보고하였다.

그러나 부분 봉합술은 장기적으로 좋은 결과를 가져오기는 어렵다고 보고된다. 통증과 기능의 향상을 가져오지만 높은 재파열률을 보이기 때문이다. 완전 봉합이 불가능한 경우, 다음에 소개할 관절경적 근육 이전술과 어깨힘줄 보강술도 고려해 볼 수 있다. 역행성 인공관절도 고려 사항 중 하나이다.

관절경적 광배근 이전술

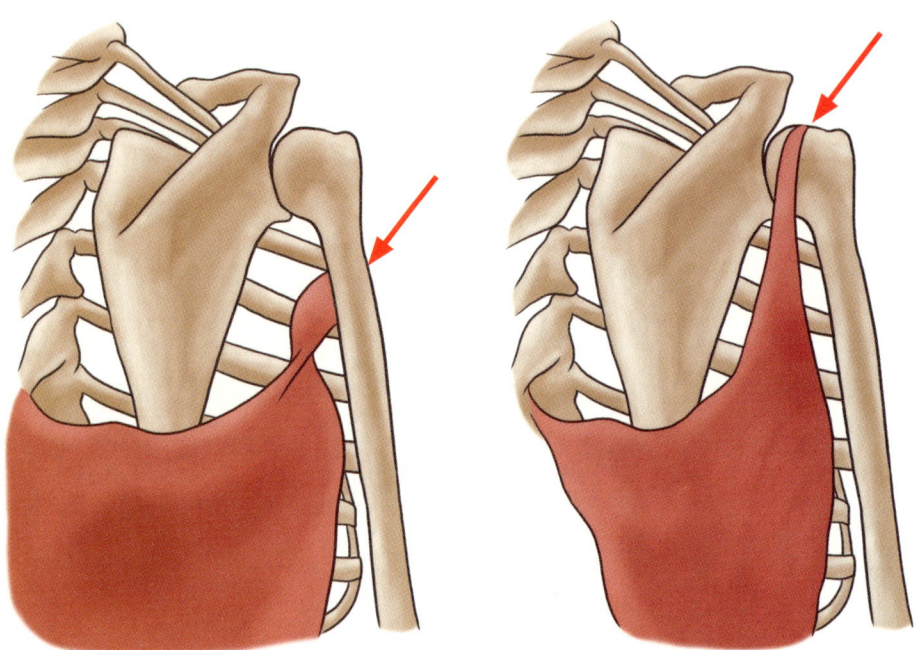

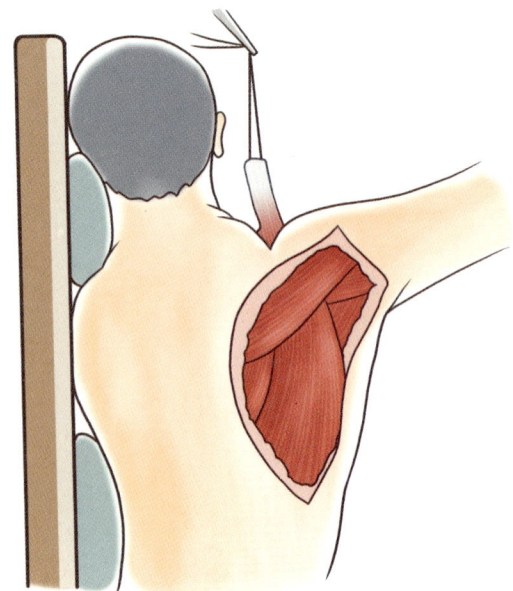

광배근 이전술 : 원래 팔을 내회전시키는 광배근의 부착 부위를 상완골두의 극상근과 극하근 고유부착부위로 옮겨 붙여서 팔 뼈를 아래로 끌어내리고 외회전이 가능하도록 역할을 바꿔준다.

관절경적 근육 이전술은 봉합이 불가능한 50~60대 환자들이 선택할 수 있는 좋은 치료 방법이다. 인공관절은 50~60대 환자들에게 시술하기에는 무리가 있다. 때문에 관절경적 근육 이전술을 우선 고려하게 된다.

광배근은 원래 등에서 시작되어 겨드랑이를 지나 상완골 중간 부위의 앞면에서 힘줄로 변해서 상완골에 붙는다. 여성들의 코르셋이 등을 감싸는 위치와 흡사하다. 광배근은 팔을 안쪽으로 돌리는 역할을 한다. ==광배근 이전술은 겨드랑이 부위를 열어서 광배근이 끝나는 상완골에서 떼어내 어깨 관절의 뒤쪽을 통해 상완골두의 극상근과 극하근 고유부착부위로 옮겨 붙이는 수술이다. 이렇게 부착 부위를 옮겨주고, 장시간 훈련을 하면 광배근을 통해 팔을 아래 방향으로 끌어내리고 들어올리는 외회전의 역할을 할 수 있게 된다.==

다음은 봉합이 불가능한 극상근, 극하근의 광범위 파열 환자에게 관절경을 이용한 광배근 이전술을 실시한 사진이다. 우선은 겨드랑이 부위를 열어 등의 광배근을 떼어 낸다. 다음으로 광배근을 어깨관절 뒤쪽으로 통과시켜 위 팔뼈 힘줄의 고유부착부위에 고정시킨다. 이때 고정 단계에서는 어깨관절을 열지 않고 관절경을 보면서 수술을 하게 된다.

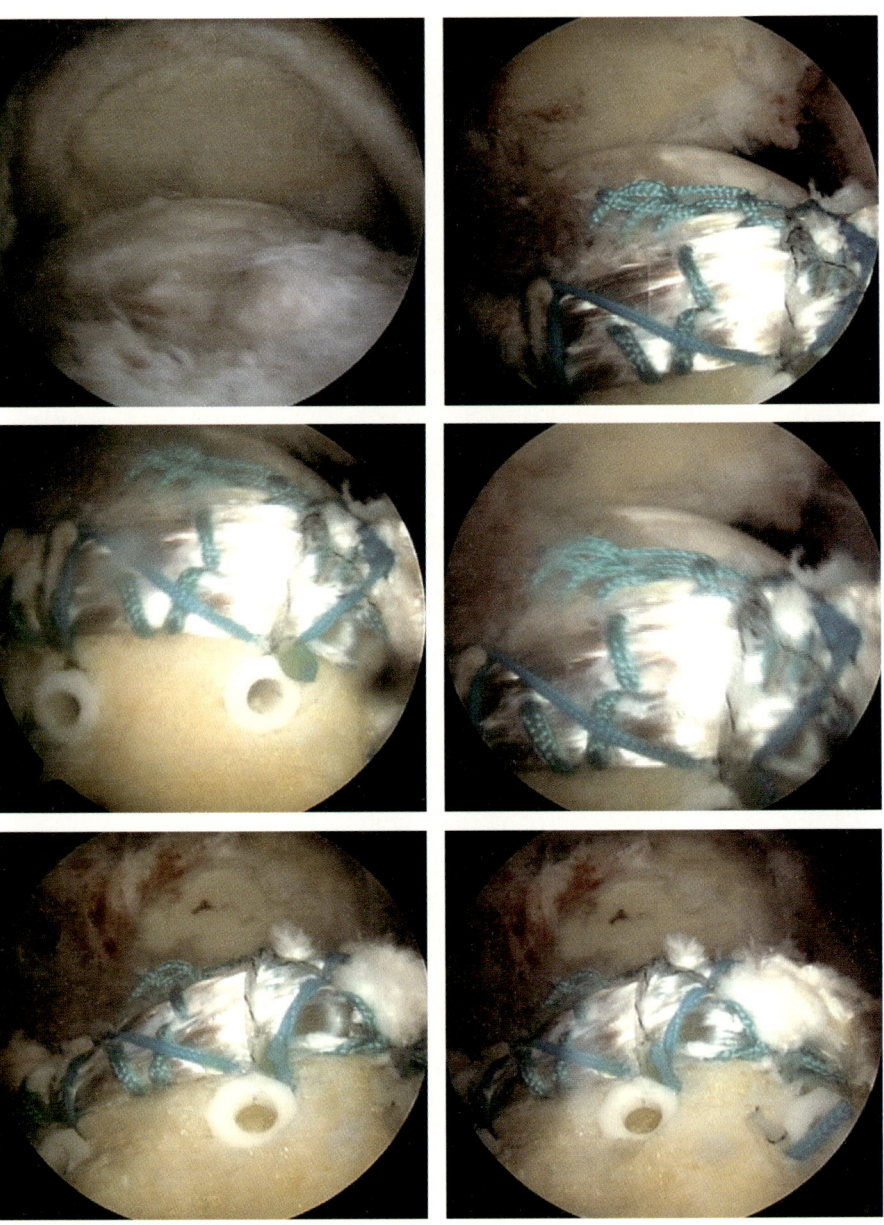

관절경으로 시행한 광배근 이전술.

어깨힘줄들은 팔을 들어올리는 역할도 하지만 팔뼈가 어깨관절 안에서 어긋나지 못하게 균형을 잡아주는 역할도 한다. 만약 4개의 힘줄 중 한쪽 힘줄이 떨어진 상태에서 오래 방치하면 팔을 드는 것이 어려워지는 것을 물론, 어깨 속 균형이 깨지면서 뼈가 어긋나 상하는 일도 생긴다. 어긋난 뼈는 관절염을 불러오고, 결국에는 팔을 맘대로 움직이지 못하게 된다. 이를 방지하기 위해서도 어깨관절 안의 균형을 잡아주는 일이 중요하다.

팔을 밖으로 돌리는 힘(외회전)이 약화됐을 경우 근육 이전술을 적극 고려해야 하지만 이전술 후 회복까지는 충분한 시간과 재활이 필요하다.

여수백병원에서는 수술 중 팔을 올리는 데 중요한 역할을 하는 삼각근의 손상을 최소화하기 위해 관절경으로 광배근 이전술을 시행하고 있다. 동시에 남은 어깨힘줄의 부분 봉합과 이두장근의 보강술도 실시한다. 이러한 수술법은 기존의 광배근 이전술의 단점을 보안하고, 봉합이 불가능한 파열의 해결 방법을 찾던 중에 시도하게 되었다.

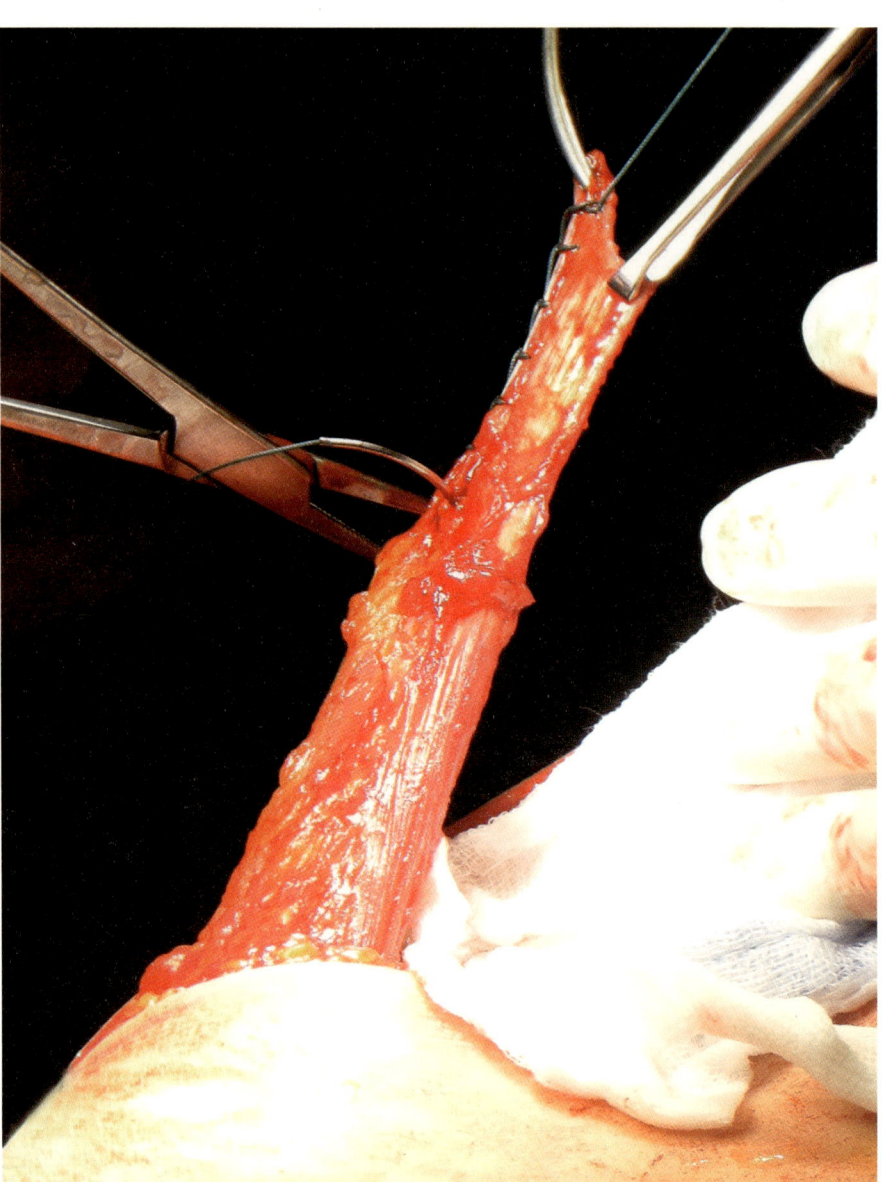

겨드랑이에서 광배근을 떼어서 힘줄이 찢어지지 않도록 봉합실로 가장자리를 보강하고 있다.

다른 병원에서 1년 전 어깨힘줄파열에 따른 봉합수술을 하고 5개월 전에 재파열이 진행된 김경주(여/52) 님은 "재봉합이 어려우니 이대로 살다가 나중에 어깨인공관절을 하시라."는 이야기를 듣고 여수백병원을 찾아왔다. 재봉합을 위해 수술실까지 들어갔다가 봉합을 못 하고 나온 뒤라 실망감이 매우 커 보였다.
"제가 이제 50이 갓 넘지 않았습니까? 어깨를 고쳐야 손주도 안아보고 할 텐데, 어쩌면 좋겠습니까?"
김경주 님은 진통제로 통증만 조절하고 사는 것은 더 이상 안 된다며 나름 용기를 내서 찾아왔다고 했다. 의료진 입장에서도 앞으로 30~40년은 더 사용해야 하는 어깨인 만큼 꼭 고쳐드리고 싶었다.
MRI 검사를 해 보니 힘줄이 심하게 떨어져 있었고, 어깨관절 속 균형이 깨져 위팔뼈의 머리 부분인 상완골두의 불완전탈구까지 진행돼 있었다. 게다가 어깨힘줄이 오래 전부터 말라 꿰맬 수도 없는 지경이었다. 다른 힘줄을 빌려다 어깨힘줄을 만들어 주는 방법을 고려해야 했는데, 아직은 단단하게 남아 있는 등의 광배근을 활용하기로 했다. 우선은 어깨 속 균형을 회복시켜 주어 불안전탈구가 진행되는 것을 막는 것을 치료 목표로 하였다.

관절경으로 들여다 보니, 예상했던 대로 극상근과 극하근 모두 심하게 파열되어 봉합이 불가능해 보였다. 다행히 앞쪽 힘줄은 괜찮았다. 파열된 뒤쪽 위 방향으로 등 근육인 광배근을 이전하기로 했다. 다행히 이전술이 잘 진행돼 재파열 이후 틀어졌던 어깨 속 균형이 돌아왔다. 위팔뼈 머리 부분인 상완골두가 제자리를 찾아가고 삼각근이 일을 하면서 팔도 잘 올라가고 통증도 점차 사라졌다.
수술 3개월 후 김경주 님은 가족들과 진료실을 찾았다. 그런데 손주를 안고 오셔서 병원 식구들을 놀라게 했다. 몰라보게 밝아진 얼굴에 다복한 가정을 보며, 병원 식구들 모두 흐뭇한 마음으로 인사를 나눌 수 있었다.

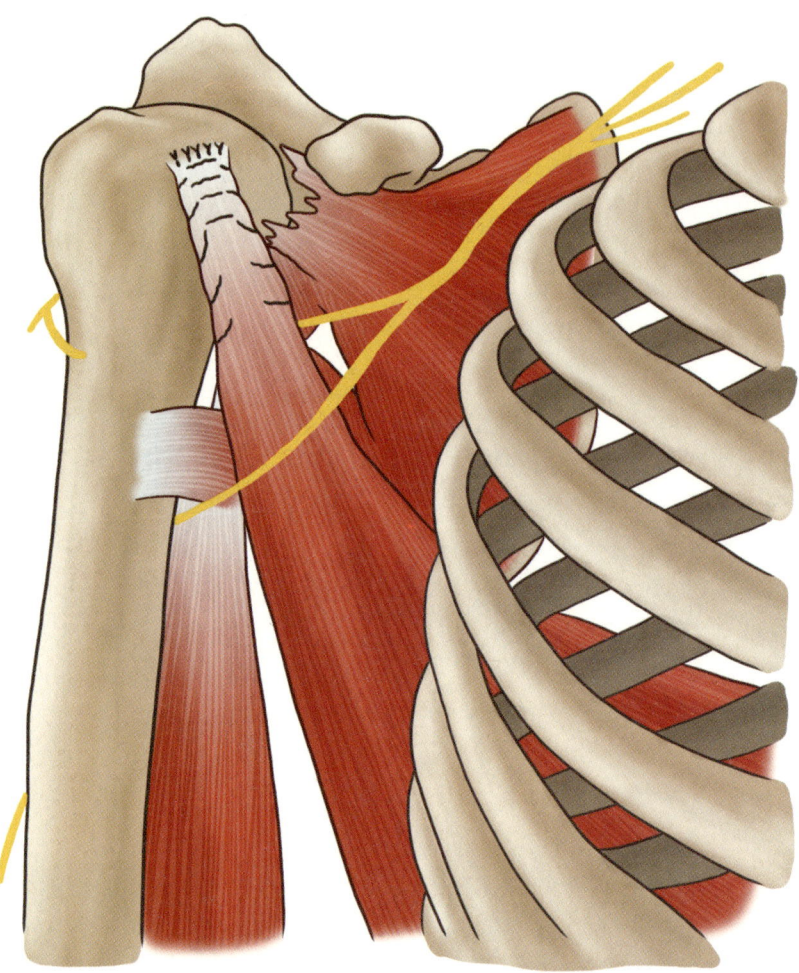

광배근 이전술의 시행 : 봉합이 불가능할 정도로 견갑하근 파열이 진행된 경우 위팔 뼈 중간 부위에 붙은 광배근을 떼어 견갑하근 고유부착부위로 옮기는 수술을 해 준다. 파열이 오래되고 낡아서 봉합이 불가능한 견갑하근 대신 광배근이 어깨관절의 균형을 유지시켜 준다.

견갑하근은 팔을 몸통 안쪽으로 움직여 주는 힘줄이다. 완전 파열되어 봉합이 어려운 경우 아픈 팔로 반대편 옆구리의 때를 밀지 못하고 무거운 물건을 안는 힘도 떨어진다. 손바닥으로 배를 눌러보고 했을 때 팔꿈치가 겨드랑이에 붙어 버리는 나폴레옹 자세가 나온다.

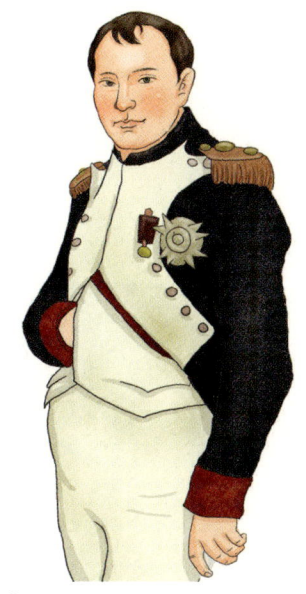

나폴레옹 자세

견갑하근의 봉합이 불가능할 경우 대흉근을 이용한 힘줄 이전술이 많이 시도되었으나 견갑하근과 근육의 작용 방향이 달라서 결과가 좋지 않다는 연구 보고도 있었다. 이에 여수백병원에서는 견갑하근과 근육의 작용 방향이 유사한 광배근을 이용한 힘줄 이전술을 시행하고 있다.

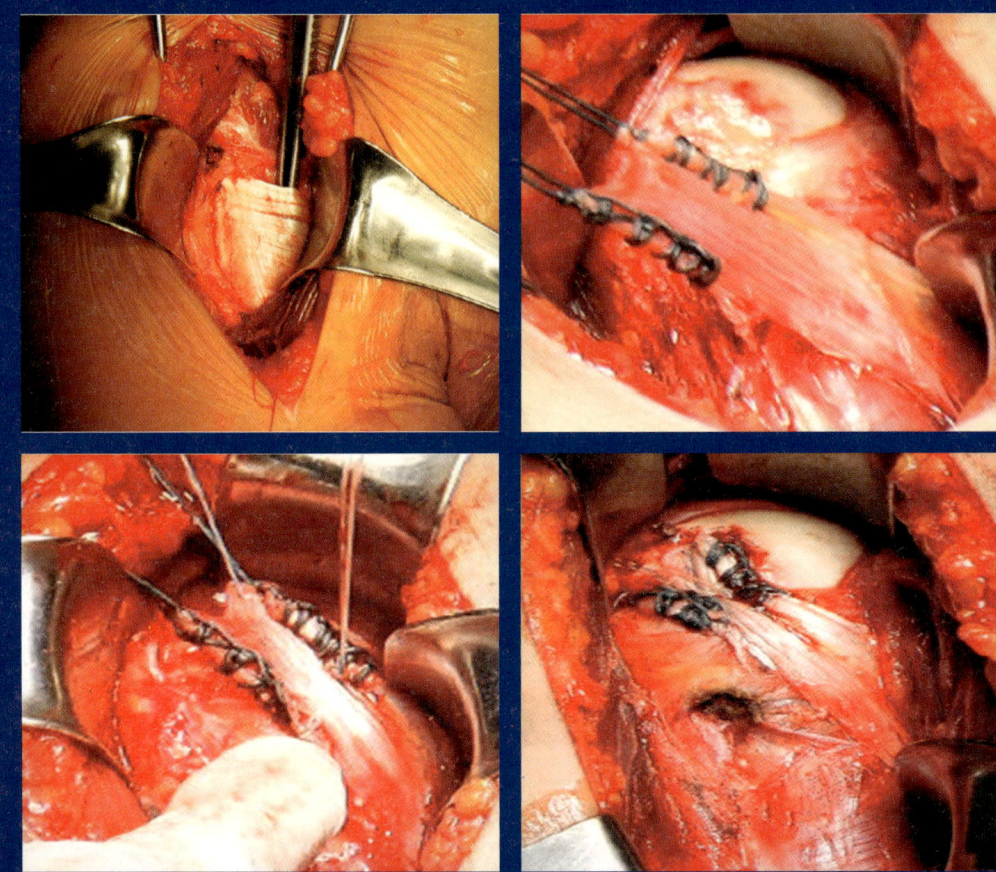

견갑하근 파열에서 광배근 이전술 : 봉합이 불가능한 견갑하근의 파열을 광배근 이전술로 해결하였다.

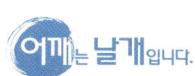 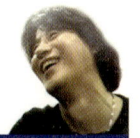

"공에서 눈을 떼지 않으면 반드시 움직일 방법이 떠오른다."

어깨힘줄파열 환자분들이 병원을 찾을 정도면 상태가 썩 좋지 않은 경우이다. 환자들은 생업에 바빠 병원 진료를 차일피일 미룬다. 통증이 만성화되니 참을만하다고 생각한다. 그러다 정말 영 못쓰겠다 싶을 때에야 병원을 찾는다. 이런 환자의 검사 결과를 보고 있노라면 '수술을 해도 결과가 안 좋아 원망을 들을 것이 불 보듯 뻔히 보인다'는 마음에 의사의 속만 까맣게 타들어 간다. 수술만 하면 원래의 상태로 회복될 거라고 믿고 있는 환자를 앞에 두고 무슨 말을 해야 하나 고민을 하기도 한다.

힘줄파열은 오래되면 되돌릴 수 없는 상태로 진행된다. 관절경으로 열어보면 힘줄이 다 삭아 얼마 남지 않은데다, 봉합을 위해 당겨보면 쭉쭉 찢어지는 경우도 있다. 원래 자리에 봉합을 해 놓아도, 힘 한번 쓰면 다시 우두둑 찢어질 염려가 큰 경우도 있다. 이런 상황들을 알고 있는 의사로서는 환자에게 섣불리 수술을 권하기도 어렵다. 그야말로 사면초가, 난공불락이다.

그리고 실제 파열된 어깨힘줄을 봉합해도 다시 찢어질 가능성이 높고, 봉합 자체도 쉽지 않다는 이야기를 하면 환자들은 쉽게 수긍하려들지 않는다. 나름 최선의 결과를 찾아, 이 병원 저 병원을 다니며 치료 방법을 비교 분석해 본다. 환자로서도 어쩔 수 없는 부분이라 생각되지만, 더 나은 결론을 얻는 것도 아니기에 안타깝기도 하다. 그리고 이런 상황을 잘 아는 의사로서 최선의 결과를 만들어내야 한다는 책임감도 느낀다.

한번은 멀리서 오신 50대 남성분을 검사하고 MRI를 함께 보았다. 병원에서 행정일을 한다고 했으며 환자의 MRI에서는 극상근과 견갑하근의 파열이 보였다. 극상근 파열은 봉합이 가능했으나 견갑하근은 떨어진 지 오래라 다른 방법을 찾아야 했다. "견갑하근 봉합이 어려워서 힘줄 이식 같은 다른 방법을 찾아야겠습니다." 이야기를 꺼내자, 남성분은 "근처 병원에서도 어렵다는 얘기를 들었다."며 "제발 꼭 좀 고쳐주시라."고 사정을 하셨. 봉합이 불가능한 견갑하근 파열에 대해 많은 자료를 가지고 있었다. 의학서적에서는 가슴에 있는 대흉근을 떼서 이식하는 방법을 소개했지만 임상으로서는 더 나은 방법이 있을 것이라는 생각을 줄곧 해왔다. 그러다 그즈음 프랑스 보일러 선생의 새로운 수술법을 알게 됐다. 어깨인공관절 수술 시 팔을 잘 못 드는 환자들에게 광배근을 떼서 수술을 실시한 내용이었다. 그동안 시행되었던 봉합이 불가능한 견갑하근 대신 대흉근의 이식을 시행해 왔었는데 결과가 만족스럽지 못해 시행을 중단한 채 고민해 왔었는데 '대흉근이 아니라 방향이 같은 광배근을 떼서 옮겨주면 결과가 더 좋지 않을까?' 하는 생각이 들었다. 결과가 좋으리라는 확신도 들었다. 실제 수술은 잘 되었고 남성 환자도 높은 만족도를 보여 주었다.

이후로 봉합이 불가능한 견갑하근 파열이 있는 50~60대 환자들에게는 이 방법을 사용해 오고 있다. 견갑하근 파열 환자들의 만족도는 매우 높았다. 40년 동안 목수 일을 해온 환자도 다시 일터로 돌려보내는 성과를 얻었다. 세상에는 안 되는 일을 되게 하는 다양한 방법이 있다. 나는 끊임없이 생각하고 끈을 놓지 않는 편이다. 그간 치료의 경험을 되짚어 보면, 공에서 눈을 떼지 않으면 공을 옮기는 방법은 반드시 떠오르게 돼 있다.

관절경적 어깨힘줄 보강술

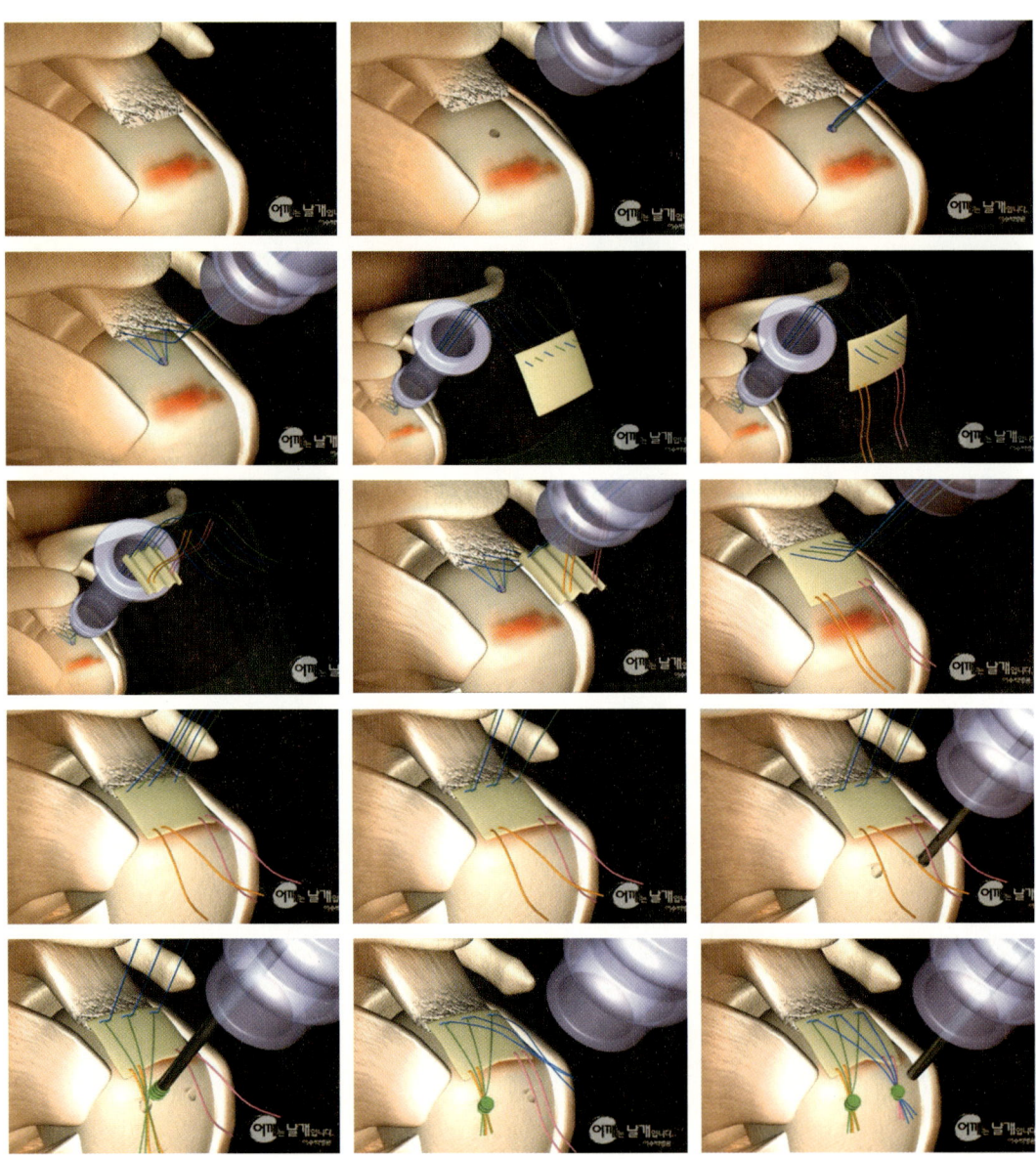

관절경하 패치 보강술

1978년, 봉합 불가능한 어깨힘줄에 대한 보강물질로 사람의 다른 부위 조직이 사용되었다. 하지만 급성거부 반응, 감염 등의 부작용이 나타나 사용이 제한될 수밖에 없었다. 다만 이후에도 보강물질의 개발은 지속적으로 이루어졌다. 돼지 소장(SIS, Restore Orthobiologic Soft Tissue Implant, Depuy Orthopaedics, Warsaw, Ind), 어린 송아지 진피(TissueMend Soft Tissue Repair Matrix, Stryker Orthopaedics, Mahwah, NJ), 돼지 진피 콜라겐(Zimmer Collagen Repair Patch, Zimmer, Warsaw, Ind), 말의 심낭막(OrthADAPT Bioimplant, Pegasus Biologics, Irvine, Calif) 등이 개발되었다. 여러 합성 물질도 개발되어 사용되었으나 임상결과에 대한 보고는 거의 없었고 전 세계적으로 인기를 얻은 제품도 출시되지 않았다.

현재 많이 사용되는 어깨힘줄 보강물은 사람 피부 조직(acellular human dermal matrix, GJA(Graftjacket Matrix), Wright Medical Technology, Arlington, Tenn)이다. 무균으로 처리되고, 교원 조직을 유지하기 위한 과정을 거쳐 생산된다. 그중 하나인 그래프트 재킷(Graft Jacket)은 사체연구 및 쥐와 개, 최근에는 영장류 모델에서까지 좋은 결과를 보고하고 있다. 임상연구도 진행 중이며 초기인 현재는 좋은 결과를 보이고 있다.

이외에도 절단된 이두장근 혹은 동종 이식물(사체에서 채취한 힘줄)이나 합성물을 이용하여 봉합 불가능한 파열에서 발생하는 결손 부위를 덮어주는 시도가 이루어지고 있다. 많은 보고에서 통증 감소와 기능 및 구조적 안정성의 향상과 같은 좋은 임상 결과를 보이고 있다.

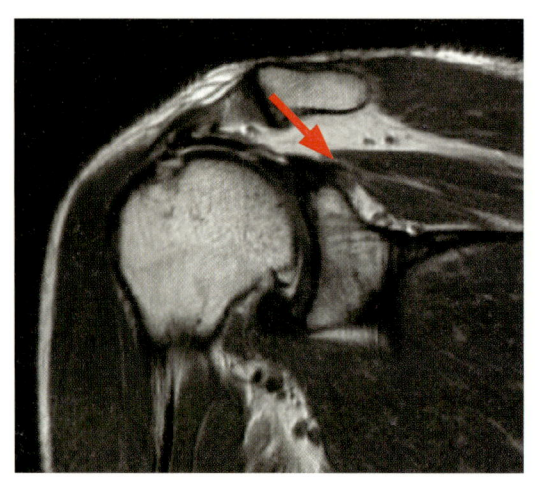
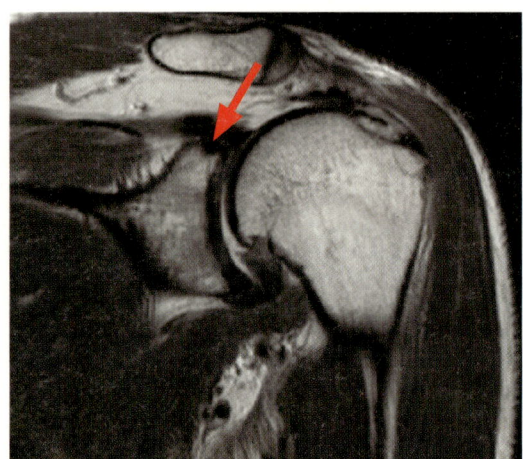

양쪽 어깨힘줄에 심한 손상이 관찰된 환자의 사진 : 환자는 한쪽 어깨에 심한 통증을 호소했지만 MRI 검사에서는 반대쪽 어깨에도 심한 손상이 관찰되었다.

53세의 방심호 님은 10대 때부터 남의집살이를 하는 등 고생을 해오다 현재는 작은 자장면가게를 운영하고 있다. 그러다 갑자기 팔에 힘이 안 들어가고 팔을 올리기도 힘들어지자, 가게 문을 닫고 병원을 찾아왔다. "급한 마음에 가게 문까지 닫고 왔으니 얼른 수술을 해 달라."고 사정했다. MRI에 어깨힘줄파열은 아주 오래 전부터 진행된 듯 보였다.
힘줄파열이 심하게 진행돼 어깨관절 안쪽으로 힘줄이 당겨 들어간 상태였다. 또한 위팔 뼈의 머리 부분인 상완 골두가 불완전 탈구돼 견봉과 맞닿아 있었다. 한쪽 어깨가 안 좋은 환자의 경우 다른 쪽 어깨도 성하지 않은 경우가 많은데 방심호 님도 마찬가지였다. 이대로 두면 젊은 나이에도 장애가 남을 수 있었다.

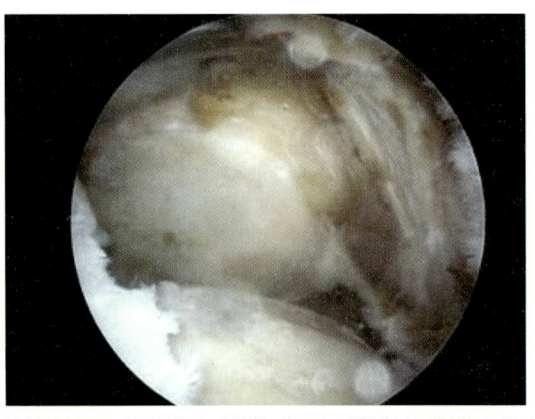
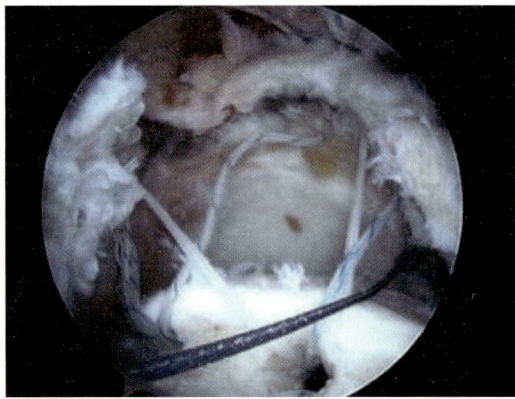

봉합이 불가능한 광범위 파열을 패치를 이용하여 봉합하고 있다. 수술 중 많은 실들이 사용되고, 관절 밖에서 순서대로 패치에 통과시킨 후 좁은 관을 통해 관절 속으로 밀어 넣어야 하기 때문에 세심한 주의를 기울여야 한다.

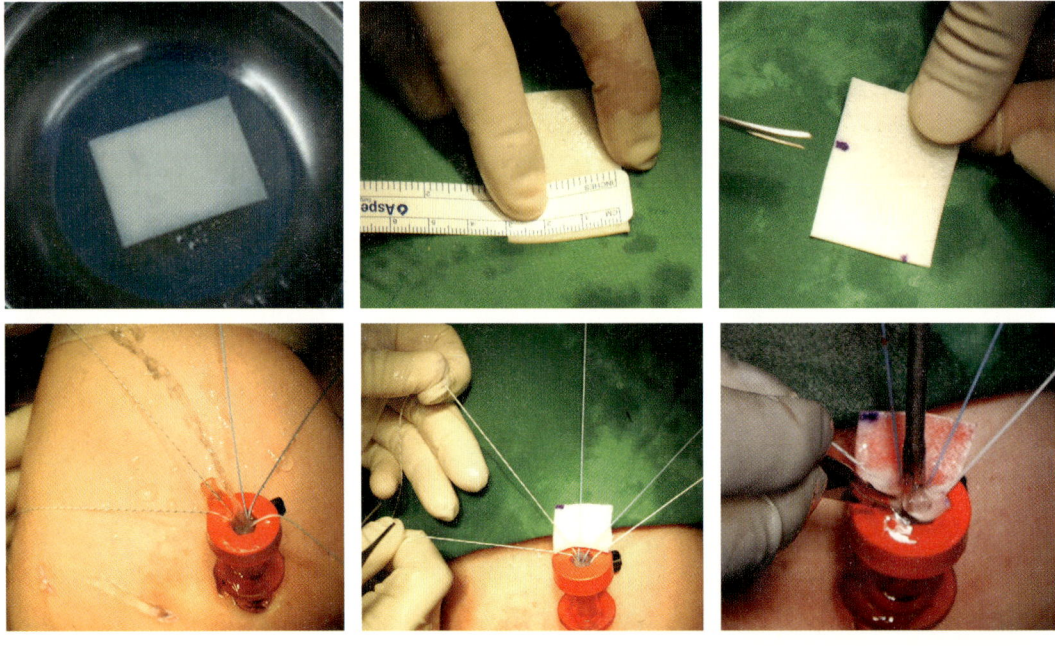

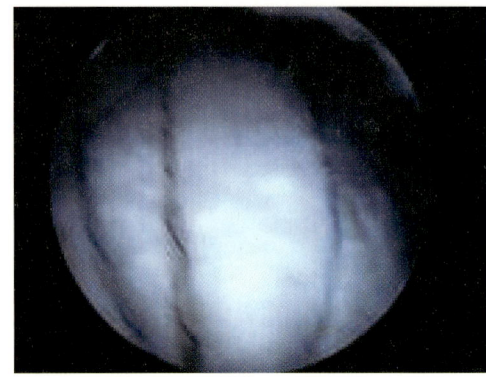

수술 전 심하게 떨어져 당겨졌던 어깨힘줄이 두껍게 보강되었다.

우선은 어깨힘줄이 심하게 떨어진 쪽부터 상태가 매우 심각해 수술실에 들어가기 전부터 다양한 대안을 생각해 두어야 했다. 자기 힘줄을 당겨서 꿰매보고 잘 되지 않을 경우 패치를 이용한 보강술을 하기로 했다.

패치를 이용한 보강술은 파열이 오래돼 힘줄이 안으로 말려 들어가 닿은 경우, 길이는 짧아지고 잡아당겨도 제자리로 오지 않는 경우에 힘줄봉합술의 대안으로 실시하게 된다.

짧아진 어깨힘줄의 길이를 늘려주고, 봉합 시에 발생하는 힘을 분산시켜 준다. 떨어진 지 오래돼 얇아지고 약해진 힘줄에 패치를 덧대면 두껍고 튼튼해진다. 보강술 중에는 힘줄의 고유부착부에 구멍을 뚫어 줄기세포들이 흘러나오게 유도하는데, 패치 안에 줄기세포들이 스며들어 새로운 조직들이 차오르도록 유도한다.

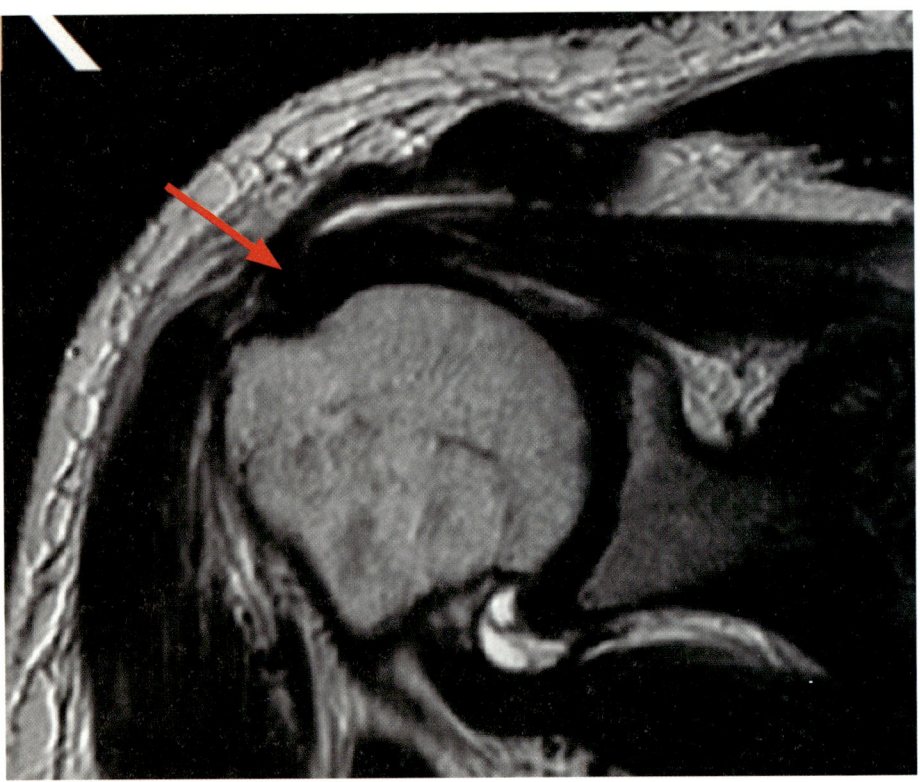

어깨힘줄 보강술 : 수술 전 심하게 떨어져 당겨졌던 어깨힘줄이 두껍게 보강되었다.

수술을 잘 마친 방심호 님은 6개월 후에 반대편 어깨 수술을 위해 다시 병원을 찾았다. 파열된 힘줄에 패치를 덧댄 후로는 팔도 잘 올라가고 통증도 없다며 수술 결과에 만족해 했다. 젊어서 고생을 많이 한 분들이 치료를 위해 병원에 오면 의사 입장에서도 유난히 안타깝고 '어떻게든 해결해야 한다'는 의무감까지 든다.

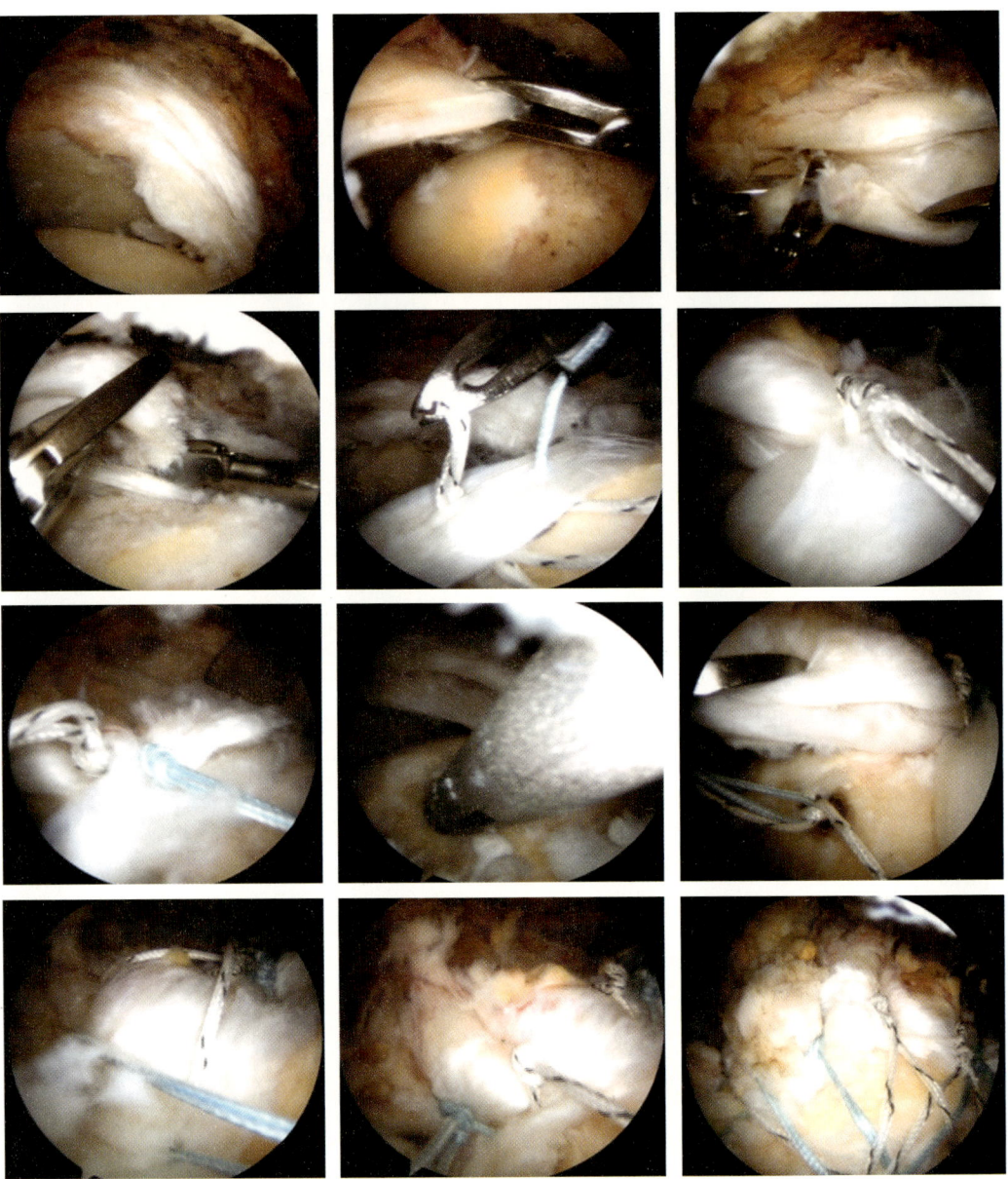

이두장근을 이용한 보강술 : 어깨힘줄 상태가 좋지 않거나 파열이 심한 경우 봉합실에 이두장근을 어깨힘줄과 같이 통과시켜 함께 봉합하기도 한다.

한편, 완전한 봉합이 불가능한 어깨힘줄파열을 해결하는 다른 방법으로 본인의 이두장근을 이용하는 방법도 있다. 파열이 심해 본인의 어깨힘줄로 완전히 봉합되지 않을 경우 이두근 힘줄을 떼어 어깨힘줄의 부착 부위에 덧대는 수술로, 부착 부위를 넓게 하는 수술이다.

힘줄파열 범위가 큰 대파열이나 광범위 파열의 경우 이두근에도 손상이 와 있는 경우가 많다. 큰 힘줄파열은 파열이 오래 경과돼 힘줄 끝 부분이 얇아지거나 길이가 짧아진 경우가 대부분이기 때문이다.

다만 이두근은 상대적으로 기능이 덜 중요한 힘줄로, 손상된 이두근을 부착 부위에서 떼낸 다음 힘줄 결손 부위를 매워주거나 얇아진 극상근이나 극하근에 덧대서 같이 봉합하면 힘줄을 보다 단단하게 고정할 수 있다.

6주 보조기 고정하고 나면 6주 스트레칭하자

혈액은 접착제, 6주는 힘줄을 뼈에 붙이는 기간이다

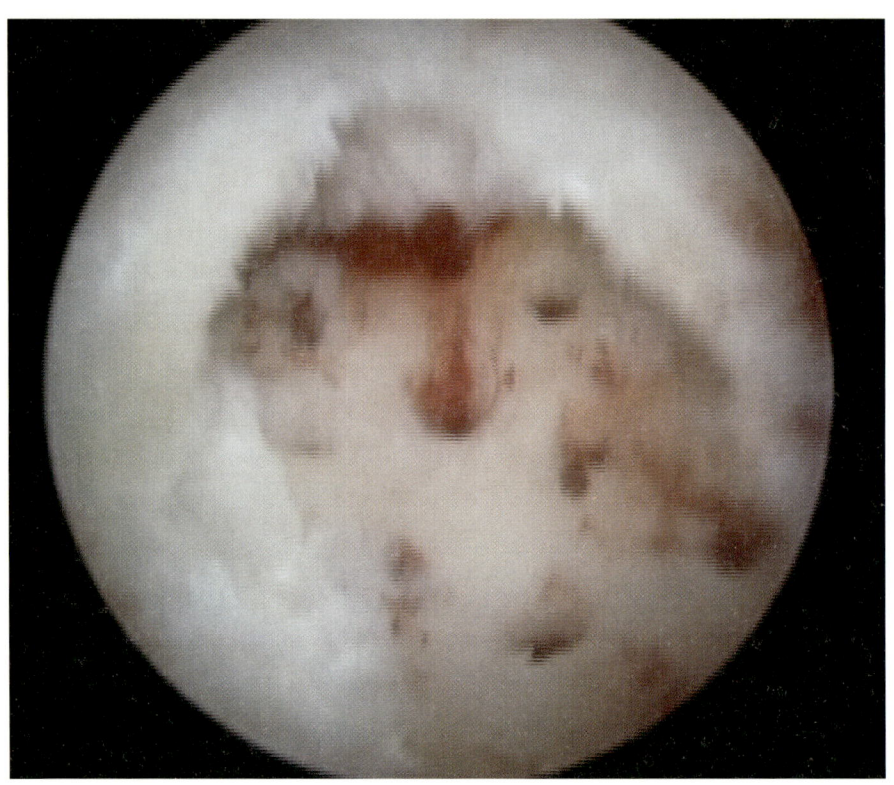

힘줄 속 혈액은 힘줄이 잘 붙도록 하는 접착제 역할을 한다. 혈액이 잘 흘러나오도록 의도적으로 미세골절을 낸다.

어깨힘줄파열을 해결하는 수술을 하면 이후 6주간은 보조기를 차고 생활해야 한다. 봉합을 했다고 해도 힘줄이 뼈에 붙기까지는 6주 정도의 시간이 필요하다. '뿌리를 내리는 데 걸리는 시간'이라고 보면 된다. 길게는 3개월까지로 보지만 6주는 돼야 안정적이라고 할 수 있다.

혈액은 힘줄이 뼈에 잘 붙도록 하는 접착제와 같다. 때문에 수술 중에는 사진처럼 떨어진 어깨힘줄이 원래 힘줄이 붙어있던 자리에 잘 붙도록 미세골절을 내주기도 한다. 가볍게 뼈 표면을 갈아서 뼈 속에서 정상적으로 돌고 있는 혈액이 흘러나오도록 유도하기도 한다. 하지만 혈액이 제 일을 다하는 6주까지 즉 힘줄과 뼈 사이가 붙을 때까지는, 고정된 실이 힘줄과 뼈를 붙잡고 있다.

그래서 최소 6주간은 보조기를 착용해 겨드랑이가 벌어지게 함으로써 봉합한 힘줄의 긴장감을 없애 힘줄이 뼈에 잘 붙도록 유도해야 한다. 만약에 힘줄이 뼈에 단단히 붙기 전에 보조기를 풀고 잠을 자거나 힘을 쓰면 봉합실로만 잡고 있던 힘줄이 끊어지게 된다. 때문에 힘줄파열 범위가 큰 광범위 파열이나, 힘줄이 얇아서 다시 떨어질 위험성이 높은 분들에겐 꿈속에서라도 보조기를 풀어서는 안 된다고 당부를 한다.

가끔은 보조기를 찬 6주간에 통증이 심하다고 하는 환자들이 있는데, 어느 정도의 염증 반응은 힘줄이 뼈에 붙는 필연적인 과정이다. 어깨힘줄 수술 후 2~3개월까지는 별다른 이상이 없어도 심한 통증을 호소하기도 한다. 수술은 몸 안에 좋은 상처를 일부러 내서 회복하는 단계라고 생각해야 한다.

수술은 치료의 시작일 뿐 끝이 아니다

수술은 치료의 끝이 아니며, 수술만 끝나면 통증이 바로 사라지는 것도 아니다. 어깨힘줄 수술 후 6주간 보조기를 차고 고정 후 다시 6주간 어깨관절을 스트레칭으로 풀어가야 한다. 수술만 하고 나면 통증이 다 사라지는 걸로 생각하면 안 된다. 보조기를 찬 6주간은 일상생활은 가능하나 힘쓰는 동작, 무거운 물건을 드는 일 등은 아직 이르다. 수술 후 3개월이 지나고부터야 가능하다. 팔을 사용하는 운동, 골프 등은 수술 6개월 이후에 하는 것이 안전하다.

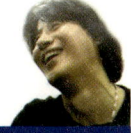
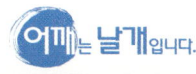

어깨힘줄 수술 후 2개월에서 3개월 사이는 통증이 수술 전보다 더 심해질 수 있다. "수술 괜히 했다. 수술한 힘줄이 다시 떨어진 것 아니냐?"는 걱정이 들기도 한다. 수술은 몸 안에 이로운 상처를 내는 것이다. 회복은 수술이 끝난 후부터 시작된다. 이 시기가 통증으로 괴롭다면 되도록 관절 내 주사는 피하고 소염진통제나 냉찜질을 이용하길 권한다.

재활은 파열 정도와 기간에 따라

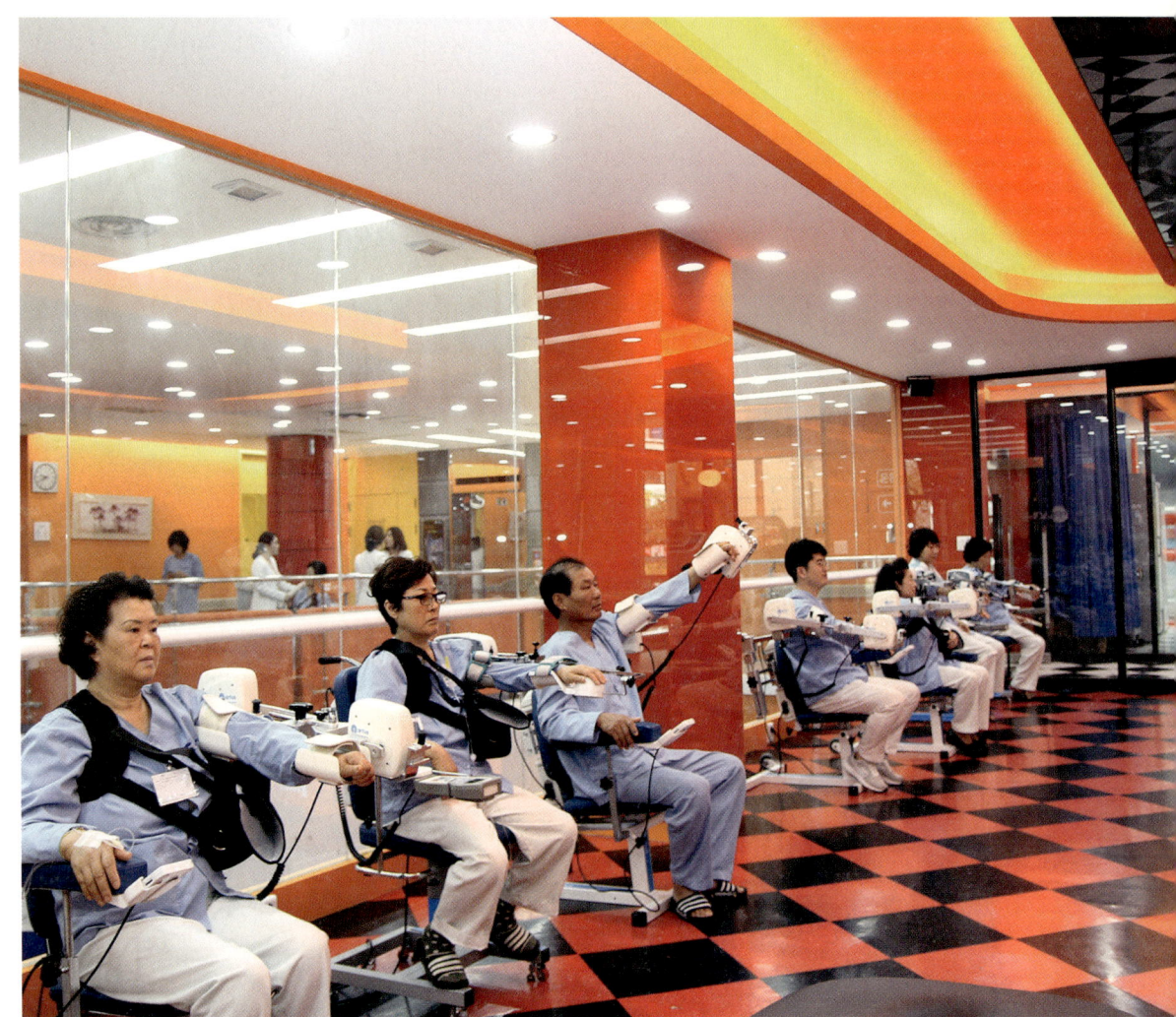

어깨힘줄 치료에는 수술뿐 아니라 재활도 중요하다. 적절한 재활이 이루어지지 않는 경우 재파열의 위험이 높다. 수술 후 통증 때문에 관절의 움직임에 제한이 생길 수 있다. 수술 후 파열의 크기에 따라 재활에도 차이가 있는데, 소파열과 중파열은 6주간 보조기를 착용하고 기계 운동을 통한 관절운동을 한다. 대파열과 광범위 파열인 경우는 6주간 운동을 완전히 금지한다. 이후 가벼운 스트레칭을 시행하여 관절이 굳는 것을 예방한다.

==수술 후 3개월쯤 되면, 봉합된 힘줄은 뼈에 비교적 단단히 안정된다. 봉합에 쓰이는 실은 콘크리트 속 철근과 같다. 그대로 남아 힘줄을 잡아주며 시간이 지나면 살들로 뒤덮인다.== 단, 재파열 시에는 실을 제거하고 수술을 진행하게 된다. 수술 후에는 보조적으로 주사 및 운동치료를 통해 굳은 어깨관절을 풀어주며 근력운동으로 약화된 근육도 강화시켜 나간다. 이후 6개월까지 근력 및 관절 운동 범위를 대부분 회복시킨다. 자연스럽게 일상생활 및 스포츠 활동이 가능하게 된다.

수술 후 다음날부터

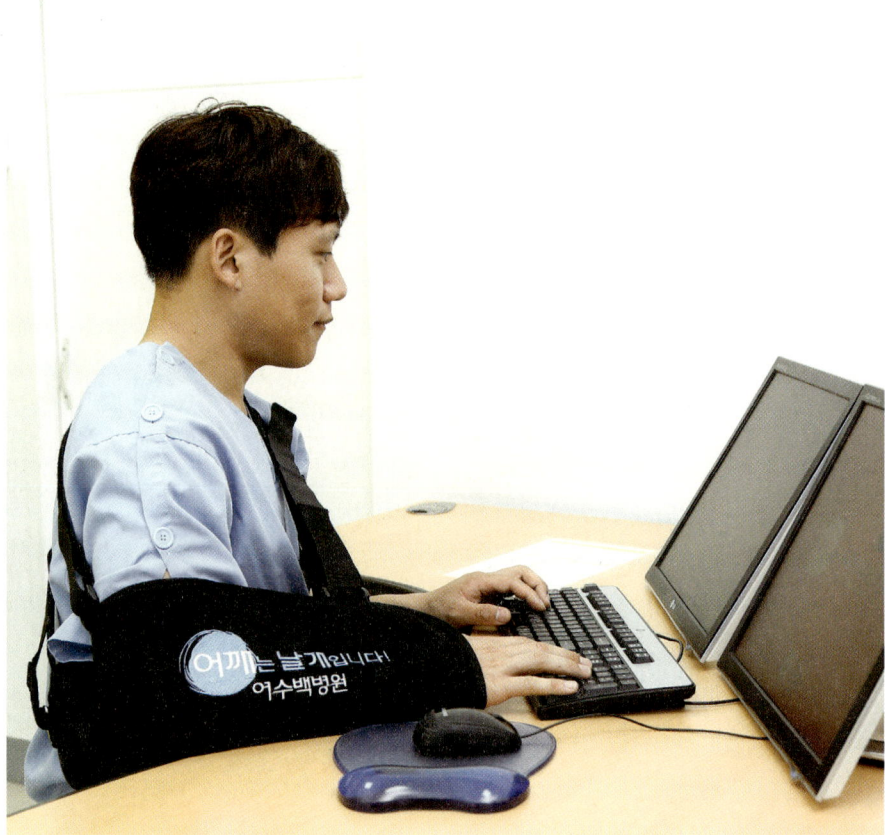

보조기 착용을 6주 하면
보조기 풀고 스트레칭을 똑 같이 6주 하자

보조기를 착용한 상태에서 어깨를 사용하지 않으면서 컴퓨터 작업이나 수저질 등 팔꿈치 아래로 움직이는 것은 가능하다. 잠잘 때도 보조기 착용은 반드시 해야 되고 부득이 샤워를 할 때는 겨드랑이 사이에 가벼운 바구니를 끼운 상태로 하면 안전하다. 어깨를 사용하지 않으면서 보조기 착용 상태에서 운전은 가능하나 안전을 위해서 하지 않았으면 좋겠다.

6주 후

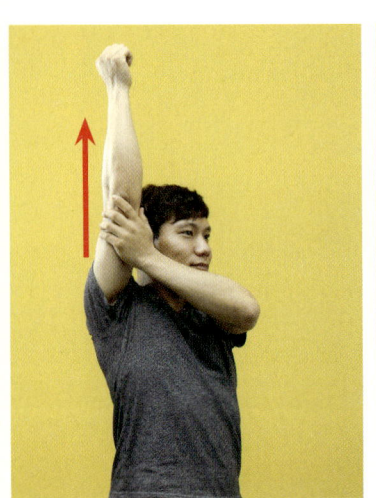 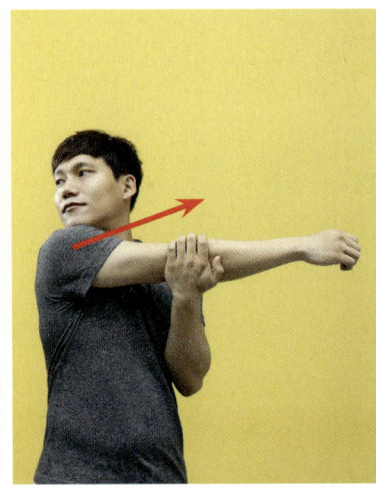 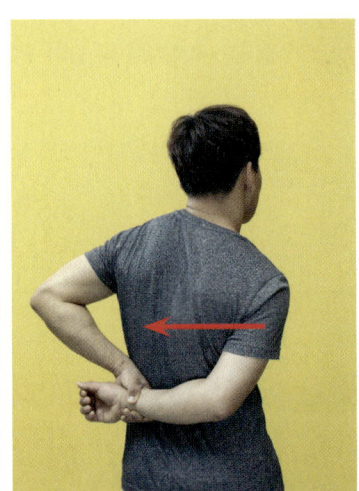

보조기를 풀고 스스로 혼자 하는 스트레칭은 안전하다. 재활할 때 수술한 어깨는 따뜻한 물을 좋아한다. 따뜻한 욕조에 어깨를 5분간 풍덩 담근 후 스트레칭을 하게 되면 통증도 덜 느끼면서 관절이 잘 늘어나게 된다.

〈스트레칭의 일반적인 원칙〉

1. 운동 전에는 따뜻한 팩으로 통증 부위를 데워주고, 운동 후에는 얼음 팩으로 통증 부위를 식혀준다.
2. 천천히 그리고 일정한 속도를 유지하면서 각도를 늘려나간다.
3. 최대 각에서 10초 정도를 유지한다.
4. 스트레칭의 방향을 바꾸는 사이에 잠깐의 휴식을 취한다.
5. 짧은 시간을 하되, 하루에 여러 차례 반복한다(525 운동 참고).
6. 스트레칭 후 일정 시간이 지난 후에도 통증이 지속되면 강도를 낮춘다.

스트레칭, 제대로 해야 약이 된다

스트레칭 방법을 알려드리면 "아파서 더 이상은 못해."라며 손을 들어버리는 환자들이 있다. 통증이 있을수록, 불편할수록 스트레칭은 필요하다. 스트레칭을 할 때 통증을 느끼는 것은 어깨가 그만큼 굳어져 있다는 의미이다. 역으로 통증을 느끼는 순간부터 굳어진 어깨관절이 늘어나고 펴지고 있다는 걸 의미한다. 스트레칭을 하는 중에 아프다고 바로 팔을 내려버리면 더 이상 어깨는 늘어나지 않는다.

스트레칭은 주사나 약과 같은 치료가 아니다. 내가 움직여야 치료가 되는 운동에 가깝다. 때문에 스트레칭이 치료가 되도록 하려면 보다 넓은 범위에서 보다 자유롭게 해주어야 한다.

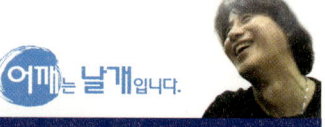

통증이 심해 움직이기 힘들 때는 소염제를 먹거나 주사를 맞는 것도 방법이다. 약물이 꺼려진다면 따뜻한 물속에 풍덩 들어가 유연성을 키워서 하면 효과적이다. 환자들에게는 일부러 목욕탕에 가서 따뜻한 물속에 어깨를 풍덩 담그고 스트레칭을 하라고 권한다.

근육이 이완돼 통증은 덜 느끼면서, 어깨 속 인대나 근육, 힘줄, 관절 주머니는 잘 늘어난다. 반대편 팔을 이용해 통증이 느껴지는 시점부터 열까지 세는 동안 압력을 가해 누르는 것도 좋다. 525 운동법을 참고해 아침저녁으로 해주면 가장 이상적이다.

3개월 이후

- 근력운동 / 무거운 일 가능

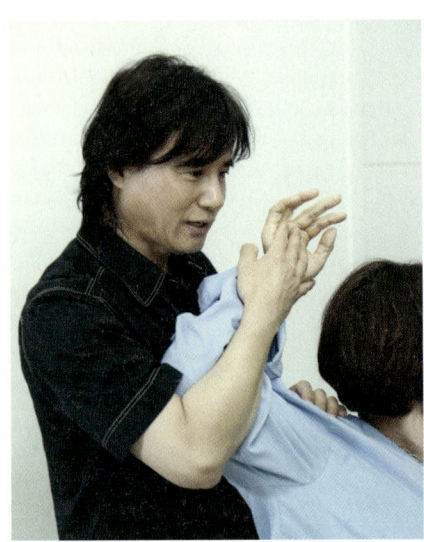
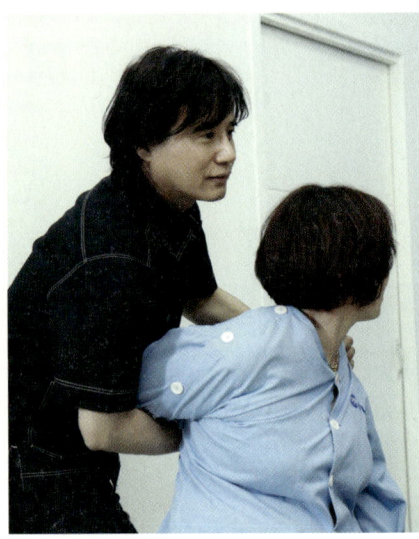
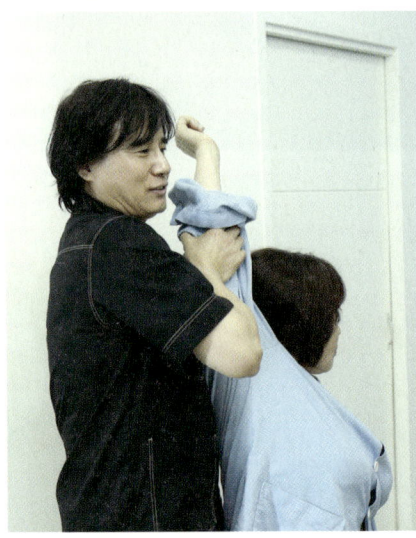
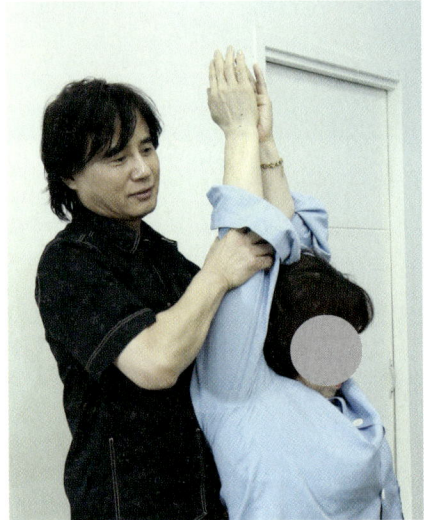

〈매직 테라피 매뉴얼 II〉
직접 어깨관절을 운동시켜주다 보면 안전하기도 하고 현재 어깨관절 상태를 빨리 파악해서 다음 치료 일정을 선택하는 데 도움이 된다.

〈근력 강화 운동의 일반적 원칙〉

1. 각각의 근육 운동을 가급적 분리해서 진행한다.
2. 근육에 적당한 자극을 줄 정도의 강도로 진행한다.
3. 작은 운동 각도에서 큰 운동 각도로 운동 범위를 넓혀간다.
4. 운동의 강도는 약간의 피로감을 느낄 정도가 적당하다.

〈근력 강화 운동 시 주의 점〉

1. 가급적 천천히 진행한다.
2. 반동을 이용하지 않는다.
3. 초기에는 삼각근 운동을 금지하고, 어깨힘줄 강화 운동을 먼저 실시한다.

회전근 강화운동

외회전

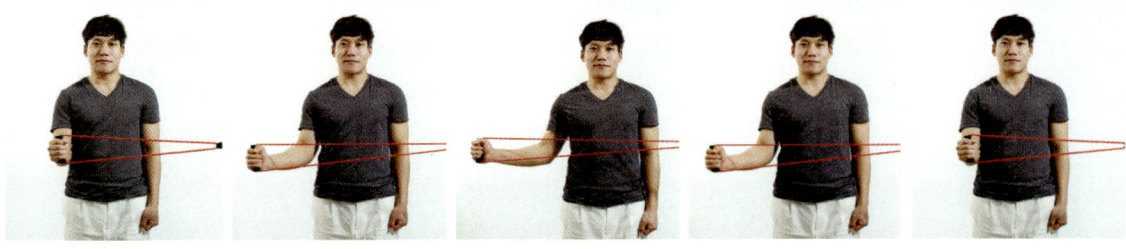

내회전

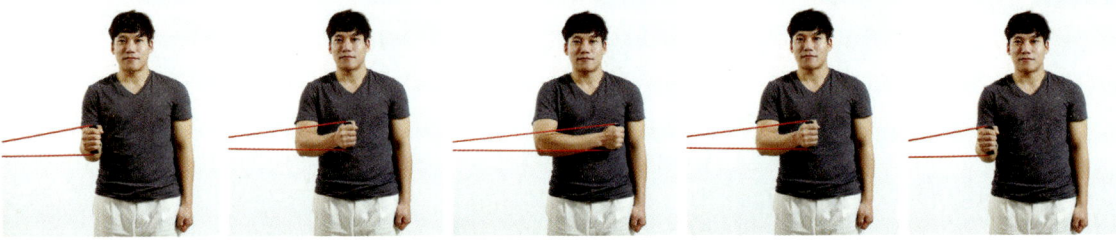

삼각근 강화운동

앞부분 운동

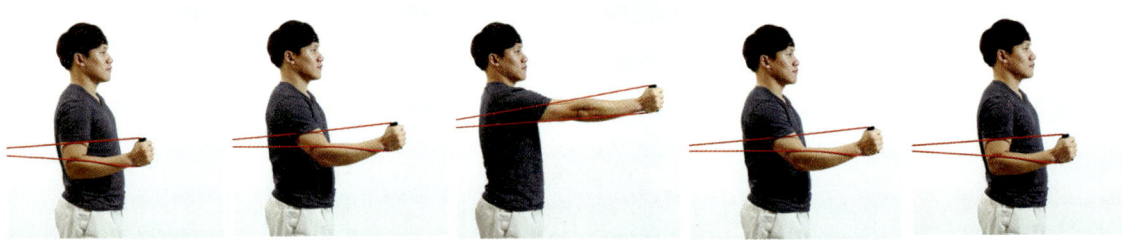

가운데 부분 운동

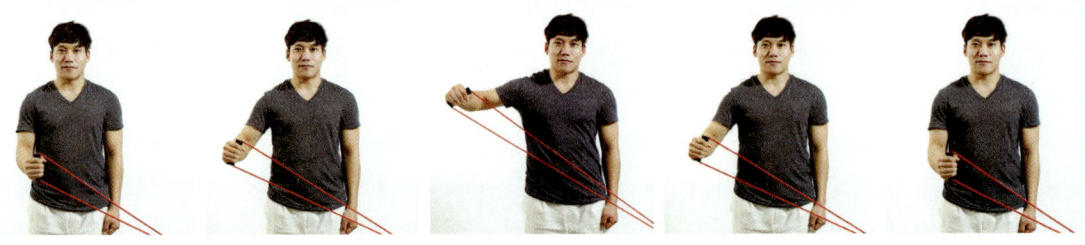

〈매직 테라피 매뉴얼〉, 수술만큼 중요하다!

여수백병원의 재활 프로그램인 〈매직 테라피 매뉴얼〉은 수술 후 심한 통증에서 빨리 벗어나도록 도와주는 과정이다. 〈매직 테라피 매뉴얼〉을 거치면 통증도 줄고 굳은 어깨도 풀어져 편안한 일상생활로의 빠른 복귀가 가능하다.

최초에 〈매직 테라피 매뉴얼〉이라는 재활 프로그램을 계획한 건, 어깨수술 후 병원을 떠난 후에도 고통을 호소하는 환자들을 만나 이런저런 하소연을 듣고서였다. 수술도 잘 되고 무리 없이 회복기를 보내고 있는 환자들도 마찬가지이다. 수술 후 일정 시간이 지나면 "극심한 어깨통증 때문에 못 살겠다."며 병원을 찾아왔다. 어깨통증과 강직으로 물리치료 전문 병원을 찾아다니는 환자들도 많다. 이들을 보며 수술 후 재활 또한 '의사의 역할'이라는 생각을 강하게 하게 되었다.

"세상에 '착한 병원'이 있다면, 필요한 때에 환자들의 재활을 도와 '환자들이 일상으로 빨리 돌아가도록 도와주는 과정'도 반드시 있을 것이었다. 수술과 재활의 중요도를 비교하자면 1대 1이 맞다." 이런 생각을 염두에 두고 환자들을 오래 두고 관찰하며 구체적인 액션 플랜을 만들어갔다.

충돌증후군과 오십견, 석회성건염 등 어깨질환으로 수술을 한 환자들은 꼭 수술 후 4주가 지나고부터 통증을 호소했다. 힘줄파열로 인해 봉합 수술이나 어깨탈구로 인해 수술을 한 환자들은 수술 후 2~3개월째가 가장 고통스럽다고 했다. 아파서 잠을 못자고 '다시 힘줄이 떨어져 버린 것은 아닌가?' 하는 걱정 때문에 병원을 찾는 환자들도 많았다. 수술 후 미리 통증이 찾아오는 시기를 알려주어도 환자들의 반응은 비슷했다. 그래서 이들 환자들이 필요한 시기에 적절한 재활을 돕는 그야말로 마법과 같은 치료 매뉴얼을 창안하게 되었다.

뒷부분 운동

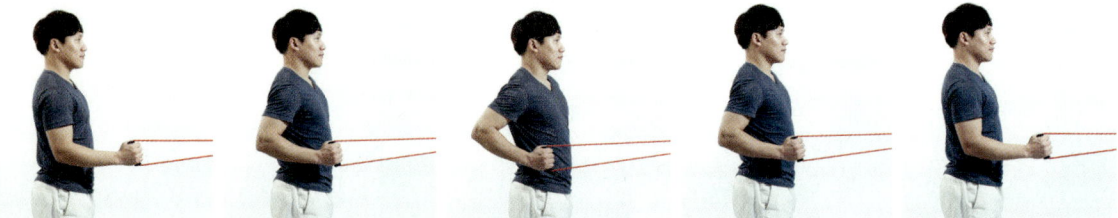

견갑골 주위 근육 강화운동

어깨 움츠리기

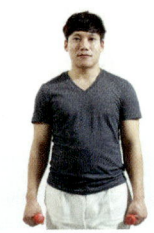 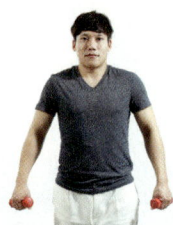 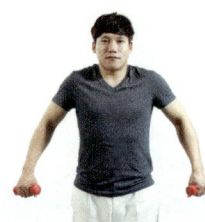 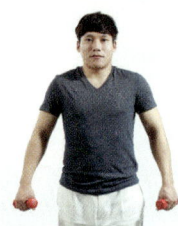 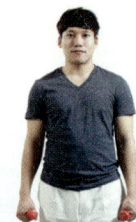

푸쉬업

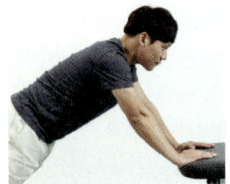 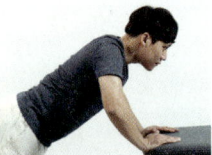 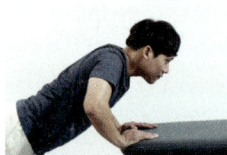 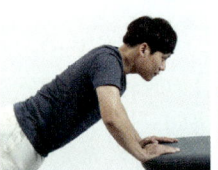 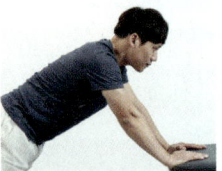

바닥밀고 엉덩이 들기

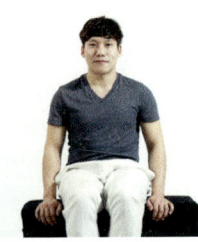 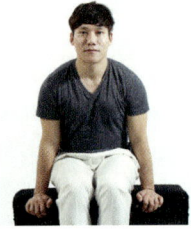 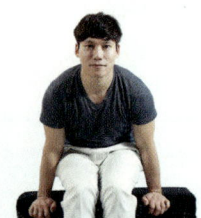 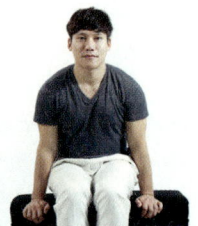 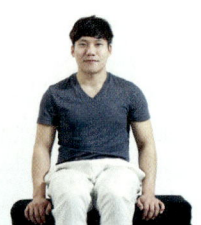

〈매직 테라피 매뉴얼 II〉

적용 수술 : 어깨힘줄파열 봉합술, 어깨탈구로 인한 수술
적용 시기 : 봉합수술 3개월 후
치료 내용 : 관절 내 국소신경 차단으로 통증을 경감시킨 상태에서 의사가 직접 굳은 어깨를 풀어주는 도수치료를 실시한다.

어깨힘줄을 뼈에 봉합한 이후 처음 6주간은 겨드랑이를 벌린 채 보조기를 착용한다. 보조기는 봉합한 힘줄에 긴장이 덜 가게 하며, 이완된 어깨힘줄에 피가 잘 돌면 힘줄 복원도 빨라진다. 별 문제가 없으면 수술 6주 후부터 보조기를 풀고 일상생활이 가능하다. 하지만 봉합한 어깨힘줄이 뼈에 단단히 뿌리를 내리기까지는 적어도 3개월이 걸린다고 알려져 있다. 3개월까지는 조심하는 것이 좋다.

==〈매직 테라피 매뉴얼 II〉은 수술 후 3개월 정도 되는 시점에서 진행된다. 이쯤 되면 힘줄이 뼈에 단단히 뿌리를 내리므로 어깨관절에 국소신경 차단 주사를 맞고 통증을 경감시킨 상태에서 굳은 어깨를 풀어주어도 안전하다. 단, 원래 힘줄 상태가 약해져 있거나 골다공증이 있는 경우는 운동을 시킬 때도 재파열에 주의해야 한다. 대부분의 환자들은 주사요법과 도수치료 등을 거치면 통증도 줄고 재활기간도 단축된다.==

다만, 통증이 준다고 무리를 해서는 안 된다. 3개월까지는 무거운 물건을 들거나 심한 근력운동을 하는 것은 권하지 않는다. 강조했듯 뼈에 힘줄이 잘 붙기 위해서는 통상적으로 3개월의 시간이 필요하다. ==근력운동도 3개월이 지난 시점에서 해야 하며, 그 사이에는 굳은 어깨를 풀어주기 위해 꾸준히 스트레칭을 해야 한다. 골프 등 상체를 사용하는 운동은 수술 후 6개월부터 권한다.==

6개월 이후

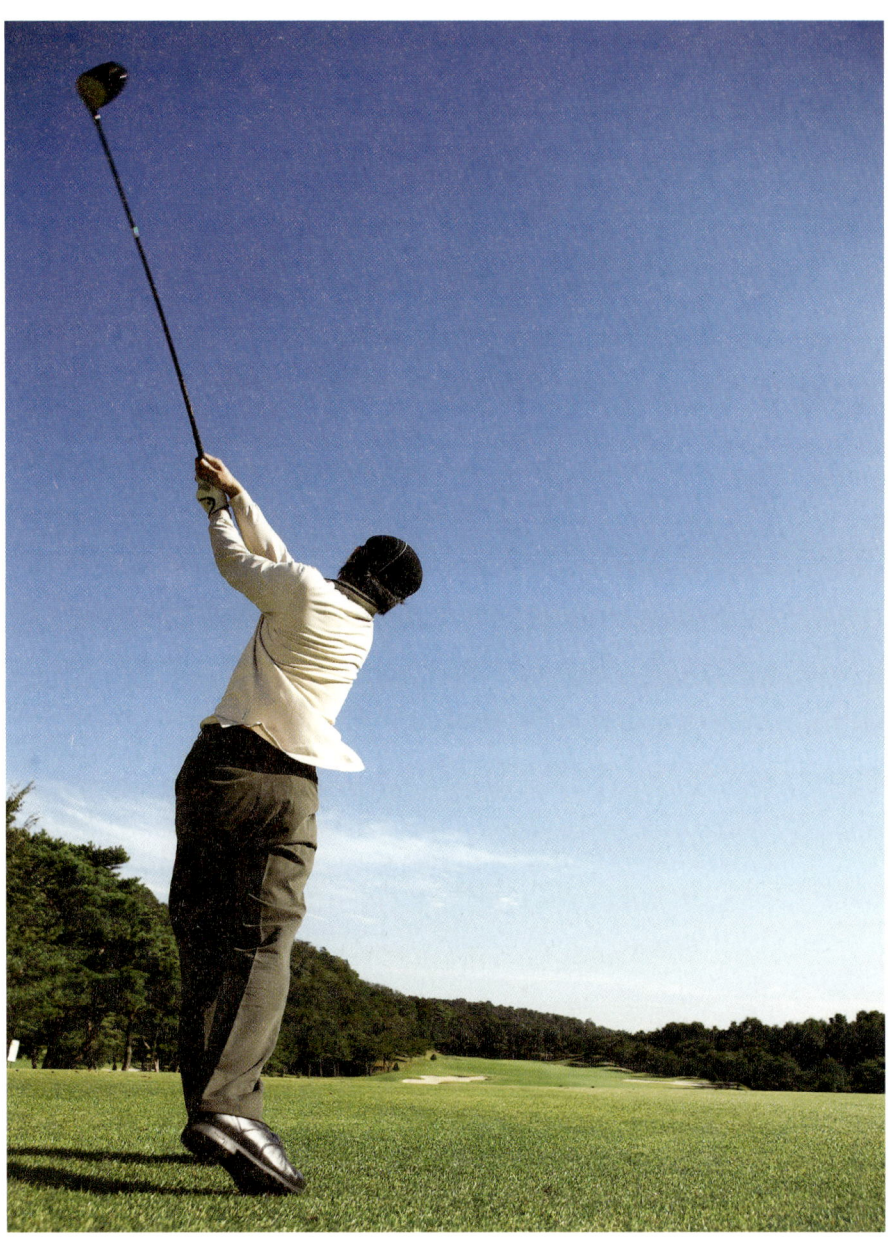

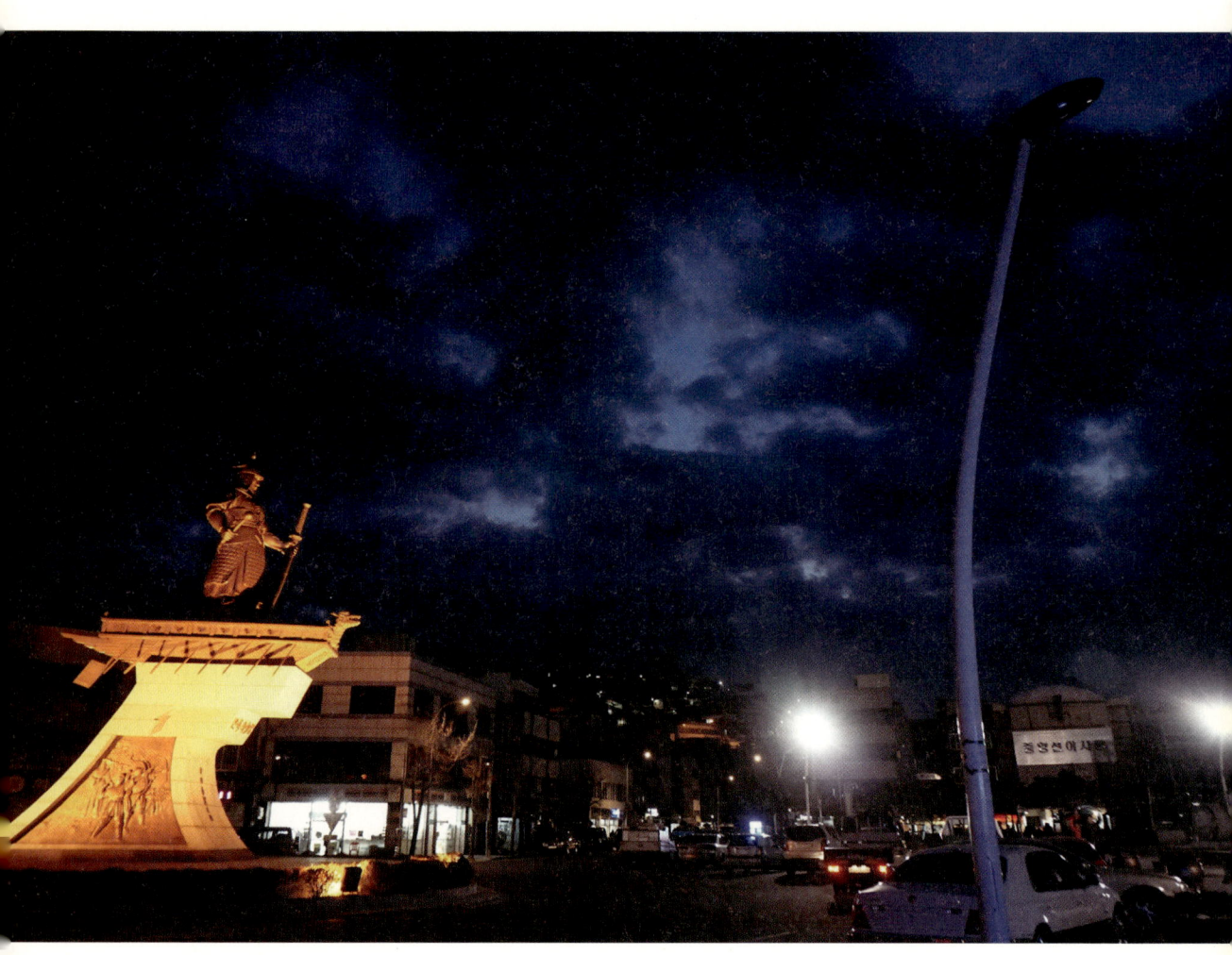

이순신 광장의 아침

의사를 칭찬하라

몇 년 전에 가본 LA의 병원은 건물 밖에서는 대학병원처럼 웅장했지만, 로비는 텅 빈 채로 예약시간에 맞춰 한 시간에 환자가 한두 명 정도여서 로비에 앉아 있기가 미안할 정도였다. 하지만 한국의 큰 병원의 로비는 서울역 대합실처럼 북적대서 큰 병원 갈 일이 생기면 시간을 넉넉히 잡아야 한다. 3시간 대기 3분 진료는 한국에서 병원 문화쯤으로 간주된 적이 있었다. 진료실 밖에서 대기하는 환자들은 많고, 의사는 바쁘다. 어떻게 하면 효율적으로, 영리하게 병원을 이용할 수 있을까?

의사를 칭찬하라. '갑'질 얘기를 하자는 게 아니다. 의사도 사람이다. 바쁘고 지쳐 있을 의사를 기분 좋게 먼저 환기한 다음 나에게 집중시켜 보는 거다. 애교 섞인 목소리로 "선생님 참 동안이세요.", "병원이 참 예뻐요" 등의 기분 좋은 '넛지(nudge)'를 의사에게 먼저 해 보는 거다. 그럼 나는 수많은 대기 환자들 사이에서 의사를 기분 좋게 하는, 썩 괜찮은 환자가 되는 거다. 그 순간 의사는 기분 좋게 하는 이 환자를 더 돕고 싶은 마음이 샘물처럼 솟아오를 것이다.

반드시 적어 가라. 어떤 분들은 현재 불편한 증세와 그동안 치료받은 내용, 복용중인 약물, 과거 알려지 있는 약물 등을 자세하게 적고, 아픈 부위를 사진으로 찍어 X표시까지 하는 등 적극적인 준비를 해오기까지 한다. 의사 입장에서는 짧은 진료 시간 동안 환자분의 상태 파악이 가능하고, 증상에 대해 듣는 시간을 아껴 진찰에 더 집중할 수 있어서 부실 진료를 막을 수 있다.

의사가 나를 기억하게 하라. 스토리텔링도 좋다. 어느 70대 남자분께서 젊어서 바다 배 사업을 하면서, 3명의 보증인을 세웠는데 사업이 잘못되는 바람에 큰 빚을 지게 되어 결국 자신을 믿고 도와준 보증인 세 분에게 피해를 주게 되었다고 한다. 평생 동안 힘들게 일하면서 두 분의 빚은 갚게 되었지만 아직 남은 한 분의 빚을 갚기 전에는 눈을 감을 수 없으니 꼭 좀 어깨를 낫게 해달라고 하셨다. 그 순간 의사에게는 많은 환자분들 사이에서 이 분은 꼭 낫게 해드려야 하는 사명감이 서게 된다.

가장 불편한 핵심적인 내용을 먼저 말하라. '안 아픈 데가 없다'며 병원에 온 김에 머리에서 발끝까지 작은 불편한 점들까지 죄다 쏟아놓는 순간 의사의 집중력이 떨어지고, 나는 귀찮은 환자가 될 수 있다. 우선 순위를 정해서 가장 중요한 사항부터 얘기하면 짧은 시간에 효과적으로 의사가 내 불편한 점에 집중할 수 있다.

빠르고 간편하면 경쟁력이 되는 시대다. 자! 이제 내가 먼저 해 볼 차례다.

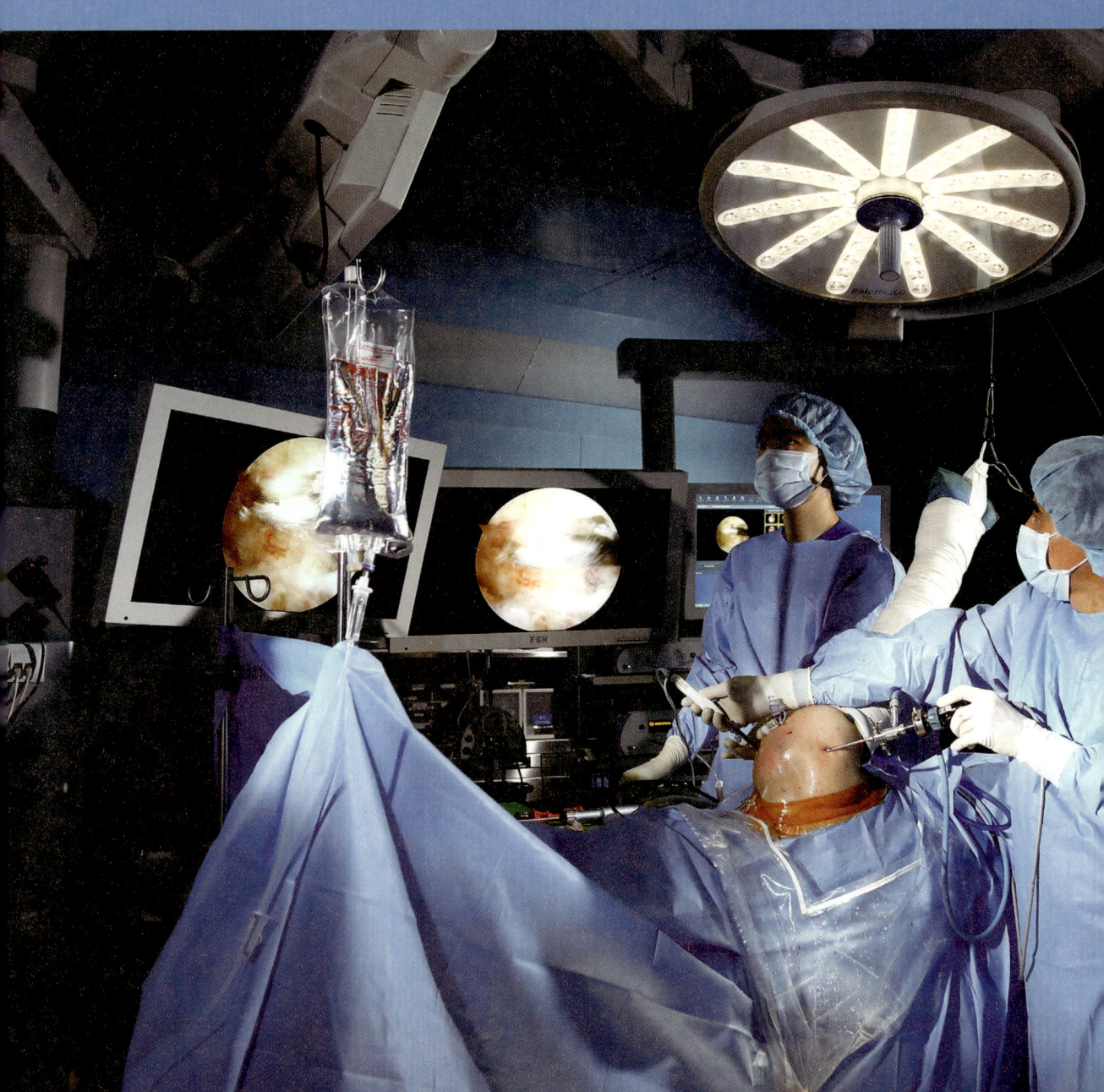

공에서 눈을 떼지 않다

PART 05

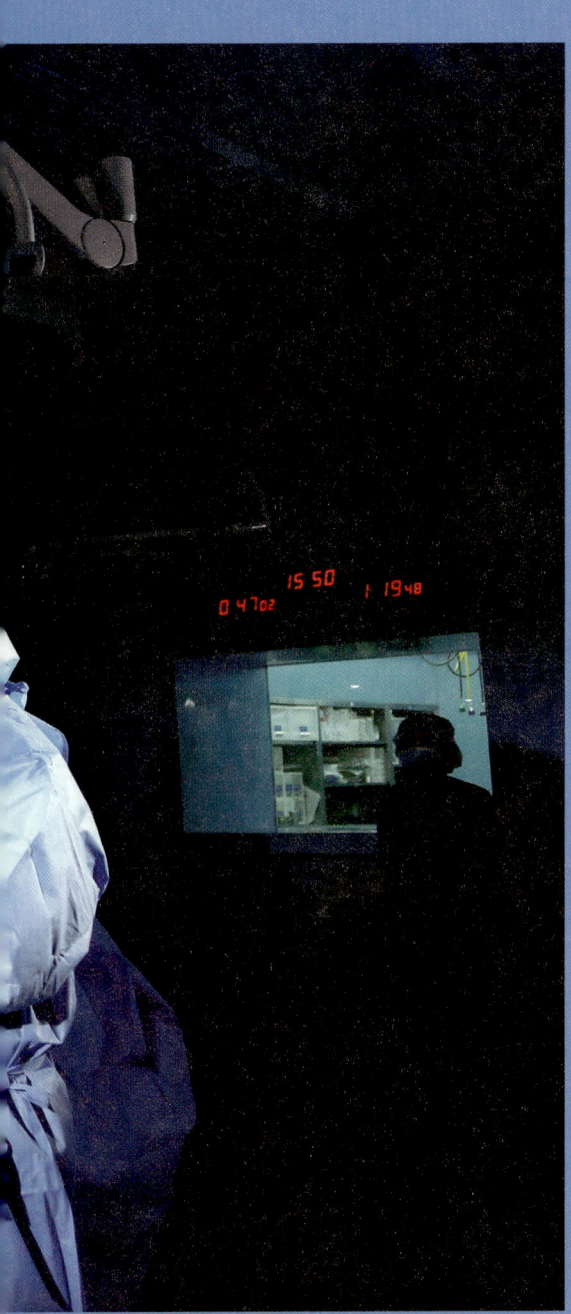

걷는 새가 되다
어깨관절 탈구

- 기지개만 켜도 어깨가 빠진다.
- 점차 어깨가 빠지는 횟수가 늘었다.
- 평소에는 통증을 못 끼지만 어느 특정한 자세가 되면 어깨가 빠질까봐 겁이 난다.
- 쉽게 빠지고 쉽게 들어간다.

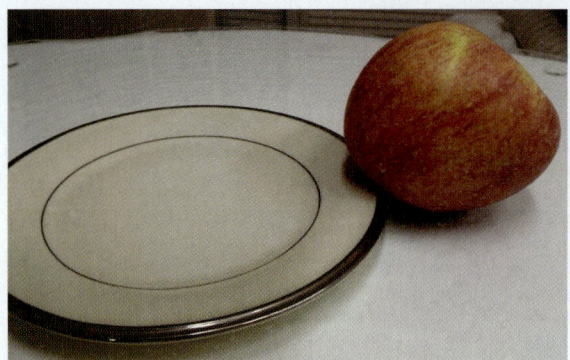

아! 팔을 꼼짝도 못하겠어요

어깨관절은 평범한 접시 위에 공을 올려놓은 구조로 언제든지 공이 굴러서 떨어질 수 있는 불안정한 구조이다. 그런데 선천적으로 인대라는 고무줄이 헐렁하거나(선천적 어깨불안정성) 갑작스런 외상(떨어지면서 계단 난간을 확 잡거나, 넘어지면서 팔을 쭉 뻗은 후 바닥을 짚는 등)으로 찢어지면 접시에서 공이 빠져나와 어긋나게 되는 경우가 생긴다. 이때는 숨이 넘어갈 정도로 아프고, 아픈 쪽 팔로는 옴짝달싹할 수가 없어 본능적으로 반대편 손으로 아픈 팔을 부축하며 움직이게 된다.

다행히 치료는 비교적 간단하게 이루어진다. 공을 접시에 잘 맞춰 넣으면 신기하게도 바로 팔을 움직일 수 있다. 환자들은 팔이 빠지는 탈구로 병원에 오더라도 치료를 통해 통증이 멈추고 팔도 잘 움직일 수 있게 돼, 완전히 나은 것으로 생각한다. 하지만 불안정성 어깨와 탈구를 가볍게 넘기고 방치하다가는 더 큰 고통과 불편이 따라붙을 수 있다.

찢어진 고무줄을 저절로(보조기), 혹은 인위적(수술)으로 원래 제자리에 붙여놓지 않으면 팔을 움직이다가 언제든 다시 빠질 수 있다. 습관적 탈구로 진행되면 어깨 관절이 빠졌다 들어갔다를 반복하면서 관절 속 뼈를 닳게 하며, 자칫하면 관절염으로 진행되기도 한다.

어깨관절이 꽉 단단하게 잡혀 있어야 팔 힘을 단단히 쓸 수 있다. 어깨는 날개이다. 어깨가 빠지면 날지 못해 걷는 새가 되고 만다. 어깨를 잘 관리해 100세까지 건강하게 날 수 있는 상태를 유지해야 한다.

01

어깨 속 시간이 멈췄다

가볍게 넘기다가 뼈까지 상한다

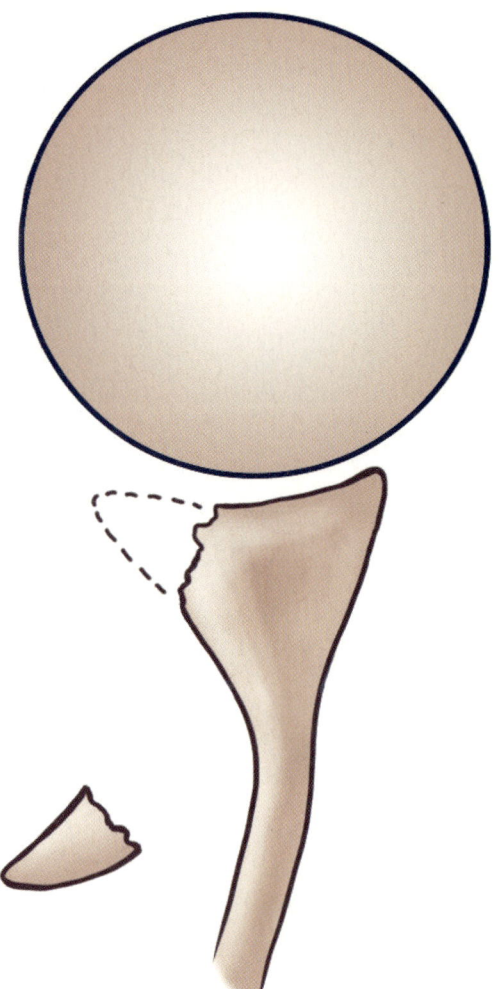

어깨 관절은 골프티 위에 올려진 공에 비유된다. 그대로는 안정적이다. 하지만 골프티의 모서리가 깨지면 안정성도 사라진다. '뼈까지 상한 어깨탈구'는 이와 흡사하다. 깨진 골프티는 공을 제대로 받칠 수 없다. 공은 곧 떨어져 버릴 것 같다. 어깨도 수시로 탈구가 일어난다.

어깨탈구가 몇 차례 반복되면 뼈가 닳아서 '빠지는 길이 만들어져' 더 쉽게 빠지고 쉽게 들어간다. 이쯤 되면 환자 스스로 빠진 팔을 맞춰 넣는 경우도 있으며, 이렇게 팔이 빠지는 것이 습관화된다. 팔을 넣는 능숙도가 좋아지는 만큼 팔이 빠지는 횟수도 늘어난다.

==습관성 어깨탈구 환자들은 팔이 언제 빠질지 몰라 항상 조심하게 된다. 겨드랑이에 팔을 딱 붙이고 의식적으로 팔에 힘을 주고 다닌다. 간혹 잠을 자는 중에 돌아눕거나 기지개를 켜다가 빠지는 경우도 있다. 갈수록 통증이 심하게 느껴지지 않고 몸도 적응을 하다 보니 그야말로 습관으로 넘기고 마는 환자들도 있다. 하지만 장기적으로 보면 생활의 불편은 물론, 관절염 등 추가 질환을 불러올 수 있기 때문에 어깨불안정성과 탈구는 반드시 원인을 알고 적절한 치료를 해야 한다.==

역사적으로 어깨관절의 탈구는 아주 오래된 질환이다. 고대의 기록물인 파피루스에도 어깨탈구에 관한 기록이 남아 있다. 기원전 3000~2500년에도 어깨탈구로 고생하던 환자가 있었다. 오래된 질병인 탈구를 진단하고 치료법을 정리한 사람은 우리가 잘 알고 있는 히포크라테스이다. 질환의 발견이 빨랐던 만큼 기원전 400년경에 치료법도 정리가 되었다.

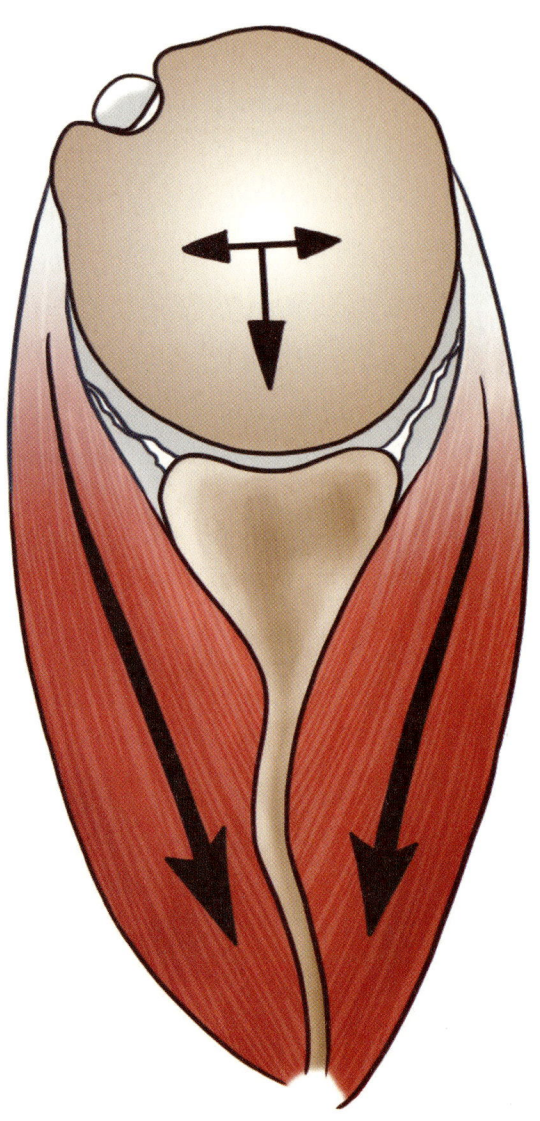

불안정한 어깨관절에 안정성을 부여하는 것은 주변 조직이다. 힘줄과 관절낭, 관절와순이 어깨뼈를 단단히 붙잡아주는 덕분에 무리 없이 생활할 수 있다.

그런데 이렇듯 어깨탈구가 역사적으로 오래된 병이 된 이유는 무엇일까? 개인적으로는 발생 빈도가 높고 그대로 방치했을 경우 예후가 좋지 않았던 때문이 아닐까 싶다. 어깨관절은 우리 몸의 관절 중 가장 넓은 범위로 운동이 가능한 관절이다.

때문에 관절이 헐거워지거나 빠지는 등의 불안전성도 쉽게 발생한다. 게다가 어깨탈구는 다른 관절에 비해 재발도 잘 된다. 탈구 시 어깨관절의 안정성에 기여하는 '구조물의 손상'도 쉽게 동반되기 때문에 초기에 주의를 기울이지 않으면 '어깨 손상'으로 이어질 수 있다. 자주 일어나고, 그냥 두면 심각한 병으로 진행될 수 있기 때문에 이미 오래 전부터 어깨탈구를 치료하려 애를 써 온 것이다.

최근에는 스포츠를 즐기는 사람들이 늘어나면서 젊은 연령층에서도 어깨탈구 환자가 자주 발생한다. 그만큼 어깨탈구를 '쉽게 생각하는 환자'들도 상당수이다. 탈구를 방치하면 뼈까지 손상돼 이식을 해야 하는 경우도 생기므로 초기에 정확한 원인을 찾아서 단단히 치료를 하자.

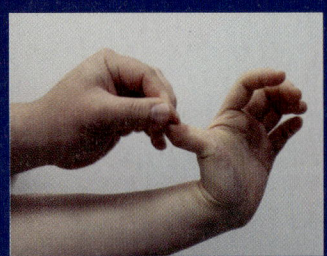
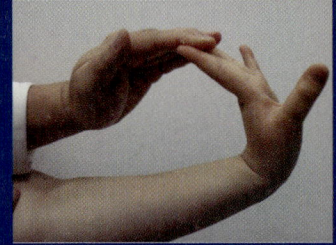
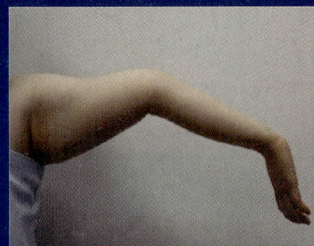

신체 관절이 전체적으로 잘 늘어나고 꺾이는지, 사진처럼 과도하게 젖혀지지는 않는지 확인한다.

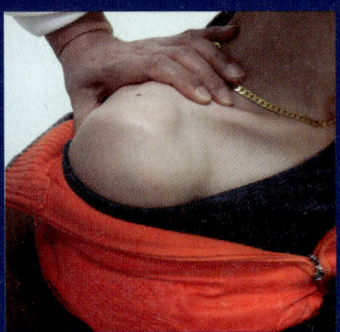
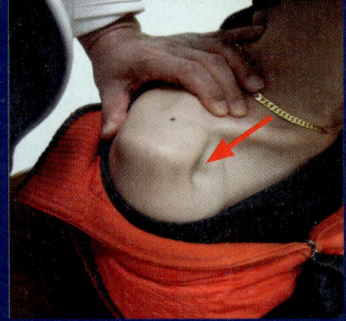

불안정성 어깨의 경우 작은 힘에도 어깨가 쑥 빠지는 모습을 확인할 수 있다. 이를 불안정성을 보여주어 구 징후(sulcus sign)라고 한다.

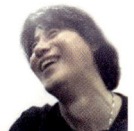
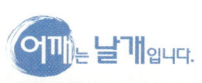

어깨관절 속 헐거움도 대물림된다

어깨탈구 환자가 병원에 오면 평상시 느끼는 통증과 불편의 정도를 들어보고 '선천적으로 몸의 모든 관절이 헐렁한 체질'은 아닌지 확인하는 검사를 한다. 옷을 내리고 어깨를 노출시킨 상태에서 당기고 밀어본 후, X-ray도 찍는다. X-ray는 환자가 팔의 힘을 뺀 상태에서 아래로 잡아당겨 찍는다. 어깨의 견봉과 위팔뼈의 머리 부분인 상완골두가 벌어진 간격이 정상 범위인지를 확인한다.

우리 몸의 인대는 관절에서 뼈와 뼈를 잡아주는 고무줄 같은 역할을 한다. 그런데 인대는 체질에 따라 헐거움의 정도가 다르다. 부모님한테 얼굴 모양을 물려받듯이 인대의 헐거움도 물려받는다. 탈구가 잘 되는 체질이 있고 단단한 체질이 있는 셈이다. 탈구가 잘 되는 체질은 스스로 운동으로 어깨의 주변 근육을 단단하게 만들어야 한다.

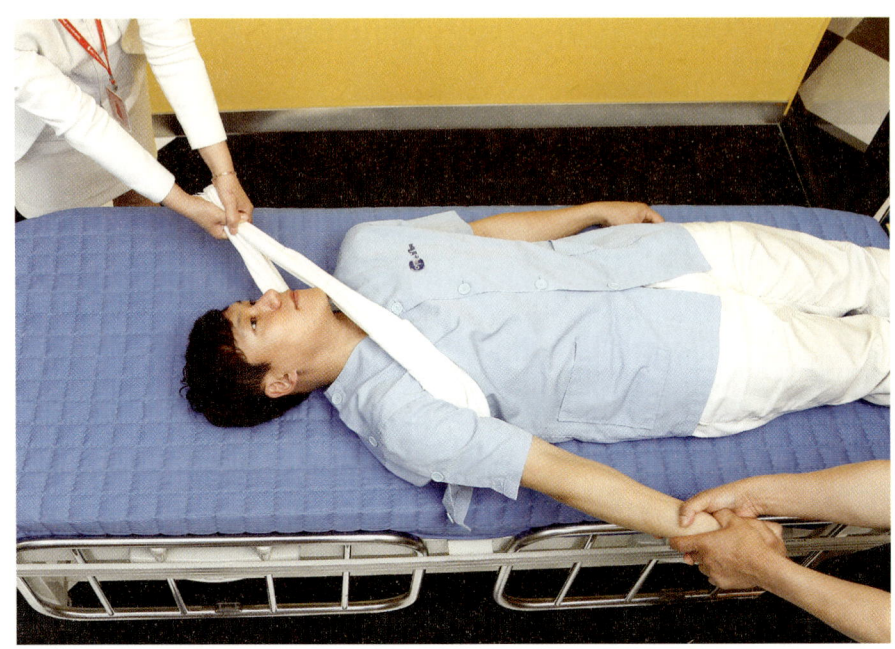

어깨관절 탈구를 해결하는
히포크라테스 방법.

탈구의 고전적인 치료법은 히포크라테스 방법이었다. 탈구 환자를 바로 눕히고 환자의 겨드랑에 한쪽 발을 집어넣어 탈구된 팔을 잡고 아래 부분으로 잡아당긴다. 동시에 겨드랑이에 집어넣은 발을 바깥쪽으로 돌려가며 탈구된 뼈를 맞춘다. 잘못하면 신경에 손상을 줄 수 있기 때문에 반드시 전문가의 처치가 필요하다. 최근에는 이런 위험 때문에 잘 사용하지 않는 추세이다.

어깨뼈는 강력한 인대와 회전력을 지닌 근육으로 싸여 있다. 이들의 끊임없는 긴장과 이완으로 관절 주위에 힘의 균형이 맞춰지고 안정성이 유지된다. 하지만 어깨가 운동 중에 다치거나, 사고로 인해 한 번 빠지면 어깨를 안정시키는 구조물도 손상을 입게 된다.

관절와순(어깨뼈와 팔뼈를 연결하는 링 형태의 섬유연골조직), 견갑 상완 인대(어깨뼈와 위팔뼈를 연결하는 인대), 관절낭(관절을 둘러싸고 있는 피막주머니) 등이 손상되면 가벼운 움직임에도 반복적으로 어깨가 빠지는 습관성 탈구가 나타난다.

20세 이전 탈구가 발생한 경우 습관성 탈구로 진행될 가능성이 높다. 반복적으로 탈구가 발생하면, 어깨 속의 관절와(관절을 형성하고 있는 두 개의 뼈 중에서 어깨뼈에 붙어 있는 오목면을 이루는 부분) 손상이 심해져서 관절염으로 진행될 수도 있다. 처음 어깨가 탈구될 때의 나이가 많을수록 관절와순 인대파열로 인한 불안정성보다는 어깨힘줄(회전근개) 파열 같은 힘줄 손상으로 탈구가 발생할 가능성이 높다.

요즘은 탈구 환자가 병원에 오면 초음파를 보면서 목에 국소신경 차단 주사를 놓고 탈구된 위팔뼈(상완골)를 제자리에 넣어주는 치료를 한다. 지붕은 그대로 있는데 기둥이 빠져 버린 어깨의 기둥을 제자리로 돌려놓는다고 생각하면 쉽다.

위팔뼈의 머리 부분인 '상완골두'와 팔뼈에 붙어있는 '힘줄과 근육'은 긴장을 푼 상태에서는 쉽게 원래 자리로 찾아들어가는 성질이 있다. ==다만, 탈구가 진행된 상태에서는 숨이 넘어갈 정도로 극심한 통증이 찾아오기 때문에 힘줄과 근육에 바짝 힘이 들어가게 돼 있다. 일단은 목에 국소신경 차단 주사를 놓아 통증을 줄이면서 경직된 몸을 풀어주는 과정이 필요하다. 통증으로 근육이 긴장된 상태에서는 팔을 아무리 잡아당겨도 상완골두가 제자리로 들어가지 않는다.==

진료실에서는 환자를 앉히고 초음파를 보며 목에 국소신경 차단 주사를 놓는다. 통증은 주사제 주입과 동시에 거의 사라지며, 일그러졌던 환자의 얼굴도 펴진다. 그때 어깨관절과 근육을 근육 방향으로 부드럽게 잡아당겨 주면

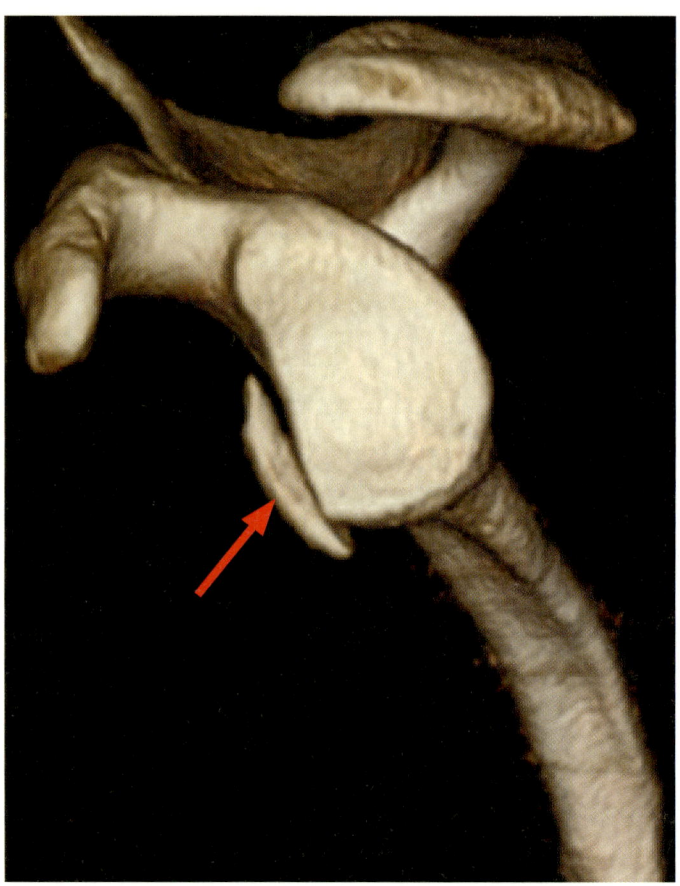

반복적인 어깨관절의 탈구로 인해 CT에 관절와 부위의 골절(위)이 관찰된다.

상완골두가 제자리로 들어간다. 통증을 참으며 억지로 잡아당기면 신경손상이나 골절이 올 수 있으므로 꼭 전문의에게 맡겨야 한다.

어깨의 불안정성으로 탈구가 습관화되면 문제는 "자주 어깨가 빠진다."는 불편함 정도가 아니다. 처음 탈구는 충분한 충격을 받은 상황에서 발생하지만 탈구가 반복되면 조금만 삐끗하는 상황에서도 어깨가 쉽게 빠진다. 이렇게 탈구가 습관화되면 어깨는 급속도로 망가진다. 인대가 상하는 것은 물론 어깨뼈에 금이 가기도 하며, 뼈의 손상도 불러온다. 어깨가 탈구될 때의 충격으로 위팔뼈나 관절와순이 파열될 수도 있다. 어깨 탈구로 어깨뼈의 1/3이 소실된 사례도 있었다. 이쯤 되면 기지개만 펴도 어깨가 빠지고 잠을 자는 중에도 어깨가 빠진다. 어깨가 날개가 아니라 언제 터질지 모르는 시한폭탄이 되고 만다.

어깨관절이 처음 빠진 상태에서는 빠진 어깨를 맞추고, 관절의 상태를 정확히 파악해야 한다. 약 6주간 외전 보조기를 이용하며 어깨관절의 고정과 점진적인 근력 강화를 위한 재활치료가 필요할 수도 있다.

재발성 탈구인 경우 관절경을 이용한 전방 관절와순 복원술(방카트 술식)을 시행하기도 한다. 치료 시기가 늦어지면 연골뿐 아니라 뼈도 손상되고 후유증으로 어깨에 관절염이 생길 수 있다. 다만, 불안정성 어깨의 경우 수술 후 재발 가능성이 높고 만성적 통증이 발생할 수 있으므로 신중하게 치료에 임해야 한다.

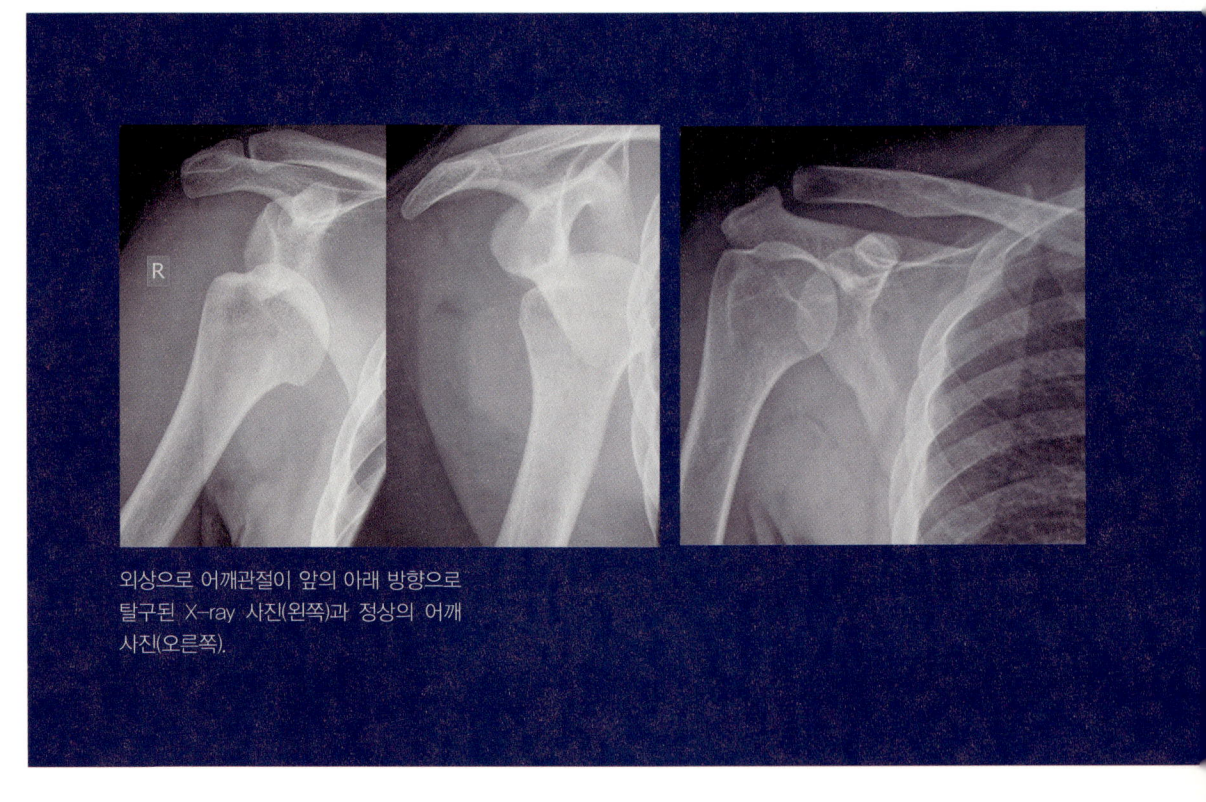

외상으로 어깨관절이 앞의 아래 방향으로 탈구된 X-ray 사진(왼쪽)과 정상의 어깨 사진(오른쪽).

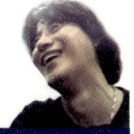

왜 반대편 어깨를 검사하나?

한번은 "축구를 하다가 팔을 약간 뒤로 젖혔을 뿐인데 어깨가 완전히 빠졌다."며 병원에 실려 온 환자가 있었다. 검사를 해 보니 인대가 찢어지면서 어깨가 빠진 상태였다. 축구를 하는 도중 과도하게 어깨를 젖힌 것이 원인이지 싶었다. 그러다 혹시나 하는 마음에 반대편 어깨도 밀어보고 당겨보았다. 정상 범위보다 관절의 운동범위가 넓은 것이 '다방향 불안정성 어깨'였다. 운동 중 다치는 사고로 한쪽 어깨에만 탈구가 나타났으나, 원래 양쪽 어깨 모두에 불안정성이 있었다. 이럴 경우 검사도, 치료도 양쪽 어깨 모두를 대상으로 하는 것이 좋다.

정상적인 어깨관절을 가진 경우는 어깨뼈가 인대들로 단단히 잡혀 있어 크게 문제가 되지는 않는다. 하지만 불안정성 어깨의 경우 타고나길 관절의 움직임이 헐렁하게 태어나 뼈들이 출렁거리듯이 앞, 뒤, 좌, 우, 위, 아래 전방위로 움직이게 된다. 환자는 느끼지 못하는 사이에 어깨 속에서는 끊임없이 마찰이 일어난다.

"무거운 물건을 들면 팔이 아래로 내려와 무거운 물건을 잘 못 들겠다.", "철봉에 매달리는 것이 곤욕이다.", "푸시업을 못하겠다.", "팔에 힘이 들어가지 않는다." 등의 증상을 호소하는 이가 있는가 하면 통증이나 불편감이 없다는 이들도 있다. 이들의 주요 증상은 어깻죽지가 무겁고 항상 피곤한 것이다.

어깨가 항상 무겁고, 탈구가 나타나는 환자라면 비록 한쪽에서 증상이 나타나더라도 반대쪽 어깨도 검사를 해서 적절한 치료를 받아야 한다.

잘 들어주는 것이 잘 찾아내는 팁이다

어깨 아픈 사람들을 오랫동안 만나다 보면, 가끔 MRI 검사보다 환자들의 고생담을 듣는 것이 진단에 도움이 될 때가 많다. 불안정성 어깨의 경우 더욱 그러하다.

한번은 젊은 여자분이 찾아와 "오랫동안 어깻죽지가 무겁고 아팠는데, 딱히 어느 부위가 아프다고 말도 못하겠고… 그 상태로 안 가 본 병원이 없을 정도로 치료를 받고 다녔다."는 이야기를 했다. 함께 온 어머니와 언니도 비슷한 증상을 오래 앓아왔다고 했다. 팔을 잡아당겨 보니 모녀가 모두 어깨 속으로 엄지손가락이 푹푹 들어갔다. 어깨관절이 헐렁해 그야말로 어깨에 팔이 덜렁 덜렁 달려있는 상황이었다.

이렇듯 오래 고생은 하지만 병명을 알아내는 것도 쉽지 않은 것이 '불안정성어깨'이다. 양 어깨 모두 어깨관절이 헐렁거리는 게 대부분이지만 통증은 어느 한쪽만 심하게 나타나는 경우가 많다. 한쪽 팔은 전혀 통증을 느끼지 않는 경우도 있다.

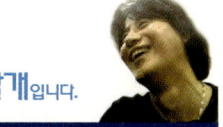
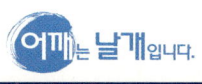

Part 05. 걷는 새가 되다, 어깨관절 탐구

"늘 등이 한 짐이다.", "어깻죽지에 누가 올라앉은 느낌이다.", "코끼리가 몇 마리 밟고 선 것 같다."와 같은 이야기가 흔한 증상이다.
어떤 주부는 진료실에 와서 "아침에 눈뜨기가 싫어서 밤에 아침상을 차려놓고 잔다."는 이야기를 하기도 했다. 아프다는 이야기를 입에 달고 살아 주변에 미안하지만, 이제는 점점 무심해지는 가족들 모습에 환자는 더 죽을 맛이라고 했다. 너무 오랫동안 고생을 한 탓에 "어깨가 나을 수만 있다면 영혼이라도 팔겠다."는 환자도 있었다. 이런 이야기를 들으면 환자의 고통에 공감하면서, 질병 진단에 대한 고민이 더 깊어진다. 잘 들어주는 것으로 질병을 찾아내는 과정도 쉬워진다.

02

어깨가 자꾸 빠져요!

쉽게 맞춰지면 쉽게 빠진다

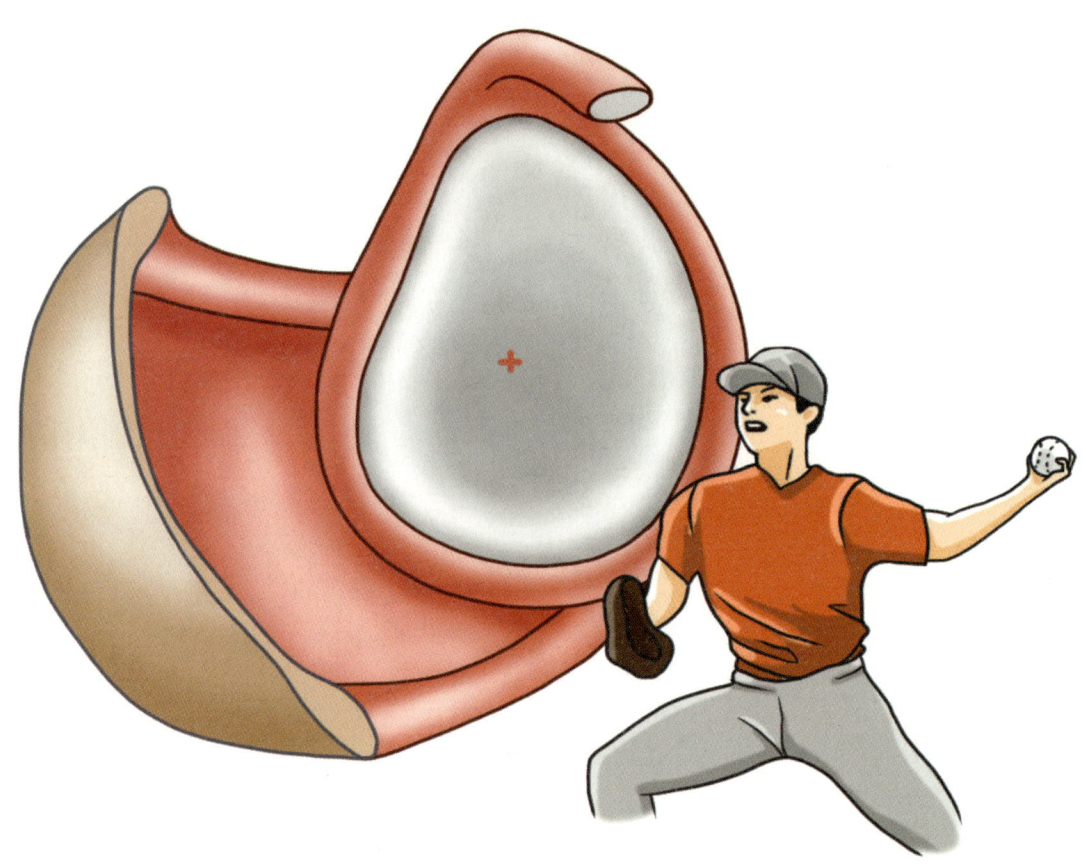

공 던지기 동작을 10년 이상 반복적으로 하면 팔을 외회전할 때 어깨 앞쪽의 관절막과 인대가 늘어나게 된다. 늘어난 관절막과 인대가 위팔뼈를 잘 잡아주지 못해 전방 불안정성이 나타나기도 한다.

어깨관절은 어깨뼈와 위팔뼈(상완골)의 머리 부위가 관절주머니, 인대, 힘줄 등에 의해 단단히 잡힌 상태로 유지된다. 원래 어깨관절에는 회전운동만 일어나야 한다. 하지만 선천적으로 관절인대가 헐겁거나, 사고로 관절인대가 찢어지면 어깨뼈를 두고 상완골두가 앞, 뒤 혹은 여러 방향으로 비정상적으로 흔들린다. 마찰이 계속되면 어깨와 팔에 힘이 잘 들어가지 않고 어깨가 빠질 것 같은 불안감을 느끼게 되는데, 일상생활의 불편도 점차 커진다.

전방 불안정성

전방 불안정성은 인대가 앞쪽으로 늘어나거나 찢어져서 나타나는 증상이다. 축구 선수의 몸싸움을 연상하면 쉽다. 축구 선수가 드리블을 하면서 공을 몰고 간다. 상대편 선수는 이를 막으려고 팔을 잡고 늘어진다. 그럼 공을 쫓아가며 드리블을 하던 선수는 몸이 앞으로 움직이는 상태에서 팔이 잡힌다. 이때 관성이 작용하면 팔보다 몸이 앞으로 나가는 자세가 만들어진다. 이렇게 앞쪽 관절막이 찢어지면서 팔이 빠지는 것이 전방탈구이다.

외상에 의한 전방 불안정성이 나타난 경우 공을 던지는 자세 즉 어깨를 뒤로 빼 팔을 돌리는 상태(외전 및 외회전)에서 어깨가 빠질 것 같은 불안감을 느끼고 탈구도 발생한다. 심한 경우 일상생활 중 쉽게 탈구가 일어나 팔이 언제 또 빠질지 모른다는 불안감으로 관절운동을 피하게 된다.

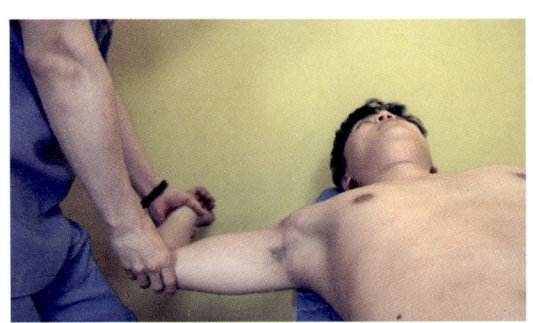 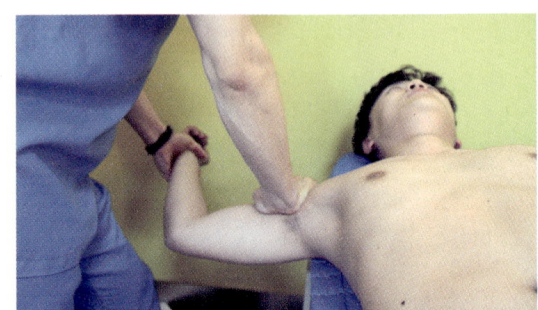

전방 탈구가 자주 나타나는 경우 바깥으로 힘을 주거나 바깥으로 팔을 돌리려고 하면(왼쪽) 불안감이 증가하지만, 뒤쪽으로 힘을 가할 경우(오른쪽)에는 불안감이 사라진다.

전방 불안정성으로 인한 급성 탈구일 때의 진단은 X-ray 검사만으로 가능하다. 하지만 재발성 탈구의 경우 원인과 상태를 정확하게 파악하기 위해 MRA 촬영이 필요하다. MRI와 달리 MRA는 어깨관절 주머니 속에 조영제를 미리 주사기로 주입한 후 MRI를 찍게 된다. 어깨관절 속 인대나 연골 등이 손상을 입어 틈새가 생기면 조영제가 스며드는데 이를 사진으로 확인하는 것이다. 탈구로 인한 위팔뼈(상완골)의 압박골절과 관절와의 골 결손(뼈가 깨져서 사라진 것)을 확인하기 위해 CT(전산화 단층 촬영)가 필요할 수도 있다.

후방 불안정성

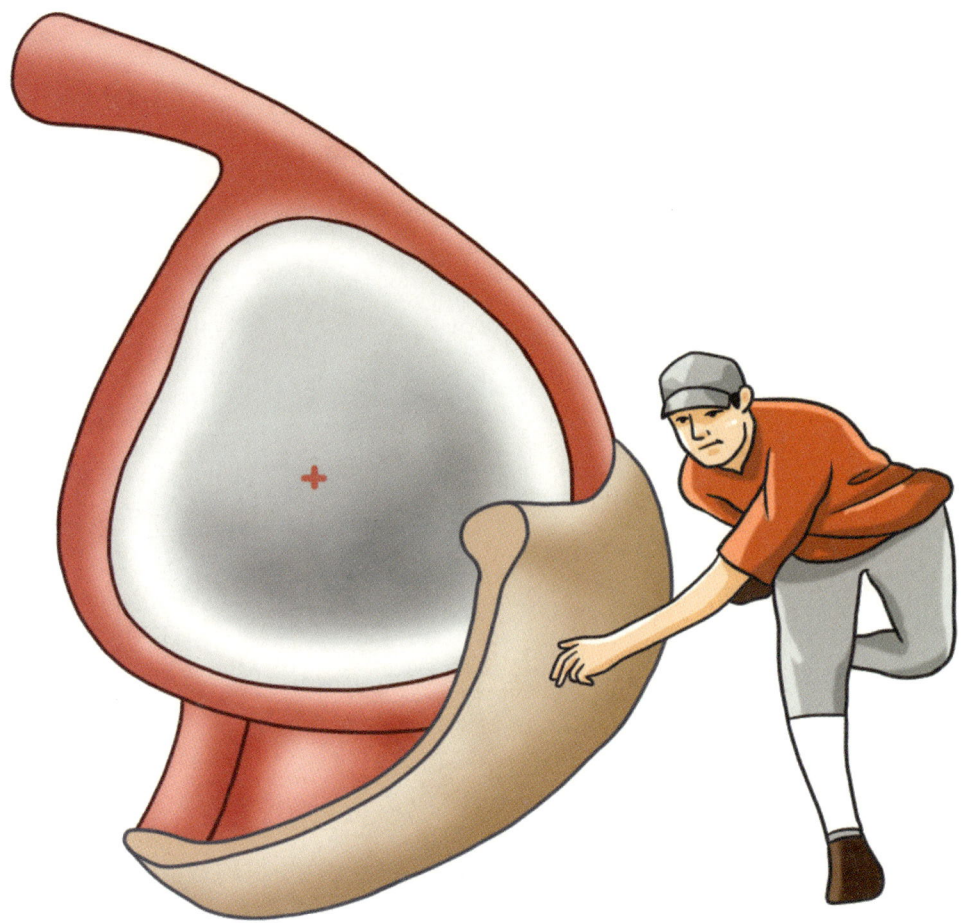

투수의 공 던지는 자세는 공을 가장 뒤쪽으로 당겼다가 앞으로 힘껏 던지는 모양새이다. 공을 던지는 팔은 쭉 늘어났다가 원래 위치로 돌아온다. 이런 자세를 지속하여 반복하게 되면 팔을 앞으로 던졌다가 제자리로 돌아오는 힘 때문에 어깨의 뒤쪽 관절막이나 인대도 늘어나게 된다. 그리고 야구를 하지 않는 평상시에도 관절막과 인대는 늘어나 있는 상태가 된다. 후방 불안정성이 나타나면 어깨 쪽에서 팔을 잡아주는 관절와에 비해 위팔뼈의 머리 부분인 상완골두도 뒤로 잘 빠지게 된다.

후방 불안정성의 가장 흔한 형태인 재발성 후방 불완전탈구[subluxation, 아탈구(亞脫臼)와 같은 말]는 전방 불완전탈구와 달리 외상의 병력이 명확하지는 않다. 한 번의 외상에 의해 후방 불완전탈구가 발생하기도 하지만 대부분 과도한 반복적 동작에 의해 발생한다. 후방 불안정성이 나타나는 가장 흔한 운동은 야구, 테니스, 수영 등이다.

후방 불안정성으로 인한 탈구의 진단은 '비틀어 튀기기 검사(Jerk test)'로 한다. 시진, 촉진, 타진, 청진 등의 이학적 검사가 필요하다. 우선 환자의 팔을 90도로 꺾고 바깥쪽으로 회전시킨다. 환자의 팔이 몸에서 수평으로 이동하는 동안 환자의 위팔뼈인 상완골을 뒤로 밀어서 어깨뼈를 안정화시킨다. 위팔뼈의 머리 부분인 상완골두가 어깨뼈의 관절와 뒷면으로 밀려날 때 갑자기 경련이 일어나거나, 통증, 불안감을 표시하는 경우 후방 혹은 후하방 불안정성이 있는 것으로 진단한다.

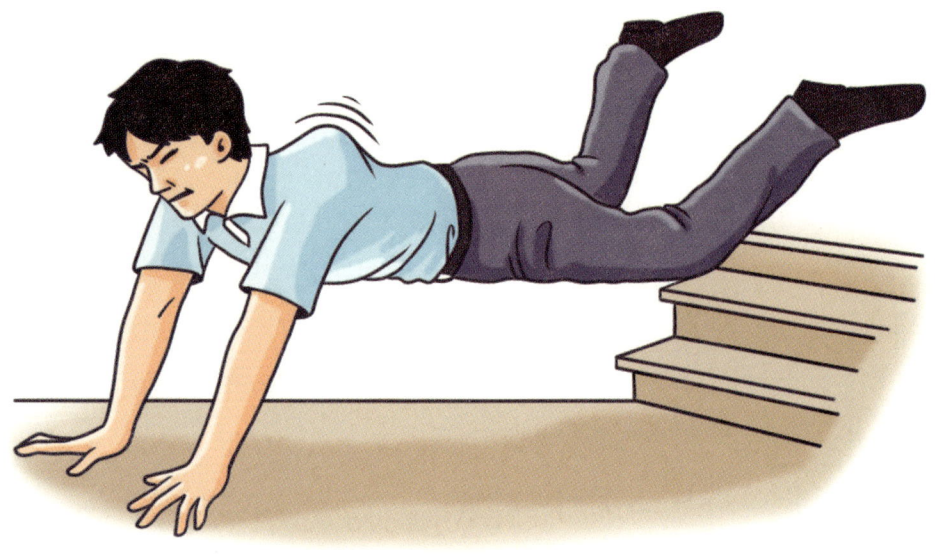

위의 그림처럼 어깨에 수직 방향의 힘이 가해지면 후방 탈구가 발생할 수 있다

외상으로 후방 탈구가 나타나 병원을 찾아오는 환자들의 경우 위의 넘어지는 그림과 같은 사고를 경험한 이들이 대부분이다.

앞으로 넘어지면서 손으로 땅을 짚어 어깨에 충격이 가해지는 경우이며, 몸이 바닥으로 떨어지는 힘을 팔로 막다보니 어깨 위팔에 힘이 그대로 전달되고, 그 힘 때문에 관절막이 뚫려 뒤쪽으로 상완골두가 빠지는 탈구가 일어나게 된다.

다방향 불안정성

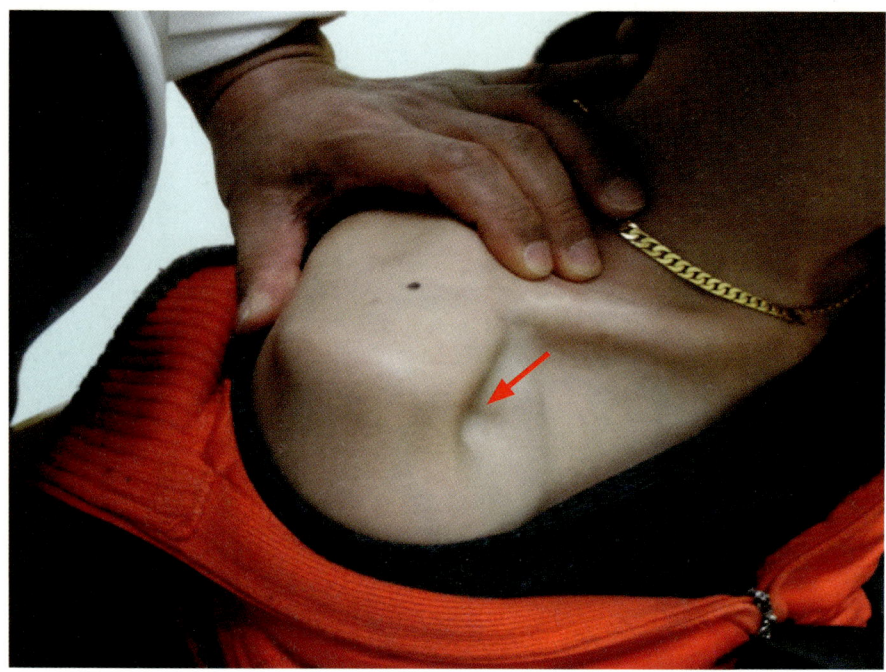

구 징후(sulcus sign) 검사 : 다방향 불안정성이 있는 경우 팔을 아래로 당겼을 때, 상완골두와 견봉 사이에서 함몰이 만들어지는 것을 관찰할 수 있다.

다방향 불안정성의 경우 어깨관절이 중간 운동 범위에서 불안정하기 때문에 일상생활에 불편함을 느끼는 경우가 많다. 예를 들면 잠자기 힘들고, 무거운 물건을 들거나 물건을 머리 위로 들어올릴 때, 선반에서 물건을 꺼낼 때 어깨관절이 어긋나는 느낌이 있을 수 있다. 운동선수 중에는 던지기, 수영, 체조, 역도 종목에서 자주 발생한다.

다방향 불안정성 환자는 팔을 바깥으로 돌리는 것과 바닥을 짚는 데 어려움을 느끼고 통증을 호소한다. 통증, 관절이 늘어지거나 빠지는 듯한 느낌, 근력 약화, 관절이 걸리는 듯한 소리, 감각 이상 등을 호소할 뿐 아니라 팔에 힘이 없어 움직일 수 없는 마비 상완 징후(dead arm sign)를 느끼기도 한다. 마비 상완 징후는 당겨지거나 부딪히는 일로 신경 혈관 구조에 문제가 생겨 팔에 일시적인 무감각이나 악화를 일으키는 것이다. 점차 병이 진행되면서 관절이 불안하다는 느낌이 심해지며 불완전탈구가 일어나는 횟수도 증가한다.

다방향 불안정성 어깨의 진단은 전신 과이완성 검사와 하방 이동 검사(inferior translation test)로 한다. 전신 과이완성 검사는 손가락이 팔의 앞쪽에 닿으며, 팔꿈치와 무릎 관절이 10도 이상 과하게 젖혀지는 것으로 쉽게 확인된다. 하방 이동 검사는 환자가 앉은 상태에서 검사자가 한 손으로 어깨를 잡고 다른 한 손으로는 주관절부를 아래쪽으로 당겨 보는 검사법이다. 어깨뼈를 기준으로 위팔뼈의 머리 부분이 아래로 어느 정도까지 내려오는가를 파악하는데, 다방향 불안정성 환자의 경우 위팔뼈를 아래로 당겼을 때 위팔뼈 아래의 함몰(sulcus signs, 구 징후)이 나타난다.

문제는 불안정한 구조와 헐렁한 인대이다

전방 불안정성

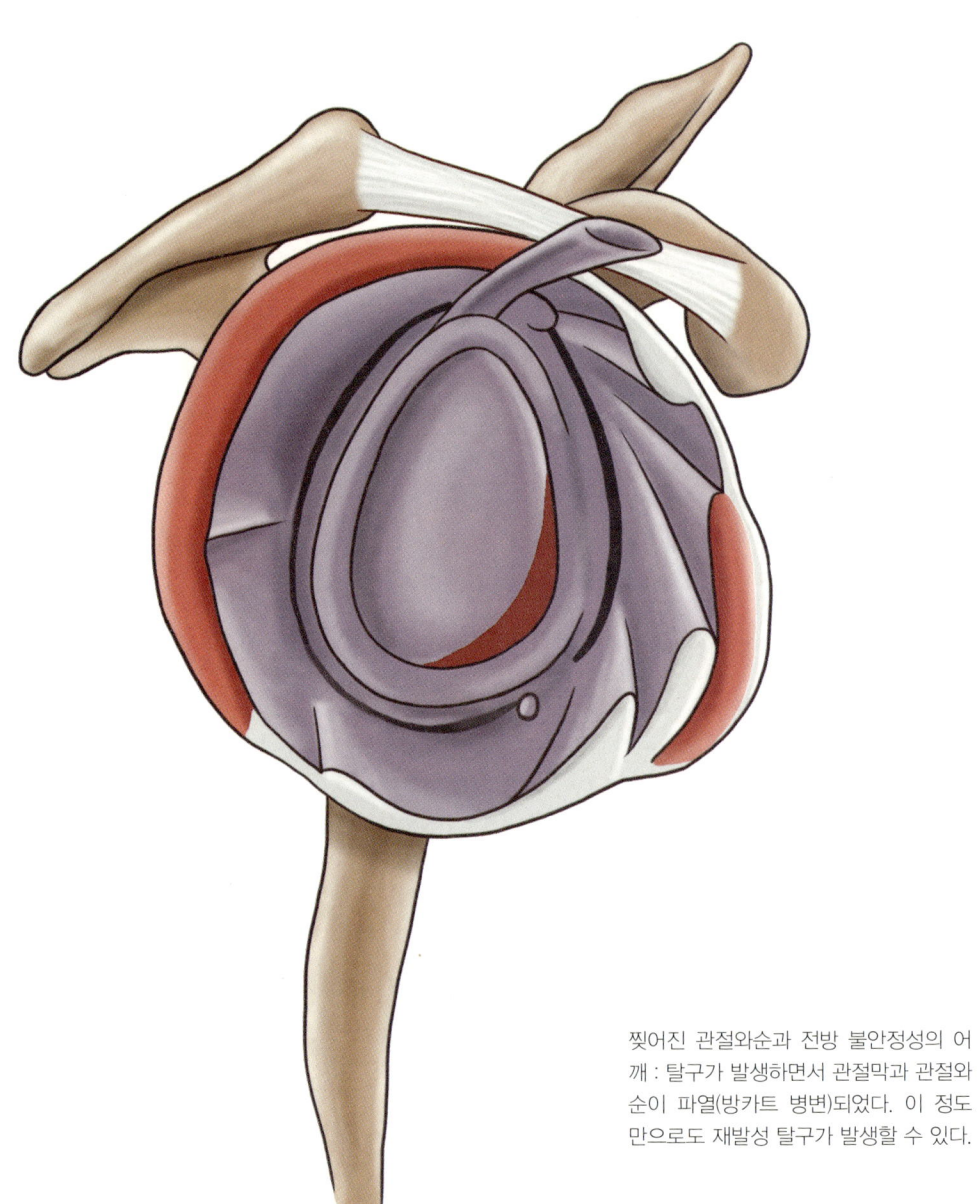

찢어진 관절와순과 전방 불안정성의 어깨 : 탈구가 발생하면서 관절막과 관절와순이 파열(방카트 병변)되었다. 이 정도만으로도 재발성 탈구가 발생할 수 있다.

어깨관절은 앞서 설명했듯이, 작은 관절와(어깨뼈의 조직)에 큰 공 모양의 상완골두가 놓여 있는 매우 불안정한 구조이다. 다행히 어깨관절 주변으로 관절와순, 관절낭, 인대들이 튼튼하게 연결되어 안정적으로 어깨가 움직이도록 도와준다. 바깥쪽으로는 어깨힘줄과 근육들이 어깨를 움직일 수 있는 안정성을 부여한다.

전방 불안정성이 나타나는 대부분의 경우는 팔을 바깥으로 돌린 상태에서 부딪히거나 넘어지는 외상에 의해서이다. 팔의 앞쪽 아래 부분이 외상에 의한 심한 압력을 받으면 전하방의 관절와순이 파열된다. 파열이 일어나는 사고가 없는 경우, 관절와순에 지속적인 힘이 가해지는 운동으로 전방 불안정성이 발생하기도 한다.

후방 불안정성

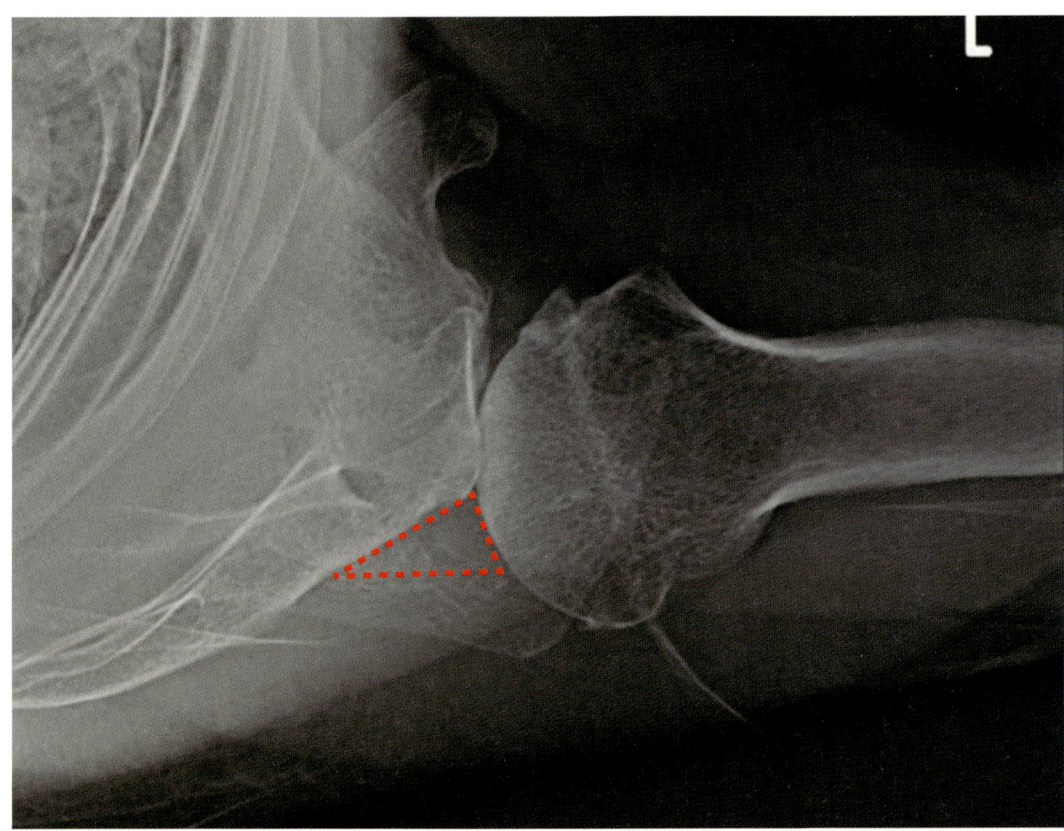

후방 불안정성 어깨 : 관절염으로 인해 관절와가 조금씩 닳아 없어지고 있다. 관절와가 닳으면서 뒤쪽으로 기울어지는 경사가 발생해 후방 불완전탈구로 진행되었다

후방 불안정성은 전방 불안정성과는 차이가 있다. 거의 대부분의 환자에게서 후방 탈구보다는 후방 불완전탈구가 나타난다. 때문에 실제 진단에 있어 확진을 내리기 어려운 때가 많다.

후방 불안정성을 일으키는 원인에는 후방 관절막 인대 구조(capsuloligamentous structure)와 관절와의 구조적 변화(glenoid retroversion), 관절와순(glenoid labrum)의 손상 등이 있다.

어깨관절은 깔때기에 공이 들어가 있는 모양으로도 비유된다. 불안정 요소가 발생하면 깔때기의 일부가 손상돼 공의 일부가 바깥으로 빠져나오는 것처럼 탈구 혹은 불완전탈구가 일어난다. 깔때기가 손상되는 원인은 깔때기의 일부가 쪼개져서(관절와순 및 관절와의 파열), 깔때기 모양을 유지하는 고무가 늘어나서(관절와순과 인대가 늘어남), 깔때기의 모양 자체가 변해서(관절와순 변형) 등으로 다양하다. 이러한 손상이 뒤쪽으로 일어나면 후방 불안정성이 나타난다.

다방향 불안정성

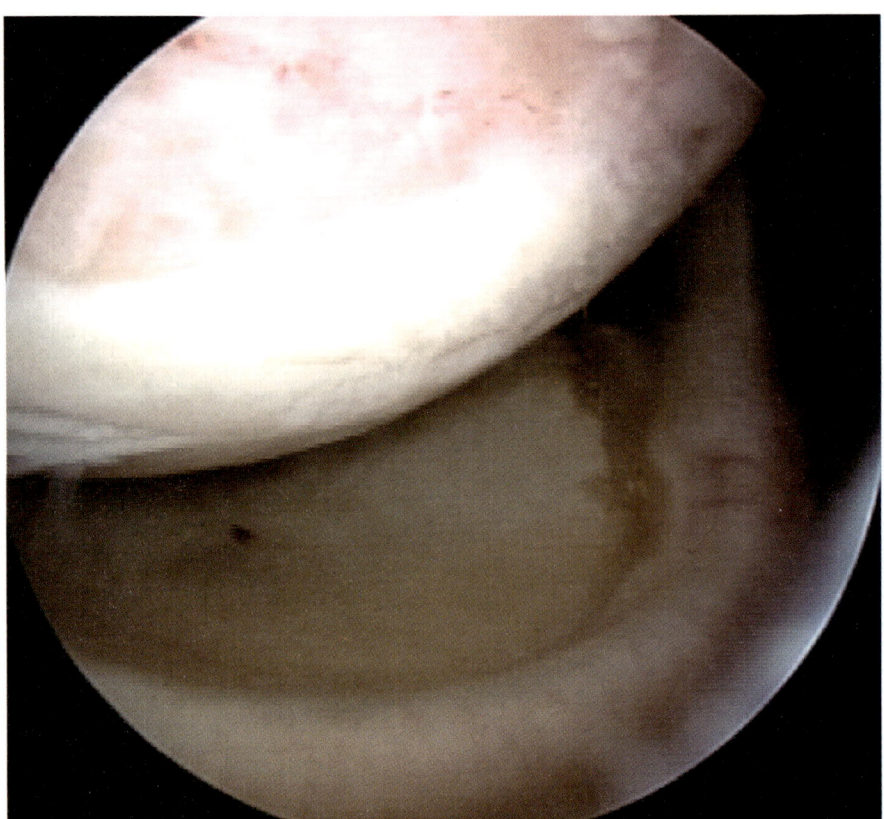

관절 내부가 상당이 넓다. 관절막의 이완으로 관절와가 마치 경기장처럼 넓어 보이는 것을 스타디움 사인(Stadium sign)이라고 한다.

어깨관절 다방향 불안정성은 원인에 따라 선천성과 후천성으로 분류할 수 있다. 선천성은 주로 피부와 관절의 결합조직에 이상이 발생하는 선천성 질병인 엘러스-단로스증후군(Ehlers-Danlos Syndrome)이나 손가락이 유난히 길기 때문에 이름 지어진 지주지증(蜘蛛指症, 거미손가락증, Marfan syndrome) 환자에게서 주로 나타난다. 전신적 인대 과이완은 주로 팔꿈치(주관절), 손가락(수지관절), 무릎관절(슬관절)에서 나타난다.

주관절과 슬관절이 10도 이상 과하게 늘어나 휘는 것(과신전), 엄지손가락이 팔목에 닿는 것(외전된 무지의 전완부 접촉), 중간 손가락 관절이 과하게 늘어나는 것, 그리고 무릎 앞쪽 두껍고 둥근 뼈(슬개)와 대퇴 관절이 옆으로 빠지는 불완전탈구 등의 현상이 관찰된다.

후천성 불안정성은 어깨관절의 반복적인 외상으로 관절막에 과이완이 발생해 나타난다. 주로 체조, 수영, 던지기와 같은 운동을 지속적으로 한 경우 일어난다. 선천적으로 이완된 관절낭을 가진 선수가 한 번의 외상으로 증상이 악화되는 경우도 있다. 관절막이 늘어난 채로 복구가 안 되면 과이완이 증상으로 계속 나타난다. 관절의 과이완을 가지고 있는 운동선수들은 외상으로 관절순의 파열이 발생할 수 있다.

03

반복되는 악순환을 끊어라

달구어진 포커로 어깨관절 속을 지지다

불안정성을 지닌 어깨를 정상의 어깨로 치료하는 방법에 대한 많은 연구가 진행되었다. 불안정성 어깨관절에 대한 연구는 초기부터 전방 탈구를 중심으로 진행됐다. 불안정성을 일으키는 원인인 늘어난 관절을 줄이기 위해, 달구어진 포커(white-hot poker, 아궁이의 불을 헤치고 찌르는 막대기)로 상처를 냈다는 기록도 있다. 고기가 열을 받으면 오그라드는 성질을 이용한 것으로, 관절주머니가 익으면서 오그라들 것을 기대한 것이었다. 하지만 효과가 없다고 판명되었다.

본격적인 치료 방법은 19세기 후반에 개발되었다. 1886년, 바덴하우어(Bardenheuer)는 관절낭 중첩술(capsular placation, 관절낭을 겹쳐 꿰매는 수술)과 관절낭 위축술(capsular shrinkage, 열로 늘어진 관절낭을 태우는 수술) 개념을 도입하였다. 이어서 1920년에 힐데브란드(Hildebrand)는 관절와의 '깊이화(deepening)' 개념을 도입하였다.

깊이화란 평평한 땅에서는 공이 잘 구르지만, 흙을 조금 퍼내 오목한 곳을 만들어주면 공이 구르지 못하는 성질을 그대로 인용한 것이다.

관절와가 평평하면 위팔뼈가 더 잘 빠지므로, 관절와가 위팔뼈를 잘 잡을 수 있도록 긁어내는 시도가 진행되었다.

이에 앞서 1906년에 퍼티스(Perthes)는 스테이플과 봉합실을 이용하여 불안정성 어깨관절을 치료하였는데, 흔히 우리가 호치키스라고 하는 스템플러와 실을 이용해 꿰매주는 수술을 생각하면 된다. 당시는 스템플러로 늘어난 관절낭을 집는 형태였다.

1938년에는 방카트(Bankart)가 관절와순의 재부착(reattachment) 방법을 소개하였다. 방카트 술법은 늘어난 관절낭을 당겨서 꿰매 줄여주는 형태로 현재도 많이 이용되는 방법이다.

그 후로도 지금까지 전방 불안정성에 대한 여러 가지 치료 방법이 시도되고 있다. 간략하게 나열하면 관절와순 봉합술(labral repair), 관절낭 이동술(capsular shift), 골 이식술(bone block procedure), 근 이전술(muscle transfer procedure) 등이다.

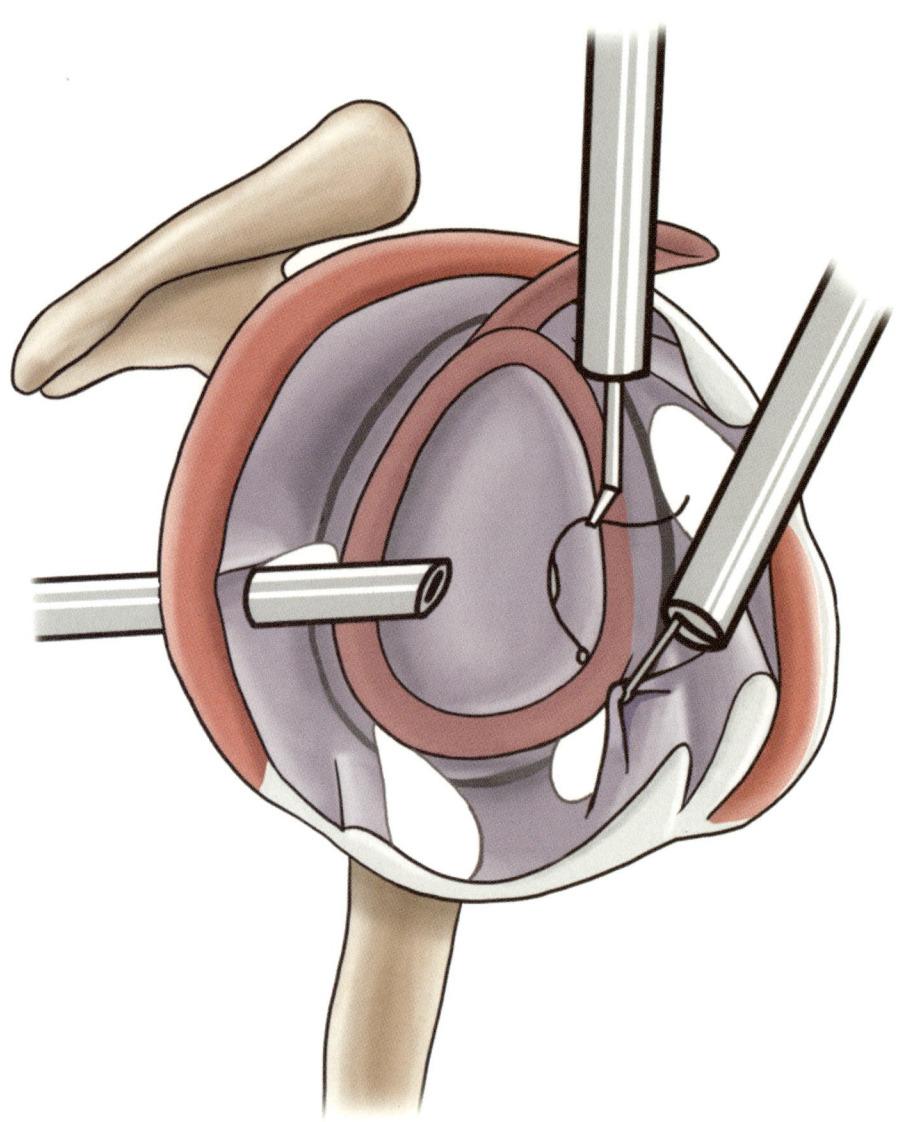

관절경적 인대중첩술 진행도 : 늘어져 있는
관절막의 인대를 꿰매어 줄여 준다

현재는 관절경 기술의 발달로 대부분 관절경을 이용하여 파열된 전방과 하방 관절와순(Bankart lesion)을 봉합해 관절낭 중첩술을 시행한다. 늘어진 관절낭을 좁혀 위팔뼈의 머리 부분인 상완골두가 어깨뼈의 관절와에서 탈구되지 않도록 한다. 반복적 탈구로 인하여 관절와의 골 결손이 20~30%를 넘는 경우, 골 이식을 추가해 결손된 관절와를 회복시켜 주기도 한다.

선천적 관절낭 이완에 의한 다방향 불안정성의 경우 근력 운동 및 물리치료를 이용한 보존적 치료가 가능하다. 물론 보존적 치료에도 호전이 되지 않으면 관절낭 중첩술도 할 수 있다. 선천적으로 관절낭이 이완된 경우는 체질적으로 인대 섬유가 헐거운 경우이다. 수술로 관절낭을 꿰매 그 길이를 줄여준다고 해도 다시 늘어질 가능성이 높다. 때문에 수술에 대해서는 보수적으로 접근하는 편이다. 근력 운동을 통해 근육을 보강하는 보존적 치료를 먼저 시도해서 효과를 유도한 후에, 운동으로도 통증이 해결되지 않을 경우 관절낭 중첩술과 같은 수술을 한다.

==다방향 불안정성의 수술은 정신과적으로 문제가 없고 근력 강화 운동을 포함한 보존적 치료를 6개월 이상 시행하여도 증상의 호전이 없는 경우에 시행한다. 뚜렷한 외상의 경력이 있는 다방향 불안정성의 수술은 보존적 치료에도 호전이 없고 방카트 병변 등의 관절와순에 병변이 동반되어 있을 가능성이 있는 경우에 실시한다.==

불안정성 어깨치료의 시작은 근육 운동

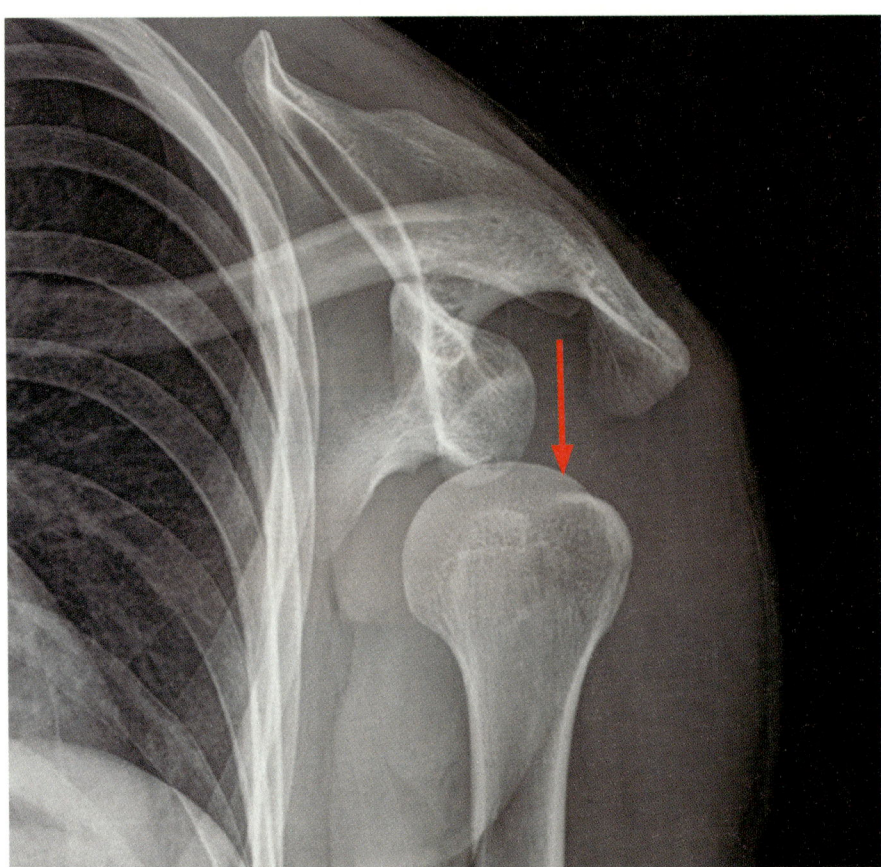

심한 다방향 불안정성 어깨(조두진, 남/34)의 스트레스 X-ray 사진 : 선천적으로 관절이 이완돼 있다. 팔을 아래로 당기는 스트레스 상황에서 어깨가 탈구에 가깝게 아래로 처지는 것을 관찰할 수 있다.

34세인 조두진 님은 어깨가 늘 무겁고 피곤해 삶의 의욕까지 사라진 지 오래였다. 자고 일어나도 어깨가 불편하고 개운하지가 않았다. 어깨에 한 짐을 짊어지고 사는 것처럼 늘 딱딱하고 무거운 느낌이 들어 신경은 늘 어깨에 가 있었다. 검사 결과 심한 다방향 불안정성 어깨로 진단되었다. 일단은 6개월 이상 꾸준히 운동치료를 해 보기로 했다.

처음에는 어깨통증이 너무 심해 약이나 주사로 통증 조절을 하면서 치료용 고무줄과 아령을 이용해 어깨근육을 강화해 나갔다. 하지만 운동을 해도 좋아지는 느낌은 들지 않았다. '운동이 효과가 없나?' 하는 의구심이 들기도 했다. 영 좋아지지 않는 것 같은 막막함에 며칠간 운동을 거르기도 했지만 운동을 하지 않으니 더 심한 통증이 찾아오는 것을 느끼게 됐다. 별 수 없이 이를 악물고 운동을 할 수밖에 없었다. 가벼운 아령부터 시작해 무게를 늘려 운동을 계속하니 두 달쯤부터는 통증이 가라앉기 시작했다. 그리고 5개월 정도 꾸준히 운동을 하자 어깨의 묵직한 느낌과 피곤함이 사라졌다. 환한 얼굴로 외래 진료실을 찾은 조두진 님은 마치 다른 사람처럼 자신감이 넘쳤다.

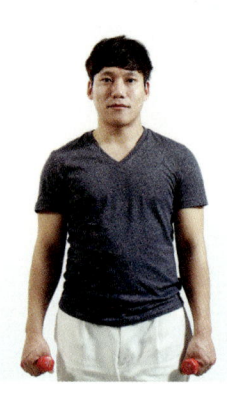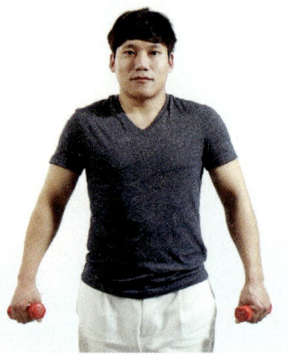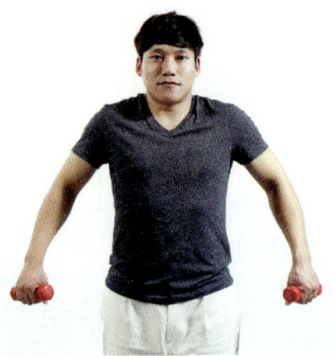
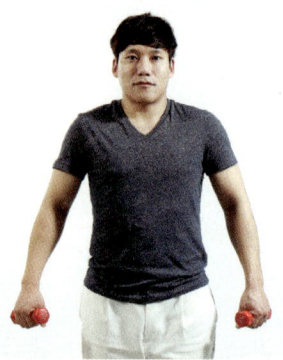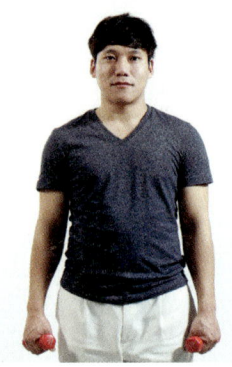

선천적 관절낭 이완에 의한 다방향 불안정성 어깨의 첫 번째 치료는 운동이다. 어깨관절에 팔을 붙이고 있는 것은 인대와 힘줄, 근육이다. 이가 없으면 잇몸으로 산다고 했다. 인대가 체질적으로 헐렁거린다면 근육이 좀 더 단단하게 어깨관절을 붙잡아주어야 한다. 운동치료는 근육이 어깨관절을 잘 잡을 수 있도록 보강해 주는 치료를 통틀어 말한다. 운동치료가 효과를 보여 어깨날개뼈 주변 근육들이 어깨를 잘 잡아주면 수술도 필요하지 않다. 때문에 일단은 통증을 완화시키는 주사와 운동치료를 6개월 이상 독하게 해봐야 한다.

병원에서의 운동치료는 국소신경 차단 주사를 놓은 후 편안한 상태에서 진행된다. 일상생활이 불편할 정도로 어깨 주변이 무겁고 통증이 느껴지는 상태에서의 운동은 무리이다. 병원에서 운동 요령을 익힌 후 아침, 저녁으로 밥 먹듯이 꾸준히 운동을 하면 많이 좋아진다. 모든 질병이 그렇지만 불안정성 어깨도 적극적인 치료 의지가 가장 중요하다. 운동계획을 세우는 것은 누구라도 할 수 있지만 직접 생활습관을 바꾸는 것은 본인만이 할 수 있는 일이다. 꾸준히, 나을 때까지 한다는 각오로 임해야 한다.

헐거운 어깨관절의 인대 길이를 줄여주는, 인대중첩술

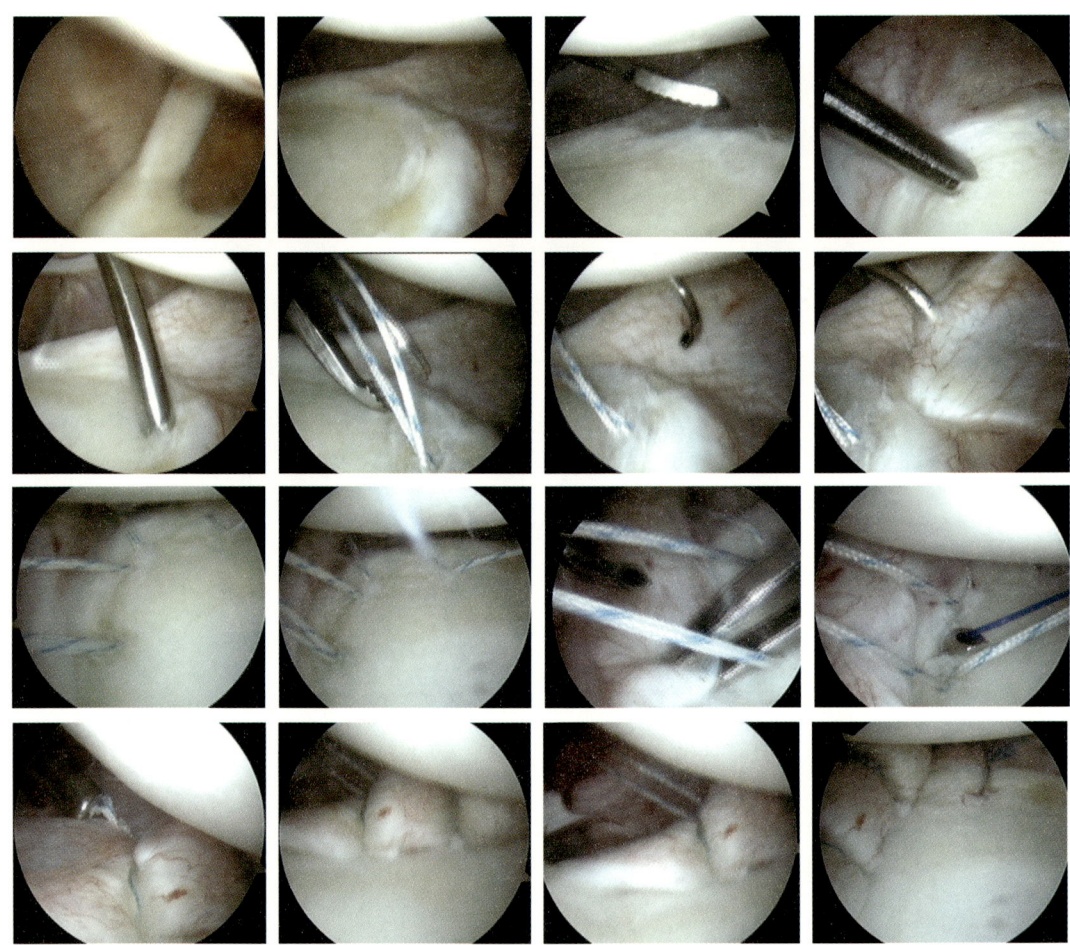

불안정성 어깨의 관절경적 인대중첩술 부분도 : 늘어진 인대로 인해 넓어진 관절낭에 그림과 같이 중첩술을 실시한다. 관절주머니를 겹치면서 만들어진 문턱은 어깨가 빠지지 않도록 하는 버팀목 역할도 한다.

다방향 불안정성 어깨의 경우 수술은 아주 보수적으로 진행한다. 처음부터 너무 심하게 덜렁거려 운동치료로는 효과를 기대할 수 없거나, 어깨 주변의 불편이 심해 생활이 안 될 정도라면 수술을 고려해 볼 수 있다.

관절경적 인대중첩술은 너무 약해서 헐렁거리는 인대를 관절내시경을 이용해 겹쳐 꿰매는 수술이다. 내시경으로 360도의 인대를 다 당겨서 꿰맨다. 다방향 불안정성 어깨의 탈구는 체질적으로 인대가 헐겁고 잘 늘어져서 생기는 것이기 때문에, 인대를 겹치게 꿰매 길이를 줄여 주어도 다시 늘어져 불안정성이 재발할 수도 있다. 수술은 매우 신중하게 진행해야 한다.

불안정성이 방치되면 넓은 공간에서 어깨뼈와 위팔뼈가 부딪히면서 연골의 마모가 일어난다. 연골이 닳는 사이 관절 속 피로도가 축적돼 염증이 진행되고, 관절염도 찾아올 수 있다. 가래로 막을 일을 호미로 막기 위해서는 조기 치료가 필요하다.

양쪽 모두가 불안정성 어깨인 경우 갈수록 상태가 안 좋아지기 때문에 심한 쪽을 먼저 수술하고 반대쪽을 나중에 하며, 양쪽 어깨의 수술 간격은 3개월 정도가 적당하다.

==수술을 한 후에는 수술한 어깨를 안정적으로 보호하기 위해 6주간 보조기를 차고 지내야 한다. 1주일 입원, 6주간 보조기 착용이 기본이다. 그런데 이렇게 오랜 기간 보조기를 착용하고 생활하면 관절낭이 줄어들고 어깨를 잘 사용하지 않아 오십견과 같은 굳는 증상이 나타날 수 있다. 때문에 팔을 쓰면서 관절 범위를 늘려주는 재활이 반드시 필요하다.==

==수술 후 너무 급작스럽게 운동 범위를 넓히면 재발을 부추길 수 있기 때문에 서서히 관절의 운동 범위를 늘려나가는 것이 좋다. 수술 후 6주간은 인대를 고정하고 6개월 동안은 서서히 늘려주는 셈이다.==

운동이 치료가 되려면 식사처럼 해야 한다!

"취미로 하는 운동이 아니라 마음 독하게 먹고 식사처럼 운동을 해야 치료효과가 나타납니다."
진료실에서 힘주어 이야기를 해도 많은 환자분들이 제자리걸음 상태로 진료실을 찾는다. 시간이 없어서, 회식이 잦아서, 힘이 들어서, 외로워서 등등 운동을 제대로 하지 못하는 이유도 참 가지가지이다. 그만큼 운동이 쉽지 않다는 방증이 아닐까 싶기도 하다.

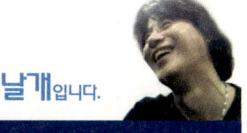

나이가 들수록 멀리 해야 할 것은 술, 담배 그리고 고 탄수화물 식단이다. 가까이 해야 할 것은 운동화, 계단, 체중계이다. 운동화를 신으며, 계단에 자주 올라가고, 몸무게 관리와 함께 체력 관리를 해나가야 한다.

첫째가 운동이다. 몸이 좋아지면 대부분의 병은 좋아진다. 불안정성 어깨환자들에게 운동은 식사와 같다. 운동을 해서 어깨 근육이 좋아지면 헐렁거리는 어깨관절이 안정돼 통증도 줄어든다. 수술이든 비수술이든 어깨 근육 강화 운동을 달고 살아야 하니, 운동을 좋아할 수 있도록 생활여건을 만들고 습관화하는 것이 살 길이다.

무너진 담장(관절와순)을 봉합으로 바로 세우는, 방카트 수술

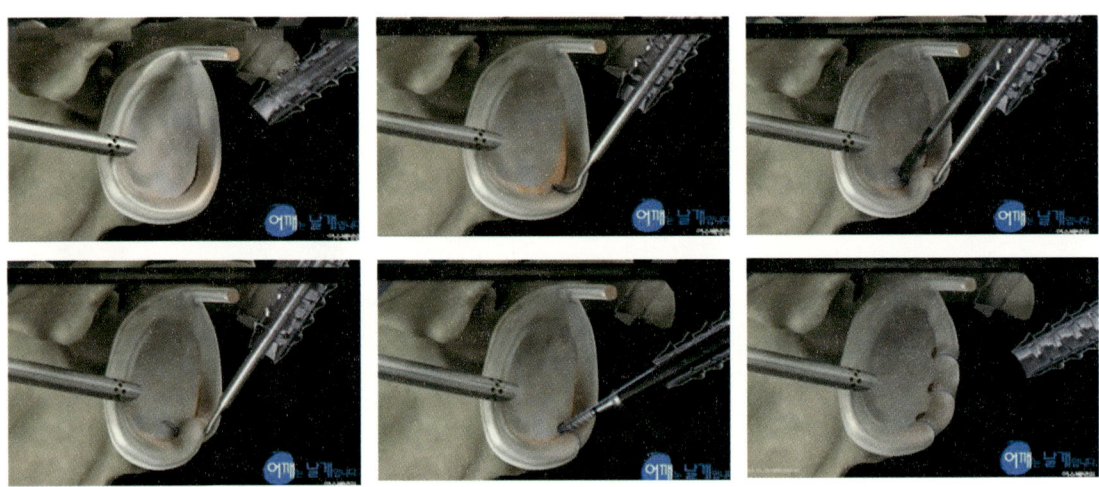

방카트 봉합술의 진행도 : 파열된 관절와순을 봉합실을 이용해 봉합하고 있다.

어깨 속 관절와순은 쉽게 어깨관절의 테두리라고 생각하면 된다. 어깨뼈와 팔뼈를 연결하는 링 형태의 섬유연골조직인데, 위팔뼈의 머리 부분인 상완골두가 관절와 내에서 안정적으로 있을 수 있게 외부의 충격을 흡수해 준다. 자동차의 범퍼와 같은 역할을 한다고 생각하면 쉽다. 또한 관절와순은 관절와의 깊이를 깊게 하고 상완골두와의 접촉 면적을 50% 이상 증가시켜 어깨관절에 안정성을 부여한다. 이런 관절와순이 파열되면 불안정이 발생하고 재발성 탈구도 생기게 된다.

외상에 의한 어깨의 전방 탈구 시, 대개는 앞쪽 아래 방향으로 관절와순 파열(방카트 병변)이 발생하게 된다. 관절와순 파열을 뜻하는 방카트 병변이 확인되는 경우는 봉합술을 실시하는 것이 일반적이다. 재발성 탈구의 발생을 막고 어깨관절의 안정성을 도모하기 위해서이다.

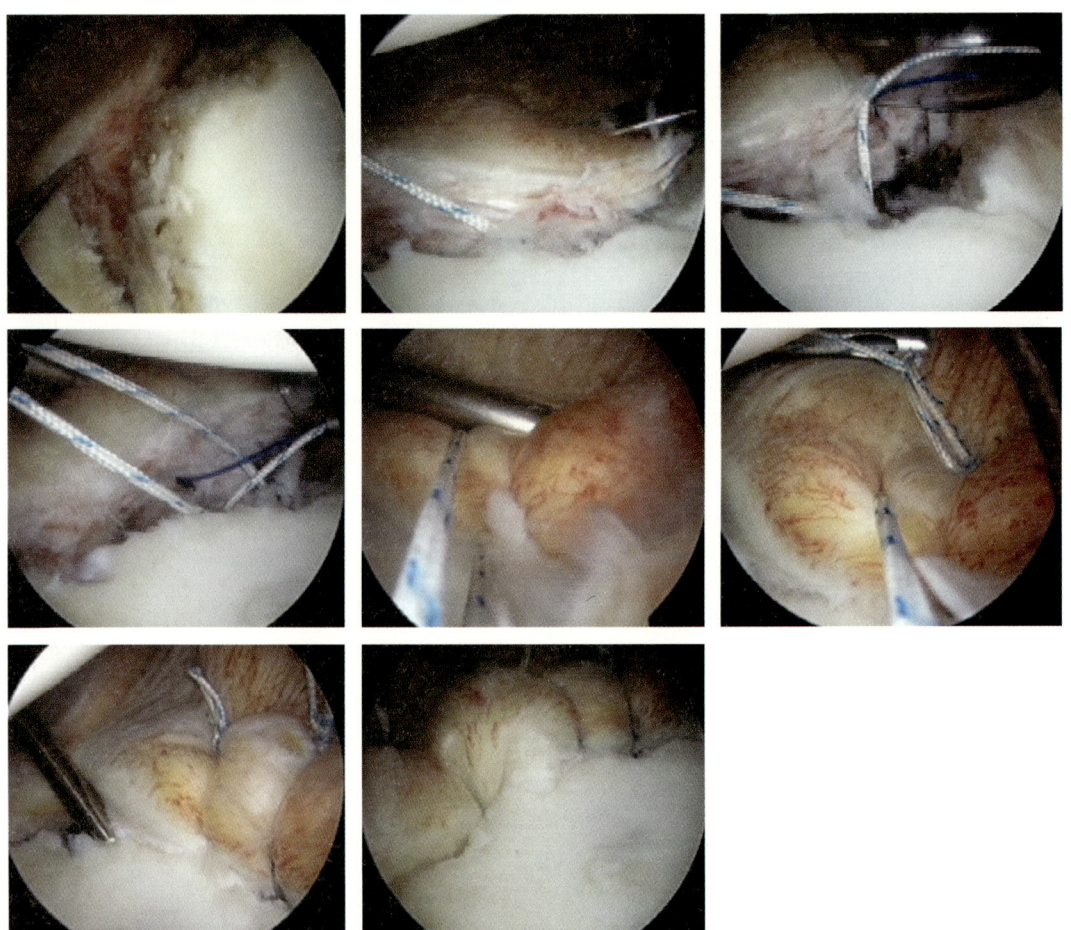

방카트 봉합술 : 관절경을 통해 관절와순이 관절와에서 떨어져 나온 것을 확인하고 떨어진 관절와순을 관절와의 원래 위치에 붙여주었다.

정준호(남/36) 님은 5년 전 수영을 하다가 어깨근육이 늘어난 느낌이 들었다. 그리고 그 후 해마다 2번씩은 왼쪽 어깨가 빠지는 경험을 했다. 그러다 최근에는 한 달에 2번으로 그 횟수가 늘어 좋아하는 운동은 진즉에 그만두었다. 그러다 얼마 전 "팔을 위로 올리는 동작을 하거나, 가벼운 물건을 들기만 해도 어깨가 빠지는 느낌이 든다."며 여수백병원을 찾았다.

"병원에 가서 진단을 받아 본 적은 있느냐?"고 묻자 "그동안 어깨가 빠질 때마다 저절로 어깨가 맞춰져 특별히 검사를 할 생각도 하지 못했다."고 했다. 오랫동안 불편했지만 병원을 찾은 것은 이번이 처음이라는 말에 환자보다 의사의 속이 까맣게 탔다.

검사 결과 정준호 님도 관절와순이 파열되어 떨어져 있었다. 관절와순의 파열은 반복적 탈구의 원인으로 지목됐다. 더 이상 탈구가 일어나지 않도록 단단하게 봉합해 주는 수술이 필요했다.

무너진 관절면을 뼈 이식으로 복구하는, 라타젯 수술

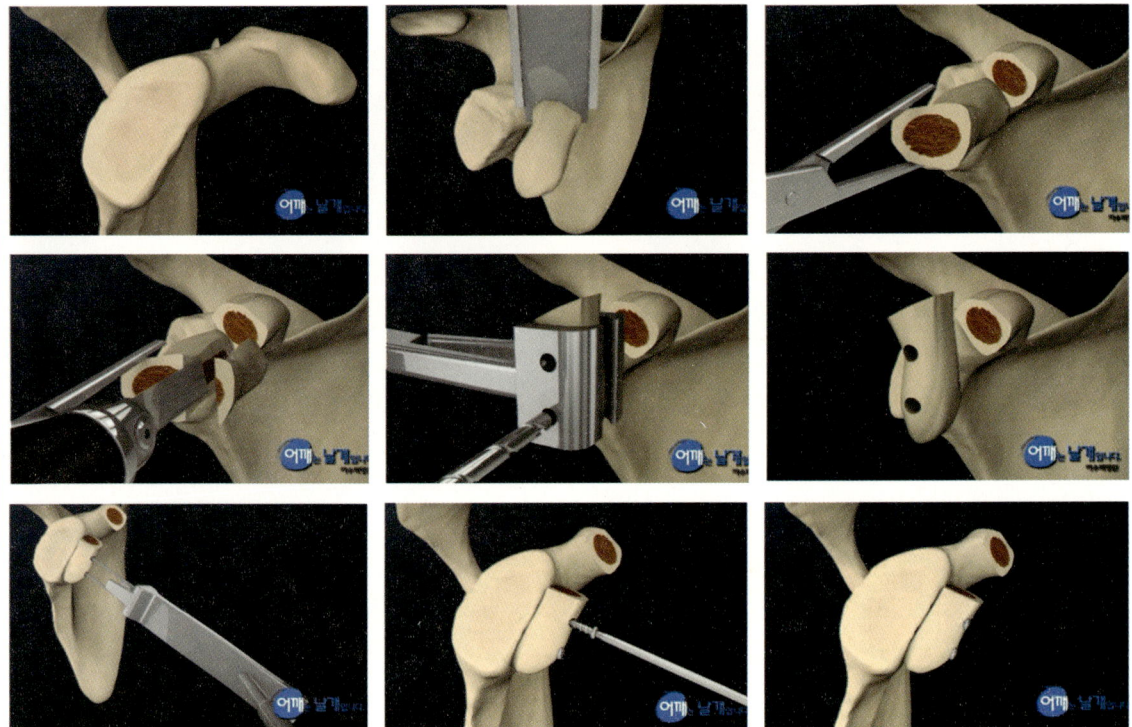

습관적으로 어깨관절이 탈구되면서 닳아져 좁아진 관절면적을 뼈 이식 라타젯 수술로 넓혔다.

라타젯(Latarjet procedure)이라고 알려진 골 이식술은 라타젯이라는 정형외과 의사가 직접 어깨관절의 재발성 전방 불안정성을 치료했는데, 어깨근육 아랫부분을 째고 오구돌기를 노출시킨 다음 이를 잘라서 관절와에 이식했다. 쉽게 설명하자면, 오구돌기를 잘라서 닳아 없어진 관절와 전하방 쪽을 보강해 준 것이다.

어깨뼈를 옆에서 보면 뒤쪽에는 견봉이 있고 앞쪽에는 오구돌기가 있으며, 오구돌기에는 근육과 힘줄이 붙어 있다. 그런데 전방 불안정성이 나타나면, 관절와의 3시에서 6시 방향 즉 전하방에 충돌이 발생해 뼈가 닳아 없어지는 상태가 된다. 충돌이 심해질수록 뼈는 더 많이 닳기 때문에 탈구가 진행될수록 더 잘 빠지는 형국이 된다. 탈구를 잡아주기 위해, 닳아서 없어진 관절와의 전하방에 뼈를 이식해 주는 수술이 라타젯 술법이다.

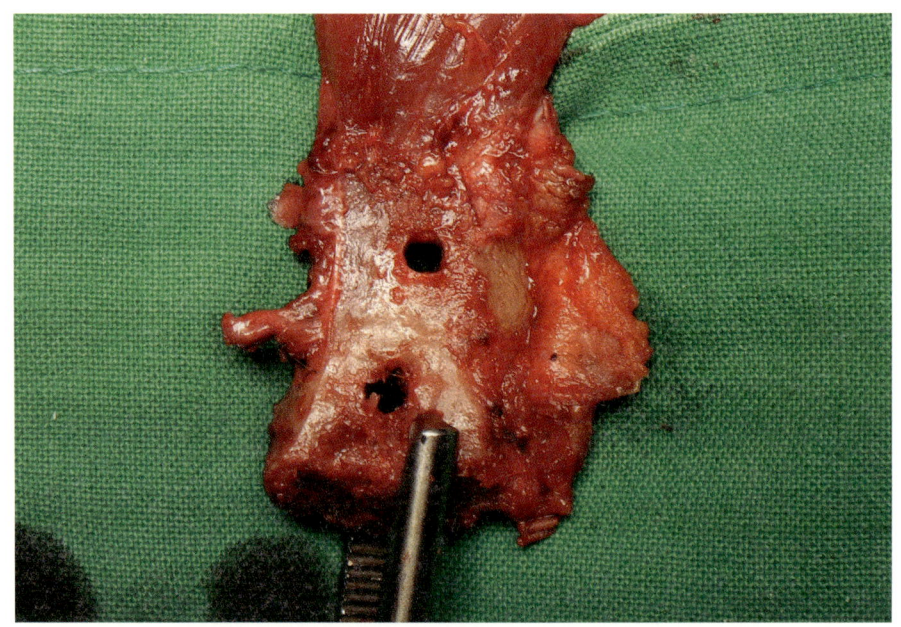

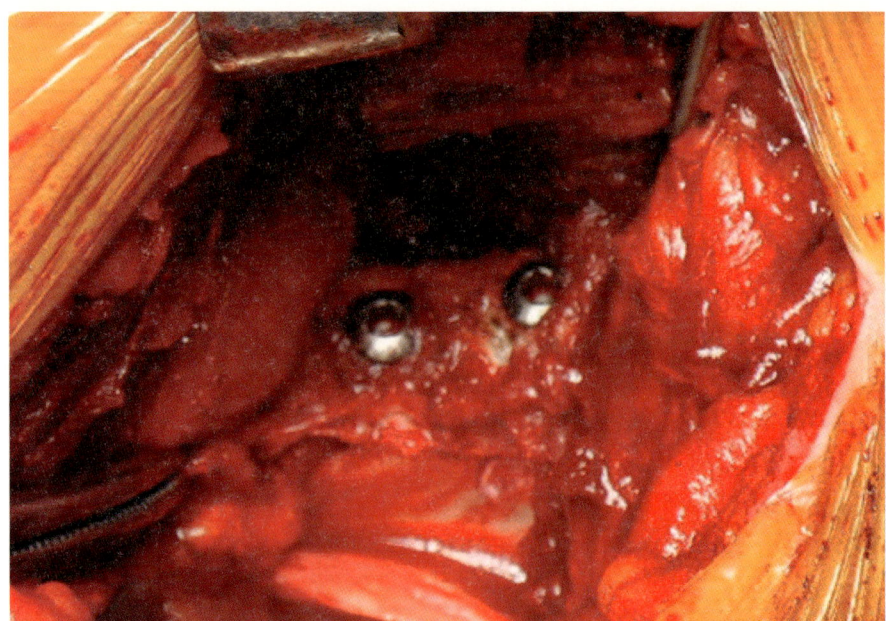

라타젯 수술 진행 : 상완골두가 관절와의 앞쪽 아래 방향으로 반복적으로 빠지면서, 관절와의 일부 뼈가 닳아 없어졌다. 오구돌기를 잘라 결손된 관절와의 모양을 만든 후 나사로 관절와에 이식했다.

중학교 수학 선생님인 유창희(남/42) 님은 20여 년 전부터 습관성 탈구로 고생을 했다. 그러다 1년 전 어깨를 삐끗한 사고를 겪었는데 그 후부터는 어깨가 빠질 것 같은 느낌을 자주 받으며 불안한 생활이 이어졌다.
"문제가 있는 왼쪽 팔은 조금만 뻗어도 빠질 것 같아서 잘 쓰지도 않아요. 주로 반대쪽 팔로 잡고 다니죠."
유창희 님은 어깨가 불안해진 후로 선생님들과 배구나 야구를 못 하게 돼 사는 재미가 사라졌다고 하소연을 했다. 시무룩한 얼굴로 흥이 사라지면서 활력도 떨어졌다고도 했다. 검사를 해 보니 관절와의 일부 뼈까지 손실된 상태였다.

유창희 님처럼 관절와의 골 결손이 일정 이상인 경우 인대중첩술 및 관절와순 봉합술(방카트 봉합술)만으로는 좋은 결과를 기대할 수 없다. 불안정성을 해결하기 위한 골 이식술이 필요했다.
라타젯 수술은 어깨뼈를 싸고 있는 견갑하근을 결대로 가르는 것으로 시작됐다. 어깨근육 속에 보이는 관절와의 상태를 확인하고 오구돌기를 잘라서 사라진 뼈와 같은 모양으로 만들었다. 그리고 모양을 다듬은 오구돌기를 관절와에 나사로 연결해주었다. 지반을 보강해 주는 형태로 만들어지자 절개 면을 봉합하고 수술을 마무리했다.

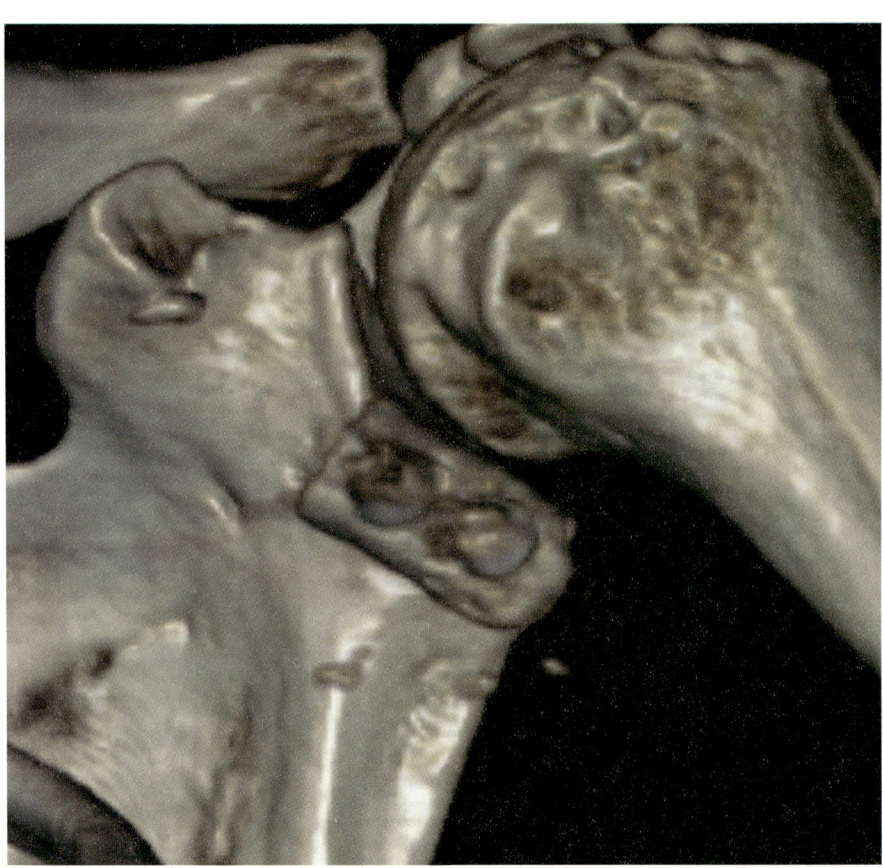

뼈가 손실되었던 부분에 이식된 뼈가
잘 안착한 것을 확인할 수 있다.

상완골두가 배 쪽으로 탈구되면 뒤쪽에서 관절와와 부딪힌다. 팔이 자주 빠지고 들어가기를 반복하면서 상완골두의 특정 부위, 꼭 집어서는 뒤쪽 위가 관절와와 자주 부딪히게 된다. 이때 관절와에서는 앞쪽 아래 방향이 상완골두와 부딪히게 된다. 이렇게 상완골두와 관절와의 특정 부위가 습관성 전방 탈구로 부딪히게 되면 관절와에는 골 결손이, 상완골에서는 압박골절이 발생하게 된다.

라타젯 수술을 한 문장으로 정리하면, 위팔뼈의 머리 부분이자 큰 공과 같은 모양의 상완골두가 놓이는 마당을 더 넓게 해준 것이라 할 수 있다. 좁아진 마당을 넓혀 주었기 때문에 공이 안정적으로 놓일 수 있다. 탈구와 같은 사고도 일어나지 않는다.

만일 유창희 님의 경우처럼 어깨탈구가 심하게 진행되었는데도 원인치료를 하지 않고 방치하면 습관성 어깨탈구가 진행될 뿐만 아니라 조기 관절염까지 올 수 있다. 반복적으로 어깨가 빠지면서 연골 손상까지 유발할 수 있기 때문에 빠른 원인치료가 중요하다

빠지는 상완골두를 붙잡아 주는, 극하근 고정술

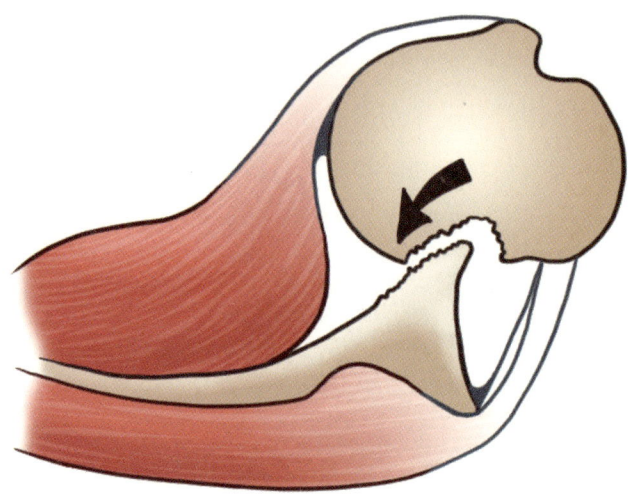

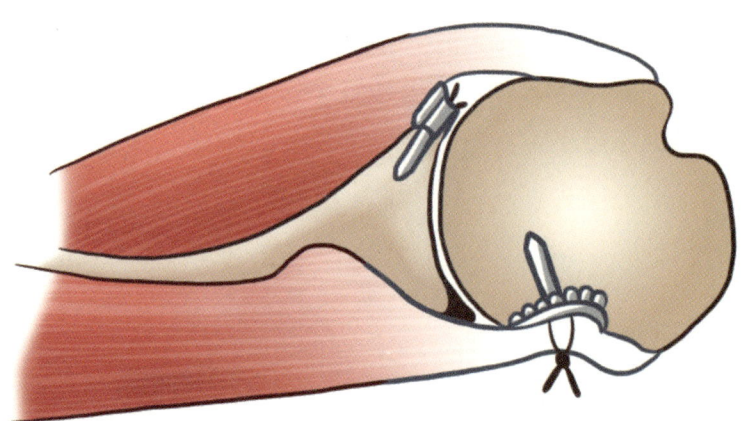

극하근 고정술(Remplissage procedure) : 극하근을 상완골두의 결손 부위에 고정해 탈구의 반복과 결손 부위가 서로 걸리는 것을 방지한다.

위팔뼈의 머리 부분인 상완골두의 골 결손이 일정 수준 이상인 경우, 탈구로 인해 어깨뼈의 관절와와 상완골두에 압박골절이 일어날 수 있다. 관절와의 뒤쪽 아래 방향으로 상완골두가 빠지면서 관절와에 상처가 나서 상처가 깊어지면 관절와가 좌측 위의 그림처럼 상완골두의 파인 부분에 끼이기도 하는데, 이를 막아주는 수술이 필요하다. 좌측의 아래 그림처럼 상완골의 결손 부위에 근육을 이전해 메워 주는 극하근 고정술(Remplissage procedure)을 해야 한다.

극하근은 어깨뼈의 배 쪽 면에서 시작돼 견봉의 밑을 지나 위팔뼈의 대결절에 붙는 근육으로 삼각근과 함께 팔을 뒤쪽으로 들어올릴 때 사용된다.

속도 보다는 방향이다_ 재활

수술 후 다음날부터

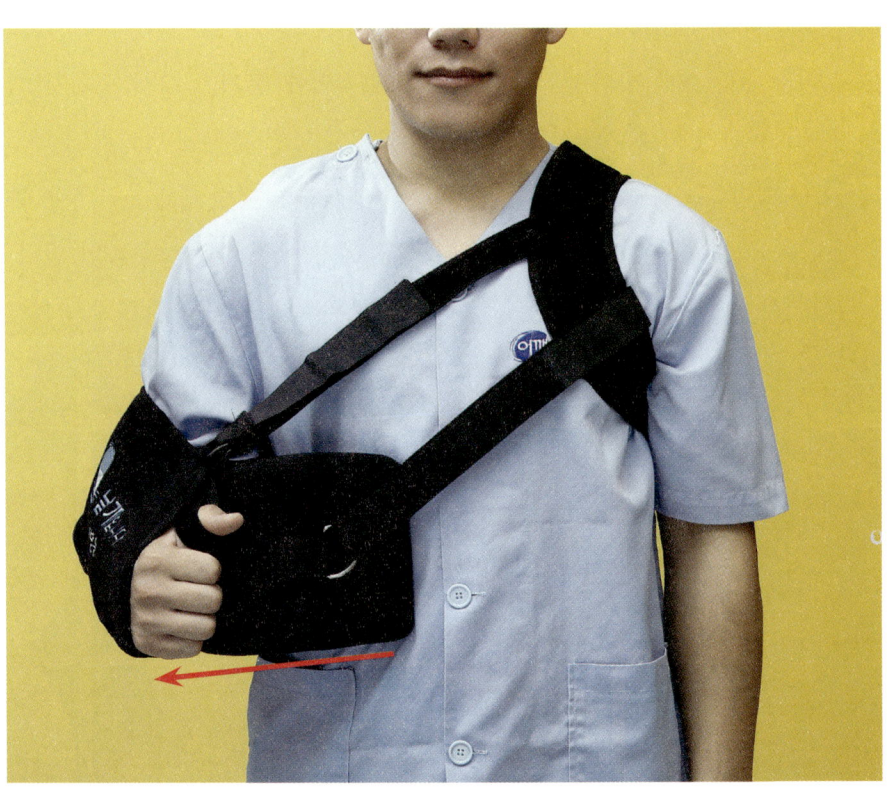

외회전 보조기

6주 고정 후 6개월 스트레칭
불안정성 재활은 천천히 가자

보조기를 착용한 상태에서 어깨를 사용하지 않으면서 컴퓨터 작업이나 수저질 등 팔꿈치 아래로 움직이는 것은 가능하다. 잠잘 때도 보조기 착용은 반드시 해야 되고 부득이 샤워를 할 때는 겨드랑이 사이에 가벼운 바구니를 끼운 상태로 하면 안전하다. 어깨를 사용하지 않으면서 보조기 착용 상태에서 운전은 가능하나 안전을 위해서 하지 않았으면 좋겠다.

6주 후

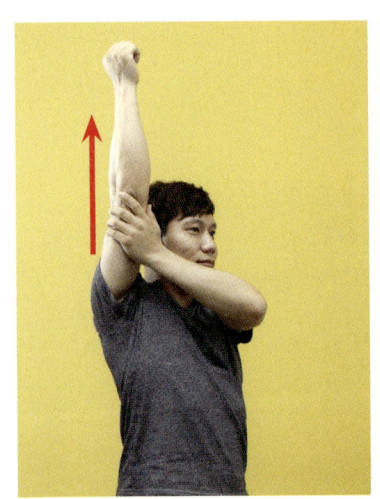 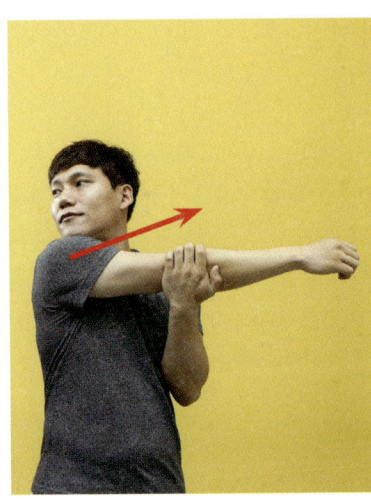 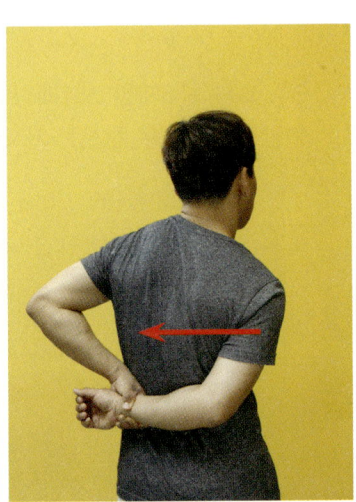

보조기를 풀고 스스로 혼자 하는 스트레칭은 안전하다. 재활할 때 수술한 어깨는 따뜻한 물을 좋아한다. 따뜻한 욕조에 어깨를 5분간 풍덩 담근 후 스트레칭 하게 되면 통증도 덜 느끼면서 관절이 잘 늘어나게 된다.

〈스트레칭의 일반적인 원칙〉
1. 운동 전에는 따뜻한 팩으로 통증 부위를 데워주고, 운동 후에는 얼음 팩으로 통증 부위를 식혀준다.
2. 천천히 그리고 일정한 속도를 유지하면서 각도를 늘려나간다.
3. 최대 각에서 10초 정도를 유지한다.
4. 스트레칭의 방향을 바꾸는 사이에 잠깐의 휴식을 취한다.
5. 짧은 시간을 하되, 하루에 여러 차례 반복한다(525 운동 참고).
6. 스트레칭 후 일정 시간이 지난 후에도 통증이 지속되면 강도를 낮춘다.

3개월 이후

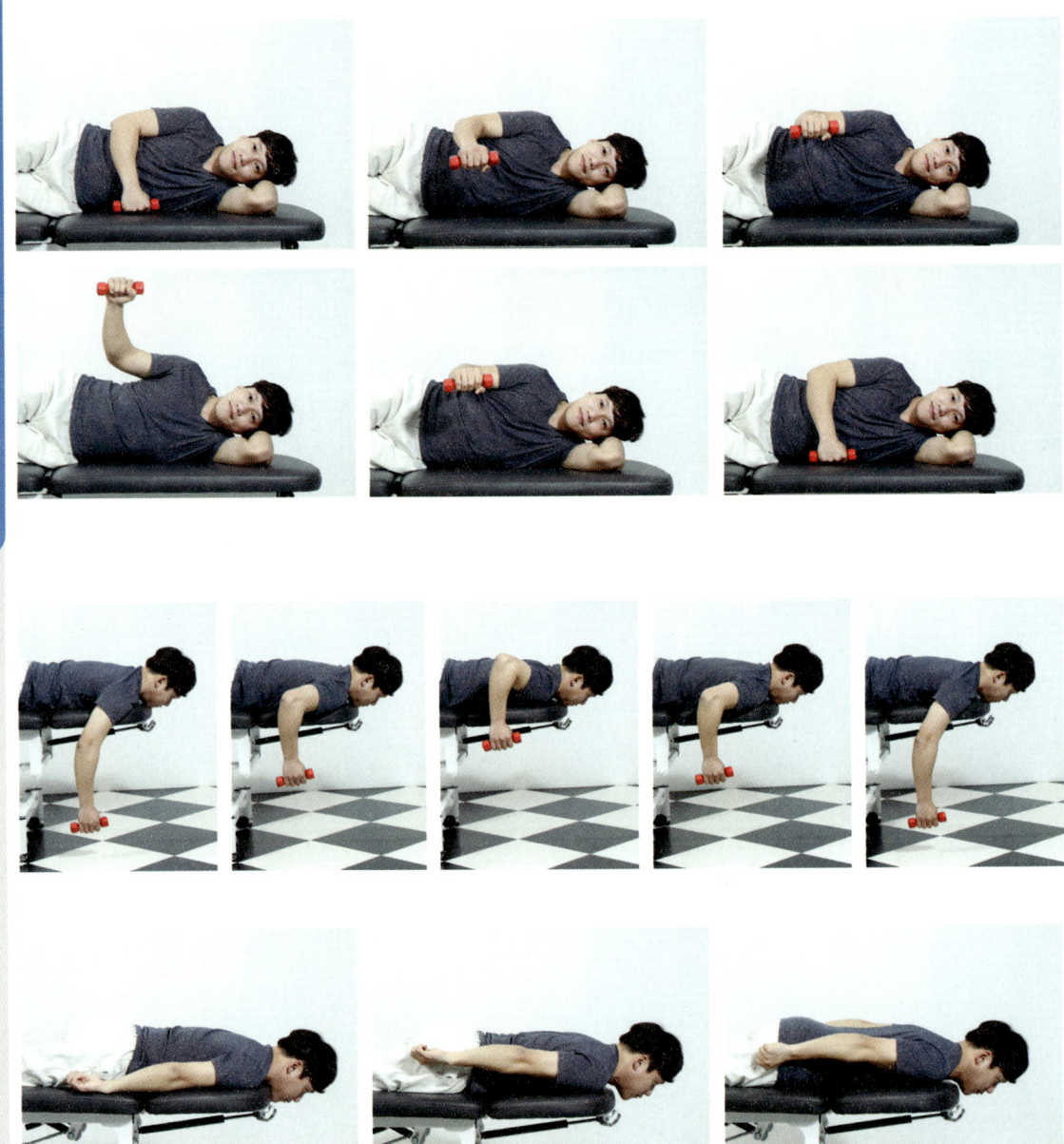

6개월 이후

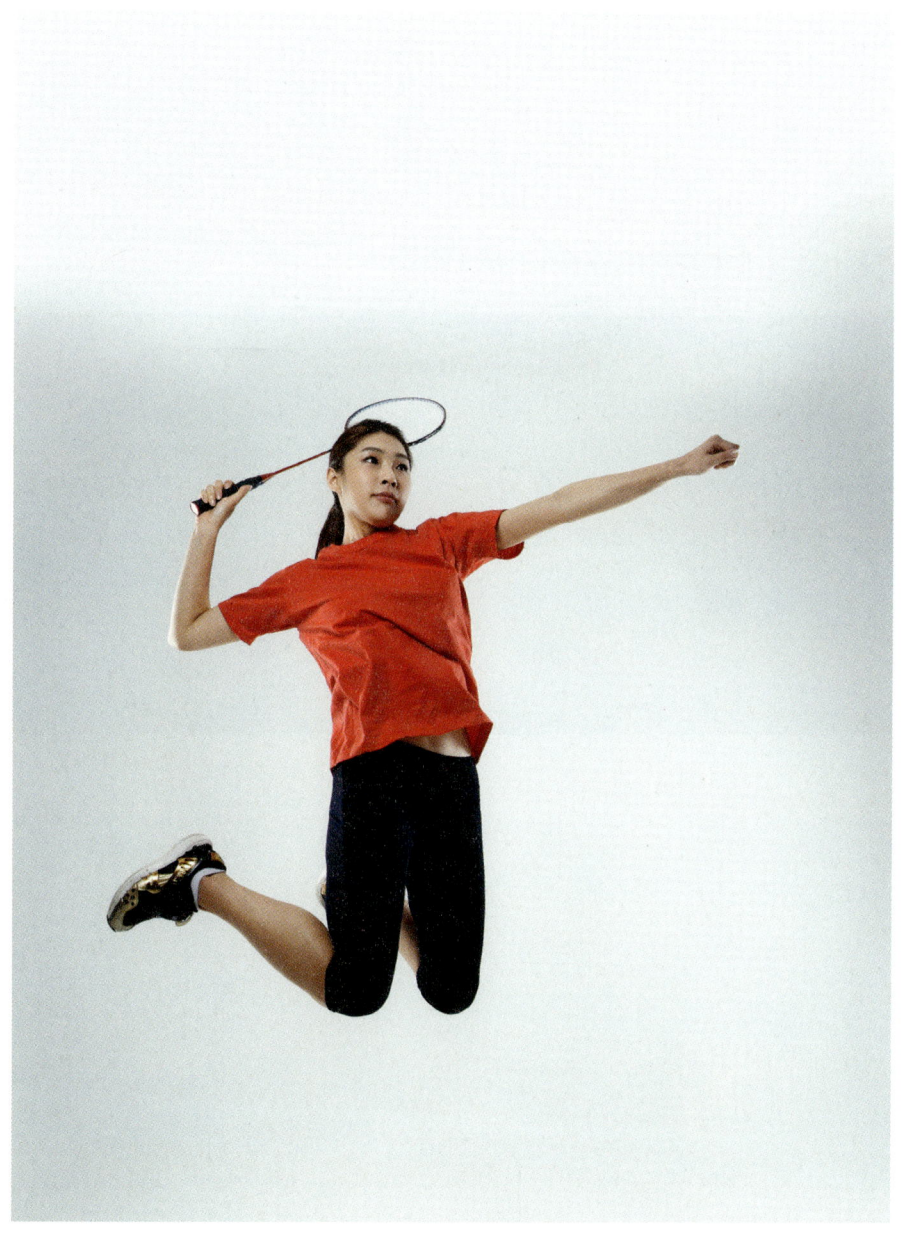

겁이 나서 다시 병원에 못 오겠어요

"팔을 또 꺾을까봐 무서워서 병원에 못 오겠어요." 어깨치료 이후로 누구나 자연스럽게 거치는 통증과 굳어지는 과정을 해결하기 위해서 운동치료를 해주고 있는데 많이들 겁네 하신다. 집에서 혼자서 운동을 하시라고 맡겨 놓기에는 고생도 많이 하고 시간도 오래 걸린다.
또 의사의 입장에서는 수술을 아무리 잘 해도 재활이 제대로 안 되면 치료 품질이 떨어지게 되어 직접 운동을 시켜주게 된다.

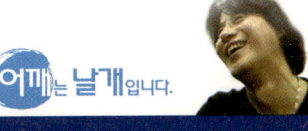

하지만 한방에 고치겠다고 처음부터 너무 강하게 운동을 시키게 되면 환자분들은 트라우마를 입게 되고, 다시 그 병원 생각만 해도 진땀이 나고 머리카락이 선다며 겁을 낸다. 아무리 좋은 치료라도 과정이 지옥 같아서는 안 된다.
운동치료를 도와줄 때도 시작할 때 반절만 풀어 놓고 '2주 동안 목욕탕에 다니면서 스트레칭하고 오세요' 하고 돌려 보낸 후 2주쯤 후에 다시 운동을 시킬 때는 훨씬 편안하고 쉽게 간다. 의사는 도와주는 역할만 하고 치료는 환자분 스스로 한다고 보면 맞다.

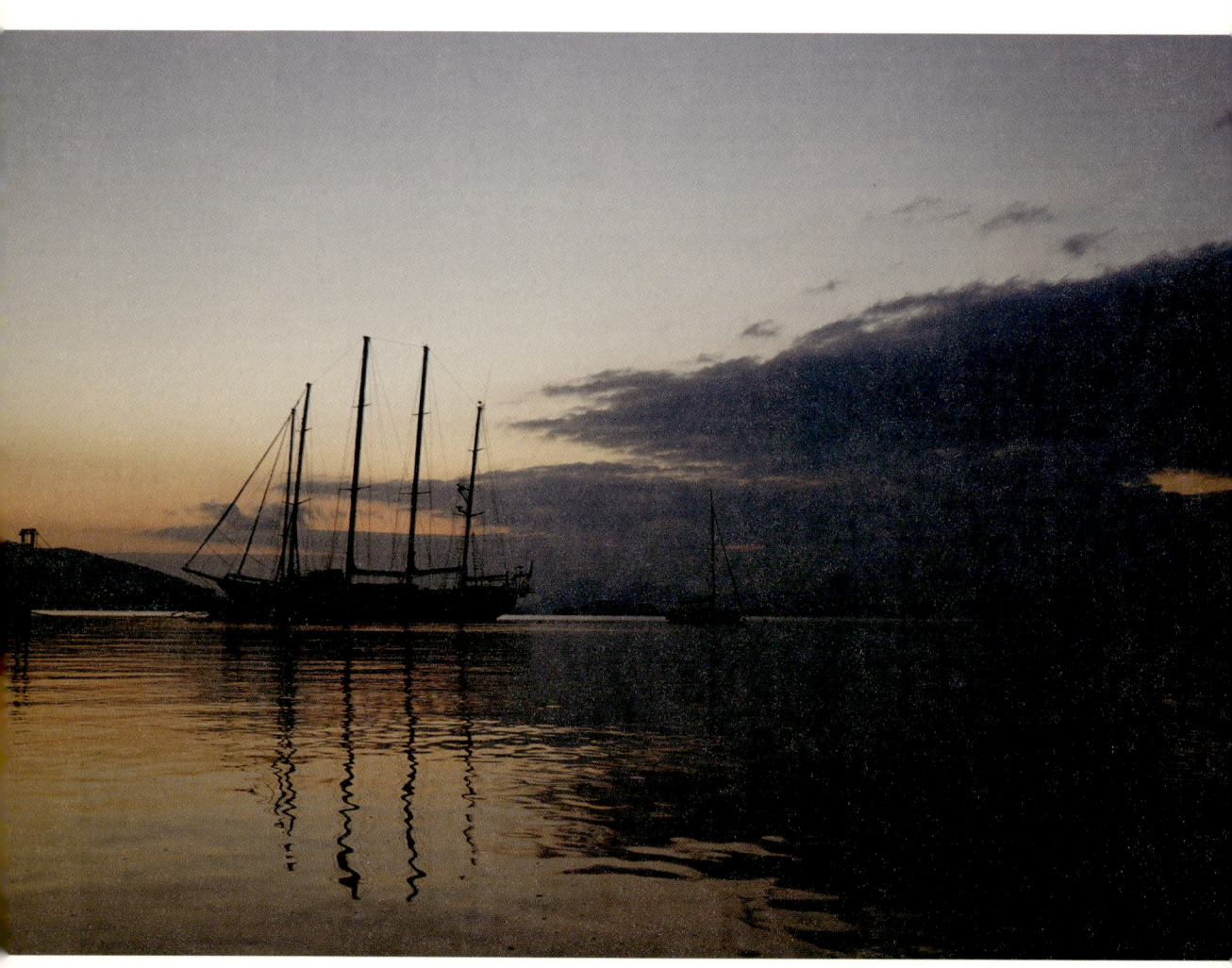

소호 요트장의 아침

병원의 삼시세끼

요즘 한국 사람들은 집밖에서도 집 밥을 찾아 헤매고 있다. 먹는 것 하나에도 영혼이 담겨 있기를 바랄 만큼 중요하게 생각하는 한국 사람에게 식사는 단순히 배고픔만을 해결하는 자리를 넘어 사교와 소통의 자리가 되기도 한다. 그래서 인사라도 매번 '밥 한 끼 같이 먹자'고 한다.

병원에서도 몸이 아픈 환자분들에게 삼시세끼는 중요하다. 그런데 언제부터 시작됐는지는 모르지만, 묻지도 따지지도 않고 병원의 식사는 매번 엄숙한 종교 의식처럼 간장 종지 같은 작은 그릇에 음식을 몇 조각씩 넣고 뚜껑을 덮어서 철제 손수레에 실어 병실 앞문까지 배달해준다. 음식은 맛을 보기 전에 눈으로도 먼저 먹어야 하지만, 그런 것은 병원의 삼시세끼에서는 애당초 사치였다. 작은 그릇에 음식을 몇 쪼가리 넣어서 병실 앞까지 운반하는 동안, 음식들은 마르고 식게 된다. '맛이 없다', '멀쩡하던 사람도 병원 밥을 먹으면 환자가 될 것 같다'는 항의도 자주 받게 된다.

얼마 전에 가본 스위스 병원에서의 삼시세끼가 생각난다. 병실 안에 작은 미니 레스토랑을 옮겨 놓은 것처럼 예쁘고 작은 식탁 위에 포크와 나이프가 가지런히 놓여 있었고, 식사 메뉴에는 환자분이 추가로 먹고 싶은 메뉴별로 샐러드 가격까지 따로 적혀 있었다. 적어도 군대 식사처럼 누구나 똑같이 먹어야 하는 한국 병원에서의 삼시세끼는 아니었다.

필자는 몇 년 전부터 입원한 환자분들이 입원실에 날라다주는 식사가 아닌 병원 직원들과 한 공간에 모여서 뷔페식 메뉴들을 같이 나눠 먹는, 새로운 병원의 삼시세끼 방법을 시험해 보고 있다. 음식을 입원실까지 배달해주는 인력을 줄이는 대신에, 메뉴 수를 더 늘려 다양화시키고 배달 시간을 줄였다. 갓 만든 따뜻한 음식들을 바로 먹을 수 있어서 환자분들은 행복해 했다. 음식은 같이 먹어야 맛이 있다. 한 입원실 환자분들끼리 매끼 같이 이동해 식사를 하면서 그들만의 커뮤니티가 만들어졌다.

예기치 못한 수확들도 덤으로 얻게 되었다. 우선 같은 공간에서 서로 얼굴을 부딪히며 식사를 하다 보니 의료진과 환자들의 소통이 자유로워졌다. 방문객들에게는 병원 식사가 맛있다고 권유하고 퇴원할 때에는 치료를 잘 해주어서 고맙다는 인사보다는 식사가 맛있어서 퇴원하고 싶지 않다는 위트 있는 인사가 늘 먼저였다.

병원에서의 삼시세끼는 어쩔 수 없이 엎어진 김에 쉬어가는 과정이 아니다. 단순히 배고픔만 해결하는 도구가 아닌 즐겁고 유쾌한 경험으로 재해석되어야 한다. 병원을 찾는 환자분들은 그 병원의 의료장비가 몇십 억짜리인지 어느 회사의 제품인지 관심이 없다. 다만 그 병원에서 어떤 체험을 했는지가 중요하다. 병원에서의 삼시세끼는 집 밥이 그리운 환자들에게 낯선 곳에서 겪는 강렬하고 따뜻한 경험이 될 수 있다. 왜냐하면 병원은 치료가 목적이 아니라 행복해지기 위해서 오는 곳이니까.

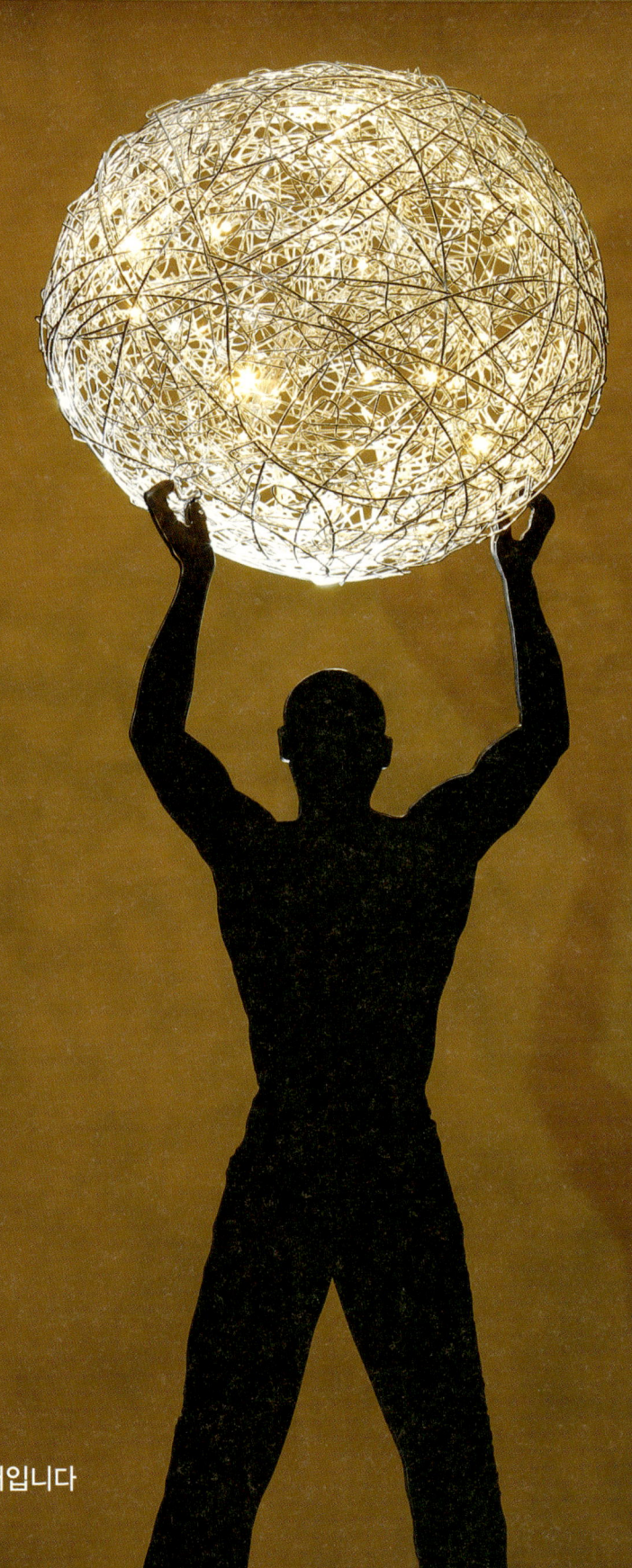

P A R T **06**

새로운 날개를 달다
어깨인공관절

- 65세 이상의 어깨 환자
- 퇴행성관절염, 류마티스관절염, 무혈성괴사 등으로 주사치료 등 보존적인 치료가 효과가 없을 때
- 어깨힘줄 파열이 오래되어 봉합이 불가능하고 어깨관절에 균형이 깨져 팔을 들어올리기가 힘들 때
- 어깨관절 골절이 심각해서 골유합 수술이 어려울 때

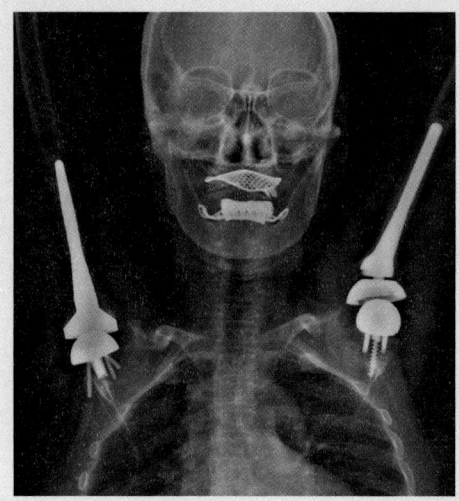

나이가 많다고
밥과 잠자리만
필요한 것이 아니다

만약 나이 이제 70에 팔을 마음대로 쓸 수 없다면 어떤 생각이 들까?

아직도 친구들은 왕성하게 활동하며 무거운 것도 번쩍번쩍 들어올리고 힘든 일도 하는데, 나는 어깨가 아파 병원에 다녀야 하고, 병원에서 듣는 이야기라고는 "앞으로도 팔을 제대로 쓸 수 없을 것"이라는 이야기뿐이라면? 주사나 맞고 최대한 아프지 않게 관리하면서 제대로 쓸 수 없는 팔을 달고 남은 평생을 살아야 한다면 그 상황을 그대로 받아들일 수 있을까?

실제 진료실에서도 마찬가지이다. "어깨힘줄이 떨어진 지가 너무 오래되고 삭아서 봉합수술도 어렵습니다."라고 말하기도 미안할 만큼 절망스런 표정과 때로는 눈물을 비치기도 한다. 나이가 많다고 밥과 잠자리만 필요한 건 아니다.

나이가 들수록 고쳐서라도 옛날처럼 몸을 잘 사용하면서 살고 싶은 마음은 더 절실해진다. 힘줄이 닳아서 떨어지거나 골절이 심해 원상태로 붙지 않을 때, 관절염이 오래돼 뼈가 제 역할을 하지 못할 때 인공관절은 마지막 남은 어깨치료의 히든카드이다. 모든 치료에 100% 정답은 없지만, 남은 생을 어깨 걱정 없이 살 수 있게 해준다면 치료로써 훌륭한 가치가 있다고 생각한다.

어깨인공관절도 마찬가지이다.

01

이제 팔이 올라가요!

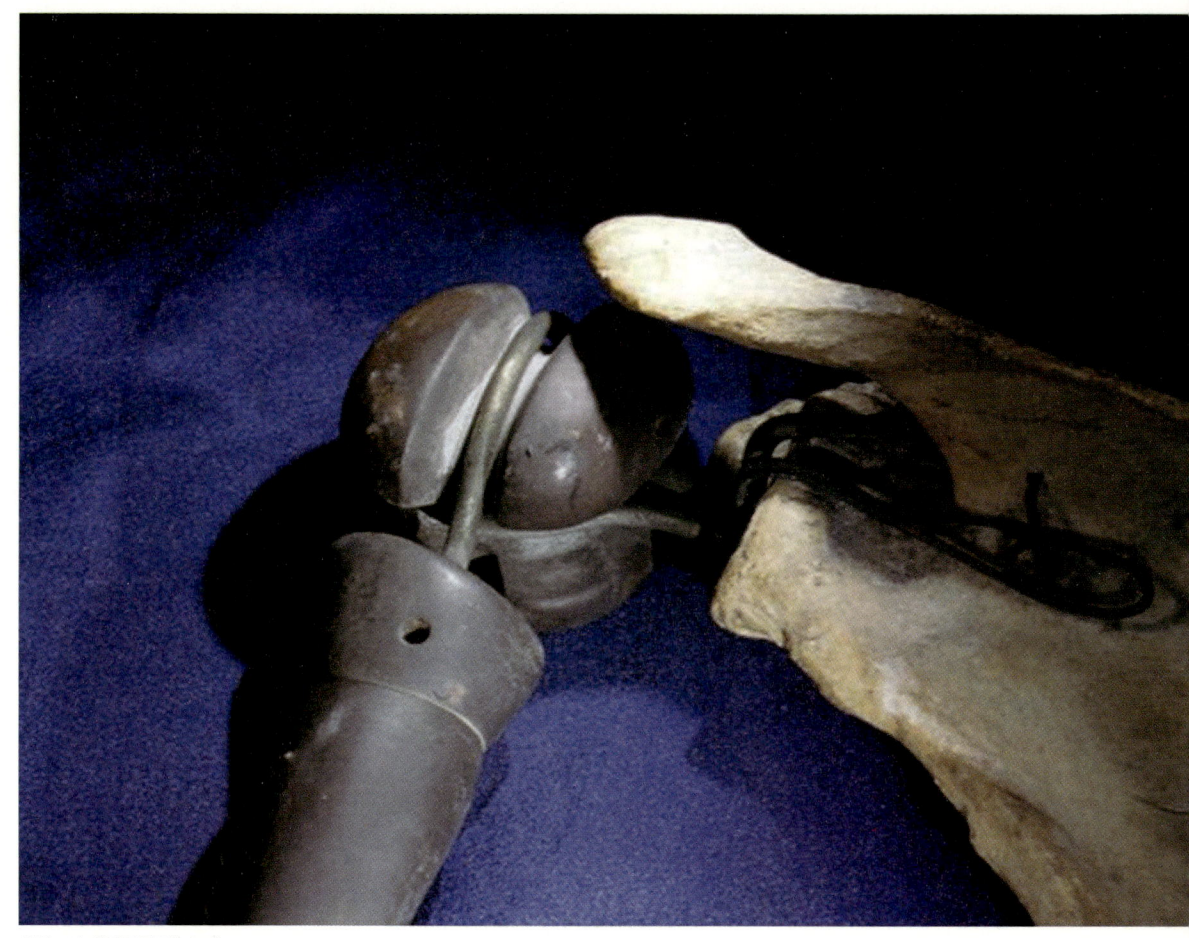

최초 어깨인공관절(1853)

결론부터 얘기하면 '못난이'일지언정 원래 자기 관절이 좋다. 하지만 질병 때문이든, 외상 때문이든 자기 어깨관절을 유지해 사용하지 못하게 될 경우는 어깨인공관절 수술을 선택하게 된다. 원래 자기 관절의 크기와 모양에 가장 흡사한 걸로 바꿔 끼워서 남은 기간 동안 어깨를 잘 사용할 수 있도록 하는 것이 어깨인공관절 수술의 목표이다.

역사에서 인공관절이 처음 기록된 것은 1853년 프랑스 의사 쁘안(Émile Péan)에 의해서다. 쁘안은 결핵으로 죽어가던 제빵공의 어깨 속에서 염증으로 썩어가던 뼈를 잘라내고 임시로 어깨 인공관절을 끼워 놓았다. 이후로 인공관절은 100여 년이 지나기까지 진전이 없었다. 그러다 미국인 의사 니어(Neer)가 다시 어깨인공관절을 시도하면서 1·2·3세대 어깨인공관절까지 빠르게 진화하였다. 가장 최근에는 프랑스 의사 그라몽(Gramon)이 역행성 어깨인공관절까지 발전시켜, 어깨힘줄(회전근개)이 복원되지 못할 정도로 망가진 환자들도 인공관절을 통해 정상적인 팔 사용이 가능하게 했다.

어깨 인공관절의 시술 과정은 환자가 가지고 있는 원인 질환에 따라 차이가 있다. 오랫동안 염증으로 고생해온 퇴행성관절염, 류마티스관절염, 뼈가 썩는 무혈성괴사 등으로 어깨관절이 망가진 경우는 문제가 되는 부위를 인공관절로 치환하는 방법으로 수술을 한다. 하지만 어깨힘줄이 떨어진 지가 오래되어 더 이상 복원이 어려운 경우, 팔이 안 올라가는 가성마비(假性痲痺, pseudoparalysis)가 일어난 경우는 역행성 인공관절을 시술한다. 사고 등으로 어깨 주위 뼈가 여러 조각으로 심하게 골절되어 뼈를 붙이는 골유합술이 어려운 경우에는 반치환술을 적용한다. 각각의 방법은 시술 과정에서 확연한 차이가 있다.

어깨 인공관절 시술에서 가장 중요한 것은 원래 자기 어깨관절과 크기와 모양이 가장 비슷한 형태로 맞춰주는 것이다. 위팔뼈인 상완골의 머리 부위(상완골두)의 연골과 뼈 부위를 잘라내고 시술을 하는데, 같은 관절 간격을 유지하는 길이로 인공관절을 고정한다. 인공관절의 고정에는 골 시멘트를 이용하기도 한다. 특히 힘줄이 떨어져 삭아 없어진 경우에는 근육 혼자서도 일을 잘 할 수 있도록 관절 간격을 잘 유지시켜야 한다. 관절 내의 마찰을 최소화하면서, 잘 미끄러지게 해주는 것도 중요하다. 이 모든 것을 인공관절이 해결해 주어야 한다.

원래의 정상 어깨인 경우는 뼈와 뼈가 서로 맞닿아 연결되는 관절연골, 근육, 힘줄이 팔을 회전하고 들어올리는 일을 하지만, 인공관절로 대체한 경우는 연골이 없는 상태로 힘줄과 근육의 역할이 더 커진다. 때문에 어깨가 아프고 안 좋은 사람조차도 어깨관절 주변의 근력을 키우는 것은 매우 중요하다. 힘줄 상태가 여의치 않아도 어깨 곡선을 만들어주는 삼각근 등이 단단하고 상태가 좋으면 근육의 힘만으로 어깨기능을 유지할 수도 있다. 어깨 근육이 부실하면 인공관절의 예후에도 영향을 미친다.

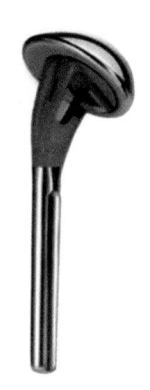

토니에르사의
반치환술 제품.

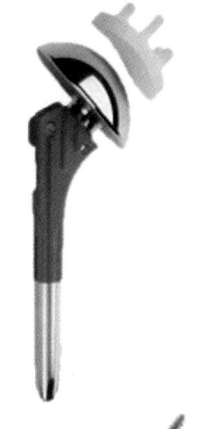

짐머 사의 인공관절
전치환술 제품.

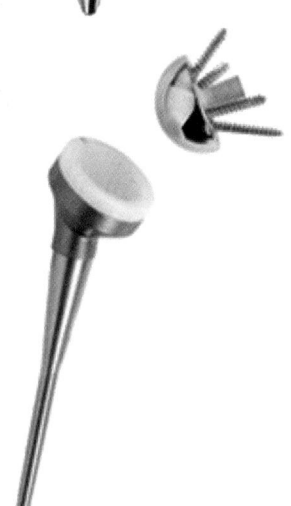

토니에르 사의
역행성 인공관절 제품.

어깨 인공관절은 3가지 형태가 각기 다른 목
적으로 주로 사용되고 있다.

반치환술은 팔뼈와 어깨뼈가 닿는 구조에서, 팔뼈의 머리 부분(상완골두)만 인공관절로 치환하는 방식이다. 그에 맞물리는 어깨 쪽의 관절와는 그대로 남겨둔다. 때문에 관절와에는 이상 소견이 없어야 한다. 상완골두의 분쇄 골절이 있거나 골두 괴사가 있는 경우 시행한다. 반치환술은 비교적 젊은 연령의 환자에게 시행하는 경우가 많다. 어깨 인공관절에서 가장 취약한 부위가 관절와 부위이기 때문에 정상 관절와를 유지할 수 있다면 관절 수명을 길게 할 수 있다. 단점으로는 정상 관절와에 인공 상완골이 붙는 형태이기 때문에 정상 관절와에도 퇴행이 진행될 수 있으며 통증을 일으키기도 한다.

전치환술은 손상된 팔뼈 부분과 어깨뼈 부분 모두를 인공으로 교체하는 형태라고 보면 된다. 상완골 측 관절 면과 관절와 측 관절 면을 모두 바꾸는 일반화된 방식이다. 수술 후 통증이 줄어드는 정도나 팔의 사용면에서 반치환술에 비해 좋다는 평가를 받고 있다. 퇴행성관절염, 외상 후 관절염, 류마티스관절염 등 환자에서 적용된다.

역행성치환술에서 역행성이라는 것은 팔과 어깨가 가진 기본 구조를 바꿔서 이식한다는 뜻으로, 역발상의 발현이라고 보면 된다. 어깨에 팔은 소켓에 볼이 들어가는 구조로 연결돼 있는데, 이를 거꾸로 한다. 앞서 설명한 반치환술과 전치환술은 어깨의 힘줄이 건강해야 치료 효과가 좋으며, 힘줄에 문제가 있는 경우 팔을 사용하는 데 어려움이 있을 수 있다.

역행성치환술은 이를 좀 더 보강한 형태로 어깨힘줄이 없어도 어깨 삼각근육의 힘으로 팔을 들어올리고 회전이 가능하도록 디자인이 되어 있다. 힘줄파열이 오래되어 봉합이 불가능해서 평생 장애를 안고 살아야 하는 70대 이상에게 신이 전해준 선물과 같은 역할을 하고 있다.

무엇이 큰소리치는 노후를 만드는가?

진료를 기다리는 시간이 길다고 병원 로비가 떠나갈 정도로 큰소리를 지르는 70대 남자분이 있었다. 그런데 진찰할 때 상의를 벗겨보니 어깨 근육량이 장난이 아니다. 평생동안 마당에서 역기를 들어올리는 운동을 습관처럼 해오셨단다.

반면에 평생동안 지게질 농사일만 해오면서 가족들을 부양한 어르신은 등의 근육이 말라 앙상한 모습으로 아프다는 표현도 인색하고 눈빛도 잘 마주치지 않으신다.

부모님을 모시고 온 자녀들은 "언제부턴가 팔을 못 올리시더라고요."라고 심각한 얼굴로 말을 한다. 식사도 반대편 팔로 거들어야 할 정도라고 설명하는 중에 아픈 부모님의 얼굴을 살펴보면 기는 팍 죽어 있다.

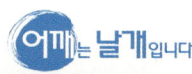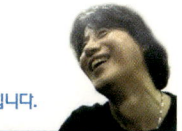

팔을 들어 만세를 해 보라고 하면, 역시 팔이 올라가지 않는다. 머릿속에서는 수백 번 올렸다 놨다 했을 팔이 말이다. 어르신들은 슬로우 비디오로 서서히 팔을 올리거나, 성한 반대편 팔의 도움을 받아야 겨드랑이에 붙은 팔을 겨우 끌어올린다. 이렇듯 통증도 심하고 기능적으로도 팔이 제 일을 못하는 상황에서 마지막 치료로 인공관절수술을 설명하는 경우가 종종 있다.

2014년 10월에 발표된 한 통계자료에 의하면 한국인 평균수명은 81.44세인데 그중 마지막 10년간은 투병생활을 한다고 한다. 큰소리치는 노후를 위해서는 하루 한끼는 평생 즐겨먹던 내가 좋아하는 음식이 아닌 몸이 좋아하는 음식을 일부러 골라먹고, 고무줄이나 가벼운 아령을 이용해서 내 몸에 근육량을 저축해야 한다.

나이들면서 믿을 건 통장의 돈이나 성공한 자식이 아니라 내 몸의 근육량이다.

어깨가 물에 빠졌어요

"반대쪽 어깨는 언제 수술해줄 거야?"

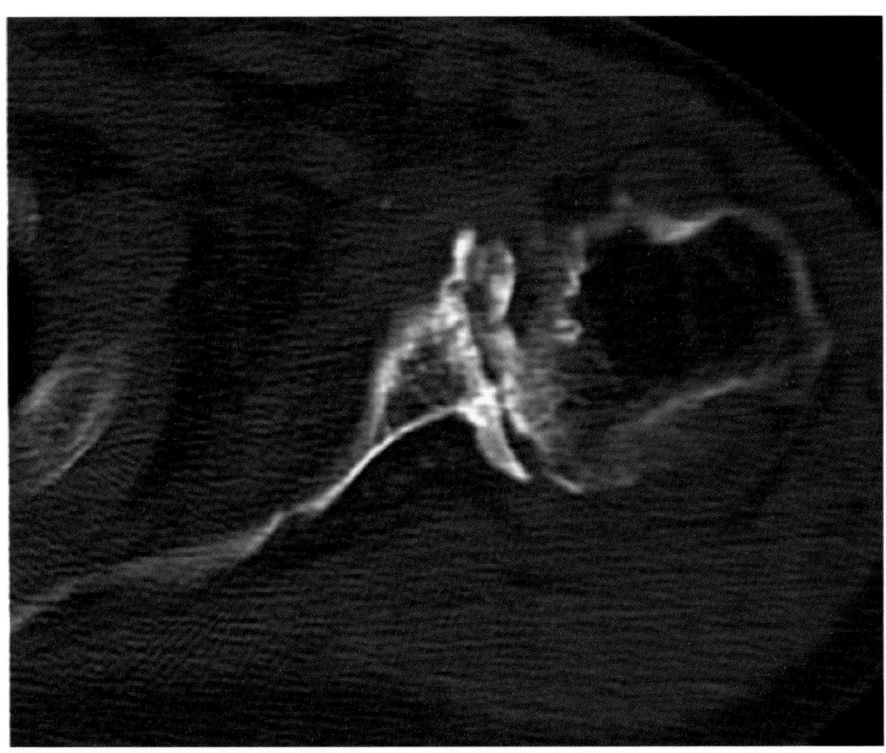

한정희(여/83) 환자의 어깨 관절 : 심한 관절염 때문에 어깨 뼈도 얇아진 상태였다.

한정희(여/83) 어르신은 10년 전부터 어깨가 아팠는데 참고 지내왔다고 한다. 그동안 너무 많은 수술을 했기 때문이다. 고관절 수술에 무릎 인공관절 수술, 대장암 수술 그리고 췌장암 수술까지. 네 번의 큰 수술을 마치고 나니 도저히 다시 수술대에 누울 각오가 생기지 않았다. 그래서 참고 참아왔다.

그런데 어느 날은 어깨통증이 너무 심해 '이대로는 도저히 살 수가 없다. 이렇게 살 바에는 수술이라도 하는 게 낫겠다'는 생각이 들었다고 한다. 진료실을 찾은 어르신은 인사말을 건넬 틈도 주지 않고 "수술을 하다가 죽어도 좋으니 무조건 수술을 해주시오."라고까지 말씀하셨다. "치료비가 많이 들어 자식들 보기 미안하지만 하루를 살더라고 건강하게 살고 싶은 마음이 간절하다."고 말을 이으셨다.

검사를 해 보니 어깨관절 속뼈가 닳아 얼마 남아있지 않았다. 인공관절 수술밖에 답이 없었다. 하지만 인공관절수술도 쉽게만 볼 수 있는 상황이 아니었다. 고령의 나이도 나이지만, 무엇보다 어르신의 건강 상태가 좋지 않았다. 골밀도도 낮아 수술 중 나사를 고정하다 나사가 헐겁거나 뼈가 골절될 위험도 있었다. 조심스럽고 신중하게 수술을 결정해야만 했다.

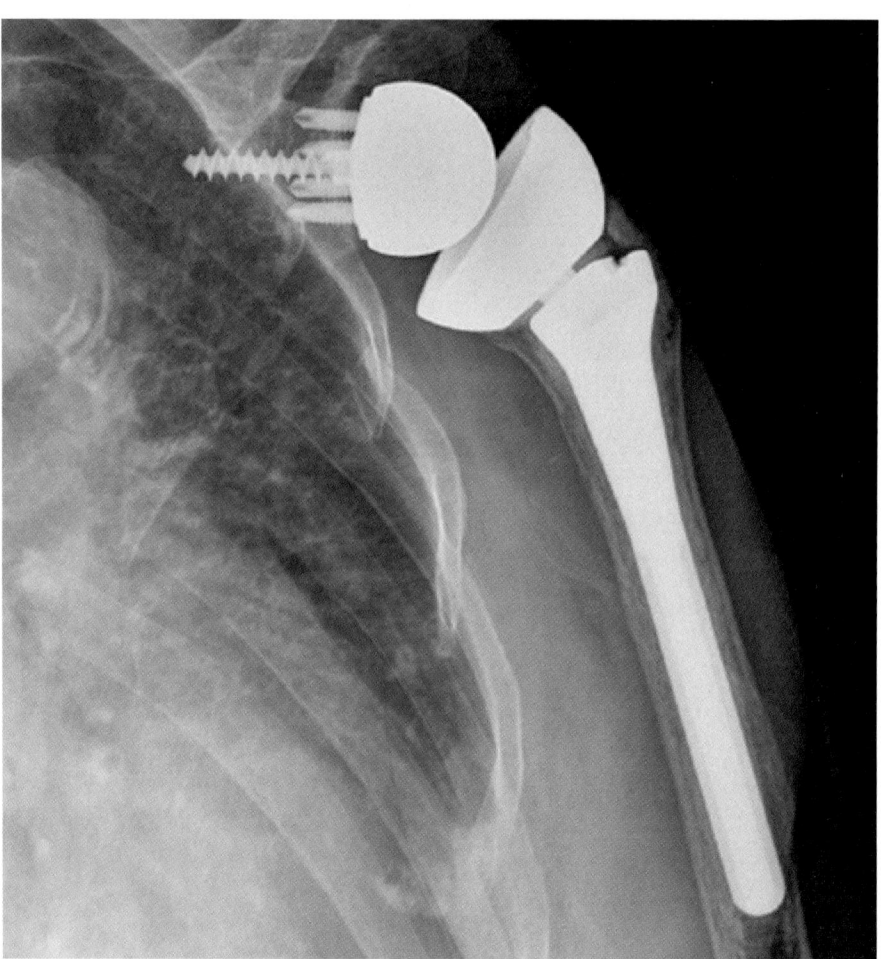

어깨인공관절 수술 후 한정희(여/83) 환자
의 어깨 : 수술도 잘 되고 근육도 팽팽해
인공관절이 자리를 잘 잡았다.

그럼에도 어르신의 간절한 소망은 저버릴 수가 없었다. 수술을 하기로 하고 수술방에 들어갔는데, 등에 땀이 흐르고 머리가 설 것 같은 긴장감이 한시도 떠나지 않았다. 다행히 수술은 성공적으로 마무리되었다. 수술 후 통증이 가시자 어르신의 얼굴은 절로 밝아졌다. 자식들 앞에서 "수술비가 부담되니 이제 수술은 더 이상 안 할란다." 하던 말씀도 더는 하지 않으셨다. 그리고는 수술 부위 실밥도 뽑기 전 어느 날, "백 원장님, 반대쪽 수술은 언제 해줄 거야?"라며 팔을 붙잡으신다.

젊은 사람들은 나이가 많으면 세상사에 무관심해져서 의식주만 해결되면 그럭저럭 살아갈 수 있다고 생각한다. 하지만 그렇지가 않으며, 예전처럼 불편 없이 살고 싶은 마음이 더 커진다. 몸이 불편해지면 고쳐서라도 더 건강하게 지내고 싶어 하신다. 이렇게 적극적인 치료 의지를 불태우는 어르신들을 만나면 왠지 마음이 더 가벼워진다.

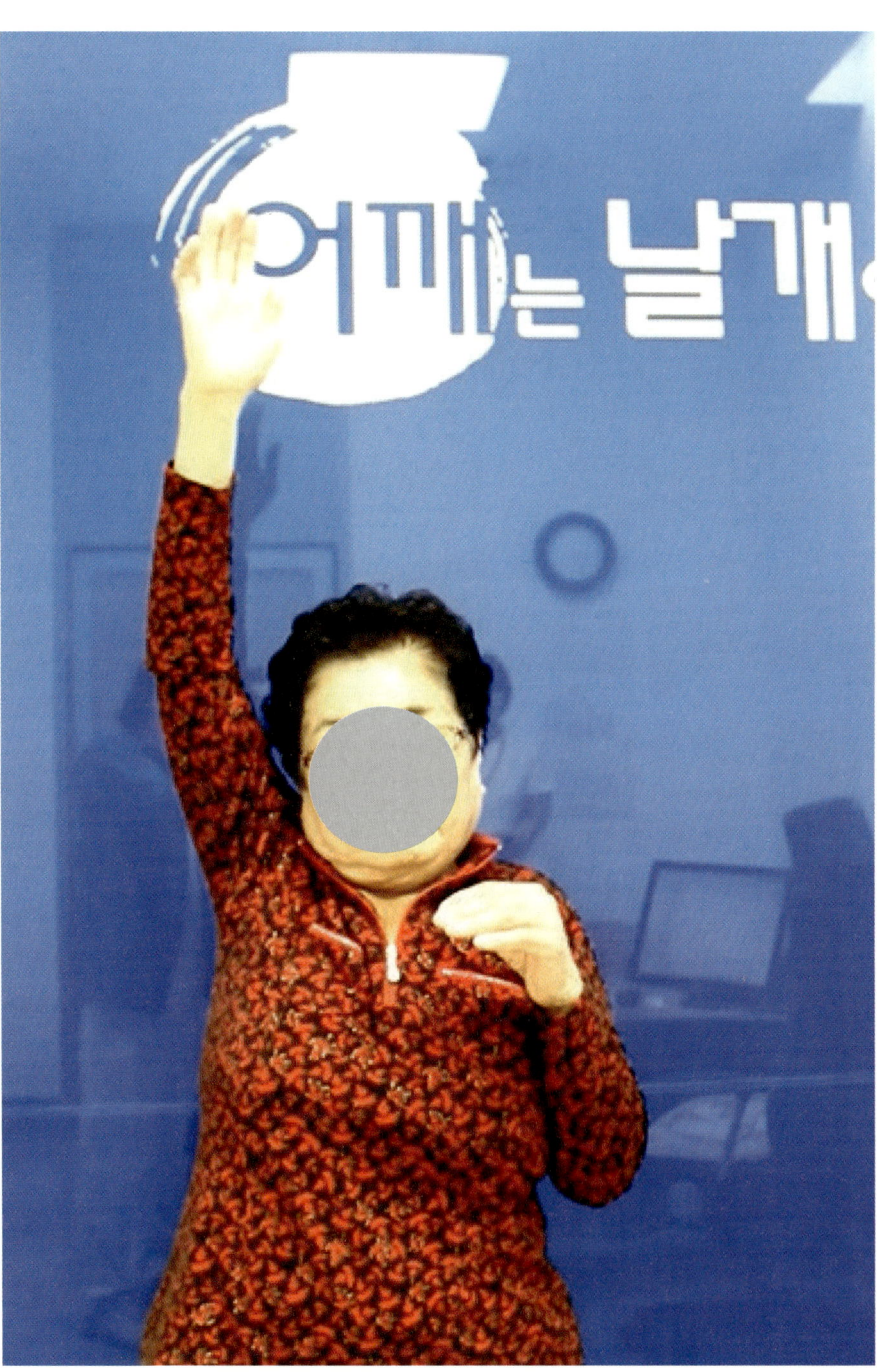

좌측 어깨 광범위 어깨힘줄 파열로 팔을
못 들어 올리고 있는 80대 어르신.

70대 이상, 어깨가 아프고 불편해 고생하는 어르신들은 대부분 젊어서부터 고생을 많이 하신 분들이다. 이분들은 50~60대부터 어깨가 한참 아팠을 것이다. 하지만 지금으로부터 10~20년 전에는 어깨질환은 크게 신경 쓰지 않는 질환이었다. 어깨질환의 치료 환경 역시 성숙돼 있지 않았다. 이런 저런 이유로 적절한 치료를 받지 못하고 지금에 이른 상황들이다. 어르신들에게 그간 어떻게 통증을 참고 왔냐고 물어보면 대부분 이야기하는 것이 파스와 진통제이다. 그저 참고만 왔기 때문에 현재의 70대 이상 어르신들의 어깨는 평균적으로 썩 좋지 않다. 검사를 해 보면 심하게 망가진 경우가 대부분이다.

구체적으로 질환과 증상을 살펴보면 나이가 들어 어깨가 고장이 난 경우, 크게 두 가지 문제를 들 수 있다. 첫째는 어깨힘줄이 닳아 떨어진 경우, 둘째는 어깨관절 속 연골이 닳은 경우이다.

첫 번째 경우인 어깨힘줄에 문제가 생기는 질환을 살펴보자. 오랫동안 노동일을 하게 되면 어깨관절에 무리가 와서 염증이 생기고 힘줄이 닳는다. 처음에는 부분적으로 껍질이 벗겨지는 부분 파열로 시작이 되지만, 점차 조그만 구멍이 생기는 완전파열로 진행된다. 이때부터는 작은 구멍이 댐을 무너뜨리는 것처럼 어깨 질환도 급속하게 진행되며, 작은 파열이 어깨 전체를 망가트리게 된다. 작은 파열은 중간파열, 대파열, 광범위 파열로 진행된다.

힘줄에 파열이 심해지면 힘줄로서 역할을 하지 못하게 되며, 팔을 들어올리고 회전시키는 일이 버거워진다. 젊어서는 무거운 쌀가마니도 번쩍번쩍 들어올렸던 분들도, 나이가 들면 자신의 옷을 걸치는 일도 버거워 하신다. 이때 이미 어깨 속에서는 힘줄 파열이 심하게 진행된 경우가 많다.

안타깝게도 이런 변화를 알아채고 즉시 병원을 찾는 어르신들은 많지 않다. 어르신들은 팔을 움직이기 힘들어진 것이 단지 노화 때문이라고 생각하신다. "늙어서 그렇지 뭐……."라며 참고 견디는 경우가 대부분이다. 결국 한 팔을 완전히 들어올리지 못해, 반대쪽 팔을 이용해서 옷을 입는 상태가 돼서야 병원을 찾는 안타까운 상황이 된다.

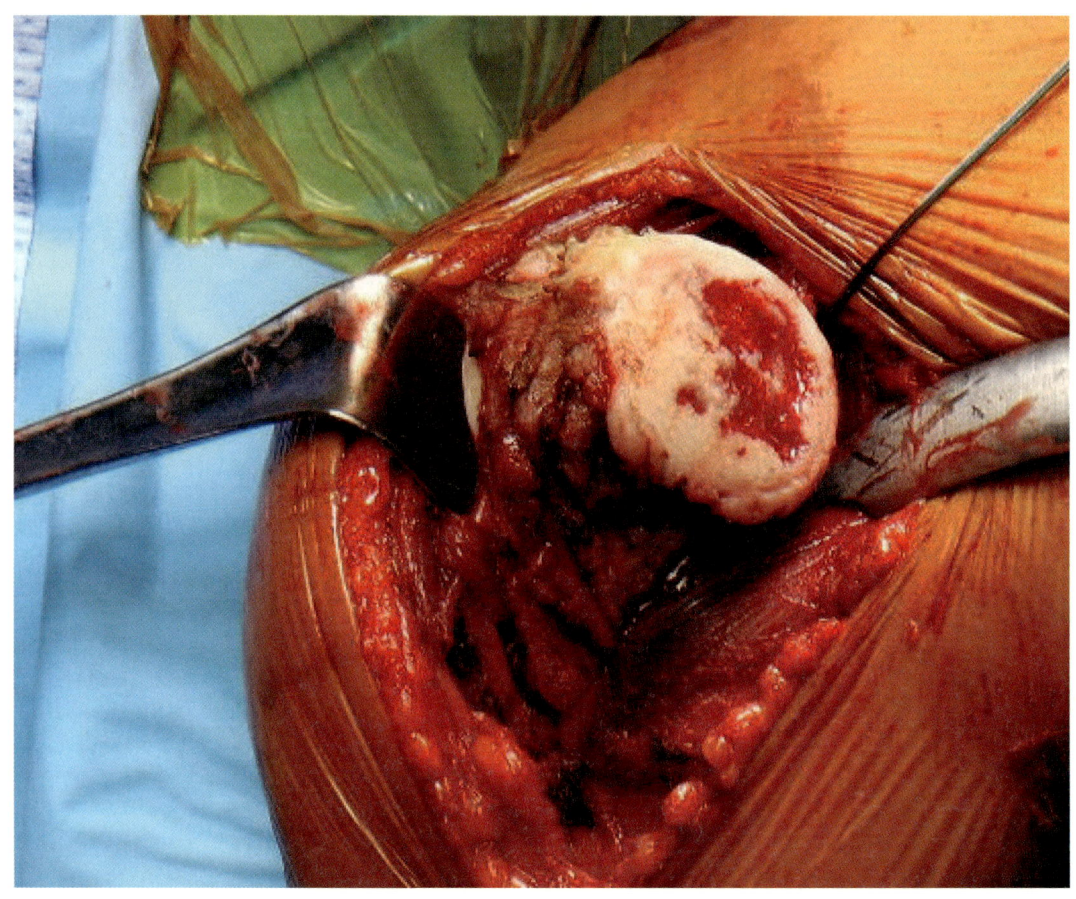

어깨관절 연골이 심하게 닳아진 관절염 상태였으나 오십견으로 생각하고 주사치료만 해오신 80대 어르신의 연골.

노년의 어깨에 문제를 일으키는 또 다른 원인은 어깨관절 속 연골이 닳은 경우이다. 대부분의 환자들은 통증이 느껴지고 팔이 잘 돌아가지 않으면 깜짝 놀라면서 '오십견이 찾아왔나?'라고 생각한다. 어르신들도 다르지 않다. 어깨관절 질환의 대명사격인 오십견이 다인 줄 안다. 그 상태에서 약이나 주사로 통증을 줄이려는 노력만 하게 된다.

연골에 문제가 있는데 약을 먹거나 주사를 맞으면, 처음에는 통증도 완화되고 팔, 어깨도 부드러워지는 것 같다. 하지만 완전히 낫지는 않고 어느 정도 시간이 지나면 다시 통증과 불편이 찾아오며, 그 강도가 점차 심해진다. 이렇게 잘못된 진단으로 잘못된 치료를 받으면 통증의 악순환이 반복되고, 점점 더 팔의 사용 범위가 줄어들게 된다.

애초에 연골이 닳는 것은 오십견과는 다른 증상을 보이니 잘 구분할 필요가 있다. ==오십견의 경우 팔을 내려서 사용하는 데는 지장이 없다. 대부분의 통증과 불편이 팔을 올릴 때 나타난다. 하지만 연골이 닳으면 팔을 아래로 내려서 반복 사용하는 동작에도 불편과 통증을 느낀다. 다림질이나 설거지 등을 할 때도 깜짝깜짝 놀라며 통증을 느낀다.==

'오십견은 팔을 들 때, 연골의 문제는 팔을 내릴 때도 통증이 나타난다'는 확실한 차이가 있다. 이를 잘 구분하지 못하고 통증을 줄이는 치료만 반복하면 고장이 난 기계처럼 어깨가 일을 못하게 된다.

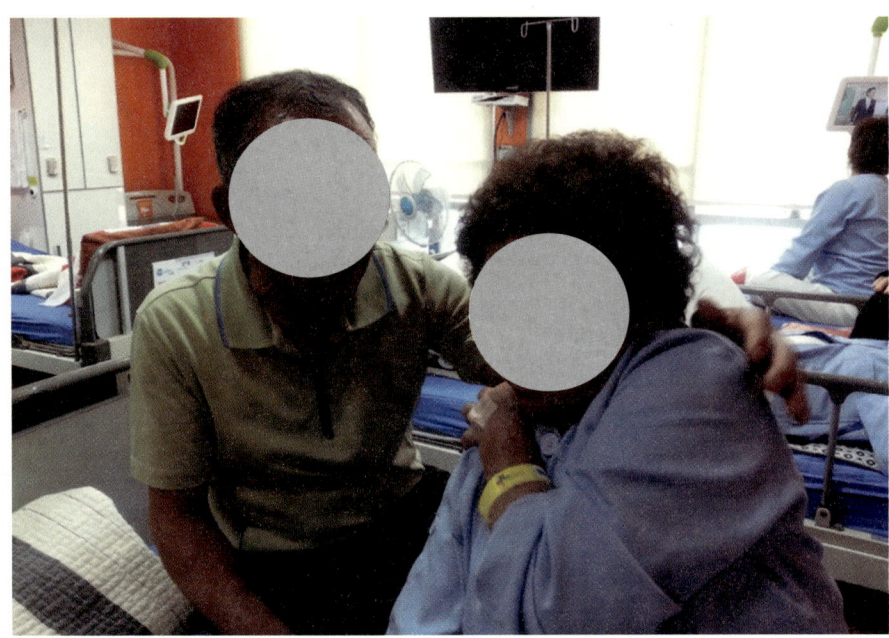

한번은 아침 일찍 70대 노부부가 진료실을 찾아오셨다. 두 분 다 힘이 없어 보였다. 어깨가 아픈 쪽은 할머니였으나 이를 지켜보는 할아버지 역시 얼굴이 좋지 않았다.
"어깨가 아프고 손까지 저려 아무것도 못 하겠어요."
할머니는 가만히 있어도 팔이 아파 열흘 전부터는 움직이지도 못하고 있다고 하셨다. 일단은 검사를 하자며 검사실로 안내를 했다. 진료실을 나가는 노부부의 모습이 무척이나 안쓰러웠다.

어깨인공관절은 이처럼 어깨힘줄이 닳아 없어지거나 관절이 닳아서 멈춰선 어깨를 다시 움직이게 하는 치료라 할 수 있다. "이가 없으면 잇몸으로 산다."고 했다. 힘줄이 와장창 떨어져서 자신의 팔 무게조차 못 들어올리게 되면 힘줄을 고쳐서 어떻게 해 보겠다는 생각은 버리게 된다.

대신 어깨의 두툼한 근육을 만드는 삼각근을 활용해 팔을 들어올릴 수 있는 방법이 역행성 어깨인공관절 수술이다. 다만, 고장 원인과 정도에 따라 인공관절의 수술법에는 차이가 있다.

퇴행성관절염과 류마티스관절염 진행, 상완골두의 골 괴사, 상완골두의 골절, 광범위 힘줄 파열이 진행된 경우 인공관절수술을 많이 하는데, 수술 후에는 통증 감소, 운동 범위 및 기능 향상, 재수술 비율을 낮추는 효과가 나타난다.

내가 몸이 아프면 누구한테 이야기하지?

한번은 회진을 하는데 할아버님이 찾아와 할머니의 상태를 묻고 또 물으셨다.
"수술하면 좋아지겠느냐, 수술해도 괜찮겠느냐……."
바로 설지숙(여/74) 할머니의 남편분이다. 할아버님은 본인도 기력이 많지 않은데도 침대에 걸터앉아 할머니를 극진히 간호하였다. 그리고 수술이 결정돼 수술실로 가는 중에도 나를 붙잡고 이것저것을 묻고 또 묻고 확인하고 또 확인하였다. 그 모습이 안타까워 잠시 마음이 먹먹했다.

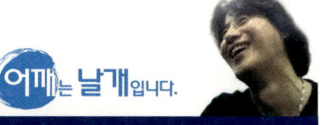

그리고 "잘되었다."는 인사를 하기 위해 최선을 다해 손과 머리를 움직였다. 수술 중에도 할아버님의 얼굴이 지워지지 않았다. 다행히 수술은 잘 진행되었고, 수술실을 나와서는 할아버님의 환하게 밝은 미소를 볼 수 있었다.

아픈 몸을 이끌고 병원을 함께 찾는 노부부를 보며 가끔 이런 생각해 본다.
'내가 몸이 아프면 누구에게 가장 먼저 이야기를 할까?'

세상은 누군가의 여태 없던 시도로 더 좋아진다

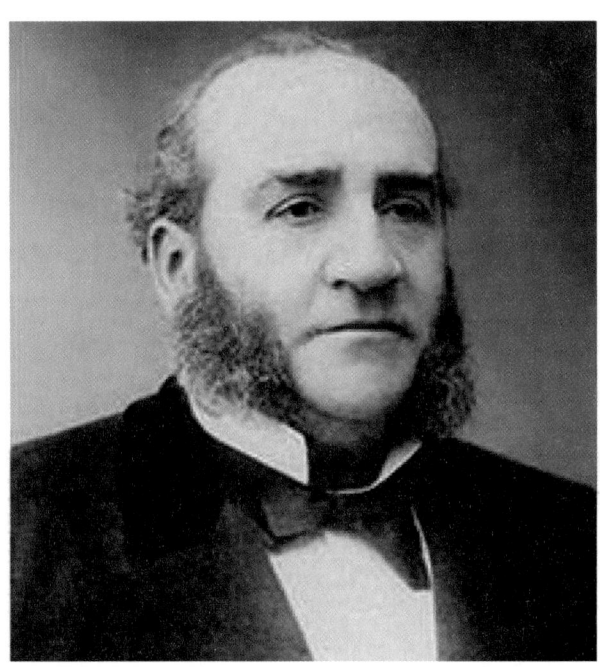

쁘안 박사

최초의 어깨인공관절 치환술은 1890년대 독일의 글뤽(Themistocle Gluck) 박사와 프랑스의 쁘안(Jules Émile Péan) 박사에 의해 시작되었다. 글뤽 박사는 당시 전쟁에서 발생한 환자를 대상으로 코끼리의 상아(ivory)를 이용해 인공관절을 고안하였고, 총 14차례 인공관절 수술을 시행하였다. 그러나 모두에게 감염이 발생해 결과는 좋지 않았다. 이로써 1891년에 인공관절에 대한 연구는 중단되었다.

1893년, 프랑스의 쁘안 박사는 어깨관절에 결핵 감염이 발생한 환자의 후유증을 치료하기 위해 인공관절을 사용하였다. 어깨관절 결핵 감염으로 죽어가던 37세의 제빵사는 비록 어깨관절로 인해 고통을 받았지만 팔을 절단하고 싶지는 않았다. 이에 쁘안 박사는 상완골의 윗부분을 제거하고 새롭게 고안한 백금과 고무를 이용해 만든 인공관절을 어깨에 삽입했다. 영구적으로 삽입했다기보다는 결핵이 치료될 때까지만 삽입하고 질병이 치유된 이후에는 제거할 목적이었다. 그리고 실제 2년 후에 제거하였다.

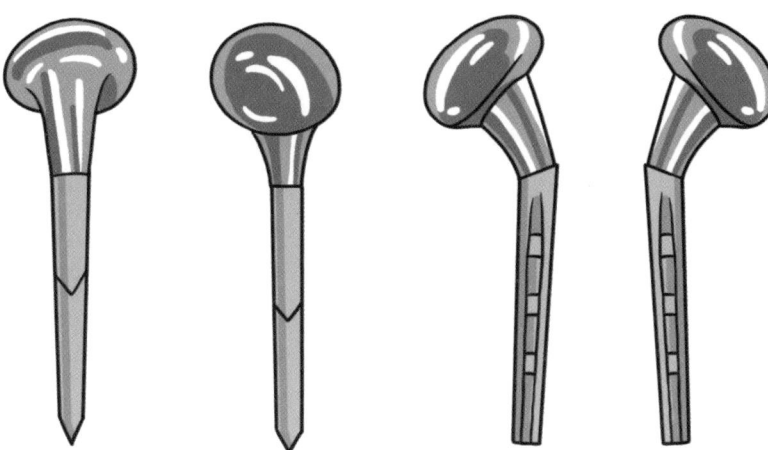

크루거가 사용한 어깨인공관절 : 세계 최초의 해부학적 인공관절로 상완골두 무혈성괴사 환자에게 인공관절 반치환술을 실시했다.

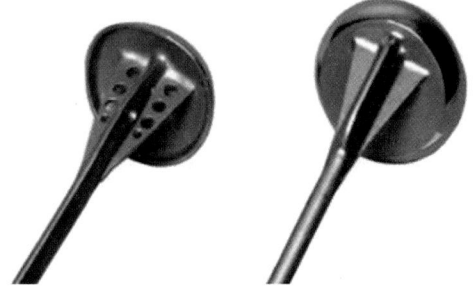

니어 교수와 그가 개발한 1세대 모노블록 인공관절 : 머리와 기둥(스템, stem)이 일체형인 특징이 있다.

이후에는 1950년대에 들어서야 어깨인공관절 치환술에 대한 다양한 시도가 이루어졌다. 1세대 견관절 치환술은 1951년에 프래드릭 크루거(Frederick Krueger)에 의해 진행됐는데, 어깨뼈 모양 디자인이 중심이 되었다. 최초의 인공관절 반치환술은 위팔뼈의 머리 부분(상완골두)에, 뼈로 가는 혈액공급이 차단됨으로써 골 괴사를 야기하는 무혈성괴사(avascular necrosis)를 보이는 선원에게 시행되었다. 이는 현대적 어깨인공관절의 시초가 되었다.

이후 어깨인공관절 치환술의 근대기는 니어 교수가 이끌어냈다. 니어 교수는 1953년 복잡한 위팔뼈의 근위부에 나타난 상완골 골절을 치료하기 위해 반치환술을 최초로 시행하였다. 원래는 1세대 어깨인공관절 치환술로 불리는 일체형 치환물(monoblock implant)을 오랜 기간 사용하였다.

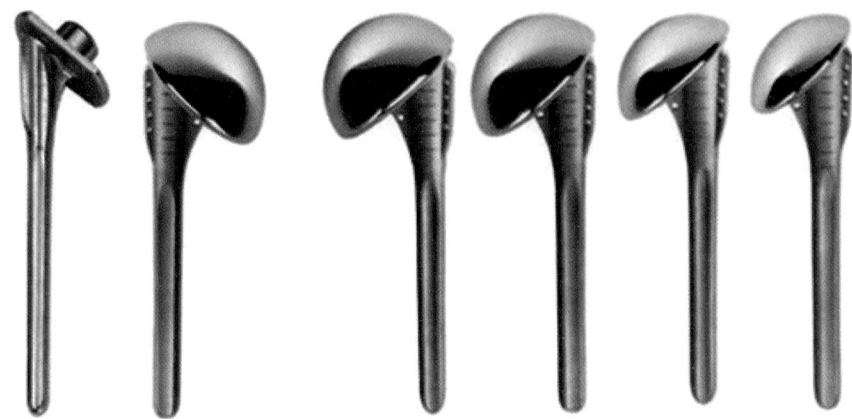

2세대 인공관절, 스미스 앤드 네퓨 사의 3M 제품 : 하나의 기둥에 다양한 머리를 연결할 수 있는 구조로 돼 있다.

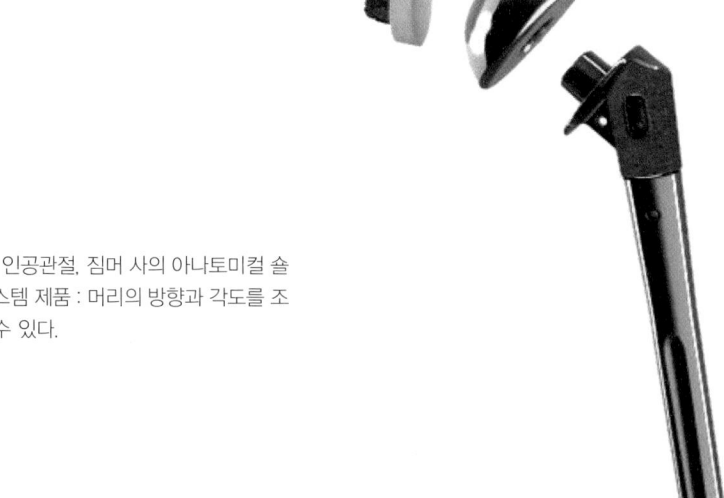

3세대 인공관절, 짐머 사의 아나토미컬 숄더 시스템 제품 : 머리의 방향과 각도를 조절할 수 있다.

이후에는 위팔뼈의 머리 부분(골두) 크기의 차이를 해결하는 모듈 방식(modularity)을 도입하였다. 모듈 방식은 서로 다른 크기의 골두를 조합해서 연결하는 형태로, 비로소 다양한 크기의 상완골두 치환물을 사용할 수 있게 되었다. 환자의 뼈의 크기에 따라 인공관절 부속품의 사이즈를 선택하여 사용하였으며, 이것이 2세대 어깨인공관절 치환술이다.

그리고 3·4세대의 어깨 인공관절 치환물이 급속도로 개발되어 사용되기 시작하였다. 3세대 어깨인공관절은 모듈 형태에 더하여 상완골두의 방향, 각도(version, offset, inclination)를 조절할 수 있는 형태로 개발되었다. 4세대 어깨인공관절 치환물은 이에 더해 제자리에서 조정이 가능하도록 개발되었으나 아직까지 널리 사용되고 있지는 않다.

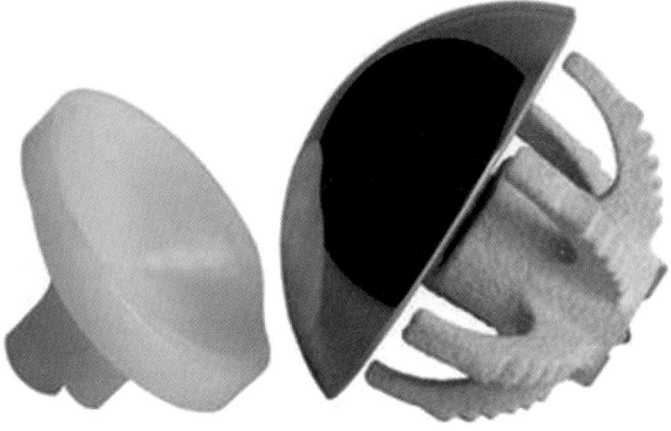

바이오멧 사의 스템레스 스템 : 기둥이 없이 위팔뼈에 끼워 넣는 형태로, 기둥이 있을 때의 부작용을 방지하였다.

현재의 어깨인공관절 치환술은 환자의 원래 관절의 해부학적 구조를 거의 완벽하게 재건하는 것이 가능하게 되었다.

하지만 이러한 인공관절의 발전에도 불구하고 기존의 인공관절 치환술은 아직도 상완골 스템(stem, 인공관절의 기둥)과 관련한 여러 문제점을 가지고 있다. 스템이란 인공관절의 기둥을 말한다. 어깨인공관절 치환술은 위팔뼈의 머리 부분을 제거하고 스템을 뼈에 박아 뼈시멘트로 굳혀, 인공관절이 팔뼈에 단단히 고정되도록 하는 수술이다. 스템은 위팔뼈에 박혀 있는 구조로 남게 된다. 때문에 넘어지면 스템에 힘이 전달돼 뼈에 골절을 일으키기도 하고, 아주 미세한 갭이 생겨 팔 뼈 안에서 조금씩 겉도는 일도 나타나게 된다.

이렇게 여러 가지 이유로 스템의 고정력이 약해지면 재수술을 해야 하는데 뼈시멘트는 웬만해서는 제거가 되지 않으며, 위팔뼈를 다 깨야 하는 경우도 생긴다. 이렇듯 스템을 이용한 인공관절 치환술은 수명이 짧고 재수술도 어려워지는 문제가 생겼다. 이에 따라 최근에는 기둥인 스템을 없애고 상완골의 머리 부분, 연골만 제거하고 뼈는 최대한 남겨놓은 상태에서 인공관절의 머리만 끼우는 형태가 개발되었다.

이처럼 사용자들을 관찰하면서 점차 진화된 제품이 세상에 나오게 됐다. 여러 연구 결과 아직 스템형 삽입물과 무스템형 삽입물 간의 임상적 결과는 차이가 없는 것으로 보고되고 있다. 다만 무스템형 삽입물은 수술 중 출혈이 적고, 주위 연부조직의 손상이 적은 것으로 알려져 있다. 삽입물 주변의 골절·해리 등의 기존 스템형 삽입물에서 발생할 수 있는 합병증도 발생하지 않는다고 보고되고 있다. 또한 주변의 뼈가 잘 보존되어 재수술 시 더 용이하다는 장점이 있으므로 골다공증이 없는 환자에게는 무스템형 삽입물이 유용한 인공관절로 평가받고 있다.

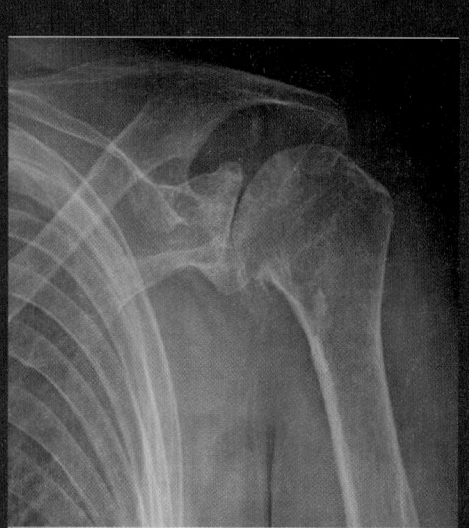
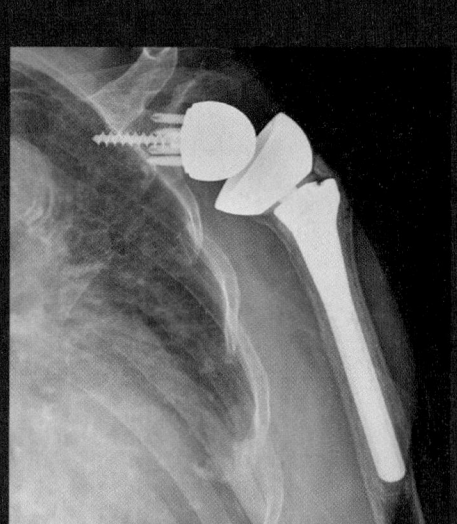

91세 환자의 인공관절수술 전(왼쪽)과 후(오른쪽) : 수술 전 사진을 보면 어깨 연골이 닳아서 위팔뼈의 머리 부분(상완골두)이 찌그러져 있다. 인공관절수술 후 환자는 팔을 잘 쓸 수 있게 됐다며 좋아하셨다.

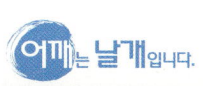 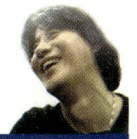

91세 어르신을 수술해야 하는 이유

지금이야 여든 하면 "팔팔한 나이"라고들 하지만, 불과 10년 전까지만 해도 '80세'는 고령에 속했다. 웬만한 의사들도 이 정도 연세의 환자에게는 수술을 권하지 못했다. 환자 스스로가 수술을 간절히 원해도 눈을 마주치지 않고 돌려보내는 일도 많았다. 그런데 세상이 변했다.

한 달여 전 나이가 지긋해 보이는 어르신이 진료실 의자에 앉았다. 차트를 보니 어르신 나이가 91세였다. 그쯤 되니 함께 온 3남 3녀 자제분들도 일흔을 전후한 할머니, 할아버지였다. 어깨 손상은 나이만큼 진행된 상태였다. 그런데 진료를 마친 어르신과 자제분들은 "정 이 방법이 없으면 수술이라도 해주시오."라고 이구동성으로 말씀하였다.

"왜 그렇게까지 수술을 하려고 하시느냐?"며 어르신의 속내를 여쭤보았다. 그랬더니 솔직하게 "노인정에서 한 동생이 수술을 하고 왔는데 아주 팔팔해져서 수술을 하고 싶다."고 말씀하셨다. 어깨가 불편하던 동생이 팔을 잘 쓰는 것을 보니 내심 부러우셨던 모양이다.

연세와 검사 결과를 보며 고심을 하다가 끝내는 수술을 하기로 했다. 이유는 3가지였다. 첫째, 환자와 가족이 간절히 원하는 일이었다. 6명의 자녀들이 직접 찾아와 수술승낙서에 사인을 하는 모습을 보니 효심 덕분에라도 수술 경과가 좋을 것 같았다. 둘째, 좋은 선례가 될 것이라는 생각에서였다. 90대에 수술하는 본보기가 있으면 80대 어르신들도 수술을 겁내하지 않을 것이다. 이제 100세 시대, 나이 때문에 참고 사는 일은 그만해야 한다. 셋째, 누군가는 해야 할 일이기 때문이었다. 나이가 많다고 피하기만 할 수는 없는 일이다. 10년 후가 되면 지금의 80대가 90대가 된다. 그때도 나이가 많다고 모두 다 수술을 꺼리면 누가 제대로 된 치료를 하겠는가? 굳게 마음을 먹고 수술을 결정했다.

현재 사용되는 인공관절

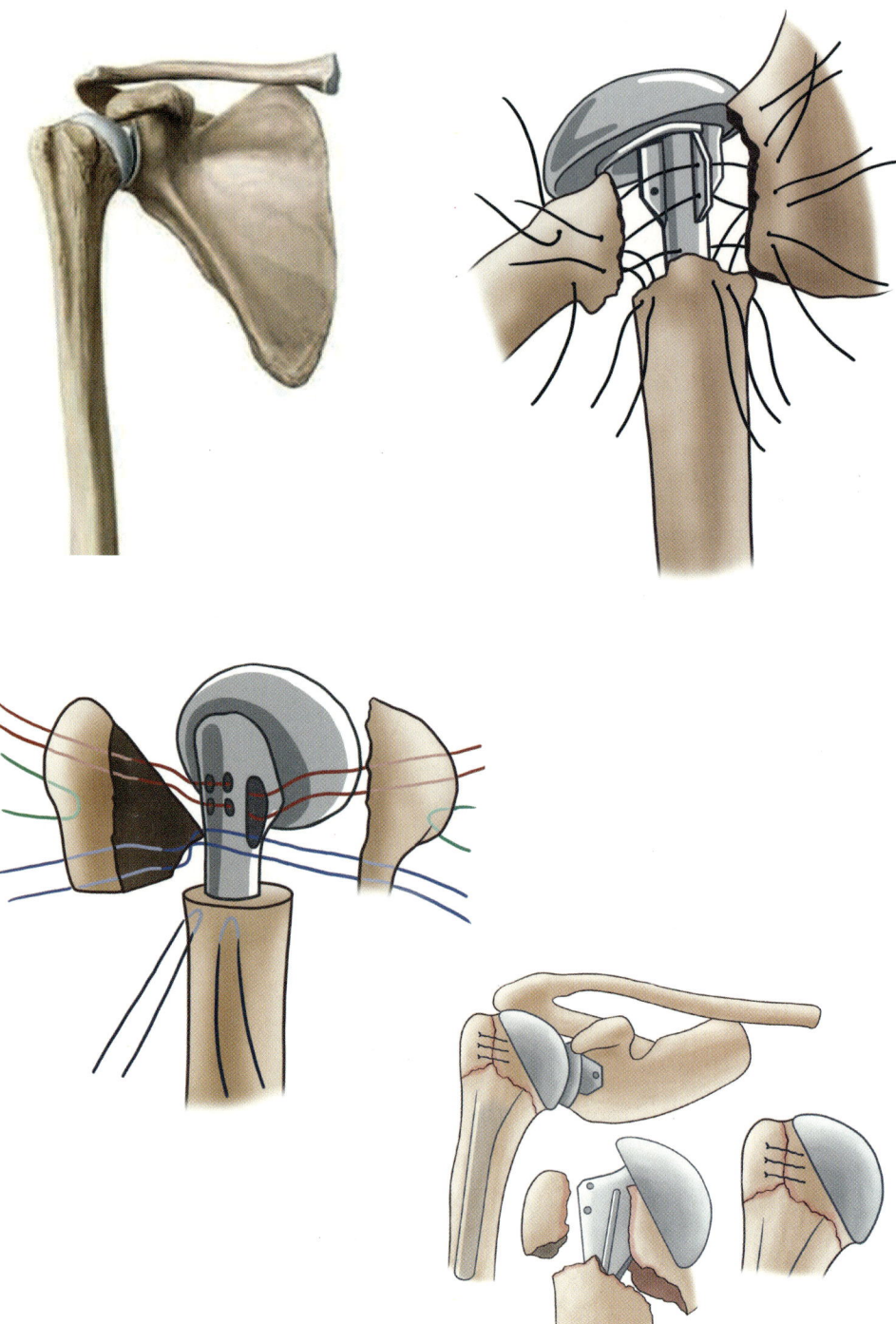

위팔뼈인 상완골의 대결절, 소결절, 경부에 골절이 있는 '사분 골절'의 경우 인공관절 후 각각의 골절편이 붙는 정도가 수술 예후에 중대한 영향을 미친다. 대결절과 소결절에 어깨힘줄이 붙기 때문에 인공관절과 함께 서로 잘 붙어야 수술 후 기능에 문제가 없다. 따라서 옆의 그림처럼 인공관절 반치환술은 대결절과 소결절을 인공관절에 잘 붙일 수 있도록 고안되었다. 인공관절을 삽입하고 봉합실을 이용하여 각각의 골편을 서로 튼튼하게 고정한다.

02

어깨인공관절, 잘 쓰면 신의 선물, 잘 못 쓰면 악마의 선물

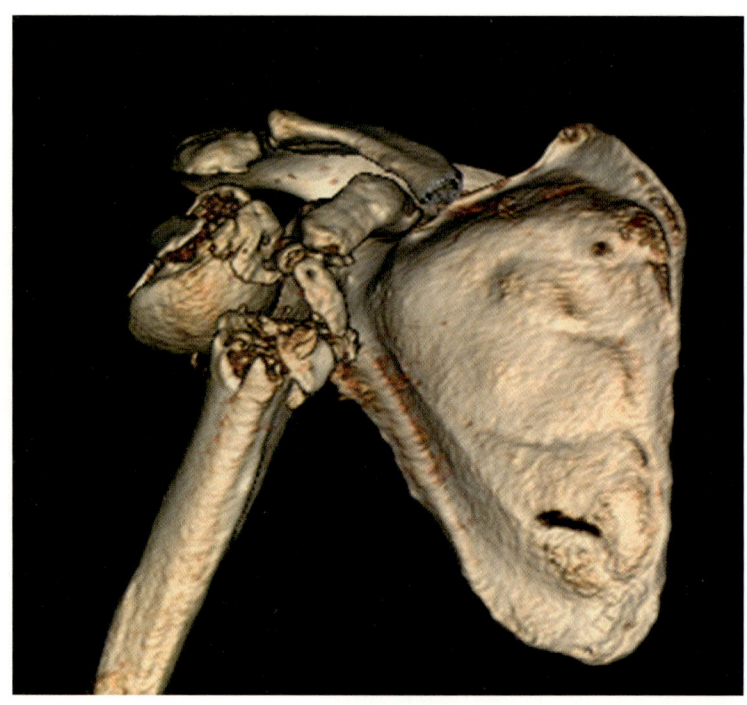

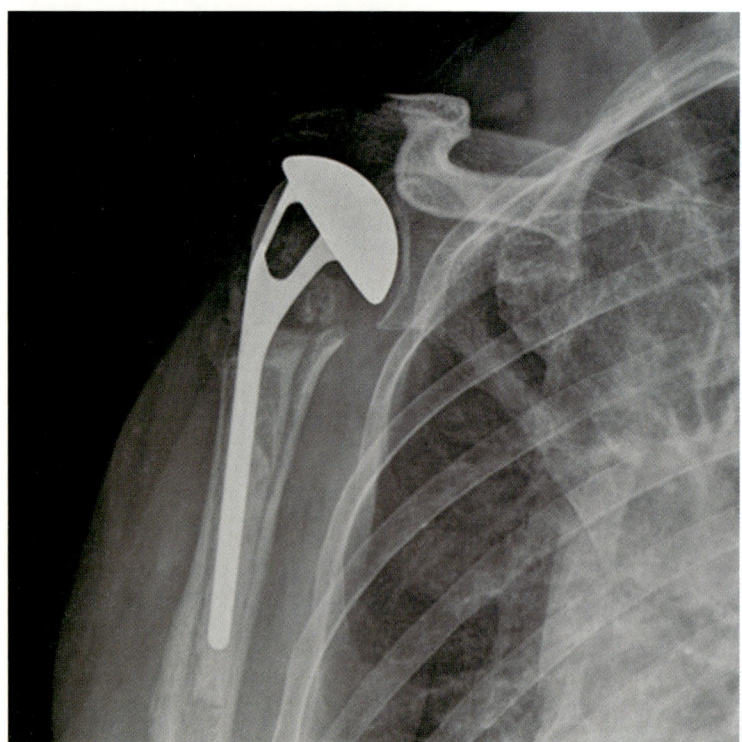

힘줄이 붙어있는 뼈들은 인공관절 위쪽 원래 자리에 실을 사용해서 고정하고, 잔뼈들은 빈자리에 이식하는 데 사용한다.

인공관절 반치환술

인공관절 반치환술(Hemiarthroplasty)은 50여 년 전부터 근위 상완골 골절에 사용되어 왔다. 근위 상완골의 심한 골절로 골유합(骨癒合, 골절의 치유에서 뼈가 잘 붙는 과정)이 불가능할 것으로 판단되거나 추후 골두의 혈관 손상으로 인하여 골두의 괴사가 진행할 것으로 판단되는 경우, 상대적으로 젊은 연령의 어깨힘줄 파열 관절병증 환자와 일차성 관절염 환자, 관절와를 침범하지 않은 골 괴사 환자에게 적용된다.

위 사진의 경우, X-ray만으로 어깨의 속뼈들이 깨지고 뒤집힌 것을 확인할 수 있다. 이처럼 위팔뼈의 머리 부분인 상완골두가 으스러져서 뼈를 붙일 수 없는 경우 대신 상완골두 모양의 인공관절을 상완골에 심는 반치환술을 하게 된다. 인공관절 머리 부분에 원래 힘줄이 붙은 잔뼈들을 실로 고정하면 뼈들이 엉겨붙어 일체를 이루고 팔을 사용할 수 있게 된다.

수술 시 골 결손이 발생하기도 하는데, 분쇄된 골 절편을 결손 부위에 이식하고 힘줄을 인공관절 근위부에 뼈와 함께 고정시킨다. 이렇게 하면 인공관절이 심어져 있는 팔뼈를 들어올릴 수 있다. 수술 후 수시간이 경과하면 일부 뼈는 잘 엉겨붙지만 일부는 흡수되기도 한다.

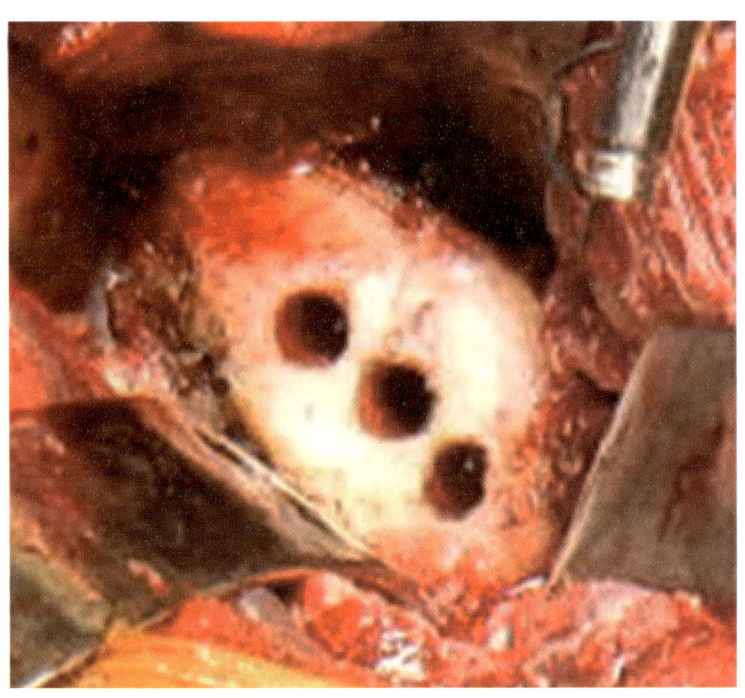

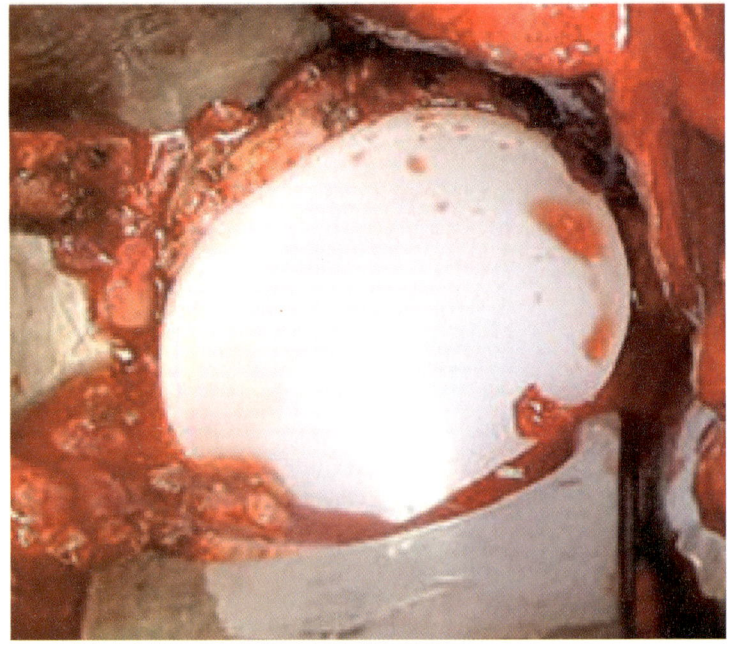

전치환술의 수술 진행 : 어깨뼈인 관절와 측에 구멍을 뚫고 골시멘트로 플라스틱 폴리에틸렌을 부착시킨다. 전치환술의 경우 한쪽은 폴리에틸렌, 한쪽은 쇠가 닿기 때문에 보다 부드럽게 움직일 수 있다.

인공관절 전치환술

인공관절 전치환술(Total shoulder arthroplasty)은 위팔뼈의 상완골두와 어깨뼈의 관절와를 모두 인공관절로 바꾸는 수술이다. 즉 어깨관절을 모두 인공관절로 교체하는 형태가 된다. 대개 관절염으로 인한 관절연골의 손상이 심해 통증을 동반하는 경우에는 어깨힘줄(회전근개)의 손상이 없어야 수술이 가능하다. 어깨힘줄의 손상이 있는 경우 시간이 지나면 관절와의 부품에 손상이 발생해 재수술이 필요할 수 있다.

관절와까지 치환하는 만큼 전치환술은 반치환술에 비해 통증이 적고 근력이 우월한 장점이 있다. 염증성관절염, 관절와까지 진행된 골 괴사, 외상 후 퇴행성관절염 환자에게 실시할 수 있다.

인공관절 전치환술의 전 과정

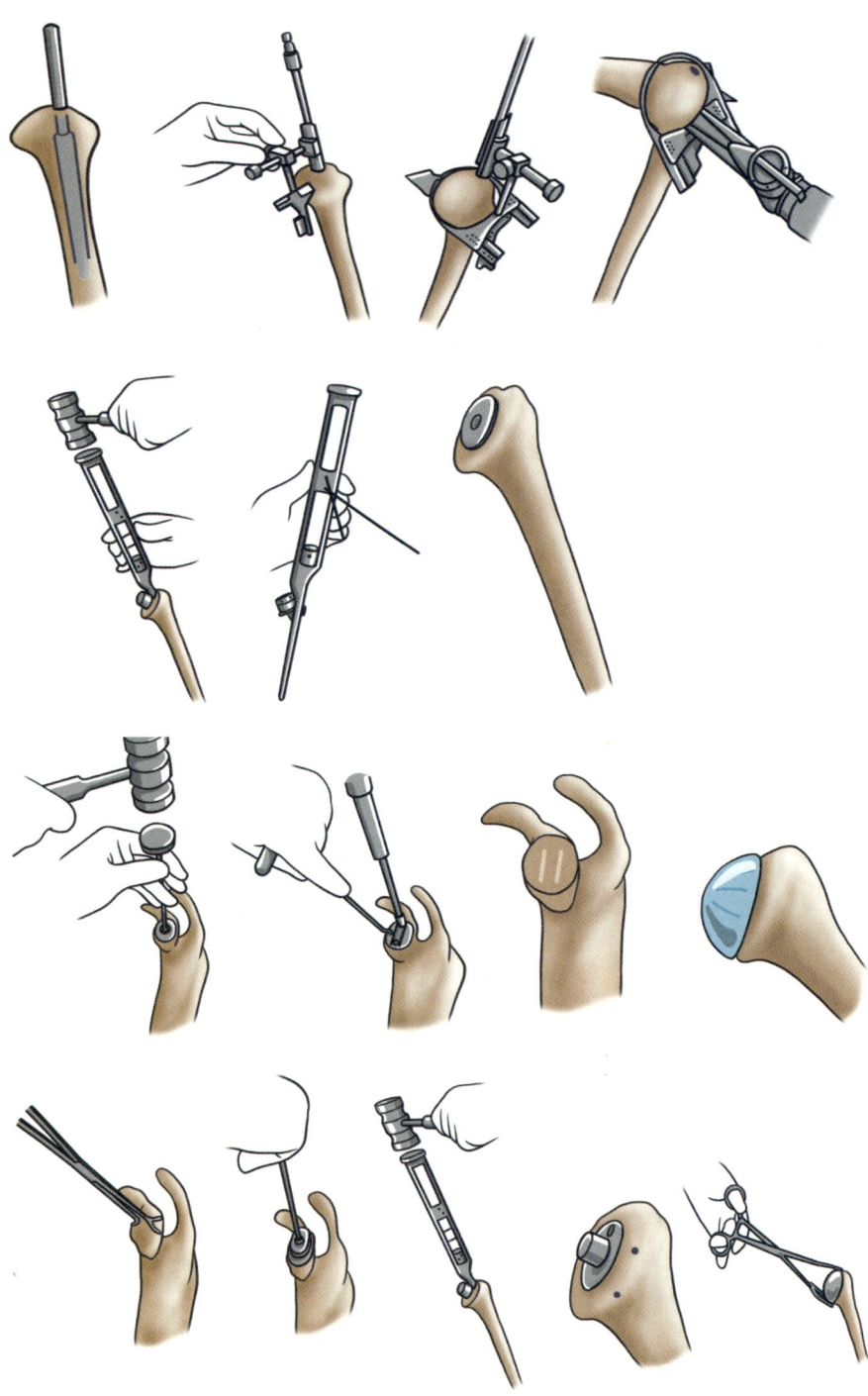

1. 상완골두의 제거

2. 인공관절 상완 부분에 트라이얼(trial)의 삽입 : 트라이얼은 같은 크기의 임시 대체품으로, 트라이얼을 삽입해 보면서 실제 삽입할 인공관절의 크기를 정한다.

3. 인공관절 관절와 부품을 삽입하기 위한 준비 : 관절와 부품의 트라이얼을 삽입하고 있다.

4. 인공관절의 삽입 : 환자의 어깨관절 크기에 맞는 인공관절을 삽입한다.

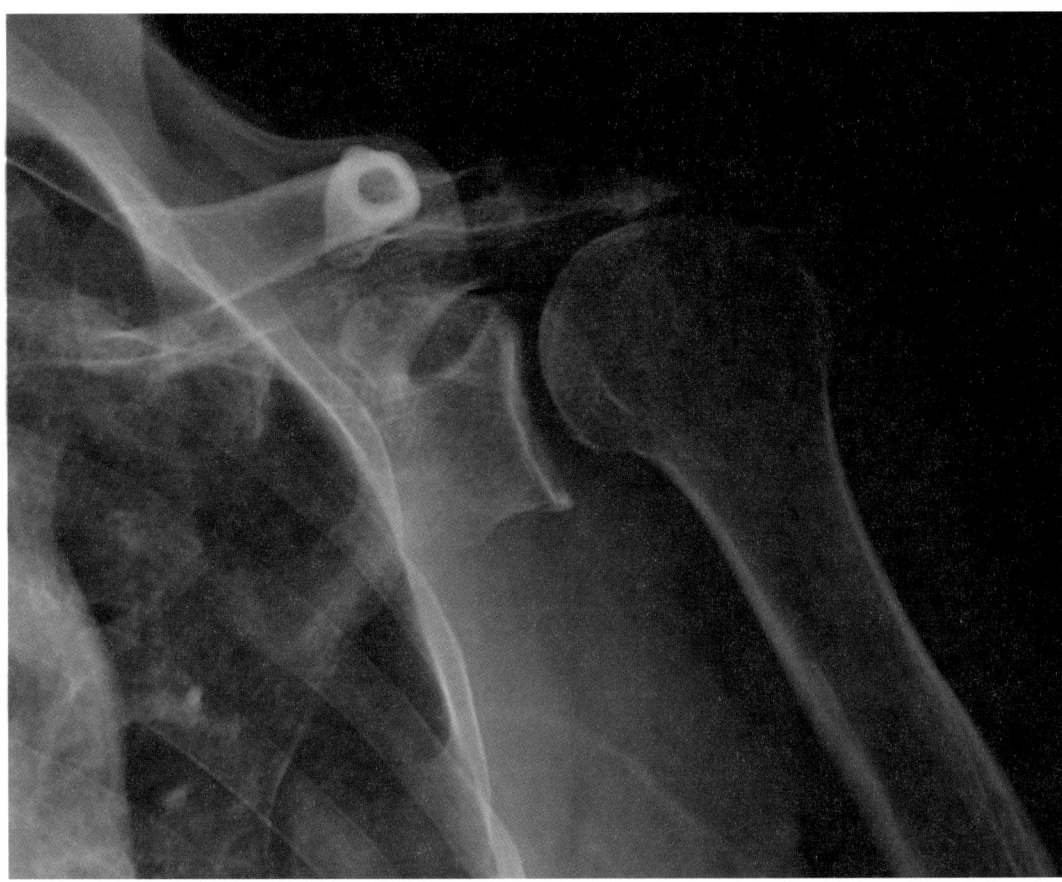

X-ray에서는 위팔뼈의 머리 부분인 상완골두가 위쪽으로 올라가 어깨뼈(견봉)와 접촉한 모습을 보인다. 올라간 상완골두가 계속 견봉과 부딪히면 상완골이 깎이게 되는데, 오래되면 상완골두가 원형으로 깎여 대퇴골두와 비슷한 모양이 된다. 이를 대퇴골화(femoralization)라고 한다. 특징적으로 관절와 윗부분과 오구견봉궁이 소켓 모양으로 변화는 비구화(acetabularization)가 나타난다.

역행성 인공관절 전치환술

역행성 인공관절 전치환술(reverse total shoulder arthroplasty)은 어깨힘줄의 질환으로 인해 인공관절 수술이 필요한 경우 사용된다. 전치환술은 어깨 관절의 해부학적 모양과 반대의 모습을 가진 인공관절을 삽입하는 수술이라고 생각하면 쉽다.

니어 교수 등은 1983년에 처음으로 어깨힘줄 손상으로 인한 어깨 관절의 변화와 상완골두의 파괴를 어깨힘줄 관절병증으로 기술하였다. 어깨 관절의 안정에 중요한 역할을 하는 어깨힘줄의 광범위 파열이 발생하는 경우 어깨힘줄 사이의 균형이 깨진다. 이때 어깨근육 라인을 보여주는 삼각근이 위팔뼈인 상완골을 위로 잡아당기는 힘을 발휘하면 상완골의 머리 부분인 상완골두가 위쪽으로 움직이게 된다.

처음에는 삼각근의 힘으로 팔을 들어올릴 수 있으나 상완골두가 점차 위로 올라가게 되면 점차 팔을 들어올리지 못하게 된다. 점점 삼각근의 지렛대 길이가 감소하기 때문이다. 이러한 불안정으로 어깨관절이 파괴되면 관절병증이 발생하게 된다.

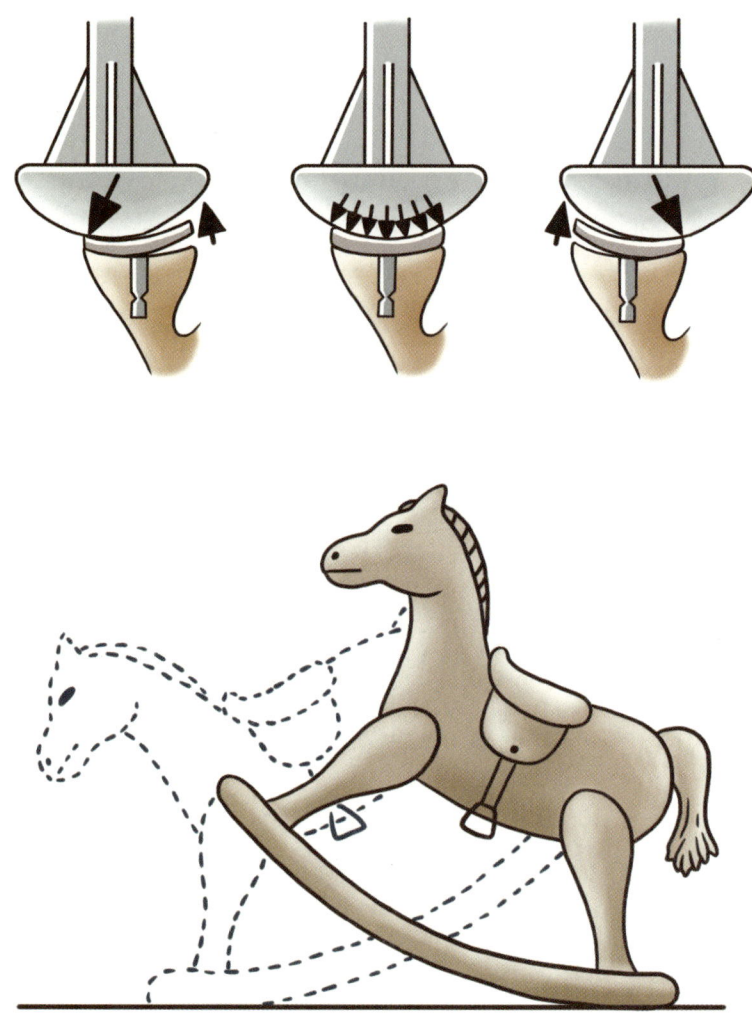

회전목마 효과 : 어깨힘줄 관절병증 환자에서 일반적인 인공관절 전치환술을 시행하는 경우 회전목마 효과가 나타난다. 관절와의 한쪽으로 부하가 지속적으로 가해져 전단력이 발생하여 관절와 부품이 결국 손상된다.

MRI에서는 광범위한 어깨힘줄 파열과 심한 지방 변성이 관찰된다.

어깨힘줄 관절병증이 있어 일반적인 인공관절 전치환술을 시행한 경우 어깨힘줄의 파열로 인한 회전목마 효과(Rocking horse effect)가 발생한다. 회전목마 효과란 인공 관절와 부품에 지속적인 부하가 한쪽으로 가해져 부품의 손상이 발생하는 것을 말한다. 아래 그림처럼 회전목마의 한쪽 끝이 지속적으로 관절와에 부딪히면 부품 손상은 어쩔 수 없이 진행된다. 반치환술 또는 양극성 치환술(bipolar arthroplasty)도 역시 통증 감소 및 기능 회복에는 도움이 되지 못한다.

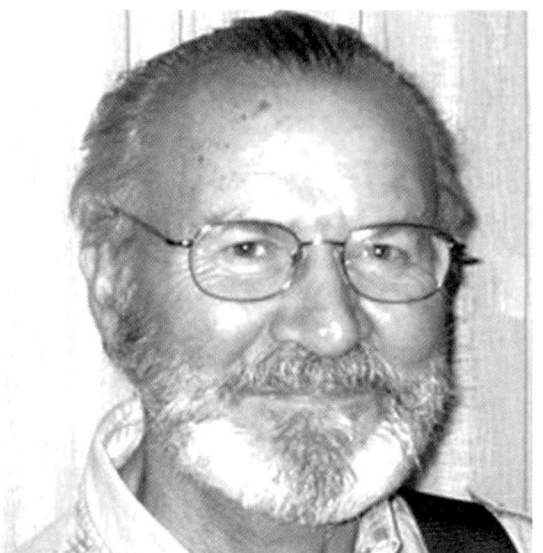 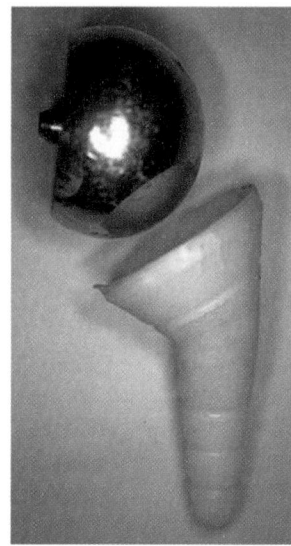

현재의 역행성 인공관절의 초기 모델을 고안한 그라몽과 그가 1985년 개발한 역행성 인공관절 델타(Delta)

이에 대한 해결책으로 1970년대 후반에 여러 종류의 역행성 볼-소켓 디자인(ball and socket)이 고안되어 사용되었다. 하지만 어깨 관절의 회전중심(COR, center of rotation)의 외측화로 인해 관절와 부품(glenoid implant)에 과도한 전단력(shear force)이 생겨 결국에는 임상적으로도 좋은 결과를 얻지 못했다. 어깨 관절의 회전중심을 몸 바깥으로 빼서 남아 있는 근육 활용을 최대한 높이고, 취약한 어깨 힘줄 대신 근육을 최대한 사용하려고 하였으나, 이의 부작용으로 부품 자체에 무리가 가해진 것이다. 결론적으로 초기에 니어 교수가 개발한 역행성 인공관절은, 관절와 부품이 예상 수명보다 일찍 망가져 실패하였다.

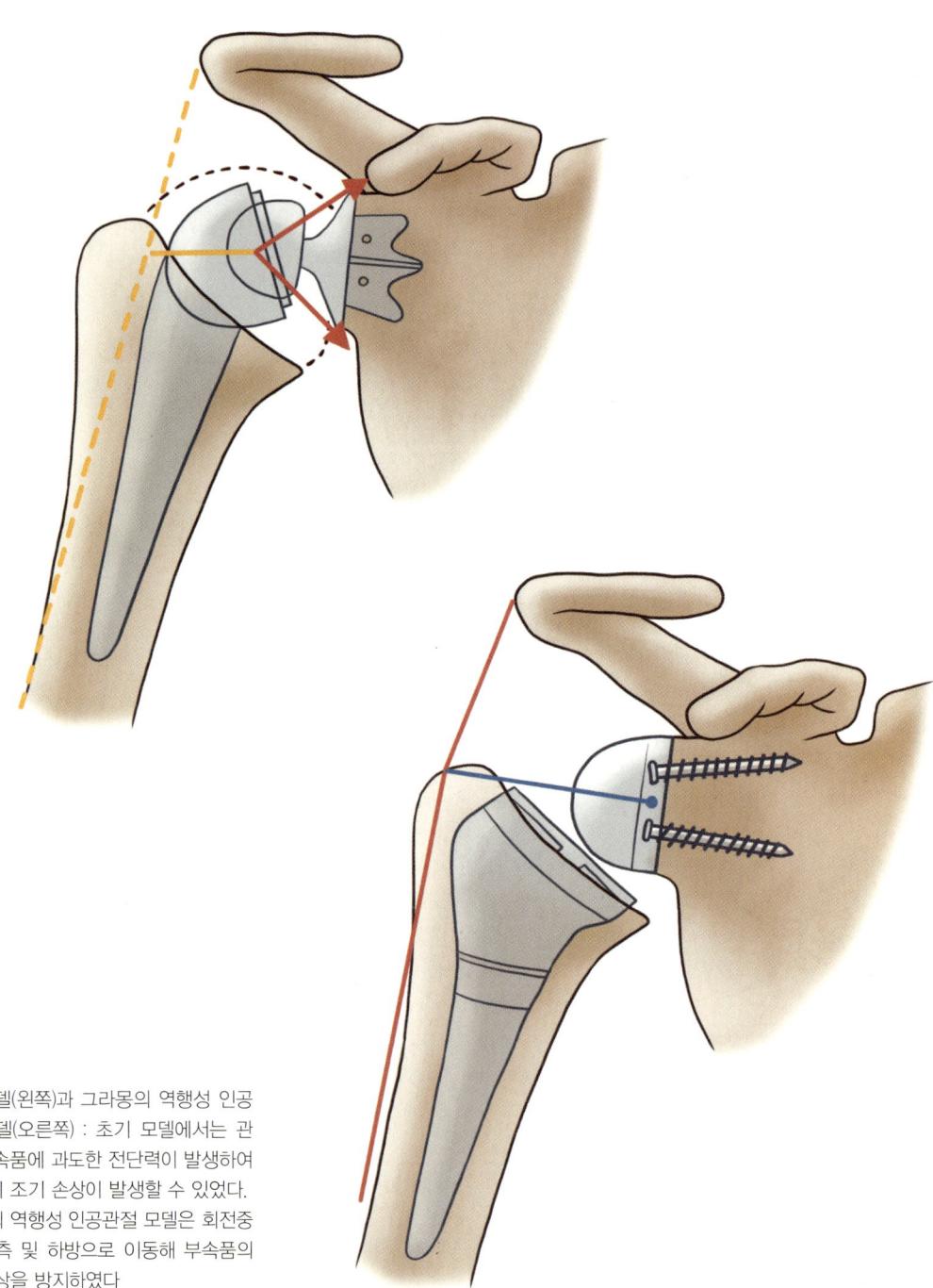

초기 모델(왼쪽)과 그라몽의 역행성 인공 관절 모델(오른쪽) : 초기 모델에서는 관절와 부속품에 과도한 전단력이 발생하여 부속품에 조기 손상이 발생할 수 있었다. 그라몽의 역행성 인공관절 모델은 회전중심을 내측 및 하방으로 이동해 부속품의 조기 손상을 방지하였다

위와 같은 문제를 해결하기 위하여 1985년 프랑스 정형외과 의사인 폴 그라몽(Paul Grammont)은 회전중심을 보다 안쪽으로 이동하고 상완골은 아래로 이동한 새로운 역행성 인공관절을 고안하였다. 기존의 역행성 인공관절의 경우, 회전중심이 외측에 위치하여 관절이 움직일 때 힘의 방향이 바뀌어서 관절와 부속품에 과도한 전단력이 발생하여 부속품의 조기 손상이 발생할 수 있었다.

이에 그라몽은 회전중심을 관절와 절단면에 위치하도록 하고, 관절이 움직일 때 힘의 방향이 일정하여 구심력으로 작용하면서 안정된 지렛대 역할이 가능하도록 하였다. 관절와에서 바깥으로 가 있던 회전중심을 반원 안으로 옮김으로써 쿵덕거리며 부품을 망가트리는 회전목마 효과를 없앴다. 이로써 관절와 부품의 손상을 예방할 수 있게 되었다.

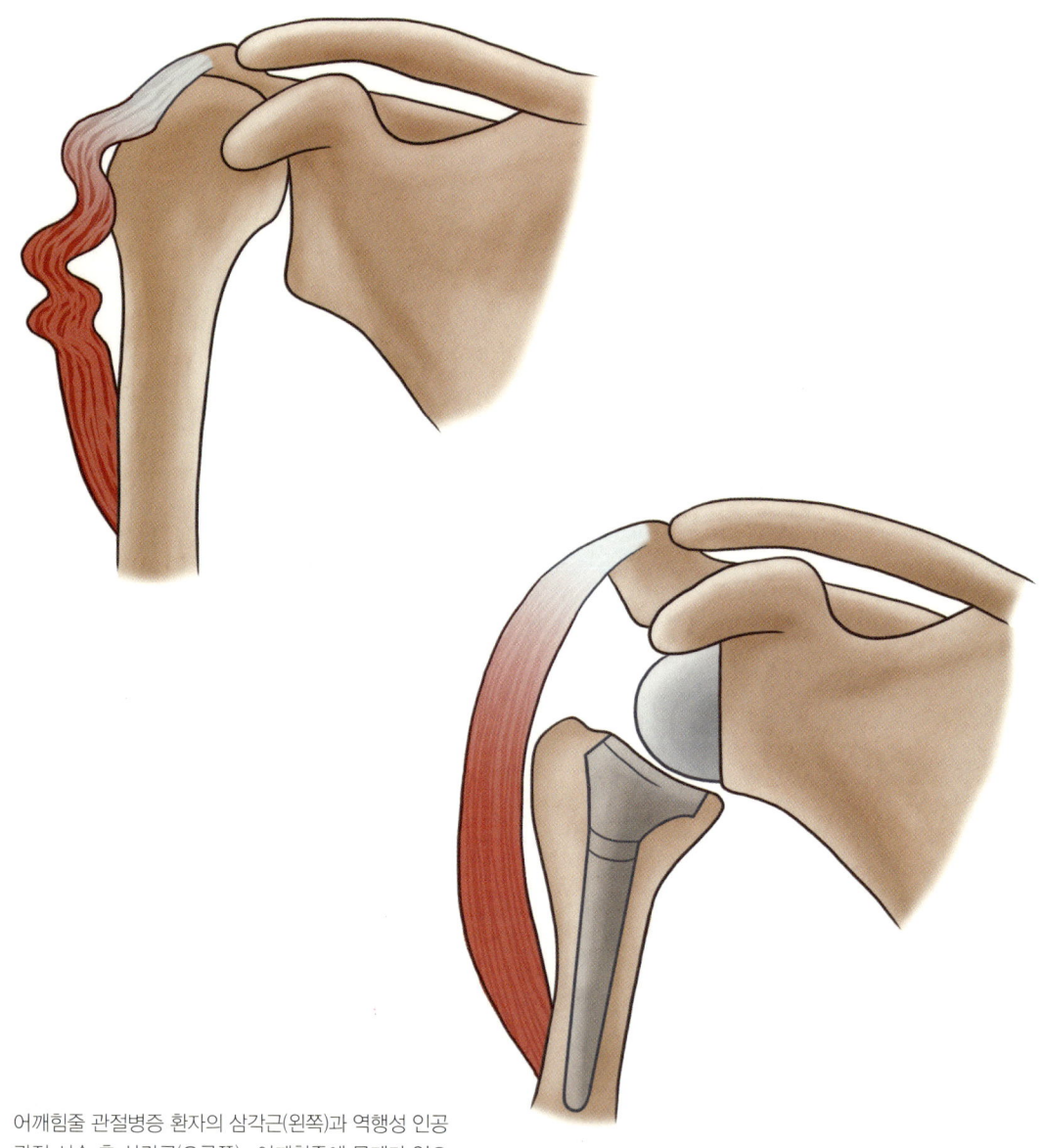

어깨힘줄 관절병증 환자의 삼각근(왼쪽)과 역행성 인공관절 시술 후 삼각근(오른쪽) : 어깨힘줄에 문제가 있으면 삼각근이 팽팽히 당겨지지 않아 힘 전달력이 떨어지지만, 인공관절 후에는 삼각근이 팽팽해져 팔을 잘 들어올릴 수 있다.

또한 그라몽은 회전중심을 보다 안쪽으로 옮김으로써 삼각근 작용 길이(moment arm)를 증가시키고, 아래쪽으로 옮김으로써 지렛대의 길이(lever arm)를 증가시켜 삼각근의 힘의 효율을 높였다. 동시에, 팔을 올릴 때 상완 컵이 압박력을 받을 수 있도록 하였다. 이를 통해 어깨힘줄의 기능이 없는 상태에서도 고정된 지렛대의 작용이 가능하게 하여 삼각근에 의해 팔을 올릴 수 있도록 하였다. 그 결과 역행성 견관절 치환술은 광범위 어깨힘줄 파열 등으로 어깨힘줄의 기능이 없는 상태에서도 어깨 기능을 되살릴 수 있었다.

어깨힘줄 관련 병증으로 어깨힘줄이 끊어진 상태에서 상완골두가 위쪽으로 움직이면 삼각근이 느슨해져 제대로 역할을 하지 못했지만, 역행성 인공관절술로 어깨 관절의 회전중심이 안쪽과 아래쪽으로 이동함으로써 삼각근의 작용에 대한 회전하는 힘(moment arm)과 지렛대 효과에 의한 힘(lever arm)이 증가해 삼각근이 팽팽해진 것이다.

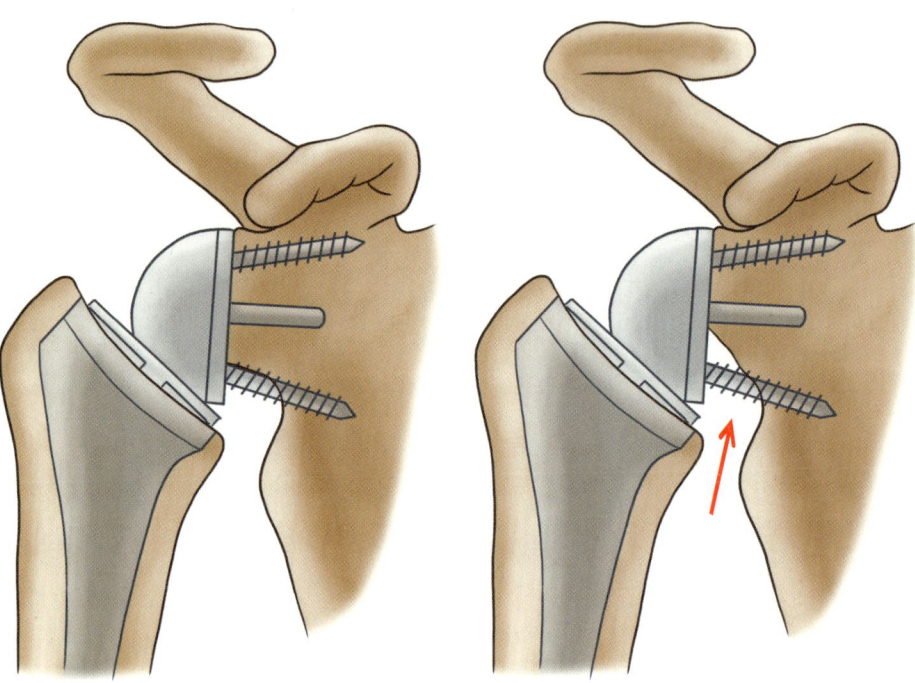

하지만 시일이 지남에 따라 그라몽의 모델에서도, 회전중심이 안쪽으로 이동하며 관절와가 파이는(scapular nothcing) 등의 합병증이 보고되었다. 그 비율 또한 60%로 매우 높았다. 어깨힘줄의 길이가 짧아지고 어깨를 밖으로(외회전) 돌릴 수 있는 후방 삼두근의 감소로 인해 외회전력은 오히려 감소한다는 단점도 지적되었다.

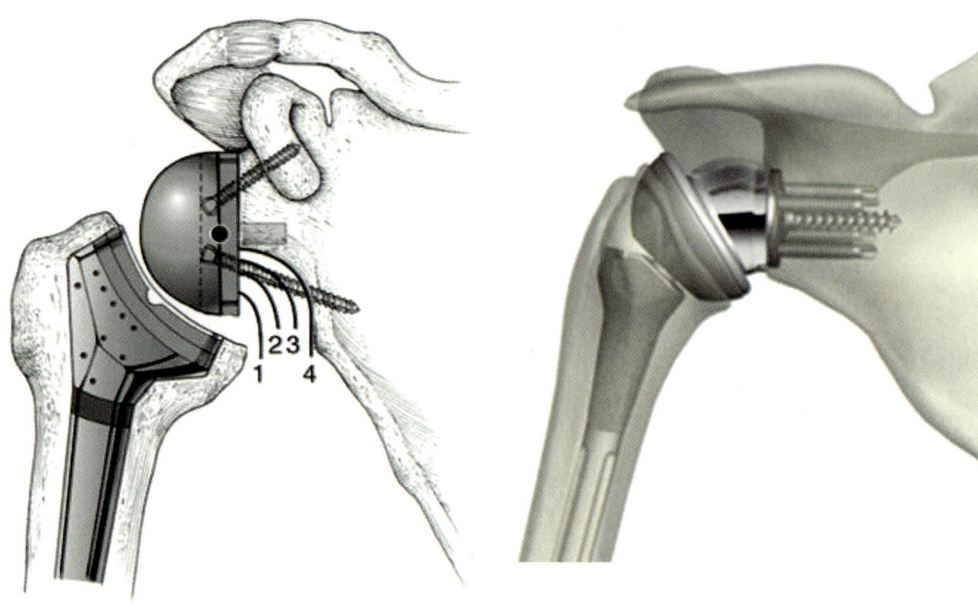

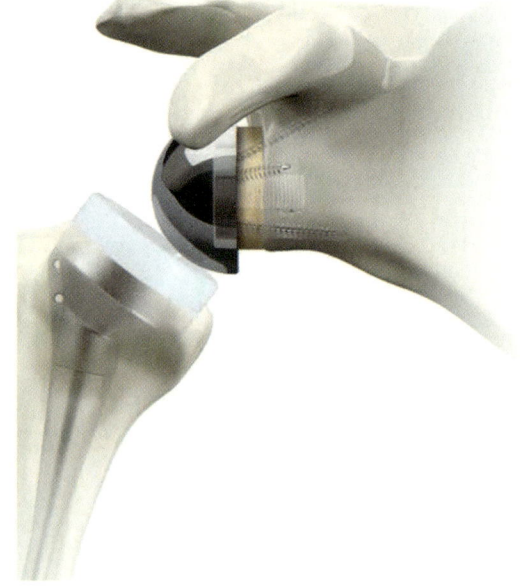

왼쪽 위 : 회전중심이 내측화된 그라몽 모델, 오른쪽 위 : 인공관절 부속품 자체가 외측화된 모델, 아래 : 골이식을 이용한 외측화 모델.

최근에는 이런 점을 보완하기 위하여 회전중심을 다소 바깥쪽으로 이동시킨 인공관절도 나오고 있다. 회전중심을 바깥으로 이동시킴으로써 관절운동의 범위(외회전 및 외전 범위)를 증가시키고, 충돌 및 관절와 파임을 감소시킬 수 있다. 회전중심을 바깥으로 옮기는 방법으로는 외측화된 치환물 자체를 이용하거나 골 이식을 통한 방법이 있다.

회전중심이 바깥쪽으로 이동한 형태의 이러한 인공관절은 여러 연구에서 좋은 결과가 발표되고 있지만 모든 문제를 다 해결했는지에 대해서는 아직 논란의 여지가 있다. 어깨 운동의 회전중심이 바깥쪽으로 빠질수록 삼각근의 모먼트 암(Moment Arm: 회전력이 작용할 점과 회전력을 제공할 점 사이의 거리를 90도 각도를 기준으로 측정한 길이)이 감소하면서 효율성이 떨어지고, 삼각근과 관련된 통증과 견봉에 스트레스성 골절이 발생할 수 있다. 따라서 이러한 장단점을 고려하여 환자에게 맞는 선별적 선택과 적용이 필요하다.

역행성 인공관절 전치환술의 실제 수술 과정

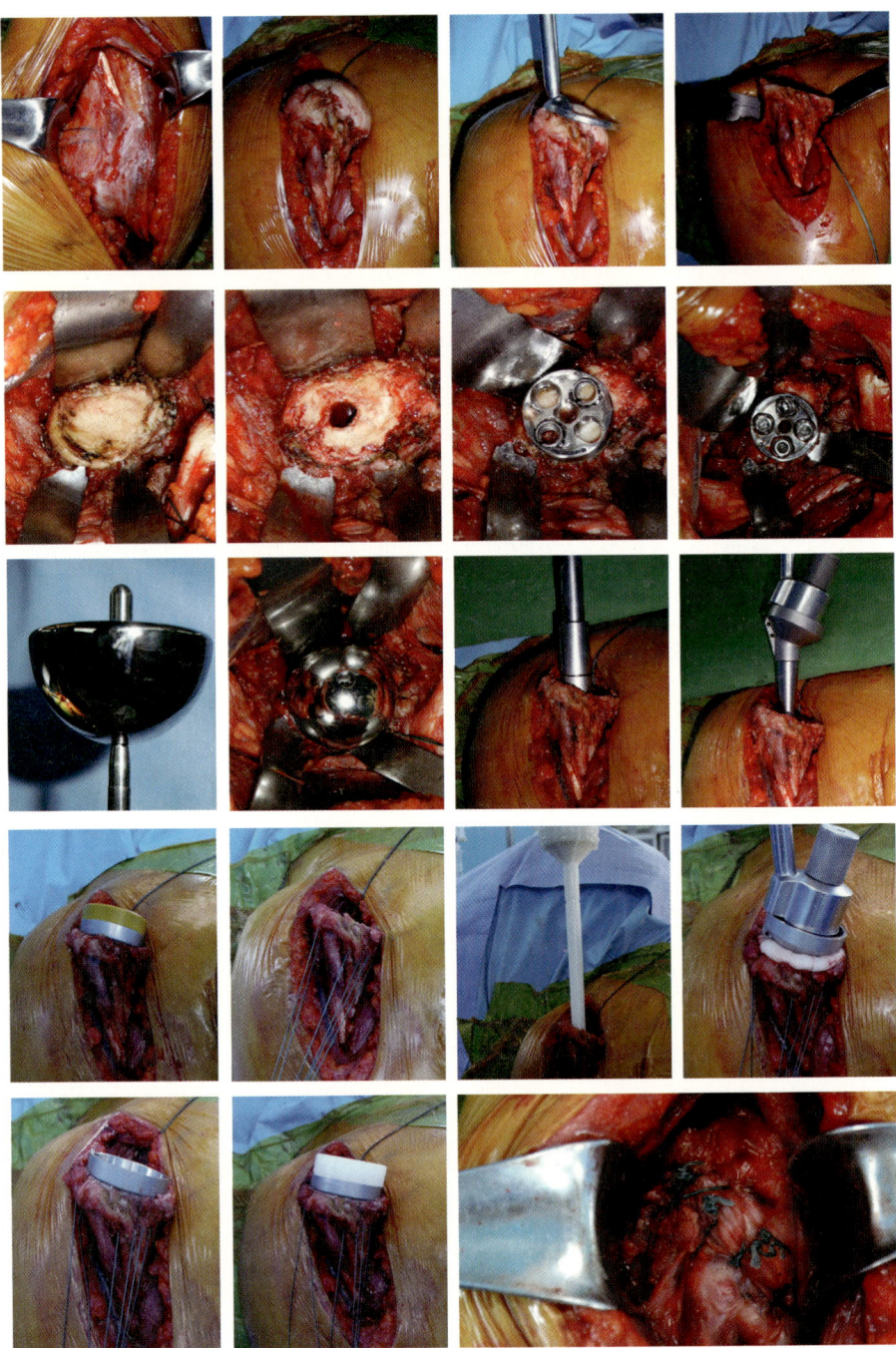

1. 평생 사용해 닳은 상완골두를 제거한다.

2. 인공관절 관절와 부품을 삽입하고 나사로 고정한다.

3. 인공관절 관절와 부품을 삽입하고 상완 부분의 트라이얼을 삽입한다.

4. 인공관절 폴리에틸렌 트라이얼을 삽입한 후 적절한 간격을 확인하고 상완 부속품을 골시멘트를 이용해서 고정한다.

5. 환자의 어깨관절 크기에 맞는 인공관절을 삽입한다.

6. 마지막으로 견갑하근을 상완골 소결절 부분에 봉합하여 탈구를 방지하고 내회전을 돕는다.

03

어깨인공관절 후 팔 사용은 언제부터?

"이가 없으면 잇몸으로 살아야 한다."는 말이 이제 옛말이 되고 있다. 요즘은 치과에 가면 부실한 치아 대신 임플란트 시술을 하라고 적극 권한다. 자신의 이처럼 잘 쓸 수 있다고 이야기한다. 그런데 가만 보면 임플란트도 모두가 가능한 것은 아니며, 잇몸이 그리고 기본적으로 치아의 뼈 조직이 건강해야 가능하다.

어깨 인공관절도 이와 비슷하다. 수술이 성공하려면 어깨 주변 삼각근이 두툼하고 건강해야 한다. 그래야 인공관절을 했을 때 원래 어깨힘줄이 하던 일을 삼각근이 잘 해낼 수 있다.

어깨 인공관절 수술을 하기 위해서는 우선 남아 있는 앞쪽의 견갑하근을 떼어내 관절의 닳은 부분을 잘라내고 인공관절을 삽입하게 된다. 인공관절 수술이 끝난 후 떼어낸 견갑하근을 뼈에 봉합하는데 견갑하근을 뼈에 붙이는 6주간은 보조기를 착용하게 된다.

==보조기는 힘줄이 뼈에 붙을 때까지 어깨를 보호해 준다. 그런데 6주간이나 팔을 묶어두고 사용하지 않으면 중요한 삼각근이 말라가기 때문에 보조기 착용 상태에서도 틈틈이 겨드랑이를 벌리는 운동을 해주어야 한다. 겨드랑이를 벌리는 운동은 비교적 간단하게 혼자서도 따라할 수 있다. 이렇게 보조기를 찬 6주 동안에도 스트레칭을 해주면 보조기를 풀고 팔을 좀 더 자유롭게 사용할 수 있으며 회복도 빨라진다.==

인공관절 수술 후 6주가 지나면 보조기를 풀고 역시 어깨관절 스트레칭과 일상생활이 가능하다. 그러나 뼈 속에 간단한 쇳덩이 인공관절이 심어져 있는 상태에서 수술 후 첫 1년 동안은 1, 3, 6, 12개월 간격으로 혈액검사와 X-ray를 하면서 염증이 오거나 뼈에 이상이 없는지를 잘 감시해야 한다.

어깨 인공관절은 잘 쓰면 신의 선물, 잘 못 쓰면 악마의 선물이다. 수술 전 선택부터 수술 계획, 수술 그리고 이후 관리까지 모두가 다 중요하다.

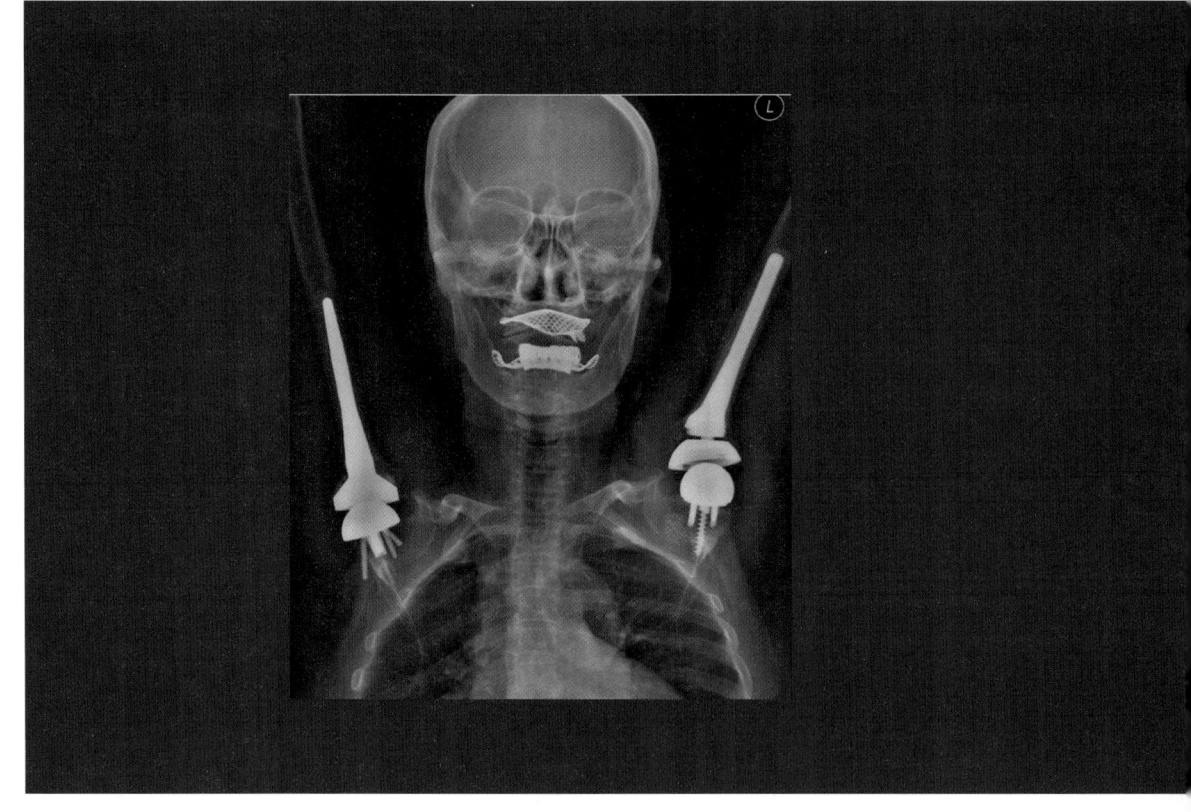

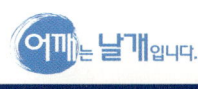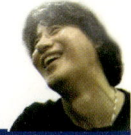

몸이 마음을 만든다

어깨통증으로 병원을 찾는 환자를 분석해 보면 전통적으로 50~60대가 가장 많다. 어깨에 탈이 가장 많이 나는 시기이기 때문이다. 그런데 요즘 들어서는 80대 이상의 환자들도 많아지고 있다. 실제 진료실에서 느끼기에는 10년 전보다 아주 많이 늘었다. 과거와 달리 치료를 포기하지 않고 적극적으로 당당하게 치료에 임하는 모습이 인상적이다.

수술 전에는 우울하고 의욕이라고는 하나도 없어 보이는 어르신들도 수술 후 3개월 정도 지난 후에 다시 만나면 얼굴 표정부터 목소리까지 달라진 경우가 많다. 얼굴은 환해지고 목소리는 커지며 그야말로 자신감이 담뿍 담긴 모습이다.

오래 살수록 심장만큼이나 관절도 관리가 필요하다. 일례로 팔을 마음대로 움직이지 못하면 팔만 불편한 것이 아니다. 팔을 잘 움직이지 못하면 활동량이 줄고, 활동량이 줄면 수명이 단축된다. 조금이라도 불편하면 미리미리 점검하고 치료하는 것이 중요하다. 또 나이가 많다고 안 될 거라고 미리 포기하지 않아야 한다. 주변 사람들도 "연세도 드셨는데 수술은 무슨……"이라는 생각을 버려야 한다. 한 살이라도 젊었을 때 고치고 100살이라도 고쳐서 살아야 한다. 어깨를 고치면 얼굴 표정도 밝아지고 자신감도 넘치며 10년쯤 더 건강하게 사는 것 같다.

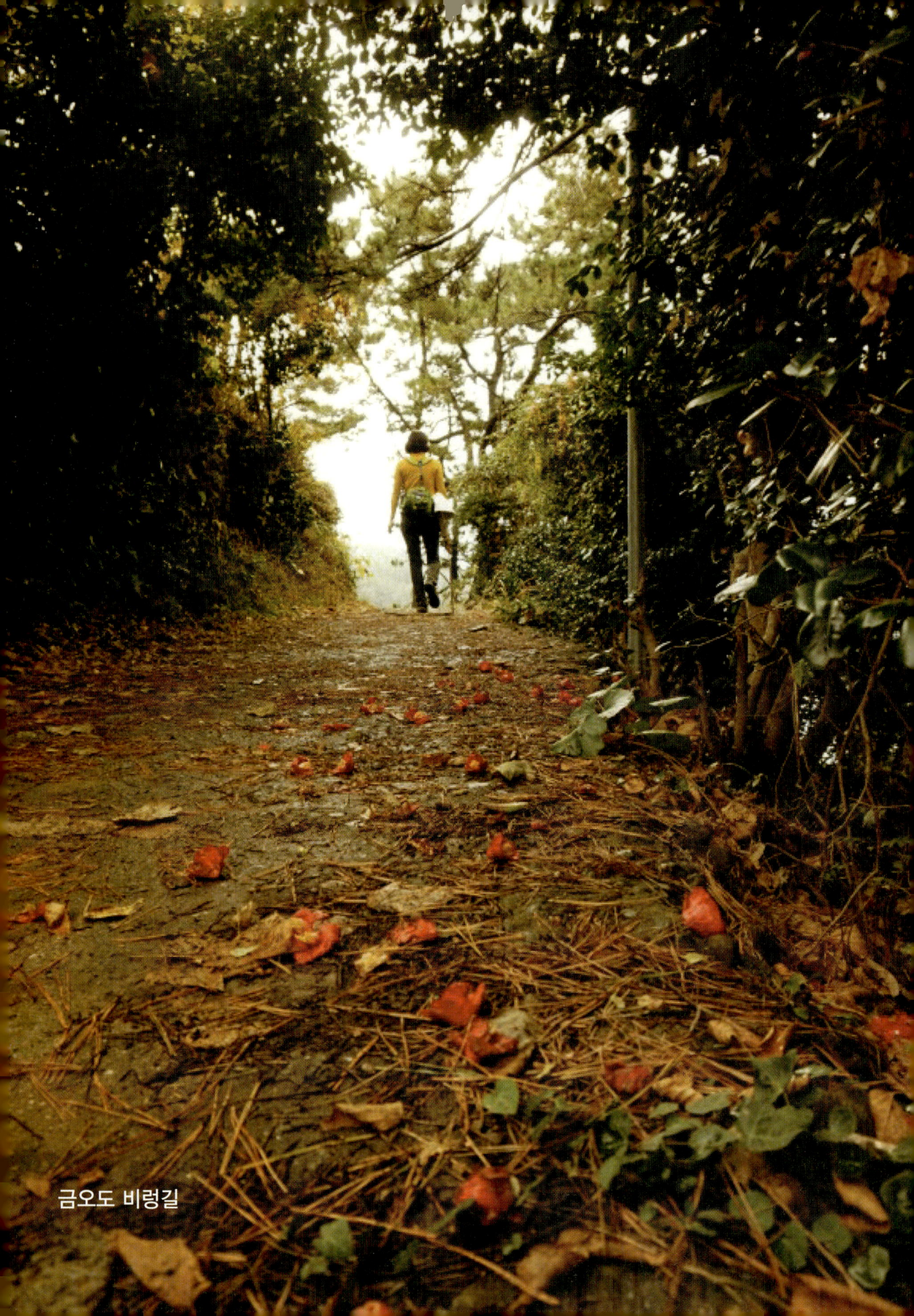

금오도 비렁길

7 to 4

요즘처럼 경영환경이 불확실해질수록 기업들은 제품과 서비스에서 디자인적 사고(design thinking)에 매달리게 된다. 디자인적 사고란 사람들의 행동을 직접 관찰해 이들의 니즈(needs)와 선호도를 파악하고 이를 바탕으로 혁신을 추구하는 것을 말한다.

병원 안에서도 이러한 디자인적 사고(design thinking)의 중요성은 예외가 아니다. 필자는 병원 안에서도 이러한 디자인적 사고가 얼마나 많은 사람들의 라이프 스타일을 바꿀 수 있는지 체험한 적이 있다.

모든 병원의 영원한 과제는 '진료 대기시간'이다. '3시간 대기 3분 진료'의 과거 병원 문화를 초고속 인터넷 시대를 사는 사람들은 못 견디어 한다. 기다림에 지쳐 진료실 안에 들어와서는 '이 놈의 병원, 기다리기에 지쳐 아주 몸서리친다'라는 말을 아직도 화가 안 풀린 듯, 들으라는 듯이 토해낸다.
필자도 어떻게든 이 만성적인 진료 대기시간 문제를 해결해 보려고 전문가 그룹들을 초빙해 열띤 토론을 벌여가며, 병원의 공간과 동선의 개선으로 해결책을 찾아보려고 수차례 시도를 했지만 소용이 없었다.

그런데 어느 날, 아침 일찍 진료시간 전에 병원에 도착해 로비에서 빵을 먹고 있는 어떤 환자분 모습을 유심히 본 적이 있다. 병원에 와서 기다리는 시간이 싫어서 아침을 거르고라도 일찍 와서 제일 먼저 진료하고 가고 싶은 환자분의 마음이 머릿속으로 확 들어왔다.

순간 '왜 그동안 누가 시키지도 않았는데 남들이 하는 대로 의심 없이 오전 9시에 진료를 시작해서 오후 6시에 마치는 구태의연을 해왔을까?', '진료 대기시간 문제를 왜 그동안 공간과 동선으로만 해결하려고 했을까?' 하는 생각이 들었다.
'차라리 진료 시작 시간을 2시간 앞당겨 오전 7시부터 시작하고 오후 4시에 끝내자.' 하고 생각했지만 직원들 입장에서 걸리는 것들이 너무 많았다. 그렇지만 2시간 일찍 퇴근해서 여유로운 저녁 시간의 가치를 살려보자고 회의 끝에 결정하였다.
결과는 대성공이었다.

우선 오전 9시에 한꺼번에 집중되던 환자분들이 오전 7시부터 분산이 되니 진료 대기시간 문제가 수월해졌다. 또한 아침 일찍 멀리서 오시는 환자분들은 차가 안 막혀 좋고, 오전 진료 이후에 개인 일과를 볼 수 있어 좋고, 직원들은 오후 4시 업무가 끝난 후에 일찍 귀가해 아이들 공부도 가르쳐 주고 개인 여가생활을 하니 예전에는 생각도 못해봤던 제2의 하루를 가질 수 있어 행복해 했다.

늘 기존의 익숙한 것들을 한번쯤 의심해 보고, 뒤집어 보고, 거꾸로 보고, 다른 세상의 시각으로 보자. 공에서 눈을 떼지 않으면 지극히 일상적인 것들에서도 힌트를 얻고 새로워질 수 있다.

어깨는 날개입니다

간절히 원해야 이루어질 게 있다

PART 07

10년 후 내 모습
간절히 원해야 이루어질 것도 있다

01

새로운 '나'가 필요하다

내 인생의
마지막 10년은
아프면서 살아간다

준비되어 있지 않으면 100세 시대에 오래 사는 것이 축복만은 아니다. 흔히들 오래 사는 데 세 가지 두려움이 있다고 한다. 첫째가 나이 들어 몸이 아프면 어쩌나 하는 것이고, 둘째가 돈이 없어 힘들어지면 어쩌나 하는 두려움, 셋째가 누가 나를 찾지 않아 외롭게 지내면 어쩌나 하는 걱정이다.

그런데 요즘은 자주 거론되는 얘기가 하나 더 있다. 바로 일이 없이 오래 살면 어쩌나 하는 공포감이다.

2013년에 미국의 워싱턴 대학 연구팀이 조사한 결과에 따르면 건강수명 즉, 건강하게 일상생활을 영위하며 지낼 수 있는 나이는 남성이 68.26세, 여성이 72.05세라고 한다. 그런데 기대수명 즉, 삶이 계속되는 기간은 이보다 훨씬 길어 남성은 77.20세, 여성은 83.66세라고 한다. 기대수명이 점차 늘어나면서 건강하게 살지 못하는 기간도 늘어나고 있다. 만성질환을 앓거나 장애를 안고 살아가야 할 날들을 계산해 보니 남성은 8.94년, 여성은 무려 11.61년이나 됐다.

몇 년의 고심 그리고 진료실에서의 다양한 경험을 바탕으로 이 장에서는 늙고 병드는 것에 대한 두려움에서 벗어나 건강하게 오래 사는 길을 함께 고민해 보고자 한다.

어깨통증은 처음 만나는 사람이 중요하다

어깨통증으로 고생하는 분들은 비교적 주변 분들에게 불편을 많이 호소하는 편이다. 그래서 유난히 주변의 소개로 병원에 오시는 분들이 많다. 평균 4군데 이상을 돌아다니면서 치료를 받고 다닌다는 통계도 있는 걸 보면 누구를 만나서 어떤 치료 경험을 알게 됐는지가 어깨통증으로 고생하는 기간을 결정짓는 데 큰 영향을 끼치는 것 같다.

평소 어깨가 아팠던 딸은 서울의 유명하다는 병원을 찾아가 비싼 주사를 맞았다. 통증은 순식간에 좋아졌다. 날아갈 것 같은 기쁨을 안고 시골집으로 돌아온 딸은 마침 어깨가 아프다는 노모의 이야기를 듣게 됐다. 딸은 어머니를 모시고 고속버스를 타고 서울로 향했다. 어머니는 딸이 맞은 것과 같은 주사를 맞았다. 그런데 어머니는 주사를 맞고도 통증이 사라지는 느낌이 들지 않았다. "별반 차이가 없구먼." 딸은 몇 차례 더 주사를 맞아보자고 했다. 그렇게 한 달여 시간을 보내다. 비싼 치료비와 타지 생활이 힘들어 어머니를 모시고 집으로 돌아올 수밖에 없었다.

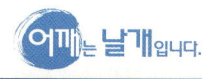
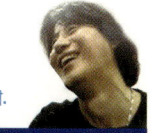

어머니를 낫게 해드리지 못해 속이 상했던 딸은 '치료를 포기하기 전에 한 번만 더'라는 심정으로 병원을 찾아왔다.
검사 결과 어머니의 어깨힘줄은 떨어진 지 오래였다. 조직 변화가 심해 봉합도 불가능할 정도였다. 어쩔 수 없이 인공관절수술을 진행하기로 했다. 딸도 좋은 상태는 아니었다. 힘줄에 이상이 있었는데 주사치료로 통증만 조절하다 보니 언제 다시 통증이 재발될까 조마조마한 상태였다.

어깨치료에도 여러 가지 방법이 있다. 주사와 운동, 국소신경 마취하에 내시경으로 염증을 정리하거나 뼈를 깎아주는 치료, 어깨힘줄을 꿰매는 수술, 재발의 우려가 있어 인공관절을 진행하는 경우 등등……. 힘줄 파열이라고 모두 똑같이 꿰매는 것도 아니다. 각 환자의 힘줄 상태와 조건을 따져 가장 적합한 방법을 선택하게 된다. 그런데 진료실을 찾은 모녀는 모두 어깨치료의 첫 단추를 잘못 꿰어 너무 멀리 돌아왔다.

오늘 저녁 음식이
내일 내 컨디션이다

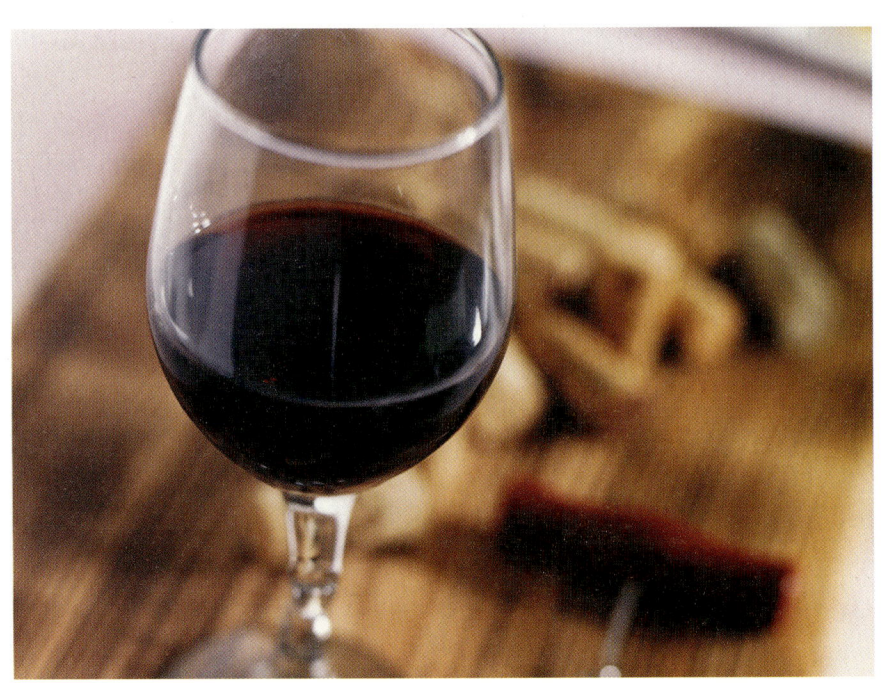

최기원(남/39) 님은 보기만 해도 건강하고 힘이 넘쳐 보였다. 누가 봐도 건장한 청년이었다. 그런데 진료실 의자에 앉아마자 어깨도 아프고 무릎도 아프고 너무 고통스럽다는 이야기를 꺼냈다. 우선 어깨와 무릎 X-ray를 찍어보았는데 특별한 이상은 발견되지 않았다. 다른 데 원인이 있는가 알아보기 위해 피검사를 해 보니 요산(uric acid) 수치가 7.5로 올라가 있었다. 정상수치가 3.0~7.0으로 정상을 넘어선 수치였다.

병에 대해 설명을 한 후, 혹시나 싶어 평소 식습관을 물어보았다. 최기원 님은 '하루 일과가 끝나면 밤마다 치맥(치킨에 맥주)을 먹는 것이 유일한 낙'이라고 했다.

학계에서도 식생활이 서구화되면서 통풍환자가 늘고 있다고 지적하고 있다. 서구화된 식생활은 몸속에 요산(uric acid)을 증가시킨다. 음식으로 몸 안에 들어온 요산은 원래 소변이나 기타 방법으로 체외로 배출돼야 한다. 배출되지 못한 요산은 관절과 관절 주변에 요산 크리스털 결정덩어리들을 만들어 관절과 주변을 공격한다. 심하면 신장염이나 요로 결석증, 심혈관질환 등을 유발하기도 한다.

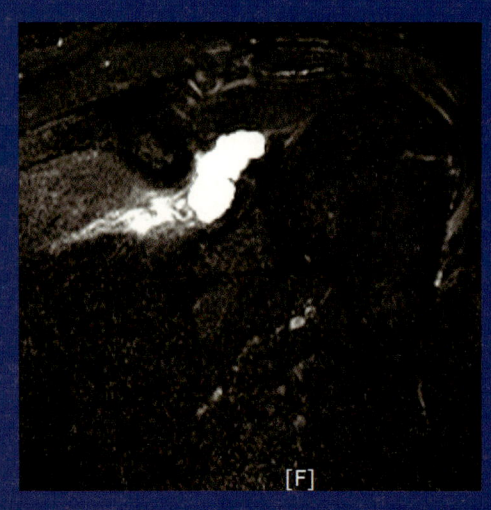 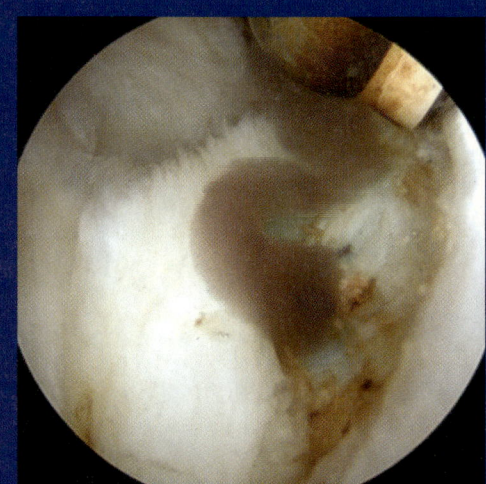

[F] 관절 내시경으로 보면서 어깨 속 깊이 자리 잡고 있는 물혹을 터 뜨려 신경이 눌리지 않게 감압해준다.

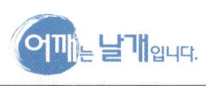
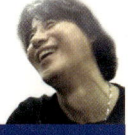

내 몸을 지도처럼 잘 알고 가자

최동명(남/36) 님은 건장한 체격의 활동적인 직장인이다. 2주 전부터 어깨가 아파왔으나 대수롭지 않게 생각하고 있었는데, 며칠 전부터는 통증이 심해 잠도 잘 수 없을 지경이 됐다. 거기다 갑자기 팔도 올릴 수 없게 되자 진료실을 찾아왔다.

정확한 원인을 찾기 위해 목과 어깨의 MRI를 찍어보았다. 목에 이상소견은 없으나 어깨 속에 물 혹이 생겨 신경을 누르고 있는 것을 알 수 있었다. 어깨에 물 혹이 생기는 것은 드문 경우이며, 물 혹이 생기면서 신경을 눌러 통증과 함께 팔이 올라가지 않는 증상까지 나타난 것이었다.

다행히 관절경으로 물 혹을 제거하자 환자는 며칠 만에 직장으로 복귀할 수 있었다. 원인을 빨리 찾지 못해 치료가 늦어졌다면 날개 뼈 위의 근육이 점차 말라 팔을 올리지 못하는 장애를 남길 수도 있었다.

젊었을 때 몸은
자연이 준 축복이지만,
나이 들어 몸은 내 자신의 작품이다

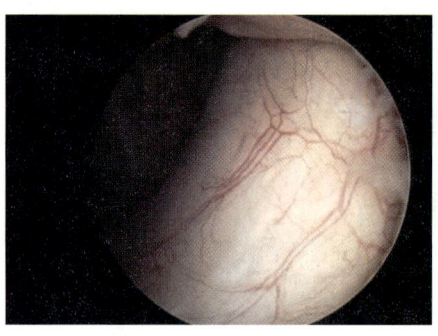 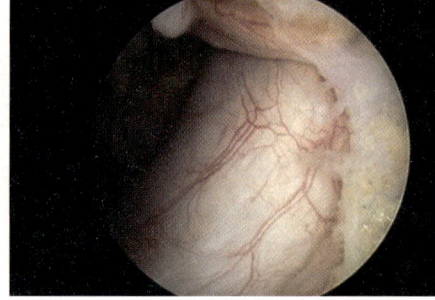

어깨힘줄 속 정상적인 혈액순환.

10년 후의 당당한 어깨를 위해서는 오늘, 바로 지금부터 준비하고 관리해야 한다. 어깨통증은 나이가 들면 누구나 한번쯤 겪는 홍역과 같은 질환이다. 피해갈 수는 없지만 평소 어떻게 관리하느냐에 따라 가볍게 지나가기도 한다. 역으로 지금 내가 어깨를 돌보지 않으면 나중에 어깨가 나를 공격하게 된다.

팔을 들어 올리고 움직이게 해주는 어깨근육이 많이 남아 있고 튼튼하면 다양한 어깨 질환이 찾아와도 금방 극복이 되며, 치료 결과도 좋다. 그러나 어깨 근육은 하루아침에, 단시간에 만들어지지 않으며, 평소 관리가 중요하다.

선명한 혈관 색은 어깨 속이 얼마나 건강한가를 잘 보여준다.
그런데 어깨 속 혈액 순환을 막는 첫 번째가 흡연이다.
노년의 몸도 스스로가 만드는 것이다.
스스로를 망치고 있는 나쁜 습관들을 없애야 한다.

10년 후 내 모습 =
음식 × 운동 × 긍정적인 생각

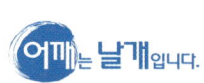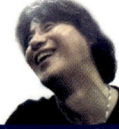

10년 후 내 모습

10년 후 내 모습 = 음식 × 운동 × 긍정적인 생각

건강을 지키는 방법은 수학공식처럼 간단하다. 먹는 것을 주의하고 운동을 하고 긍정적인 생각으로 마음을 가볍게 하면 된다. 3가지가 모두 중요하며, 어느 하나도 제로가 되어서는 안 된다. 아무리 큰 수라도 0을 곱하면 결과 값은 0이 돼 버린다. 음식은 잘 절제하면서도 운동은 전혀 하지 않는다든가, 운동을 꾸준히 잘 하면서도 마음이 항상 불편하고 불안한 생활을 한다면 건강에는 적신호가 들어올 수밖에 없다. 3가지를 골고루, 평소 생활습관으로 실천하는 것이 관건이다.

지금 내 모습은 이미 10년 전 습관 덕분에 만들어졌다.

먹을 거리, 몸을 움직이는 생활습관, 마음 다스림이 중요한 포인트이다. 내가 오늘 좋은 음식을 골라 먹고, 운동을 식사처럼 하고, 긍정적인 생각을 가지고 살아가고 있다면 10년 후 내 모습도 행복할 것이다.

반대로 내가 오늘 닥치는 대로 먹고, 운동은 하나도 안 하고, 고약한 생각들로 머리를 가득 채우고 있다면 10년 후에도 유쾌하지도, 행복하지도 않을 것이다.

02

치료는 미래 50년을 준비하는 것

음식으로 망치고
돈으로 고친다

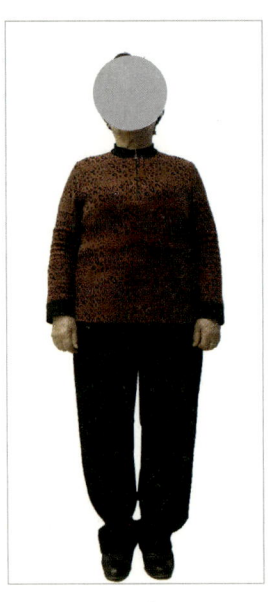
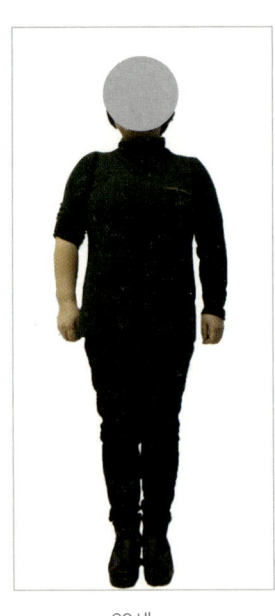
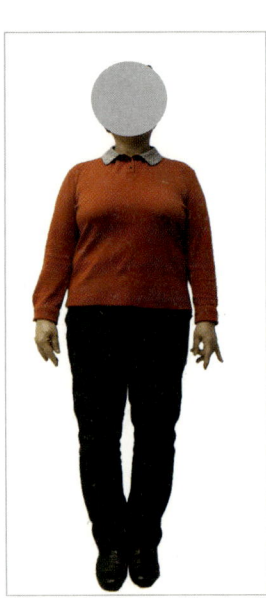

76세　　　　　　　　　60세　　　　　　　　　58세

진료실을 찾은 어머니들께 상체 체중을 좀 빼자고 하면 물만 먹어도 살이 찐다고들 하신다.
정말 물만 먹고 이토록 살이 쪘을까?

세 분 모두 자매간도 아니고 같은 계원들도 아니다.
그런데도 체형이 비슷비슷하다. 우리나라 중년 여성들의 체형은 대부분 상체 비만이다.
그러다 보니 무릎연골이 많이 혹사당하게 된다.

나이가 들수록 또래 평균 체중보다 낮게 두는 게 현명하다.

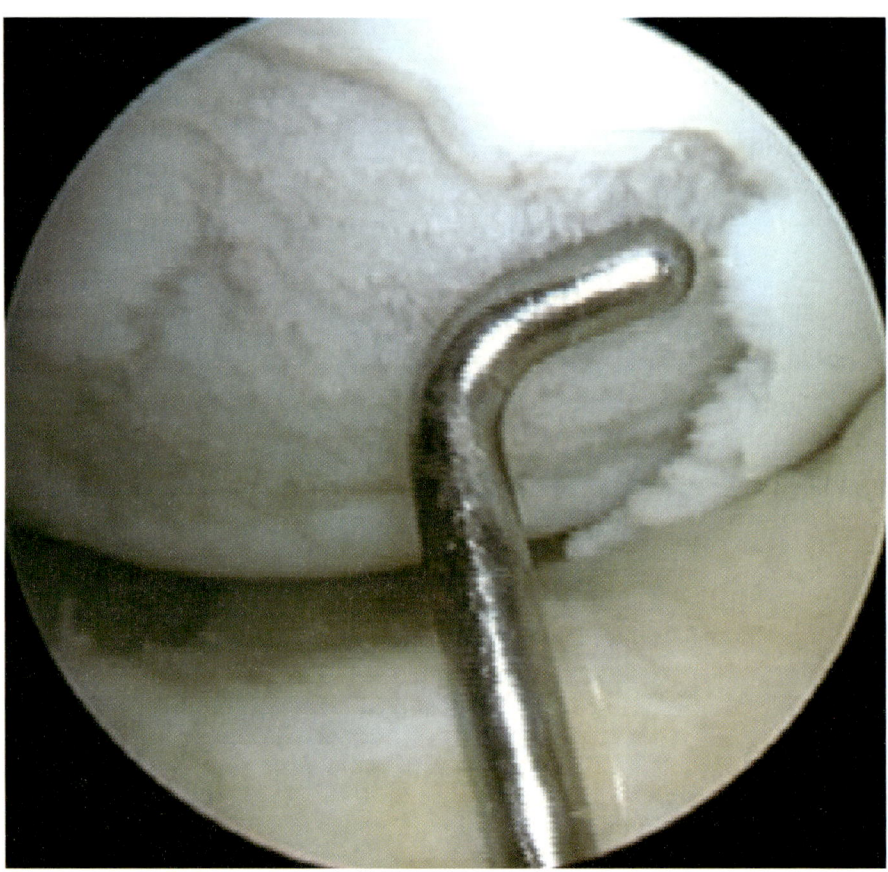

앞의 중년 여자분들의 무릎 속 : 연골이 닳아 있거나, 송두리째 떨어져 관절 속을 돌아다니게 된다.

박순례(여/70) 어르신은 무릎이 아파서 병원을 찾았다가, '인공관절을 해야 할 정도로 관절이 닳아 있는데, 문제는 너무 살이 많이 쪄버린 것'이라는 말에 충격을 받으셨다.
일단 체중조절을 먼저 해 보자는 말을 듣고 집으로 돌아가신 후 정말 6개월간 피나는 노력을 하셨다. 병원을 다녀간 그날부터 식사량을 줄이고 운동을 시작했다.
밥은 3~4숟가락만 먹고 공원은 매일 나갔다. 비가 오면 우산을 쓰고, 눈이 오면 옷을 껴입고라도 공원에 나가 4~5바퀴씩 돌았다. 그렇게 하니 6개월 만에 무려 10kg이나 살이 빠졌다. 진료실을 다시 찾은 박순례 어르신의 발걸음은 예전과 다르게 엄청 가벼워졌다. 검사에서는 6개월 전과 크게 차이가 없었다. 하지만 "살이 빠지니까 신기하게 무릎이 덜 아프더라고. 이제 약 안 먹고도 견딜만한 거야. 전에는 한시도 못 참겠더니 ……."
보기에도 O자 다리로 무릎이 휘어있기는 했지만 걷는 모습이 아주 활기차 보였다.
"수술 안 하셔도 되겠습니다. 이렇게 적극적으로 운동을 하고 체중도 줄여서 스스로 치료를 잘 한 겁니다. 의지가 강해서 수술은 필요 없습니다."

더 일찍 시작되면 더 오래 진행된다

근래 들어 20대 후반부터 30~40대까지의 젊은 어깨환자가 늘고 있다. 단순 근육통이나 잘못된 자세 때문이라고 방치하고 물리치료나 간단한 치료에만 의존해 오던 이들이 대부분이다. 검사를 해 보면 뼈의 이상으로 충돌증후군이나 힘줄 이상이 진행된 경우도 종종 있다. 또 한쪽 어깨가 아프다고 하지만 검사를 해 보면 양쪽 어깨 모두에 이상이 있는 경우도 있다. 태어날 때부터 결정된 뼈 모양 때문에 또래들보다 어깨통증이 빨리 시작된 경우이다. 환자 스스로는 무리를 해서 어깨가 아프다고 생각하지만, 원인은 뼈 모양의 이상 때문인 경우가 상당수이다. 이런 젊은 어깨환자들에게 강조하는 것이 젊을수록 원인치료를 해야 한다는 것이다.

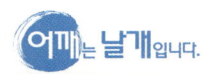
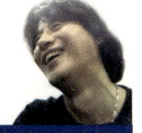

젊을 때는 단순한 통증으로만 여기고 오래 방치하는 경우도 많다.
어깨질환은 움직임이 불편하다가 점점 아프게 되고, 팔이 안 돌아가고, 힘이 떨어지고, 어깨근육이 마르는 순서로 진행된다. 일찍 불편이 찾아오면 더 오래 진행된다.

치료의 시작은 정확한 진단이다. 어깨질환은 어느 날 갑자기 생기는 것은 아니지만 발견하기까지 시간이 걸린다. 어깨 속 깊은 데 문제가 생겼는데 겉 피부만 치료한다고 좋아질 리가 만무하다. 통증 조절을 위해서도 반드시 검사를 먼저 한 다음, 상태를 확인한 후 치료에 나서야 한다. 주사치료나 스트레칭, 근력운동 모두 검사가 우선되어야 한다.

10년 후, 근육의 힘으로 살게 된다

어깨 속 근육과 지방

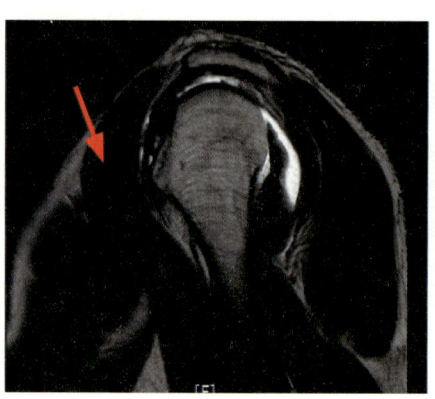
남/49

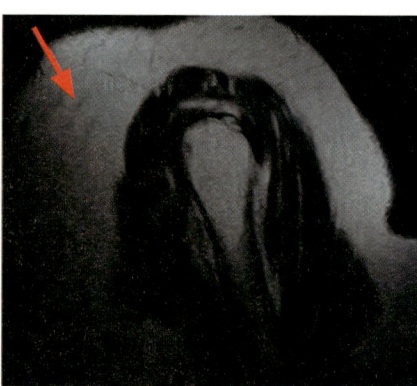
여/57

같은 어깨질환으로 내원한 두 분은 성별에도 차이가 있지만 어깨 근육량에서 확연한 차이를 보였다. 남성 환자는 근육이 두툼한 반면, 여성 환자는 하얀 지방층이 두껍게 쌓여 있다. 같은 어깨힘줄 파열로 내원했는데, 어깨 속 차이만큼이나 치료 경과에서는 확연한 차이를 보였다. 결론적으로, 어깨근육이 많으면 치료 결과가 훨씬 좋다. 농사일이나 바닷일을 많이 하신 분들이 대표적이다. 이런 분들은 고된 노동 때문에 몸이 상하기는 했지만 육체노동으로 단련된 근육 덕분에 치료 경과가 예상보다 좋게 나온다.

반대인 경우도 있다. 진료실에서 만난 50대 여성들의 팔뚝은 대부분 한 손으로 잡을 수 없을 정도로 통통하다. 힘을 주면 물컹하게 들어가는 것이 지방인 것을 쉽게 알 수 있다. 환자는 튀어나온 배를 헐렁한 옷으로 감추기에 급급하다.

편하게 먹고 마신 것들이 몸에 쌓여 그대로 나를 공격한다.

구르는 돌에는 이끼가 끼지 않고 움직이는 근육에는
지방이 끼지 않는다

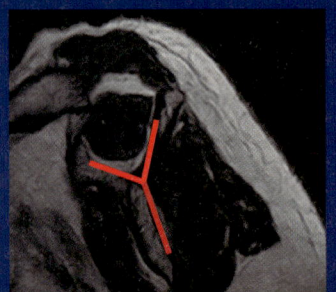
여/48

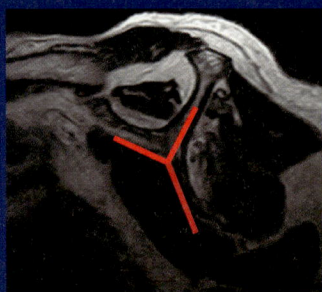
여/70

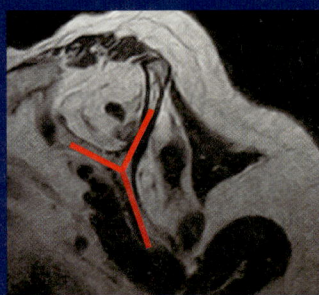
여/74

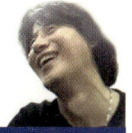 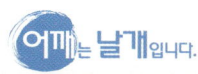

첫 번째 사진은 어깨근육이 까맣게 꽉 차 있는 정상적인 어깨 사진이다. 그러나 두 번째 사진은 어깨근육은 정상인 반면 위에 있는 힘줄은 많이 손상되어 있다. 이런 경우는 힘줄파열이 있어도 봉합이 가능하다. 마지막으로 세 번째 사진은 어깨근육이 하나도 없고 모두 지방으로 변성된 모습이다. 하얗게 변해 있는 것이 지방이다. 이 사진의 주인공은 가벼운 일상생활마저 힘들어 할 가능성이 크다. 팔도 못 올리고 수저질도 반대 팔로 받쳐서 해야 할 정도이다. 이 정도면 힘줄파열이 와도 꿰맬 수가 없어, 나이와 어깨 상태를 고려한 어깨 인공관절을 해야 한다.

팔을 움직이는 것은 결국 근육이다. 근육량에 따라서 어깨 상태가 '좋다', '좋지 않다'를 구분할 수 있다. 예를 들어 빨간 살코기 근육이 많으면 좋다. 소고기를 예로 들면 살코기는 정상 근육이고 지방만 있는 것은 좋지 않은 상태를 의미한다.

좌측 사진에서 Y자로 표시된 부분은 날개뼈를 나타낸다. Y자 모양의 날개뼈 주변으로 근육이 많고 적음을 쉽게 확인할 수 있다. 구르는 돌에는 이끼가 끼지 않듯, 움직이는 힘줄에는 지방이 끼지 않는다. 힘줄이 지방으로 변화했다는 것은 힘줄이 끊어졌다는 것을 의미한다.

평소 어깨 속을 근육으로 채웠느냐, 지방으로 채웠느냐는 어깨에 문제가 생겼을 때 어떻게 치료할 것인가를 결정하는 중요한 역할을 한다.

스테로이드 주사는 3일 편하고, 체중을 줄이면 30년이 행복하다

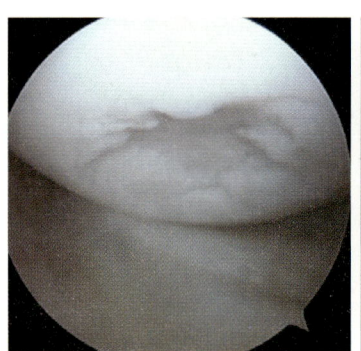 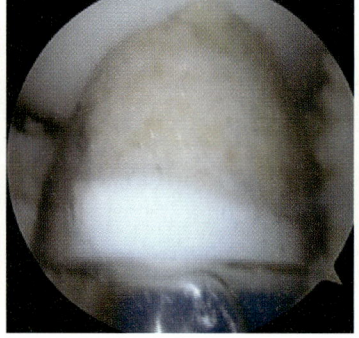 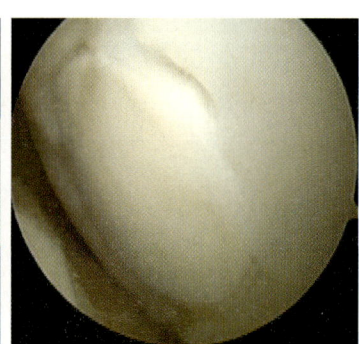

문상현(남/50) 관절 내시경 사진 : 연골이 마치 아스팔트가 푹 파인 것처럼 손상돼 있는 것을 확인할 수 있다. 관절경으로 손상된 부위의 연골은 떼어내고, 체중이 덜 실리는 부위의 연골을 같은 크기로 떼어 손상된 부위에 이식했다.

개인 사업을 하는 문상현(남/50) 님은 무릎 통증이 심해 그렇게 좋아하던 골프도 진즉에 그만 뒀다. 최근에는 계단을 오르내리기도 힘들어 병원을 찾았다.
"스테로이드 주사 한 방 놔주시면 좋겠습니다."라는 말을 꺼내는 문상현 님의 첫 인상은 '전형적인 한국 중년 남성'이었다. 유난히 상체가 크고, 배가 나왔는데 몸무게는 92kg이었다. "주사로 통증 조절을 하면 3일은 괜찮을지 모르겠습니다. 하지만 그 뒤에는 반드시 다시 아프실 겁니다. 신문지로 통증을 덮는 치료가 아니라 근본적으로 통증을 일으키는 원인을 해결하는 치료가 필요합니다." 그리고 관절경으로 하는 자가 뼈 연골이식술을 하고 지금 체중조절을 하지 못하면 10년 후에는 기어 다닐 수도 있으니, 꼭 살을 빼라는 당부의 말을 전했다.

환자분은 3개월 후 홀쭉해진 모습으로 진료실을 찾았다. "원장님 11kg 뺐습니다." 헐렁한 옷차림이 먼저 눈에 들어왔다.

세상은
무엇을 쳐다보는
일부터 시작된다

에베레스트를 오르는 꿈을 가진 사람은 최소한 에베레스트 아래까지는 가볼 수 있다. 하지만 맨날 동네 뒷산만 쳐다보는 사람은 거기에만 머물게 된다. 90세 너머까지 일을 하고 살겠다는 목표를 세우고 음식도 조심하고 운동도 챙기면 80세 이상 정정하게 지낼 가능성이 크다.

눈에 보이는 확실한 목표가 중요하다.
허벅지 근육 선이 또렷한 미켈란젤로의 다비드상도 좋고, 요즘 아이돌 스타들의 복근도 좋다. 닮고 싶은 모델을 가지고 도전해 보자.

모델들은 무엇을 먹고 살까?

부모님에게서 물려받은 우월한 유전자도 있겠지만 피나는 노력과 관리도 한몫을 했을 것이다. 김치찌개와 된장찌개만 먹어서는 절대로 그런 몸매가 나올 수 없다. 예쁜 몸이 더 건강하다.

과거에는 먹는 것이 부의 척도가 됐다. 그런데 지금은 먹을 것이 넘쳐나 문제가 되는 시대이다. 배불리 먹는 것이 아니라 골라먹는 것이 건강의 지름길이다. 특히, 50세라면 탄수화물 관리가 필수이다. 우리 몸은 정직하다. 들어온 것 중에 쓰고 남은 것은 저축한다. 그것이 근육이 되고 지방이 된다. 그런데 50세 이후부터는 먹는 것이 다 소비되지 않으며, 일상적인 활동만으로는 들어온 것을 다 태울 수가 없다.

근육을 만들기 위해서는 운동을, 최소한 지방이라도 쌓이지 않게 하기 위해서는 덜 먹는 수밖에 없다. 맵고, 짜고, 튀기고, 지진 것이 맛있지만 두 눈을 크게 뜨고 입속으로 들어가는 음식을 감시하고 가려야 한다. 특히 탄수화물처럼 지방으로 전환이 잘 되는 것은 철저히 관리를 해야 한다.

녹색 풀이
사자를 만든다

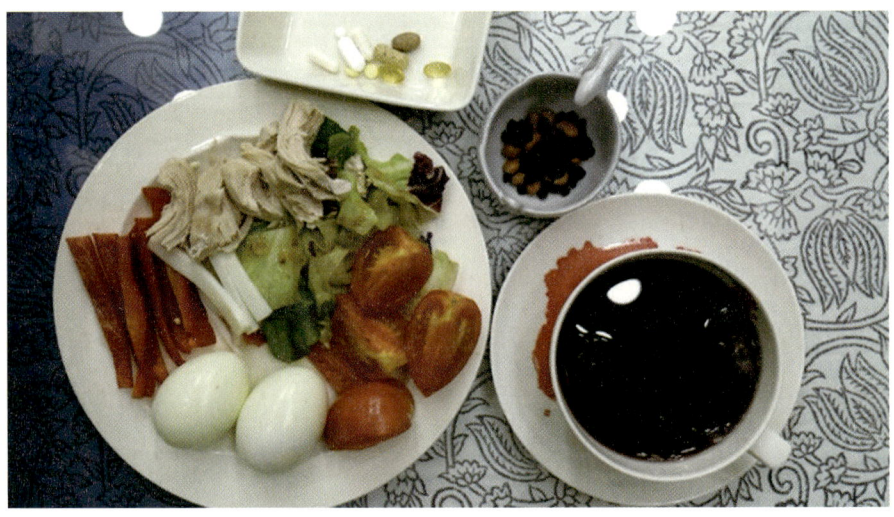

하루 한 끼 정도는 내 입이 좋아하는
음식 말고 내 몸이 좋아하는 음식으로
골라 먹어야 한다.

30대에 울트라 마라톤에 참여한 적이 있었다. 70km쯤 달리자 시원한 캔 맥주와 컵라면 생각이 간절했다. 몸에서 통증을 느끼고 소금기가 빠져나가니, 술로 진통효과를 얻고 싶고 컵라면의 짭짤함으로 소금을 보충하고 싶었던 것이다.

지금도 수술이 많아서 힘든 날에는 맥주 한잔이 간절하다. 병원에서 몸에 남아있는 1%의 에너지까지 모두 다 써버리고 집에 가면, 스스로도 방전이 됐다고 느낄 정도로 기력이 없다. 맥주를 마시고 쓰러지듯 자는 날들도 많았다.

그런데 얼마 전부터 술 대신 잠을 좀 더 일찍 자고 이른 새벽에 일어나는 것이 훨씬 더 효율이 높다는 것을 깨닫고 3~4시에 일어나 운동도 하고 책을 쓰고 논문을 읽으니, 생활이 훨씬 더 여유로워졌다.

10년 후를 위해 술을 잠으로 바꾸니 현실의 삶이 더 좋아졌다. 건강해지고 활력이 생기니 표정이 더 밝아지고 진료시간에 더 뛰어다닐 수 있게 됐다.

03

몸도 저축하자

근육이
생각을 만든다

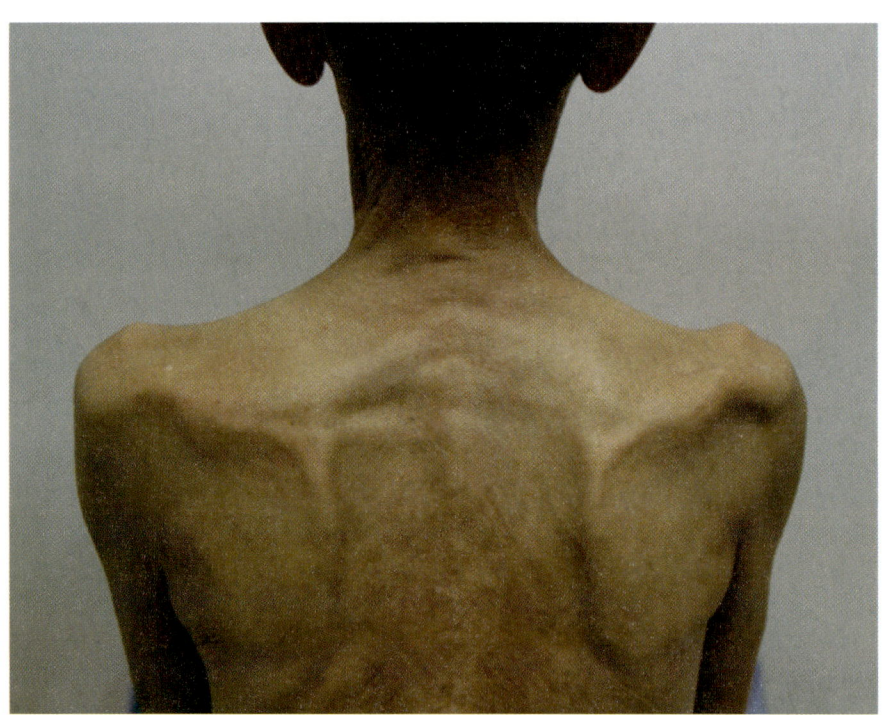

외로운 우리들 아버지의 뒷모습

근육이 많고 건장한 어르신들은 목소리까지 당당하다.
어느 날 병원 로비에서 쩌렁쩌렁 목소리가 들려왔다. 환자들이 꽉 차 있는 중에도 오승태(남/70) 어르신은 "빨리 빨리 안 봐 줄 거야?"라며 간호사를 혼내셨다. 진료실서 상의를 벗겨보니 어깨와 가슴 근육이 장난이 아니다. 젊어서부터 마당에 역기를 두고 한겨울에도 운동을 해왔다고 하셨다.

본인의 건강은 못 챙기고 평생 가족들을 위해 노동만 하고 살아온 아버지들도 있다. 조태선(남/75) 어르신은 어깨가 아프고, 팔이 올라가지 않아 수저질도 어렵다며 진료실에 오셨다. 눈에는 자신감이 하나도 없고, 삶의 의욕까지도 사라진 것처럼 보였다. 진료가 끝날 때까지 질문도 없고 말도 없으셨다. 진찰을 위해 옷을 벗겨보니 등에는 근육이 하나도 없고 앙상한 뼈만 남아 있었다. 힘줄파열이라는 진단은 내렸지만 남아있는 힘줄이 없어 결국 어깨인공관절을 하기로 했다.

좋은 습관은
강박적으로 지켜라

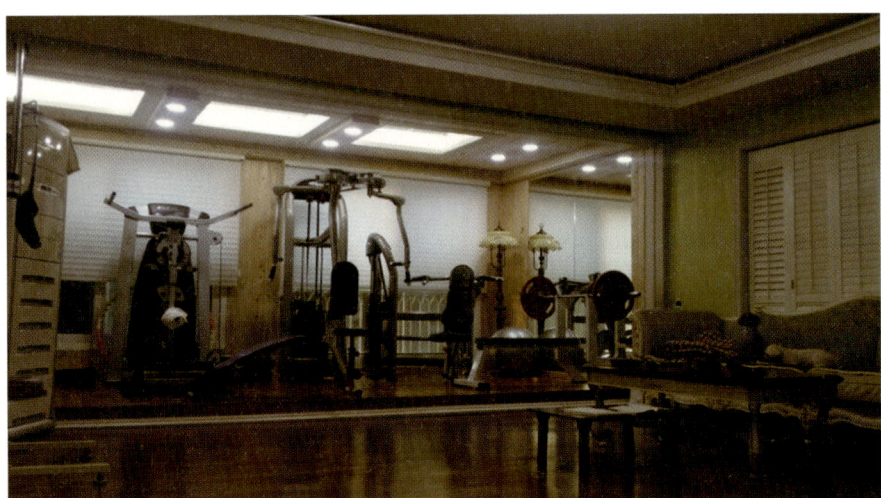

집안 곳곳에 운동기구를 두고 수시로 운동을 하면서 내 몸의 근육량을 지킨다.

나는 운동을 꾸준히 빼놓지 않고 하려고 노력하는 편이다. 골프 같은 운동은 그다지 좋아하지 않아서 되도록 실내에서 간단하게 할 수 있는 것들을 찾아서 하고 있다.

"5분 지각할지언정 5분 운동은 빼먹지 않는다."는 것이 운동에 대한 내 생각이다.

술 친구는 멀리 두고
계단은 가까이 두자

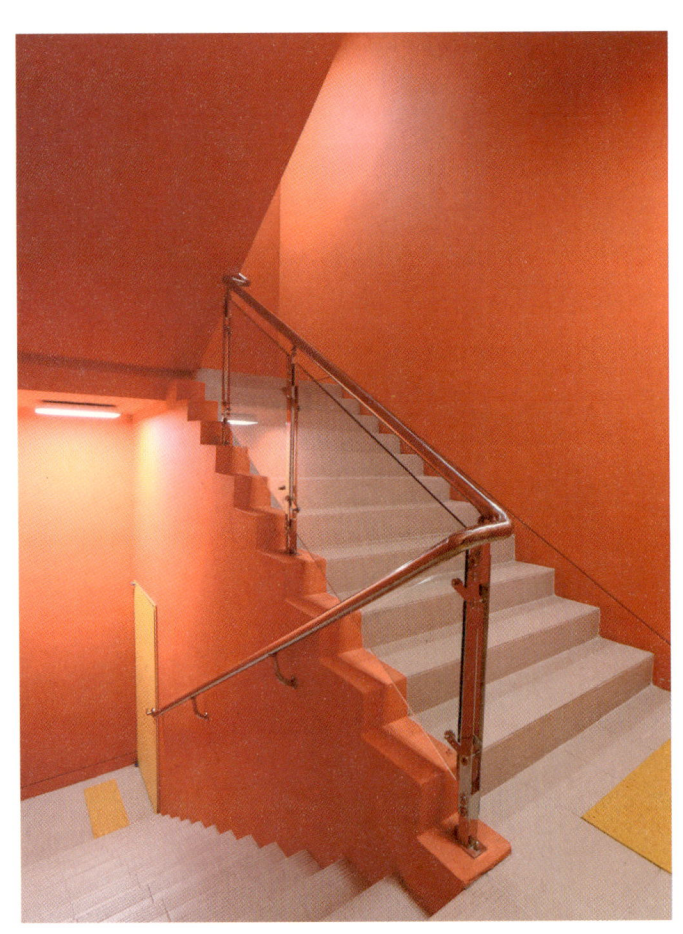

운동은 일찍부터 시작하는 것이 좋다.
젊어서 한껏 키워둔 근육은 나이가 든다고 일순간에
사라지는 건 아니다.

운동과 다이어트는 중간에 포기해도 남는 장사이다.
익숙해지도록 노력해야 내 것이 된다.

나이가 들수록 술친구는 멀리 두고 계단은 가까이 해야 한다.
계단은 정말 좋은 운동기구다.
출퇴근 시간에 일주일 만 오르내려도 허벅지가 단단해지는 것을 느낄 수 있다.

허벅지 근육은 나이 들어 나를 지킨다.

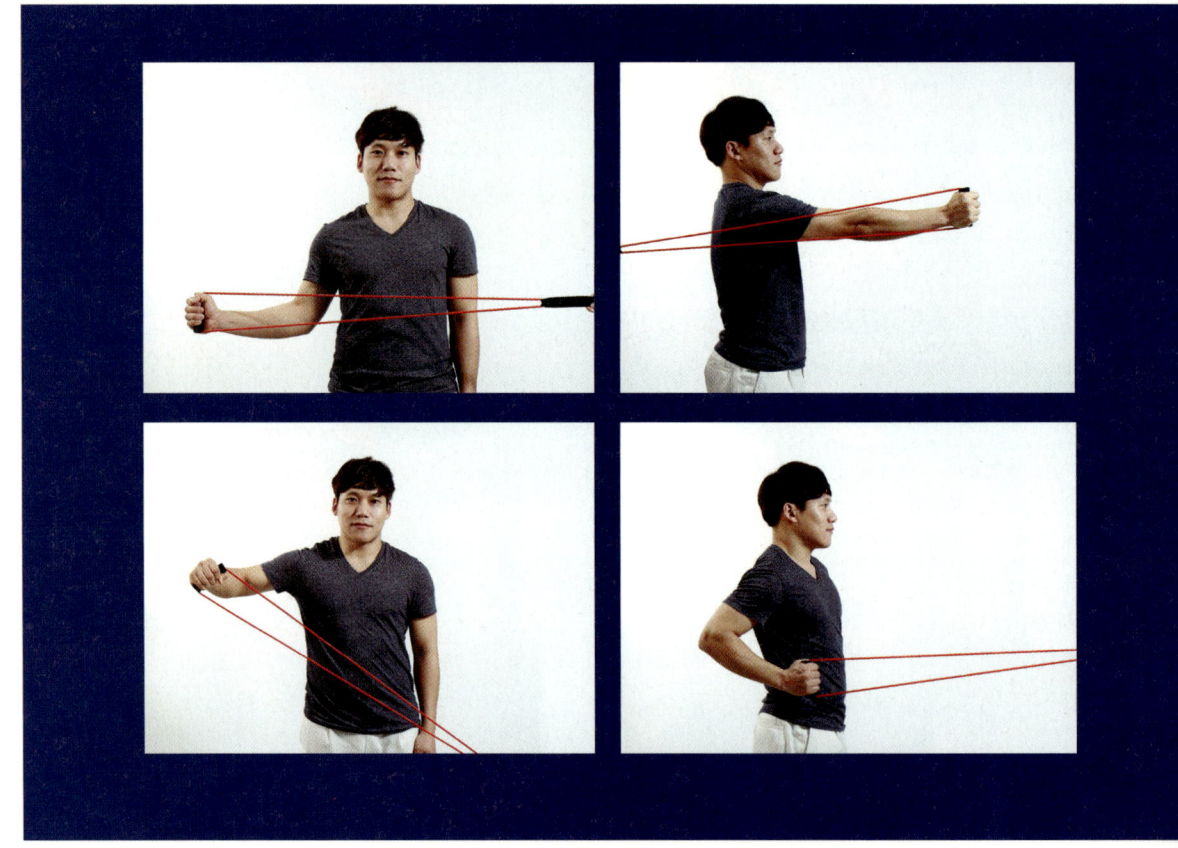

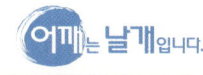 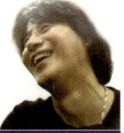

운동기구는 손이 닿는 거리에 두자

525 운동을 어깨근육을 강화하는 좋은 습관으로 만들어 보자. 한 동작을 5초간 유지하고, 아침과 저녁 하루에 2차례, 5회씩 반복한다.

소파 옆이나 TV 앞, 거실에 비치해 두고 짬이 날 때마다 반복하자. 출근 전 잠깐, TV를 볼 때 잠깐, 잠자기 전에 잠깐씩 하는 정도로도 10년 후 어깨를 지킬 수 있다.

익숙한 것도
낯설게 보자

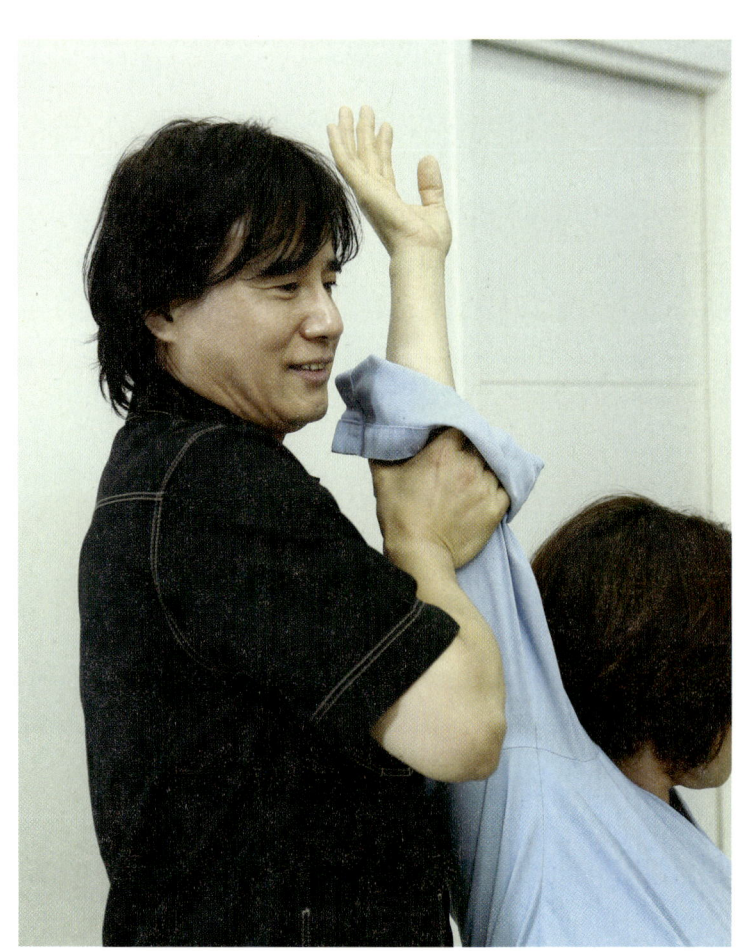

10년 후를 위해 의자를 치우고, 근무시간도 운동으로 만들어 보자

진료실에서 만난 환자들로부터 "아까 열심히 뛰어다니던 분이 원장님이셨네요."라는 인사를 받을 때가 있다. 진료실이며 주사실, 검사실을 오갈 때 한시도 걷지 않는 모습을 유심히 본 환자들의 이야기이다. 실제 나는 하루 8시간 진료 중 대부분을 서거나 뛰면서 보낸다. 가장 좋은 것으로 장만한 운동화도 몇 개월을 못 버티고 닳는다. 진료시간을 '운동하는 시간'으로 재해석한 순간부터 진료실의 풍경은 많이 바뀌었다.

첫째 진료실의 전용 의자를 치우고 나니 서서 환자를 맞아 악수를 건넬 수 있게 됐다. 둘째 주사와 운동치료를 위해 방을 옮길 때도 잰 걸음으로 다니니 환자들의 볼거리가 늘었다. 한 환자는 대기 시간에 뛰어다니는 의사를 보느라 지루한 줄을 몰랐다는 말도 했다. 어쨌든 이렇게 진료시간은 환자에게는 바른 의료 서비스를 제공하고, 스스로에게는 건강을 챙기는 귀한 시간이 되었다.

실제 두 다리의 허벅지 근육은 두 명의 의사라고 할 만큼 건강에 중요한 역할을 한다. 허벅지 근육은 내 몸에 남아 쌓이는 칼로리를 태워 없앤다. 따로 운동할 시간이 없다면 사무실에서 의자만 치워도 좋다.
일하는 시간을 운동 시간으로 바꿔보길 권한다.

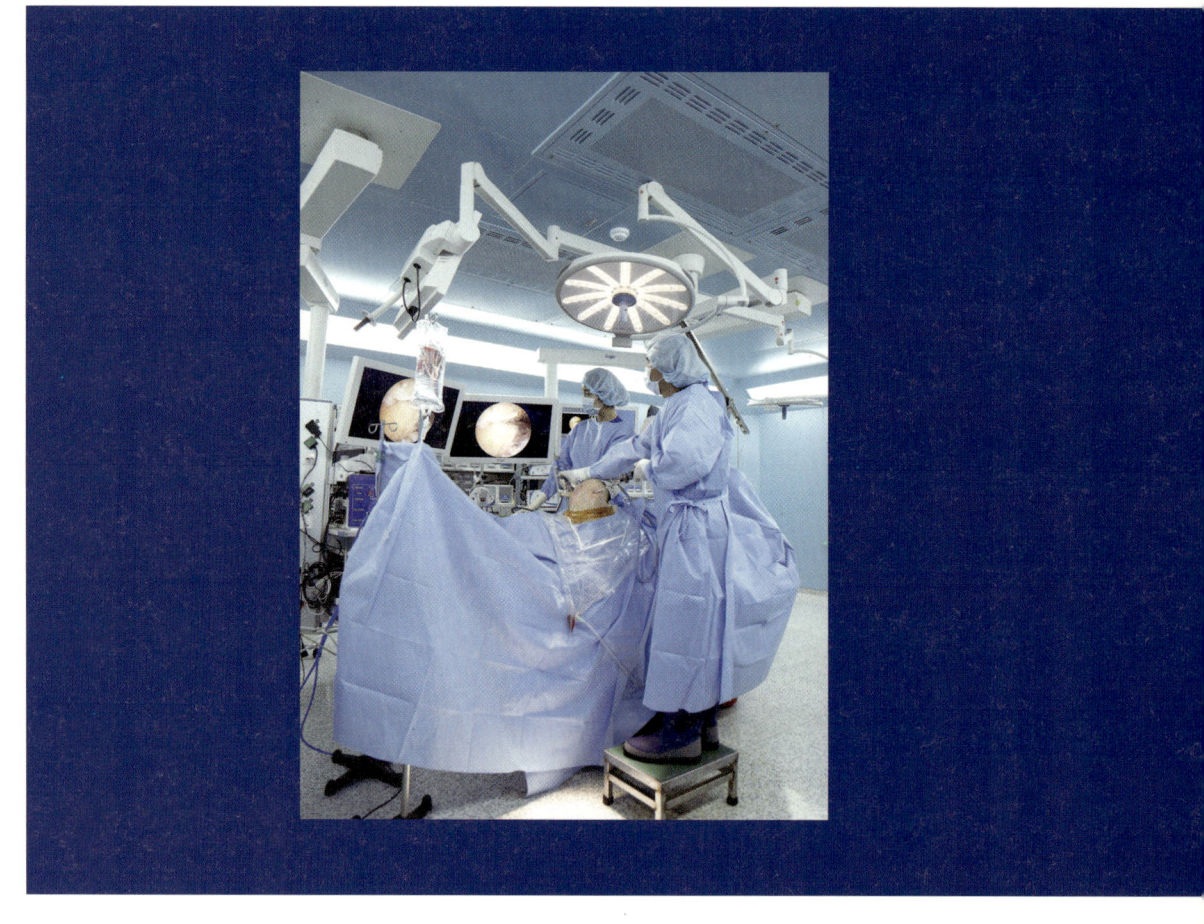

관절이 좋아하는 자세

받침대의 사용

어깨를 보호하기 위해서 발 받침대를 두고 올라서 일하는 것이 좋다. 특히 주부들은 싱크대에서 일할 때 발 받침대를 이용하길 권한다.

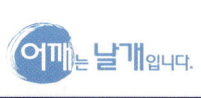 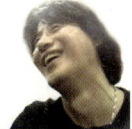

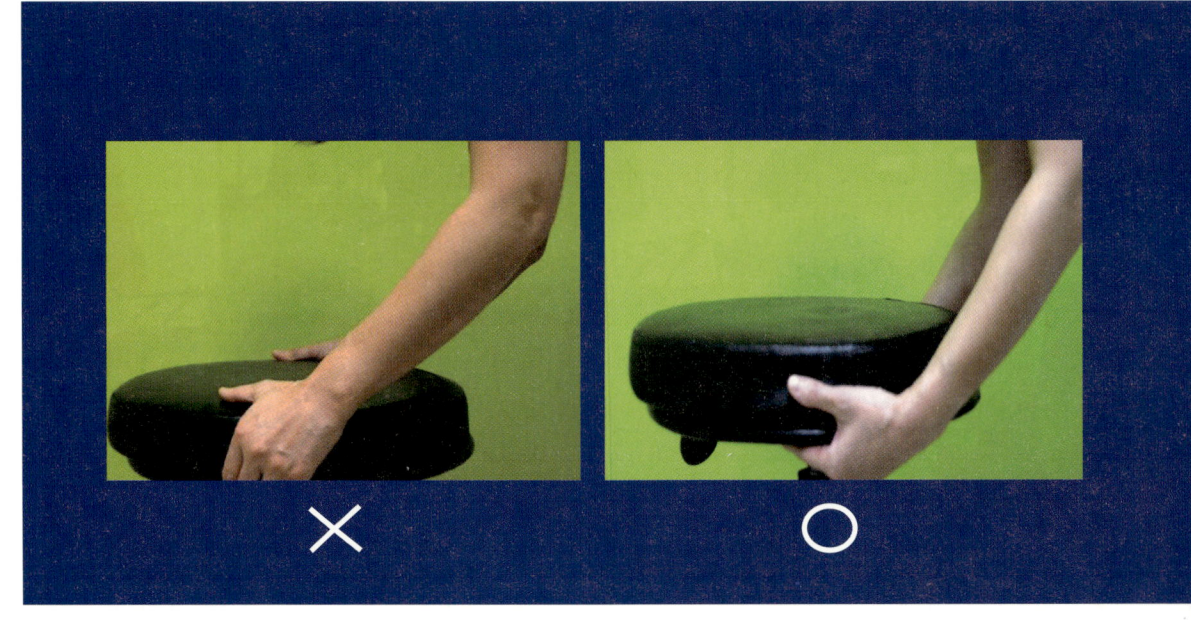

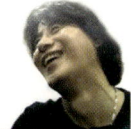
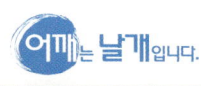

관절이 좋아하는 자세

팔꿈치에 좋은 잡기

팔꿈치 관절을 보호하기 위해 물건을 들 때는
덥석 잡기보다는 손바닥이 하늘을 향하게 해서 드는 것이 좋다.
팔꿈치 인대 쪽으로 무게가 집중되는 것을 피할 수 있다.

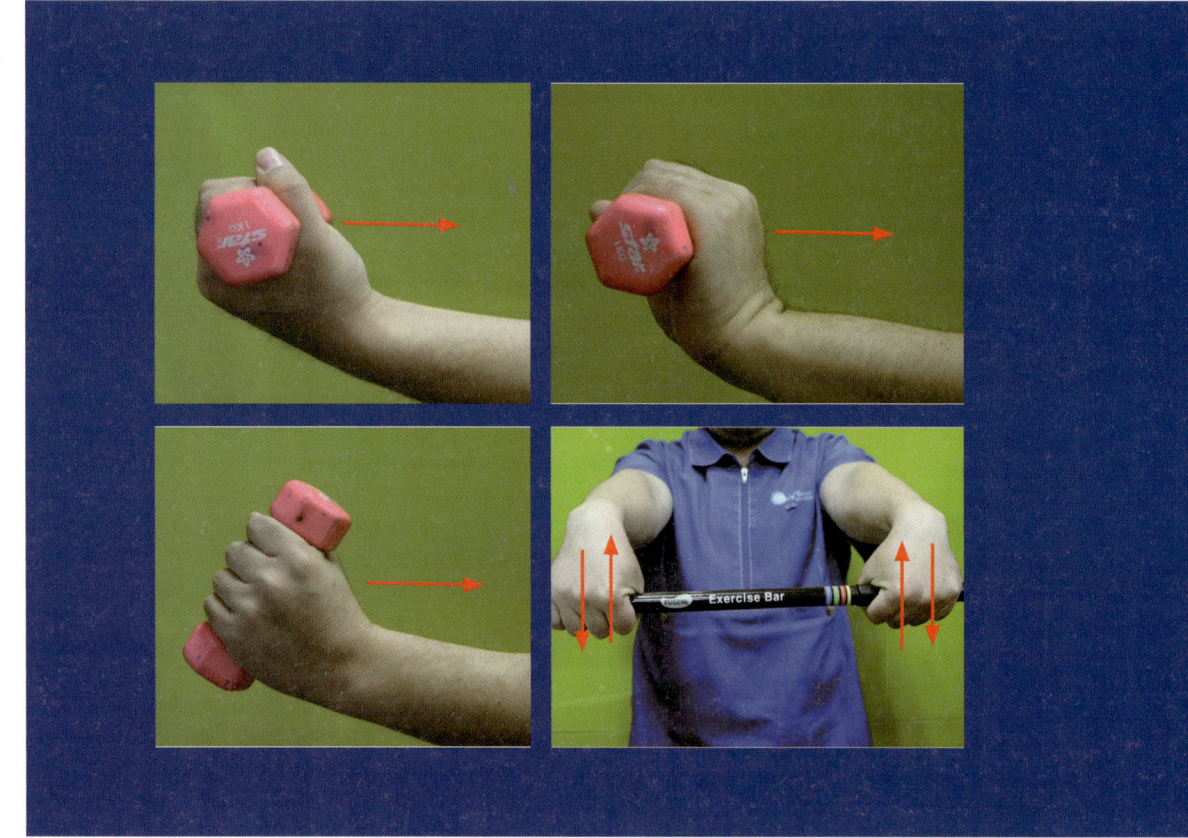

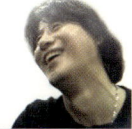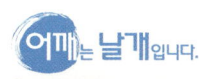

팔꿈치 유연성을 키우는 운동

팔꿈치 근육을 강화하는 운동을 생활화해야 한다.
가벼운 아령이나 물병을 이용해 스트레칭해 주면 팔꿈치 근육 유연성도 커진다.

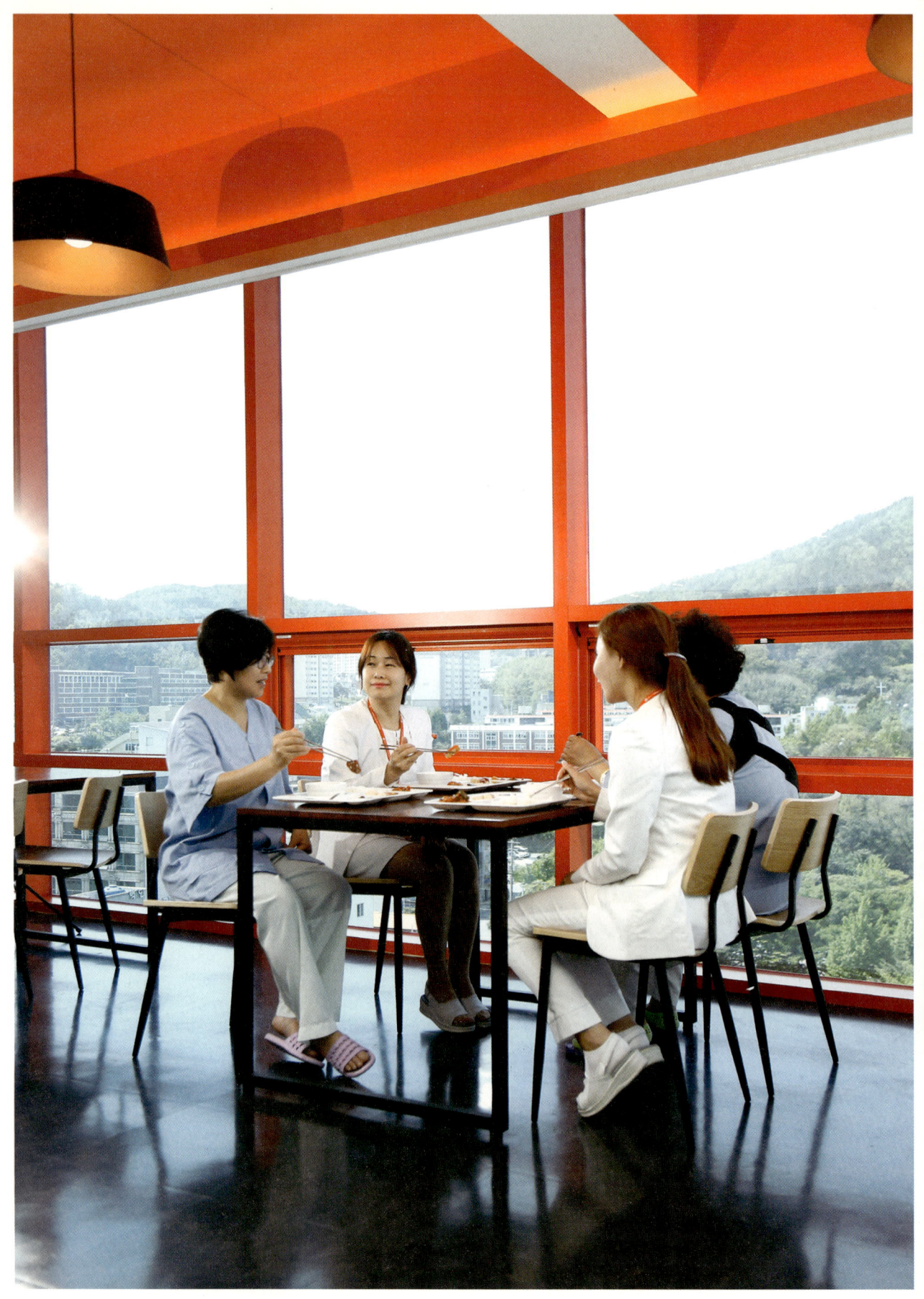

04

긍정적인 생각이 열 의사보다 낫다

긍정적인 환자가 더 잘 낫는다

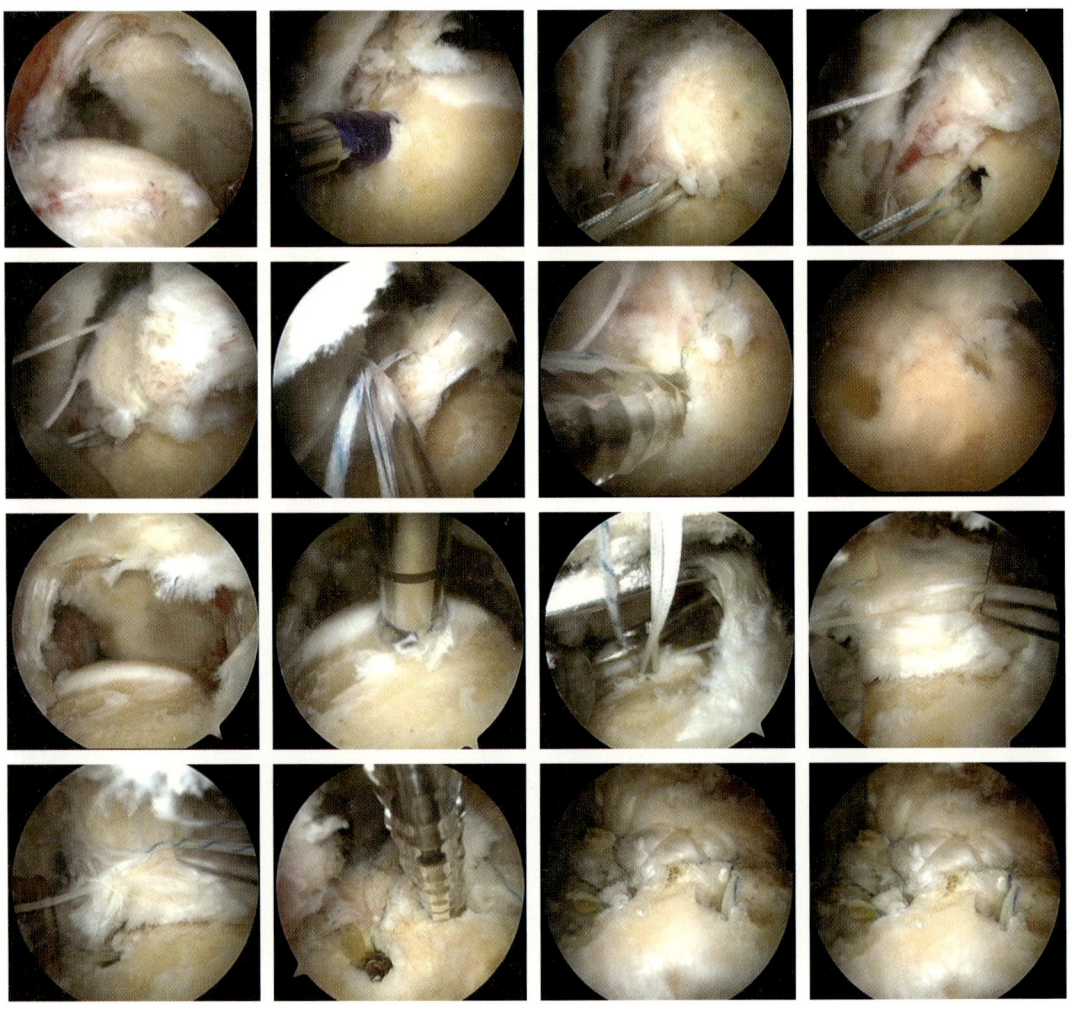

심한 어깨힘줄파열로 어깨 속이 텅 비어 있었으나, 다행히 힘줄이 단단하게 잘 봉합되었다.

치료받는 환자분들을 두 부류로 나누자고 한다면, 잘 낫는 긍정적인 환자와 잘 낫지 않은 부정적인 환자로 쉽게 나눌 수 있다. 오랜 시간을 진료실에서 보낸 나는 두 환자군 사이의 극명한 차이를 눈으로 보아왔다.

멀리서 오신 김상수(남/69) 어르신은 몇 곳의 병원을 전전하며 어깨힘줄이 너무 심하게 떨어져 봉합이 어렵다는 이야기를 들었다. 낙심하다 마지막 희망이란 생각으로 찾아오셨다. 얼굴에는 침울한 기운이 가득했다. 어깨상태를 보니 아니나 다를까 속이 텅 비어 있었다. 힘줄이 닳고 말려들어가 "없다."는 표현이 가장 적절했다. 그런데 설명을 듣던 부부가 갑자기 합장을 하며 "선생님만 믿겠습니다. 잘 부탁 드립니다. 믿습니다."라는 말을 반복했다.

사실 이렇게 힘줄파열이 오래되고 심한 경우는 의사 입장에서도 심히 부담이 된다. 하지만 부부의 간절한 마음이 느껴져 치료를 하지 못하겠다는 말을 차마 꺼낼 수 없었다. 수술실 앞에서도 부인이 "믿습니다. 믿습니다. 잘 부탁 드립니다."를 반복했다. 관절경으로 들여다 본 어깨 역시 텅 비어 '봉합이 가능할까?' 하는 생각까지 들었다. 그러나 허리를 숙여 인사를 하던 부부의 모습이 떠오르자 '꼭 해야 한다'는 책임감이 강하게 느껴졌다. 굳은 마음으로 떨어진 힘줄을 잡아당겨 보았다. 신기하게도 생각했던 것보다 힘줄 봉합이 잘 되었다.

긍정은 장차 일어날 일에 영향을 끼친다.

10년 후 내 몸은
내가 만든 작품이다

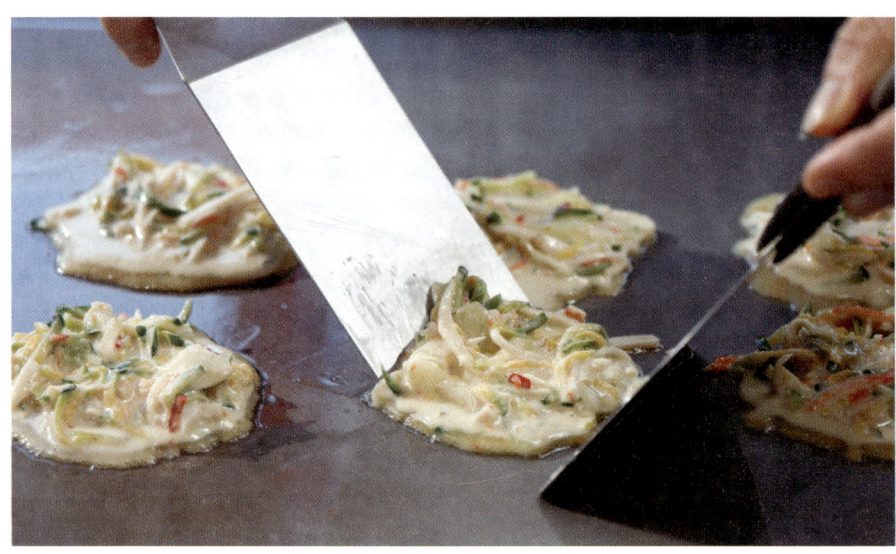

사람들은 나이가 먹으면 누구나 늙게 마련이다.
하지만 세월 속에서 낡아가는 것보다
스스로 선택해서 만들어 가는 비중이 더 크다.
노화도,
결국 먹는 것, 움직이는 것, 그리고 생각에 의해서
크게 영향을 받기 때문이다.

오늘 내가 먹는 음식과 운동 그리고 긍정적인 생각들이 내일의 나, 10년 후의 나를 만든다.

늙어가더라도, 낡아지지는 말자.

노인의 모습이 따로 정해져 있는 것은 아니다

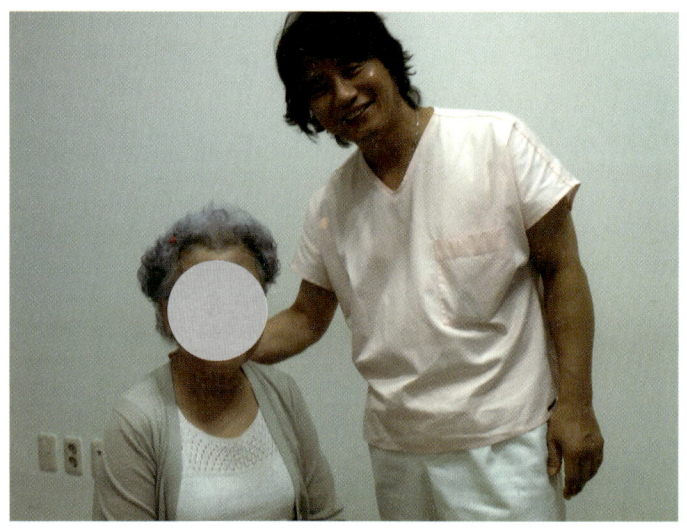

손선녀(여/80) 어르신의 곱고 옅은 주름과 환하고 밝은 얼굴, 예쁜 컬러 염색과 빨간 머리핀이 인상적이다. 따님은 어머니가 늘 스스로를 이렇게 꾸민다고 한다.

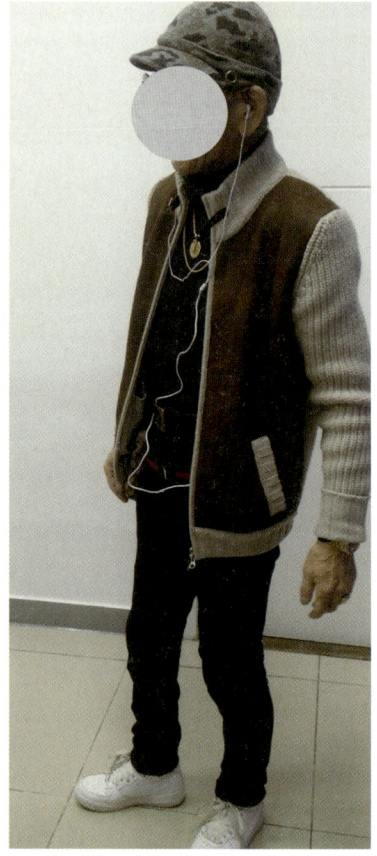

나승재(남/74) 어르신의 모자를 눌러쓰고 활동적인 옷차림에 이어폰으로 음악을 듣는 모습. 늘 젊게 입고 즐겁게 산다고 자랑하셨다.

고운 얼굴과 젊은이 못지않은 스타일,
그리고 자신의 개성을 중시하는 모습들을 보면
누가 감히 이분들을 '노인'이라고 정의할 수 있을까?

노인의 모습은 따로 정해져 있는 것이 아니다.
스스로를 곱게 가꾸고 지키는 사람들이 훨씬 많아졌다.

자주 짓는 표정이
그 사람의
얼굴이다

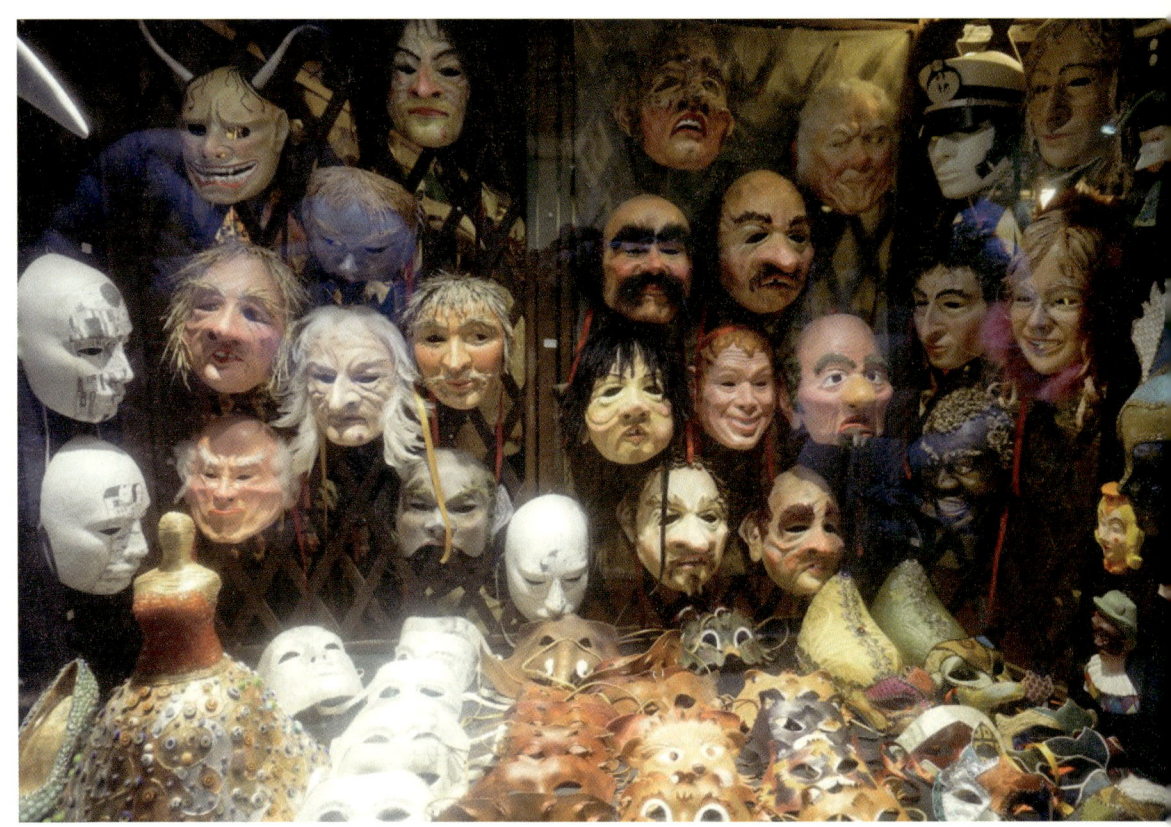

얼굴은,
평생 동안 가져온
생각들의 결과물이다.

나이 들면서 이런 얼굴은 만들지 말자!

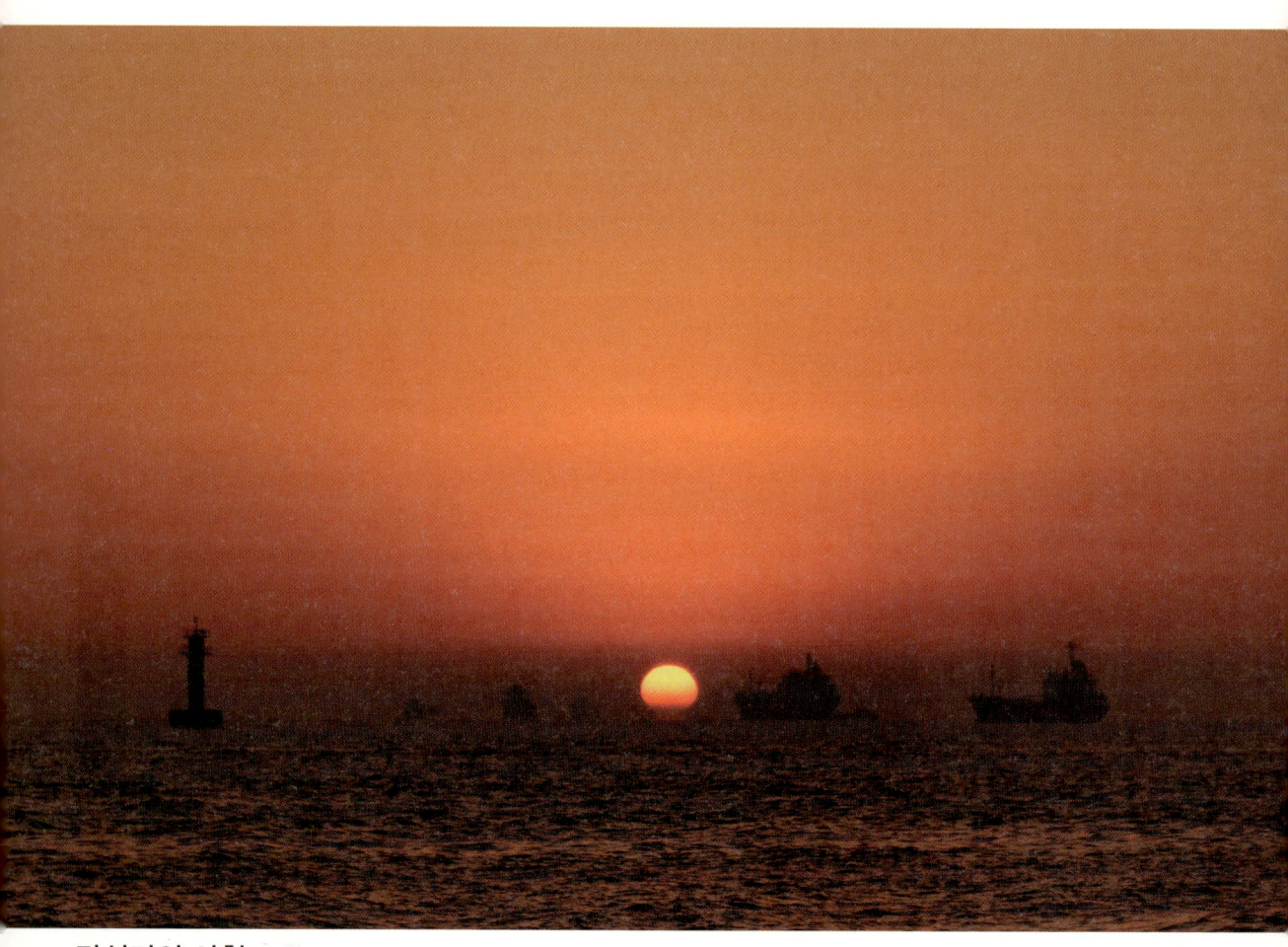

만성리의 아침

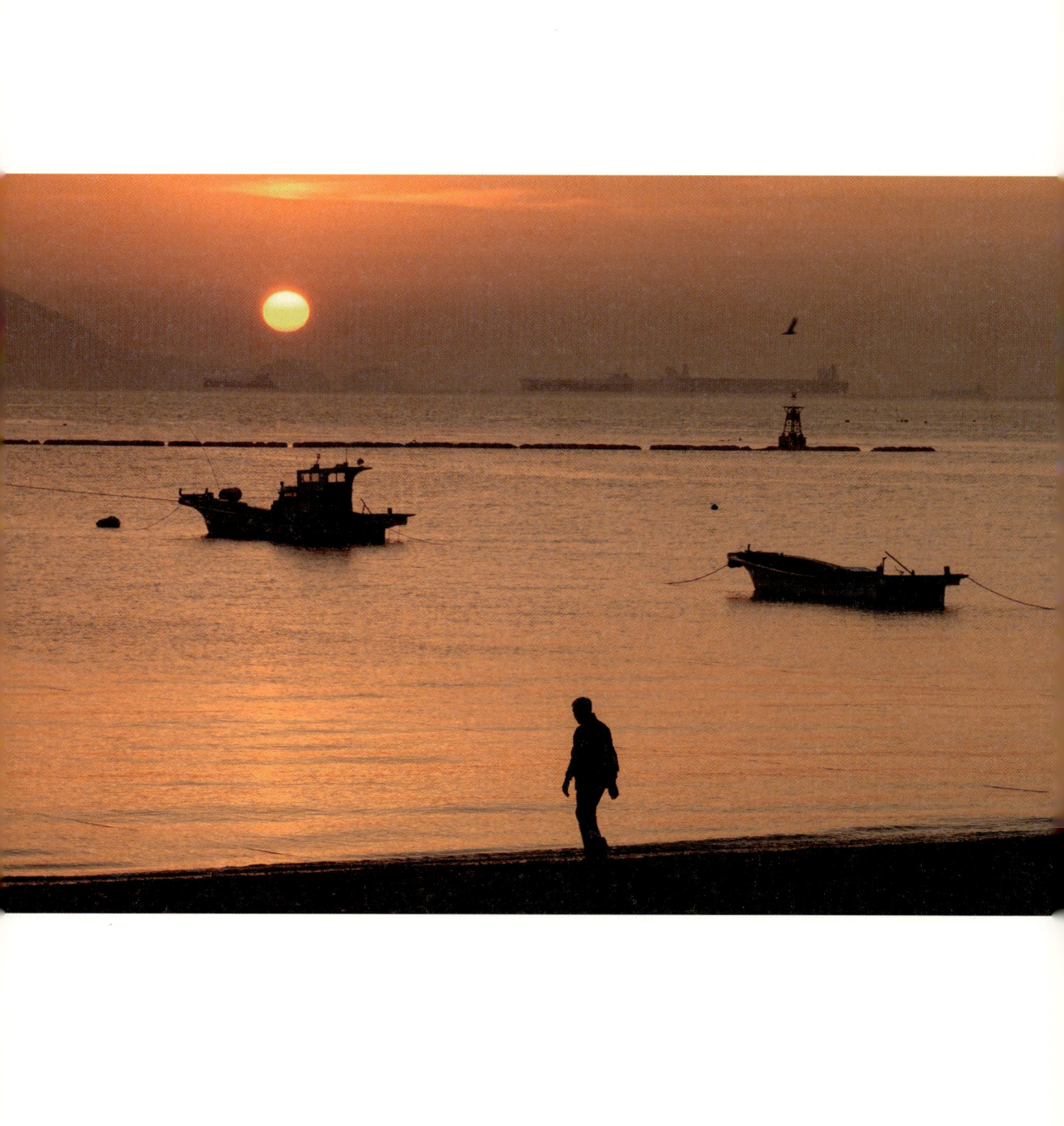

Arthroscopic Assisted Latissimus Dorsi Tendon Transfer for Irreparable Posterosuperior Rotator Cuff Tears: Short-Term Clinical Outcomes

Chang Hee BAEK[1], Sang Won Mun[1]

[1]Department of Orthopaedic Surgery, Yeosu Baek Hospital, Republic of Korea

Background: Latissimus dorsi tendon transfer is a one of treatment option for irreparable rotator cuff tears. Biomechanical studies demonstrated that latissimus dorsi tendon transfer restored force couple of the rotator cuff and provided satisfactory improvement in patients' pain and function. Although this technique was conventionally performed open procedure, arthroscopic assisted transfer technique has been introduced recently. This study represented an arthroscopically assisted technique for latissimus dorsi transfer for irreparable rotator cuff tear that avoided insult to the deltoid muscle and demonstrated short term clinical outcomes.

Methods: From January 2013 to May 2014, twenty consecutive patients with irreparable posterosuperior rotator cuff tears who underwent arthroscopic assisted latissimus dorsi tendon transfer were enrolled. Latissimus dorsi tendon was harvested conventionally and fixed to the greater tuberosity arthroscopically using suture anchors. Any remaining and sufficiently mobile native rotator cuff was attached to the medial edge of the transferred tendon. Mean age of enrolled patients was 60 years old ranging from 51 to 67 years. Clinical and functional outcomes were evaluated using the Constant score, ASES score, visual analogue scale (VAS) for pain and range of shoulder motion. The mean duration of follow-up was 12 months (range, 10-14 months). MRI was taken preoperatively and at 3 months after operation to evaluate tendon integrity.

Results: The mean Constant score improved significantly from 36.6±6.5 preoperatively to 67.0±6.2 at last follow-up. (p<0.001) The mean ASES score and pain score improved from 38.6±8.5 to 70.4±6.4 (p<0.001) and from 7.0±0.5 to 2.3±1.3 (p=0.001), respectively. The mean range of motion in forward elevation and external rotation significantly increased from 137.5°±19.2° to 153.0°±17.8° (p=0.001) and from 56.5°±9.9° to 66°±9.9° (p=0.003), respectively. There was no significant improvement in internal rotation (29.5°±19.9° to 30.0°±17.2°, p=0.739). Two patients (10%) showed a retear on postoperative MRI. There was a complication of wound infection at the donor site. One patient developed a hematoma at the donor site without causing further complications, and recovered spontaneously.

Conclusions:Arthroscopic assisted latissimus dorsi tendon transfer at short-term follow-up could be considered as an effective and safe treatment method for the management of irreparable posterosuperior rotator cuff tears.

Clinical Efficacy of Hydrodilatation with Manipulation under an Interscalene Block in Treatment of Frozen Shoulder: A Prospective Randomized Controlled Study

Chang Hee BAEK[1], Sang Won Mun[1]

[1]*Department of Orthopaedic Surgery, Yeosu Baek Hospital, Republic of Korea*

Background: Hydrodilatation has been shown to be an effective treatment method for frozen shoulder and also demonstrated similar clinical outcomes with widely-used steroid injection. However, many patients have complained about severe pain during the procedure. In this study, hydrodilatation was performed under an interscalene block in order to reduce the pain for frozen shoulder treatment, and additionally the clinical efficacy of hydrodilatation with manipulation was compared with that of single steroid injection.

Methods: One hundred and twenty-one patients with frozen shoulder were enrolled prospectively. Patients were randomly divided into two groups based on treatment method: group A with 60 patients (mean age of 52 years old ranging from 46 to 58 years) who were treated by hydrodilatation with manipulation under an interscalene block and group B with 61 patients (mean age of 53 years old ranging from 48 to 58 years) who were administered a single steroid injection. Degree of pain and patient satisfaction were assessed with a visual analog scale (VAS) and functional outcomes were evaluated with the Constant score and range of motion.

Results: At 6 weeks after treatment, the satisfaction level of group A was significantly improved compared to group B. (Group A: from 2.4 ± 0.8 to 7.5 ± 0.5, Group B: from 2.2 ± 1.2 to 4.4 ± 1.1, $p<0.05$) and recovery in range of motion was also improved more rapidly than that of group B. ($p<0.05$) At 12 weeks after treatment, the pain score of group A was higher than that of group B (Group A: from 6.8±0.9 to 2.1±0.4, Group B: from 6.4±1.0 to 4.5±1.2, p<0.05) and the Constant score was also significantly improved compared to group B. (Group A: from 37.5±9.8 to 88.1±6.8, Group B: from 41.7±8.8 to 64.8±7.2, p<0.05) However, at 12 months after treatment, pain score (p=0.717), patient satisfaction (p=0.832), range of motion (p=0.05), and the Constant score (p=0.480) revealed insignificant differences between two groups.

Conclusions: Hydrodilatation with manipulation under an interscalene block provided faster pain relief, higher patient satisfaction and an earlier restoration of shoulder motion and function compared to single steroid injection in patients with frozen shoulder up to 12 weeks after treatment.

Latissimus dorsi transfer for irreparable subscapularis tendon tears: Short-Term Clinical Outcomes

Chang Hee BAEK[1], Sang Won Mun[1]

[1]Department of Orthopaedic Surgery, Yeosu Baek Hospital, Republic of Korea

Background: Several tendon transfers have been described to reconstruct irreparable subscapularis tears, but their outcomes are variable and unsatisfactory. Latissimus dorsi originate posterior to the chest wall, from the iliac crest up to the inferior border of the scapula. Therefore the line of pull of the latissimus dorsi muscle almost anatomically replicates the line of pull of the subscapularis muscle. In this study, we performed latissimus dorsi transfer for irreparable subscapularis tendon tear and evaluated clinical outcomes.

Methods: From June 2014 to January 2016, fourteen consecutive patients with irreparable subscapularis tendon tears who underwent latissimus dorsi tendon transfer were enrolled. Latissimus dorsi tendon was harvested conventionally and fixed to the lesser tuberosity using suture anchors. Any remaining and sufficiently mobile tendon remnant was attached to the medial edge of the transferred tendon. Mean age of enrolled patients was 62 years old ranging from 53 to 67 years. Clinical and functional outcomes were evaluated using the Constant score, ASES score, visual analogue scale (VAS) for pain and range of shoulder motion. The mean duration of follow-up was 12 months (range, 10-14 months). MRI was taken preoperatively and at 3 months after operation to evaluate tendon integrity.

Results: The mean Constant score improved significantly from 34.2±4.5 preoperatively to 68.0±5.2 at last follow-up. (p=0.001) The mean ASES score and pain score improved from 35.6±3.5 to 69.4±5.4 (p=0.001) and from 7.5±0.5 to 2.1±1.3 (p=0.001), respectively. The mean range of motion in forward elevation and external rotation significantly increased from 135.5°±17.2° to 157.0°±15.8° (p=0.001) and from 51.5°±7.9° to 68°±7.9° (p=0.003), respectively. There was no significant improvement in internal rotation (28.5°±17.9° to 31.0°±5.2°, p=0.739). There was no retear on postoperative MRI and other complication.

Conclusions: latissimus dorsi tendon transfer for irreparable subscapularis tendon tears at short-term follow-up could be considered as an effective and safe salvage treatment method.

참고문헌

〈오십견〉

1. Reeves B. The natural history of the frozen shoulder syndrome. Scand J Rheumatol 1975;4:193-6.
2. Neviaser AS, Hannafin JA. Adhesive capsulitis: a review of current treatment. Am J Sports Med 2010;38:2346-56
3. Hand GC, Athanasou NA, Matthews T, Carr AJ. The pathology of frozen shoulder. J Bone Joint Surg Br 2007;89:928-32. http://dx.doi.org/10.1302/0301-620X.89B7.19097.
4. Pollock RG, Duralde XA, Flatow EL, Bigliani LU, The use of arthroscopy in the treatment of resistant frozen shoulder, Clin. Orthop., 304:30-36, 1994.
5. Jason E. Hsu, MD, Okechukwu A. Anakwenze, MD, William J. Warrender, Joseph A. Abboud, MD, Current review of adhesive capsulitis, J Shoulder Elbow Surg (2011) 20, 502-514.
6. DePalma AF. Loss of scapulohumeral motion (frozen shoulder). Ann Surg, 135(2):194-204, 1953
7. Neer CS, Saterlee CC, Dalsey RM, Flatlow EL. The anatomy and potential effects of contracture of the coracohumeral ligament. Clin Orthop 280:182-5, 1992
8. Dias R, Cutts S, Massoud S. Frozen shoulder. BMJ 2005;331:1453-6.
9. Bridgman JF. Periarthritis of the shoulder and diabetes mellitus. Ann Rheum Dis 1972;31:69.
10. Tighe CB, Oakley Jr WS. The prevalence of a diabetic condition and adhesive capsulitis of the shoulder. South Med J 2008;101:591-5.
11. Bunker TD. Time for a new name for frozen shoulder-contracture of the shoulder. Shoulder Elbow 2009;1:4-9. http://dx.doi.org/10.1111/j.1758-5740.2009.00007.x
12. Shin SJ, Lee SY, Efficacies of corticosteroid injection at different sites of the shoulder for the treatment of adhesive capsulitis, J Shoulder Elbow Surg (2013) 22,521-527.
13. Park KD, Nam HS, Lee JK, Kim YJ, Park YB, Treatment effects of ultrasound-guided capsular distension with hyaluronic acid in adhesive capsulitis of the shoulder, Archives of Physical Medicine and Rehabilitation, 2013;94:264-70
14. John AG, Nicholas S, Bruce SM, James EC. Comparison of manipulation and arthroscopic capsular release for adhesive capsulitis: a systematic review. J Shoulder Elbow Surg(2013)22:1135-1145
15. Dennis L, Brealey S, Rangan A, Rookmoneea M, Watson J. Managing idiopathic frozen shoul-

der: a survey of health professionals'current practice and research priorities. Shoulder Elbow 2010;2(4):294-300.

16. Bart M Berghs, Xavier Sole-Molins, Timothy D Bunker, Arthroscopic release of adhesive capsulitis, J Shoulder Elbow Surg, 2004;13:180-185.

17. C.B. Begg, M.K. Cho, S. Eastwood et al. Improving the quality of reporting of randomized controlled trials: the CONSORT statement. JAMA 276(1996), 637~639.

18. Miller MD, Wirth MA, Rockwood CA. Thawing the frozen shoulder: the "patient"patient. Orthopedics 1996;19:849-53.

19. Bankes MJK, Crossman JE, Emery RJH. A standard method of shoulder strength assessment for the Constant Score with a spring balance. J Shoulder Elbow Surg 1998;7:116-21.

20. Yian EH, Ramappa AJ, Arneberg O, Gerber C. The Constant Score in normal shoulders. J Shoulder Elbow Surg 2005;14:128-33.

21. Sarah RI, Arpit J, Robert C, James S, Jim R, Michael W,A blinded, randomized, controlled trial assessing conservative management strategies for frozen shoulder, J Shoulder Elbow Surg (2014) 23, 500-507.

22. Buchbinder R, Green S, Youd JM, Johnston RV. Oral steroids for adhesive capsulitis. Cochrane Database Syst Rev 2006: CD006189.

23. Bowling RW, Rochar PA, Erhard R. Examination of the shoulder complex. Phys Ther 1986;66:1866-78.

24. Levine WN, Kashyap CP, Bak SF, Ahmad CS, Blaine TA, Bigliani LU. Nonoperative management of idiopathic adhesive capsulitis. J Shoulder Elbow Surg 2007;16(5):569-573.

25. Van der Windt DA, Koes BW, Deville W, Boeke AJ, de Jong BA, Bouter LM. Effectiveness of corticosteroid injections versus physiotherapy for treatment of painful stiff shoulder in primary care: randomised trial. BMJ 1998;317:1292-1296.

26. Andren L, Lunderber B. Treatment of rigid shoulders by joint distension during arthrography. Acta Orthop Scand 1965;36:45-53.

27. Arslan S, Celiker R. Comparison of the efficacy of local corticosteroid injection and physical therapy for the treatment of adhesive capsulitis. Rheumatol Int 2001;21:20-3.

28. Binder A, Hazleman BL, Parr G, Roberts S. A controlled study of oral prednisolone in frozen shoulder. Br J Rheumatol 1986;25:288-92.

29. Griggs SM, Ahn A, Green A. Idiopathic adhesive capsulitis. A prospective functional outcome study of nonoperative treatment. J Bone Joint Surg Am 2000;82:1398-407.

30. Jones A, Regan M, Ledingham J, Pattrick M, Manhire A, Doherty M. Importance of placement of intra-articular steroid injections. BMJ 1993;307:1329-30.

31. Lorbach O, Anagnostakos K, Scherf C, Seil R, Kohn D, Pape D. Nonoperative management of adhesive capsulitis of the shoulder: oral cortisone application versus intra-articular cortisone injections. J Shoulder Elbow Surg 2010;19:172-9.

32. Harmon D, Hearty C. Ultrasound-guided suprascapular nerve block technique. Pain Physician 2007;10(6):743-746.

33. Fareed DO, Gallivan WR Jr. Office management of frozen shoulder syndrome: treatment with hydraulic distension under local anesthesia. Clin Orthop Related Res 1989;242:177-183.

34. Buchbinder R, Green S, Forbes A, Hall S, Lawler G. Arthrographic joint distension with saline and steroid improves function and reduces pain in patients with painful stiff shoulder: results of a randomised, double in patients with painful stiff shoulder: results of a randomised, double blind, placebo controlled trial. Ann Rheumatic Dis 2004;63(3):302-309.

35. Buchbinder R, Green S, Youd JM, Johnston RV, Cumpston M. Arthrographic distension for adhesive capsulitis (frozen shoulder). Cochrane Database of Syst Rev 2008;23(1):CD007005.

36. Tveita EK, Tariq R, Sesseng S, Juel NG, Bautz-Holter E. Hydrodilatation, corticosteroids and adhesive capsulitis: a randomized controlled trial. BMC Musculoskeletal Disord 2008;9:53.

37. Raj M, Alex H, Chainey U, Matthew S, Michael F. Adhesive Capsulitis: A New Management Protocol to Improve Passive Range of Motion. Am J Phys Med Rehabil. 2009;1;1064-1068.

38. Janda DH, Hawkins RJ. Shoulder manipulation in patients with adhesive capsulitis and diabetes mellitus: a clinical note. J Shoulder Elbow Surg 1993;2:36-38.

39. Sethi PM, Elattrache N. Accuracy of intra-articular injection of the glenohumeral joint: a cadaveric study. Orthopedics 2006;29:149-52.

40. Bianchi S, Zamorani MP. US-guided interventional procedures. In: Bianchi S, Martinoli C, editors.

Ultrasound of the musculoskeletal system. 1st ed. Berlin: Springer; 2007;895-6.

41. Zwar RB, Read JW, Noakes JB. Sonographically guided glenohumeral joint injection. AJR Am J Roentgenol 2004;183:48-50.

42. Mao CY, Jaw WC, Cheng HC. Frozen shoulder: correlation between the response to physical therapy and follow-up shoulder arthrography. Arch Phys Med Rehabil 1997;78:857-9.

43. Leo G. Jacobs, FRCS(Orth), Matthew Guy Smith, FRCS(Orth), Sohail A. khan, FRCS(Orth), Karen Smith, MPhil(Stats), Miland Joshi, Mmath. Manipulation or intraarticular steroids in the management of adhesive capsulitis of the shoulder? A prospective randomized trial

44. Loew M, Heichel TO, Lehner B. Intraarticular lesions in primary frozen shoulder after manipulation under general anesthesia. J Shoulder Elbow Surg 2005;14:16-21.

45. Farrell CM, Sperling JW, Cofield RH. Manipulation for frozen shoulder: long-term results. J Shoulder Elbow Surg 2005;14:480-4.

46. Richard L. James C. Richard K.N. AANA advanced arthroscopy: The Shoulder, 1e, Elsevier. 2010:298-309.

47. Rhee KJ, Choi, CH et al. The shoulder and Elbow 1st edition, Korean Shoulder and Elbow Society, 2007;289-297.

〈충돌증후군〉

1. Neer C. impingement lesions. Clin Orthop. 1983; 173:70-77.

2. Neer CS 2nd. Anterior acromioplasty for the chronic impingement syndrome in the shoulder: a preliminary report. J Bone Joint Surg Am. 1972;54:41-50.

3. Bigliani LU, Morrison DS, April EW. The morphology of the acromion and its relationship to rotator cuff tears. Orthop Trans. 1986; 10:216.

4. Codman E. Rupture of the supraspinatus tendon and other lesions in or about the subacromial bursa. In: The Shoulder. Boston: Thomas Todd; 1934:73-75

5. Rathbun J, McNab I. The microvascular pattern of the rotator cuff. J Bone Joint Surg. 1970;52B:540-553.

6. Moseley H, Goldie I. The arterial pattern of the rotator cuff on the shoulder. J Bone Joint Surg. 1963; 45B:780-789.
7. Rubin B, Kibler W. Fundamental principles of shoulder rehabilitation: conservative to postoperative management. Arthroscopy. 2002; 18(suppl 2)29-39.
8. Ellman H. Arthrocopic subacromial decompression: analysis of one- to three-year results. Arthroscopy. 1987;3:173-181.
9. Sampson TG, Nisbet JK, Glick JM. Precision acromioplasty in arthroscopic subacromial decompression of the shoulder. Arthroscopy. 1991;7:301-307
10. Nyffeler RW, Werner CM, Sukthankar A, Schmid MR, Gerber C. Association of a large lateral extension of the acromion with rotator cuff tears. J Bone Joint Surg Am. 2006;88:800-5.
11. MacDonald P, Lapner P, McRae S, Leiter J. Arthroscopic rotator cuff repair with and without arthroscopic acromioplasty in the treatment of full-thickness rotator cuff tears. Arthroscopy. 2008; 24:e19-e20.
12. Richard L, James C, Richard K.N. AANA advanced arthroscopy: The Shoulder, 1e, Elsevier. 2010:86-97.
13. Rhee KJ, Choi, CH et al. The shoulder and Elbow 1st edition, Korean Shoulder and Elbow Society, 2007;247-252.

〈석회성건염〉

1. Bosworth BM: Examination of the shoulder for calcium deposit. J Bone Joint Surg, 23;567-577,1941.
2. Bosworth BM: Calcium deposits in the shoulder and subacromial bursitis; A survey of 12,122 shoulders. JAMA, 116:2477-2482, 1941.
3. Uhthoff HK, Sarkar K. Calcifying tendinitis. In:Rockwood Jr CA, Matsen III FA, eds. The shoulder. Vol 2. Philadelphia:WB Saunders; 1990:774-790.
4. Uhthoff HK, Loehr JW. Calcific tendinopathy of the rotator cuff: pathogenesis, diagnosis, and management. J Am Acad Orthop Surg. 1997;5;183-191.
5. McLaughlin HL. Lesions of the musculotendinous cuff of the shoulder. Observation on the

pathology, course and treatment of calcific deposit. Ann Surg. 1946;124:354–362.

6. Painter C. Subdeltoid bursitis. Boston Med Surg J. 1907;156:354–349.

7. Codman EA. Calcific deposits in the supraspinatus. In: Codman EA. The shoulder: Rupture of the Supraspinatus Tendon and Other Lesions in or About the Subacromial Bursa. Boston: Thomas Todd; 1934:78–215.

8. Neer CS. Less frequent procedures. In: Neer CS. Shoulder Reconstruction. Philadelphia: WB Saunders; 1990:421–485.

9. DePalma AF, Kruper JS. Long-term study of shoulder joints afflicted with and treated for calcific tendonitis. Clin Ortho Relat Res. 1961;20:61–72.

10. Wolf III WB. Shoulder tendinoses. Clin Sports Med. 1992;11:871–890.

11. Rokito AS, Loebenberg MI. Frozen shoulder and calcific tendonitis. Curr Opin Orthop. 1999;10:294–304.

12. Aina R, Cardinal E, Bureau NJ, et al. Calcific shoulder tendinitis: treatment with modified US-guided fine needle technique. Radiology. 2001;221:45–61.

13. Ark JW, Flock TJ, Flatow EL, Bigliani LU. Arthroscopic treatment of calcific tendonitis of the shoulder. Arthroscopy. 1992;183–188.

14. Jerosch J, Strauss JM, Schmiel S. Arthroscopic treatment of calcific tendonitis of the shoulder. J Shoulder Elbow Surg. 1998;7:30–37.

15. Mole D, Kempf J, Gleyse P, et al. Results of endoscopic treatment of non-broken tendinopathies of the rotator cuff. 2. Calcifications of the rotator cuff. Rev Chir Orthop Reparatrice Appar Mot. 1993;79:532–541.

16. Seil R, Litzenburger H, Kohn D, Rupp S. Arthroscopic treatment of chronically painful calcifying tendinitis of the supraspinatus tendon. Arthroscopy. 2006;22:521–527.

17. Richard L. James C. Richard K.N. AANA advanced arthroscopy: The Shoulder, 1e, Elsevier. 2010:332–340.

18. Rhee KJ, Choi, CH et al. The shoulder and Elbow 1st edition, Korean Shoulder and Elbow Society. 2007;299–305.

〈어깨힘줄파열〉

1. Gramstad GD, Yamaguchi K. Anatomy, pathogenesis, natural History, and nonsurgical treatment of rotator cuff disorders. In: Galatz LM, ed. Orthopaedic knowledge update: shoulder and elbow 3. Rosemont, IL: American Academy of Orthopaedic Surgeons; 2008. 149-59.
2. Codman EA, Akerson IB. The pathology associated with rupture of the supraspinatus tendon. Ann Surg. 1931;93:348-59.
3. Rathbun JB, Macnab I. The microvascular pattern of the rotator cuff. J Bone Joint Surg Br. 1970;52:540-53.
4. Chun JM. Pathophysiology of the rotator cuff tear. J Korean Shoulder Elbow Soc. 2006;9:1-6.
5. Gohlke F, Essigkrug B, Schmitz F. The pattern of the collagen fiber bundles of the capsule of the glenohumeral joint. J Shoulder Elbow Surg. 1994;3:111-28.
6. Huang CY, Wang VM, Pawluk RJ, et al. Inhomogeneous mechanical behavior of the human supraspinatus tendon under uniaxial loading. J Orthop Res. 2005;23:924-30.
7. Reilly P, Amis AA, Wallace AL, Emery RJ. Supraspinatus tears: propagation and strain alteration. J Shoulder Elbow Surg. 2003;12:134-8.
8. Hashimoto T, Nobuhara K, Hamada T. Pathologic evidence of degeneration as a primary cause of rotator cuff tear. Clin Orthop Relat Res. 2003;(415):111-20.
9. Yamaguchi K, Ditsios K, Middleton WD, Hildebolt CF, Galatz LM, Teefey SA. The demographic and morphological features of rotator cuff disease. A comparison of asymptomatic and symptomatic shoulders. J Bone Joint Surg Am. 2006;88:1699-704.
10. DePalma AF. The classic. Surgical anatomy of the rotator cuff and the natural history of degenerative periarthritis. Surg Clin North Am. 1963;43:1507-1520. Clin Orthop Relat Res. 2008;466:543-51.
11. Nixon JE, DiStefano V. Ruptures of the rotator cuff. Orthop Clin North Am. 1975;6:423-47.
12. Brewer BJ. Aging of the rotator cuff. Am J Sports Med. 1979;7:102-10.
13. Kumagai J, Sarkar K, Uhthoff HK. The collagen types in the attachment zone of rotator cuff tendons in the elderly: an immunohistochemical study. J Rheumatol. 1994;21:2096-100.
14. Yuan J, Murrell GA, Trickett A, Wang MX. Involvement of cytochrome c release and caspase-3

activation in the oxidative stress-induced apoptosis in human tendon fibroblasts. Biochim Biophys Acta. 2003;1641:35-41.

15. Dugas JR, Campbell DA, Warren RF, et al. Anatomy and dimensions of the rotator cuff insertions. J Shoulder Elbow Surg. 2002;11:498-503.

16. Ruotolo CV, Fow JE, Nottage WM. The supraspinatus footprint: an anatomic study of the supraspinatus insertion. Arthroscopy. 2004;20:246-249.

17. Burkhart SS, Esch JC, Jolson RS. The rotator crescent and rotator cable: anatomic description of the shoulder's "supraspinatus bridge." Arthroscopy. 1993;9:611-616.

18. Nakajima T, Rokuuma N, Hamada K, et al. Histologic and biomechanical characteristics of the supraspinatus tendon: reference to rotator cuff tearing. J Shoulder Elbow Surg. 1994;3:79-87.

19. Sano H, Wakabayashi I, Itoi E. Stress distribution in the supraspinatus tendon with partial-thickness tears: an analysis using two-dimensional finite element model. J Shoulder Elbow Surg. 2006;15:100-105.

20. Ellman H. Diagnosis and treatment of incomplete rotator cuff tears. Clin Orthop Relat Res. 1990;254:64-74.

21. Snyder SJ, Pachelli A, Del Pizzo W, et al. Partial thickness rotator cuff tears: results of arthroscopic treatment. Arthroscopy. 1991;7:1-7

22. Yamanaka K, Masumoto T. The joint side tear of the rotator cuff: follow-up study by arthrography. Clin Orthop Relat Res. 1994;304:68-73.

23. Sher JS, Uribe JW, Posada A, Murphy BJ, Zlatkin MB. Abnormal findings on magnetic resonance images of asymptomatic shoulders. J Bone Joint Surg Am. 1995;77:10-5.

24. Thompson WO, Debski RE, Boardman ND 3rd, et al. A biomechanical analysis of rotator cuff deficiency in a cadaveric model. Am J Sports Med. 1996;24:286-92.

25. Tempelhof S, Rupp S, Seil R. Age-related prevalence of rotator cuff tears in asymptomatic shoulders. J Shoulder Elbow Surg. 1999;8:296-9.

26. Yamaguchi K, Tetro AM, Blam O, Evanoff BA, Teefey SA, Middleton WD. Natural history of asymptomatic rotator cuff tears: a longitudinal analysis of asymptomatic tears detected sonographically. J Shoulder Elbow Surg. 2001;10:199-203.

27. Neer CS 2nd. Anterior acromioplasty for the chronic impingement syndrome in the shoulder: a preliminary report. J Bone Joint Surg Am. 1972;54:41–50.
28. Bigliani LU, Morrison D, April EW. The morphology of the acromion and its relationship to rotator cuff tears. Orthop Trans. 1986;10:228.
29. Chambler AF, Pitsillides AA, Emery RJ. Acromial spur formation in patients with rotator cuff tears. J Shoulder Elbow Surg. 2003;12:314–21.
30. Speer KP, Osbahr DC, Montella BJ, Apple AS, Mair SD. Acromial morphotype in the young asymptomatic athletic shoulder. J Shoulder Elbow Surg. 2001;10:434–7.
31. Morrison DS. Conservative management of partial–thickness rotator cuff lesions. In: Burkhead WZ Jr, ed. Rotator cuff disorders. Baltimore: Williams & Wilkins; 1996. 249–57
32. Nyffeler RW, Werner CM, Sukthankar A, Schmid MR, Gerber C. Association of a large lateral extension of the acromion with rotator cuff tears. J Bone Joint Surg Am.
33. 2006;88:800–5.
34. Burkhart SS. Reconciling the paradox of rotator cuff repair versus debridement: a unified biomechanical rationale for the treatment of rotator cuff tears. Arthroscopy. 1994;10:4–19.
35. Soslowsky LJ, Thomopoulos S, Esmail A, et al. Rotator cuff tendinosis in an animal model: role of extrinsic and overuse factors. Ann Biomed Eng. 2002;30:1057–63.
36. Arroll B, Goodyear–Smith F. Corticosteroid injections for painful shoulder: a meta–analysis. Br J Gen Pract. 2005;55:224–228.
37. Thillander B, Franzen LE, Karlsson MH, Norlin R. Effect of steroid injections on the rotator cuff: an experimental study in rats. J Shoulder Elbow Surg. 1999; 8:271–271.
38. Mallon WJ, Misamore G, Snead DS, Denton P. The impact of preoperative smoking habits on the results of rotator cuff repair. J Shoulder Elbow Surg. 2004; 13:129–132.
39. Galatz LM, Silva MJ, Rothermich SY, et al. Nicotine delay tendon–to–bone healing in a rat shoulder model. J Bone Joint Surg Am. 2006; 88: 2027–2034.
40. Chen AL, Shapiro JA, Ahn AK, et al. Rotator cuff repair in patients with type I diabetes mellitus. J Shoulder Elbow Surg. 2003; 12:416–421.
41. David P. Beason, MS, Jennica J. Tucker, BS, Chang Soo Lee, MD, Lena Edelstein, BS, Joseph A.

Abboud, MD and Louis J. Soslowsky, PhD. Rat rotator cuff tendon to bone healing properties are adversely affected by hypercholesterolemia. J Shoulder Elbow Surg. 2014 June: 23(6): 867–872. Doi:10.1016/j.jse.2013.08.018.

42. Oliva F, Osti L, Padulo J, Maffulli N. Epidemiology of the rotator cuff tears: a new incidence related to thyroid disease. Muscle, Ligament and Tendons Journal 2014; 4(3):309–314.

43. Boileau P, Brassart N, Watkinson DJ, Carles M, Hatzidakis AM, Krishnan SG: Arthroscopic repair of fullthickness tears of the supraspinatus: does the tendon really heal? J Bone Joint Surg Am, 87: 1229–1240, 2005.

44. Park JY, Siti HT, Keum JS, Moon SG, Oh KS. Does an arthroscopic suture bridge technique maintain repair integrity?: a serial evaluation by ultrasonography. Clin Orthop Relat Res. 2010;468:1578–87.

45. Castagna A, Conti M, Markopoulos N, et al. Arthroscopic repair of rotator cuff tear with a modified Mason–Allen stitch: mid–term clinical and ultrasound outcomes. Knee Surg Sports Traumatol Arthrosc. 2008;16:497–503.

46. Gerber C, Schneeberger AG, Beck M, Schlegel U. Mechanical strength of repairs of the rotator cuff. J Bone Joint Surg Br. 1994;76:371–80.

47. Nelson CO, Sileo MJ, Grossman MG, Serra–Hsu F: Single–row modified mason–allen versus double–row arthroscopic rotator cuff repair: a biomechanical and surface area comparison. Arthroscopy, 24: 941–948, 2008.

48. Elhassan B, Thomas J. Christensen, Eric R. Wagner, Feasibility of latissimus dorsi and teres major transfer to reconstruct irreparable subscapularis tendon tear: an anatomic study. J Shoulder Elbow Surg (2014) 23, 492–499.

49. Schoch B, Eric W. Elhassan B. Tendon Transfer for Massive Irreparable Rotator Cuff Tear. Oper Tech Orthop 25:57–75

50. Richard L, James C, Richard K.N. AANA advanced arthroscopy: The Shoulder, 1e, Elsevier. 2010:214–262..

51. Rhee KJ, Choi, CH et al. The shoulder and Elbow 1st edition, Korean Shoulder and Elbow Society, 2007;241–274.

〈어깨 탈구〉

1. Bankart ASB : The pathology and treatment of recurrent dislocation of the shoulder joint. British J Surg, 26:23-29,1938 (cited from Matsen FA and Rockwood CA ed. The shoulder. Philadelphia, WB Saunders, 1990).
2. Bigliani LU, Pollock RG, Soslowsky LJ, Flatow EL, Pawluk RJ, Mow VC : Tensile properties of the inferior glenohumeral ligament, J Orthop Res, 10:187-197, 1992.
3. Bigliani LU, Newton PM, Steinmann SP, Connor PM, McIlveen SJ: Glenoid rim lesions associated with recurrent anterior dislocation of the shoulder. Am J Sports Med, 26: 41-45, 1998.
4. Goss TP. Anterior glenohumeral instability. Orthopedics. 1988; 11:87-95.
5. Bankart ASB. Recurrent or habitual dislocation of the shoulder joint. Br Med J. 1923;2:1132-1133.
6. Apreleva M, Hasselman CT, Debski RE, et al. A dynamic analysis of glenohumeral motion after simulated capsulolabral injury. A cadever model. J Bone Joint Surg Am. 1988;80:474-480.
7. Pouliart N, Marmor S, Gagey O. Simulated capsulolabral lesion in cadevers: dislocation does not result from a Bankart lesion only. Arthroscopy. 2006;22:748-754.
8. Pouliart N, Gagey O. The effect of isolated labrum resection on shoulder stability. Knee Surg Sports Traumatol Arthroc. 2006;14:301-308.
9. Speer KP, Deng X, Borrero S, et al. Biomechanical evaluation of a simulated Bankart lesion. J Bone Joint Surg Am. 1994;76:1819-1826.
10. Calandra JJ, Baker CL, Uribe J. The incidence of Hill-Sachs lesions in initial anterior shoulder dislocation. Arthroscopy. 1989;5:254-7.
11. Depalma AF, Flannery GF. Acute anterior dislocation of the shoulder. AM J Sports Med. 1973;1:6-15.
12. Wintzell G, Hovelius L, Wikblad L, et al. Arthroscopic lavage speeds reduction in effusion in the glenohumeral joint after primary anterior shoulder dislocation: a controlled randomized ultrasound study. Knee Surg Sports Traumatol Arthrosc. 2000;8:56-60
13. Bardenheuer M, Philipp T, Obertacke U: Treatment results after primary management of severely dislocated fractures with external fixation and subsequent internal osteosynthesis. Unfallchirug, 108:728-735,2005.

14. Rowe CR. Acute and recurrent dislocations of the shoulder. J Bone Joint Surg Am. 1962;44:998-1008.
15. Rowe CR. Prognosis in dislocations of the shoulder. J Bone Joint Surg Am. 1956;38:957-977.
16. Rowe CR, Sakellarides HT. Factors related to recurrences of anterior dislocations of the shoulder. Clin Orthop. 1961;20:40-48.
17. Hovelius L, Agustini BG, Fredin H, et al. Primary anterior dislocation of the shoulder in young patients. A ten-year prospective study. J Bone Joint Surg Am. 1996;78:1677-1684.
18. Hovelius L. Anterior dislocation of the shoulder in teen-agers and young adults. Five-year prognosis. J Bone Joint Surg Am. 1987;69:393-399.
19. Arciero RA, Wheeler JH, Ryan JB, McBride JT. Arthroscopic Bankart repair versus nonoperative treatment for acute, initial anterior shoulder dislocations. Am J Sports Med. 1994;22:589-594.
20. Chalidis B, Sachinis N, Dimitriou C, et al. Has the management of shoulder dislocation changed over time? Int Orthop. 2007;31:385-389.
21. Cofield RH, Simonet WT. The shoulder in sports. Mayo Clin Pro. 1984; 59:157-164.
22. Simonet WT, Cofield RH. Prognosis in anterior shoulder dislocation. Am J Sports Med. 1984;12:19-24.
23. Henry JH, Genung JA. Natural history of glenohumeral dislocation-revisited. Am J Sports Med. 1982;10:135-137.
24. Te Slaa RL, Wijffels MP, Brand R, Marti RK. The prognosis following acute primary glenohumeral dislocation. J Bone Joint Surg Br. 2004;86:58-64.
25. Kralinger FS, Golser K, Wischatta R, et al. Predicting recurrence after primary anterior shoulder dislocation Am J Sports Med. 2002;30:116-120.
26. Myers TH, Zemanovic JR, Andrews JR. The resisted supination external rotation test: a new test for the diagnosis of superior labral anterior posterior lesions. Am J Sports Med. 2005;33:1315-1320
27. O'Brien SJ, Pagnani MJ, Fealy S, et al. The active compression test: a new and effective test for diagnosing labral tears and acromioclavicular joint abnormality. Am J Sports Med. 1998;26:610-613.
28. Sahajpal DT, Zuckerman JD. Chronic glenohumeral dislocation. J Am Acad Orthop Surg. 2008 Jul;16:385-98.
29. Griffith JF, Antonio GE, Yung PS, et al. Prevalence, pattern, and spectrum of glenoid bone loss in anterior shoulder dislocation: CT analysis of 218 patients. AJR Am J Roentgenol. 2008; 190:1247-1254.

30. Connell DA, Potter HG, Wickiewicz TL, et al. Noncontrast magnetic resonance imaging of superior labral lesions. 102 cases confirmed at arthroscopic surgery. Am J Sports Med. 1999; 27:208-213.
31. Bui-Mansfield LT, Taylor DC, Uhorchak JM, Tenuta JJ. Humeral avulsions of the glenohumeral ligament: imaging features and a review of the literature AJR Am J Roentgenol. 2002;179:649-655.
32. Edmonds G, Kirkley A, Birmingham TB, Fowler PJ. The effect of early arthroscopic stabilization compared to nonsurgical treatment on proprioception after primary traumatic anterior dislocation of the shoulder. Knee Surg Sports Traumatol Arthrosc. 2003;11:116-121.
33. Kirkley A, Griffin S, Richards C, et al. Prospective randomized clinical trial comparing the effectiveness of immediate arthroscopic stabilization versus immobilization and rehabilitation in first traumatic anterior dislocations of the shoulder. Arthroscopy. 1999;15:507-514.
34. Meehan RE, Petersen SA. Results and factors affecting outcome of revision surgery for shoulder instability. J Shoulder Elbow Surg. 2005;14:31-37.
35. Burkart SS, De Beer JF. Traumatic glenohumeral bone defects and their relationship to failure of arthroscopic Bankart repairs: significance of the inverted-pear glenoid and the humeral engaging Hill-Sachs lesion. Arthroscopy. 2000;16:677-694.
36. Aronen JG, Regan K. Decreasing the incidence of recurrence of first time anterior shoulder dislocations with rehabilitation. Am J Sports Med. 1984;12:283-291.
37. Sugaya H, Yoshiaki K, Akihiro T. Arthroscopic bony Bankart repair: Results of at least one-year follow up. Arthroscopy. 2003;28:211-215.
38. Kim S, Noh K, Park J, et al. Loss of chondrolabral containment of the glenohumeral joint in atraumatic posteroinferior multidirectional instability. J Bone Joint Surg Am. 2005;87:92-98.
39. Dewing C, McCormick F, Bell S, et al. An analysis of capsular area in patients with anterior, posterior, and multidirectional shoulder instability. Am J Sports Med. 2008;36:515-522.
40. Bey MJ, Hunter SA, Kilambi N, et al. Structural and mechanical properties of the glenohumeral joint posterior capsule. J Shoulder Elbow Surg. 2005;14:201-206.
41. Turkel SJ, Panio MW, Marashall JL, Girgis FG. Stabilizing mechanisms preventing anterior dislocation of the glenohumeral joint. J Bone Joint Surg Am. 1981;63:1208-1217.
42. Matsen FA 3rd, Chebli C, Lippitt S. Principles for the evaluation and management of shoulder

instability. J Bone Joint Surg Am. 2006;88:648-659.
43. Lippitt S, Matsen F. Mechanisms of glenohumeral joint stability. Clin Orthop Relat Res. 1993;(291);20-28.
44. Ovesen J, Nielsen S. Posterior instability of the shoulder. A cadever study. Acta Orthop Scand. 1986;57:436-439.
45. Pollock RG, Bigliani LU. Recurrent posterior shoulder instability. Diagnosis and treatment. Clin Orthop Relat Res. 1993;(291):85-96.
46. Blasier RB, Soslowsky LJ, Malicky DM, Palmer ML. Posterior glenohumeral subluxation: active and passive stabilization in a biomechanical model. J Bone Joint Surg Am. 1997;79:433-440.
47. Kim S, Park J, Jeong W, Shin S. The Kim test: A novel test for posteroinferior labral lesion of the shoulder- a comparison to the jerk test. Am J Sports Med. 2005; 33:1188-1192.
48. Hawkins R, Koppert G, Johnston G. Recurrent posterior instability of the shoulder. J Bone Joint Surg Am. 1984;66:169-174.
49. Burkheas W, Rockwood C. Treatment of instability of the shoulder with an exercise program. J Bone Joint Surg Am. 1992;74:890-896.
50. Tibone JE, Prietto C, Jobe FW, et al. Staple capsulorrhaphy for recurrent posterior shoulder dislocation. Am J Sports Med. 1981;9:135-139.
51. Wolf EM, Eakin CL. Arthroscopic capsular placation for posterior shoulder instability. Arthroscopy. 1998;14:153-163.
52. Hawkins RJ, Janda DH. Posterior instability of the glenohumeral joint. A technique of repair. Am J Sports Med. 1996;24:275-278.
53. Neer CS. Foster CR. Inferior capsular shift for involuntary inferior and multidirectional instability of the shoulder. A preliminary report. J Bone Joint Surg Am. 1980;62:897-908.
54. Duncan R, Savoie FH. Arthroscopic inferior capsular shift for multidirectional instability of the shoulder: a preliminary report. Arthroscopy. 1993;9:24-27.
55. Wichman MT, Snyder SJ. Arthroscopic capsular placation for multi-directional instability of the shoulder. Oper Tech Sports Med. 1997;5:238-243.
56. Bushnell BD, Creighton RA, Herring MM. Bony instability of the shoulder. Arthroscopy. 2008;24:1061-1073.

57. Yamamoto N, Itoi E, Abe H, et al. Contact between the glenoid and the humeral head in abduction, external rotation, and horizontal extension: a new concept of glenoid track. J Shoulder Elbow Surg. 2007;16:649-656.

58. Lo IY, Parten PM, Burkhart SS. The inverted pear glenoid: an indicator of significant glenoid bone loss. Arthroscopy. 2004;20:169-174.

59. Sugaya H, Moriishi J, Dohi M, et al. Glenoid rim morphology in re-current anterior glenohumeral instability. J Bone Joint Surg Am. 2003;85:878-884.

60. Sugaya H, Moriishi J, Kanisawa I, Tsuchiya A. Arthroscopic osseous Bankart repair for chronic recurrent traumatic anterior glenohumeral instability. J Bone Joint Surg Am. 2005;87:1752-1760.

61. Burkhart SS, DeBeer JF, Teharnay, AM, Parten PM. Quantiying glenoid bone loss arthroscopically in shoulder instability. Arthroscopy. 2002;18:488-491.

62. Maeda K, Sugaya H, Mochizuki T, Moriishi J. [The inverted-pear glenoid in recurrent anterior glenohumeral instablility] Shoulder Joint. 2005;29:507-510

63. Kon Y, Shiozaki H, Sygaya H. Arthroscopic repair of a humeral avulsion of the glenohumeral ligament lesion. Arthroscopy. 2005;21:632.

64. Chung TY, Adams CR, Burkhart SS. Use of preoperative three-dimensional computed tomography to quantify glenoid bone loss in shoulder instability. Arthroscopy. 2008;24:376-382.

65. Sugaya H, Moriishi J, Kanisawa I, Tsuchiya A. Arthroscopic Osseous Bankart repair for chronic traumatic anterior glenohumeral instability. Surgical technique. J Bone Joint Surg Am. 2006;88:159-169.

66. Richard L, James C. Richard K.N. AANA advanced arthroscopy: The Shoulder, 1e, Elsevier. 2010:120-165.

67. Rhee KJ, Choi, CH et al. The shoulder and Elbow 1st edition, Korean Shoulder and Elbow Society, 2007;161-213.

〈인공관절〉

1. Amstutz, H. C., B.J. Thomas, J.M. Kabo, R. H. Jinnah, F.J. Dorey: The Danna total shoulder arthroplasty. J Bone Joint Surg Am, 70:1174-1182,1988.

2. Bigliani, L. U.,G.S. Bauer, A.M. Murthi: Humeral head replacement: techniques and soft-tissue preparation. Instr Course Lect, 51:11-20,2002.

3. Bigliani, L.U.,D.M.Weinstein, M.T. Glasgow, R.G.Pollck, E.L. Flatow: Glenohumeral arthroplasty for arthritis after instability surgery. J Shoulder Elbow Surg, 4;87-94,1995.

4. Boyd, A.D., Jr. W.H. Thomas, R.D. Scott, C. B. Sledge, T.S. Thornhill: Total shoulder arthroplasty versus hemiarthroplasty. Indications for glenoid resurfacing. J Arthroplasty, 5:329-336,1990.

5. Cofield, R.H.: Total shoulder arthroplasty with the Neer prosthesis. J Bone Joint Surg Am, 66: 899-906, 1984.

6. Cofield, R.H, B.C. Edgerton: Total shoulder arthroplasty: complications and revision surgery. Instr Course Lect, 39:449-462,1990.

7. Cofield, R.H., M. A. Frankle, J. D. Zuckerman: Humeral head replacement for glenohumeral arthritis. Semin Arthroplasty, 6:214-221,1995.

8. Couteau, B., P. Mansat, J. Egan: Finite element analysis of the mechanical behavior of a scapula implanted with a glenoid prosthesis. Clin Biomech, 16:566-575,2001.

9. De Wilde, L.G. Sys, Y. Julien, E. Van Ovost, B. Poffyn, P. Trouilloud: The reversed Delta shoulder prosthesis in reconstruction of the proximal humerus after tumour resection. Acta Orthop Belg, 69:495-500, 2003.

10. DiGiovanni, J., G. Marra, J.Y. Park, L. U. Bigliani: Hemiarthroplasty for glenohumeral arthritis with massive rotator cuff tears. Orthop Clin North Am, 29:477-489, 1998.

11. Franklin, J.L., W.P. Barrett, S.E. Jakins, F.A. Matsen, 3rd: Glenoid looseing in total shoulder arthroplasty. Association with rotator cuff deficiency. J Arthroplasty, 3:39-46, 1988.

12. Gartsman, G.M., T.S. Roddey, S.M. Hammerman: Shoulder Arthroplasty with or without resurfacing of the glenoid in patients who have osteoarthritis. J Bone Joint Surg Am, 82:26-34, 2000.

13. Karduna, A.R., G.R. Williams, J.P. Iannotti, J.L. Williams: Total shoulder arthroplasty biomechanics:

a study of the forces and strains at the glenoid component. J Biomech Eng, 120:92–99, 1998.

14. Karduna, A.R., G.R. Williams, J.P. Iannotti, J.L. Williams: Glenohumeral joint translations before and after total shoulder arthroplasty. A study in cadevera. J Bone Joint Surg Am, 79:1166–1174,1997.

15. Karduna, A.R., G.R. Williams, J.P. Iannotti, J.L. Williams: Joint stability after shoulder arthroplasty in a cadever model. J Shoulder Elbow Surg, 6:506–511,1997.

16. Matsen, F.A., 3rd, S.B. Lippitt, J.A. Sidles, D.T. Harryman, 2nd: Practical evaluation and management of the shoulder. Philadelphia: WB Sanders, 1994.

17. Neer, C.S., 2nd: Unconstrained shoulder arthroplasty. Instr Course Lect, 34:278–286,1985.

18. Neer, C.S., 2nd, D.S. Morrison: Glenoid bone grafting in total shoulder arthroplasty. J Bone Joint Surg Am, 70:1154–1162, 1988.

19. Neer CS, 2nd. Articular replacement for the humeral head. J Bone Joint Surg Am. 1955;37:215–28.

20. Boileau P, Walch G. The three-dimensional geometry of the proximal humerus. Implications for surgical technique and prosthetic design. J Bone Joint Surg Br. 1997;79:857–65.

21. Pearl ML, Volk AG. Coronal plane geometry of the proximal humerus relevant to prosthetic arthroplasty. J Shoulder Elbow Surg. 1996;5:320–6.

22. Pearl ML, Volk AG. Retroversion of the proximal humerus in relationship to prosthetic replacement
23. arthroplasty. J Shoulder Elbow Surg. 1995;4:286–9.

24. Roberts SN, Foley AP, Swallow HM, Wallace WA, Coughlan DP. The geometry of the humeral head and the design of prostheses. J Bone Joint Surg Br. 1991;73:647–50.

25. Neer CS, 2nd. Replacement arthroplasty for glenohumeral osteoarthritis. J Bone Joint Surg Am. 1974; 56:1–13.

26. Krueger FJ. A vitallium replica arthroplasty on the shoulder; a case report of aseptic necrosis of the proximal end of the humerus. Surgery. 1951;30:1005–11.

27. Walch G, Edwards TB, Boulahia A, Boileau P, Mole D, Adeleine P. The influence of glenohumeral prosthetic mismatch on glenoid radiolucent lines: results of a multicenter study. J Bone Joint Surg Am. 2002;84: 2186–91.

28. Wang VM, Krishnan R, Ugwonali OF, Flatow EL, Bigliani LU, Ateshian GA. Biomechanical evaluation
29. of a novel glenoid design in total shoulder arthroplasty. J Shoulder Elbow Surg. 2005;14:129S–40S.

30. Nuttall D, Haines JF, Trail IA. The effect of the offset humeral head on the micromovement of pegged glenoid components: a comparative study using radiostereometric analysis. J Bone Joint Surg Br. 2009;91:757-61.
31. Walch G, Badet R, Boulahia A, Khoury A. Morphologic study of the glenoid in primary glenohumeral osteoarthritis. J Arthroplasty. 1999;14:756-60.
32. Pahle, J.A., L. Kavarnes: Shoulder replacement arthroplasty. Ann Chir Gynaecol Suppl, 198:85-89, 1985.
33. Severt, R., B.J. Thomas, M.J. Tsenter, H.C. Amstutz, J.M. Kabo: The influence of conformity and constraint on translational forces and frictional torque in total shoulder arthroplasty. Clin Orthop Relat Res, 151-158, 1993.
34. Stone, K.D.,J.J. Grabowski, R.H. Cofield, B. F. Morrey, K.N. An: Stress analyses of glenoid components in total shoulder arthroplasty. J Shoulder Elbow Surg, 8:151-158,1999.
35. Walch, G., A. Boulahia, P. Boileau, J. F. Kempf: Primary glenohumeral osteoarthritis: clinical and radiographic classification. The Aequalis Group. Acta Orthop Belg, 64 Supl 2:46-52, 1998.
36. Woodruff, M.J.P. Cohen, J.G. Bradley: Arthroplasty of the shoulder in rheumatoid arthritis with rotator cuff dysfunction. Int Orthop, 27:7-10, 2003.
37. Basamania CJ. Hemiarthroplasty for cuff tear arthropathy. In: Zuckerman JD, editor. Advanced
38. reconstruction shoulder. Rosemont: American Academy of Orthopaedic Surgeons; 2007. 567-78.
39. Rockwood CA Jr. The reverse total shoulder prosthesis. The new kid on the block. J Bone Joint Surg Am. 2007;89:233-5.
40. Boileau P, Watkinson D, Hatzidakis AM, Hovorka I. Neer Award 2005: the Grammont reverse shoulder prosthesis: results in cuff tear arthritis, fracture sequelae, and revision arthroplasty. J Shoulder Elbow Surg. 2006;15:527-40.
41. Gerber C, Pennington SD, Nyffeler RW. Reverse total shoulder arthroplasty. J Am Acad Orthop Surg. 2009;17:284-95.
42. Middernacht B, De Wilde L, Mole´D, Favard L, Debeer P. Glenosphere disengagement: a potentially
43. serious default in reverse shoulder surgery. Clin Orthop Relat Res. 2008;466:892-8.

44. Schmalzried TP, Jasty M, Rosenberg A, Harris WH. Polyethylene wear debris and tissue reactions in knee as compared to hip replacement prostheses. J Appl Biomater. 1994;5:185-90.
45.
46. Franklin JL, Barrett WP, Jackins SE, Matsen FA. Glenoid loosening in total shoulder arthroplasty. Association with rotator cuff deficiency. J Arthroplasty. 1988;3:39-46.
47. Reeves RB, Jobbins B, Flowers M. Biomechanical problems in the development of a total shoulder endoprosthesis. J Bone Joint Surg Br. 1972;54:193.
48. Coughlin MJ, Morris JM, West WF. The semiconstrained total shoulder arthroplasty. J Bone Joint Surg Am. 1979;61:574-81.
49. Neer CS, 2nd, Craig EV, Fukuda H. Cuff-tear arthropathy. J Bone Joint Surg Am. 1983;65:1232-44.
50. Neer CS. Shoulder Reconstruction. Philadelphia: WB Saunders Co; 1990. 146-50.
51. Burkhead W. History and development of shoulder arthroplasty. In: Friedman R (ed): Arthroplasty of the Shoulder. Thieme: New York; 1994. 838-53.
52. Fenlin JM Jr. Total glenohumeral joint replacement. Orthop Clin North Am. 1975;6:565-83.
53. Bodey W, Yeoman P. Arthroplasty of the shoulder. Acta Orthop Scand. 1983;54:900-3.
54. Grammont P, Trouilloud P, Laffay JP, Deries X. Concept study and realization of a new total shoulder prosthesis [French]. Rhumatologie. 1987;39:407-18.
55. Boileau P, Watkinson D, Hatzidakis AM, Hovorka I. Neer Award 2005: The Grammont reverse shoulder prosthesis: results in cuff tear arthritis, fracture sequelae, and revision arthroplasty. J Shoulder Elbow Surg. 2006;15:527-40.
56. Mole D, Favard L. Excentered scapulohumeral osteoarthritis. Rev Chir Orthop Reparatrice Appar
57. Mot. 2007;93 Suppl:37-94.
58. Werner CM, Steinmann PA, Gilbart M, Gerber C. Treatment of painful pseudoparesis due to irreparable rotator cuff dysfunction with the Delta III reverse-balland- socket total shoulder prosthesis. J Bone Joint Surg Am. 2005;87:1476-86.
59. Wall B, Nove-Josserand L, O'Connor DP, et al. Reverse total shoulder arthroplasty: a review of results according to etiology. J Bone Joint Surg Am. 2007;89: 1476-85.
60. Guery J, Favard L, Sirveaux F, et al. Reverse total shoulder arthroplasty. Survivorship analysis of eighty replacements followed for five to ten years. J Bone Joint Surg Am. 2006;88:1742-7.

61. Frankle M, Siegal S, Pupello D, et al. A reverse shoulder prosthesis for glenohumeral arthritis associated with severe rotator cuff deficiency: a minimum two year follow up study of sixty patients. J Bone Joint Surg Am. 2005;87:1697-705.
62. Levigne C, Boileau P, Favard L, et al. Scapular notching in reverse shoulder arthroplasty. J Shoulder
63. Elbow Surg. 2008;17:925-35.
64. Simovitch RW, Zumstein MA, Lohri E, et al. Predictors of scapular notching in patients managed with the Delta III reverse total shoulder replacement. J Bone Joint Surg Am. 2007;89:588-600.
65. Rittmeister M, Kerschbaumer F. Grammont reverse total shoulder arthroplasty in patients with rheumatoid arthritis and nonreconstructible rotator cuff lesions. J Shoulder Elbow Surg. 2001;10:17-22.
66. Nyffeler RW, Werner CM, Gerber C. Biomechanical relevance of glenoid component positioning in the reverse Delta III total shoulder prosthesis. J Shoulder Elbow Surg. 2005;14:524-8.
67. Humphrey CS, Kelly JD II, Norris TR. Optimizing glenosphere position and fixation in reverse shoulder arthroplasty, Part Two: The three- column concept. J Shoulder Elbow Surg. 2008;17:595-601.
68. Harman M, Frankle M, Vasey M, Banks S. Initial glenoid component fixation in "Reverse" total shoulder arthroplasty: a biomechanical evaluation. J Shoulder Elbow Surg. 2005;14:162-7.
69. Gutierrez S, Greiwe RM, Frankle MA, et al. Biomechanical comparison of component position and hardware failure in the reverse shoulder prosthesis. J Shoulder Elbow Surg. 2007;16 Suppl:S9-12.
70. Grammont PM, Baulot E. Delta shoulder prosthesis for rotator cuff rupture. Orthopedics. 1993;6:65-8.
71. Boileau P, Watkinson DJ, Hatzidakis AM, Balg F. Grammont reverse prosthesis: design, rationale, and biomechanics. J Shoulder Elbow Surg. 2005;14 Suppl :S147-61.
72. Werner CM, Steinmann PA, Gilbart M, Gerber C. Treatment of painful pseudoparesis due to irreparable rotator cuff dysfunction with the Delta III reverse-balland-socket total shoulder prosthesis. J Bone Joint Surg Am. 2005;87:1476-86.
73. Bufquin T, Hersan A, Hubert L, Massin P. Reverse shoulder arthroplasty for the treatment of three- and four-part fractures of the proximal humerus in the elderly: a prospective review of 43 cases with a shortterm follow-up. J Bone Joint Surg Br. 2007;89:516-20.

74. Wall B, Nove-Josserand L, O'Connor DP, Edwards TB, Walch G. Reverse total shoulder arthroplasty: a review of results according to etiology. J Bone Joint Surg Am. 2007;89:1476-85.

75. Distefano JG, Park AY, Nguyen TQ, Diederichs G, Buckley JM, Montgomery WH. Optimal screw placement for base plate fixation in reverse total shoulder arthroplasty. J Shoulder Elbow Surg. 2011;20:467-76.

76. Sirveaux F, Favard L, Oudet D, Huquet D, Walch G, Mole D. Grammont inverted total shoulder arthroplasty in the treatment of glenohumeral osteoarthritis with massive rupture of the cuff. Results of a multicentre study of 80 shoulders. J Bone Joint Surg Br. 2004;86:388-95.

77. Boileau P, Chuinard C, Roussanne Y, Bicknell RT, Rochet N, Trojani C. Reverse shoulder arthroplasty combined with a modified latissimus dorsi and teres major tendon transfer for shoulder pseudoparalysis associated with dropping arm. Clin Orthop Relat Res. 2008;466:584-93.

78. Gerber C. Latissimus dorsi transfer for the treatment of irreparable tears of the rotator cuff. Clin Orthop Relat Res. 1992;275:152-60.

79. Favre P, Loeb MD, Helmy N, Gerber C. Latissimus dorsi transfer to restore external rotation with reverse shoulder arthroplasty: a biomechanical study. J Shoulder Elbow Surg. 2008;17:650-8.

80. Favard L, Levigne C, Nerot C, Gerber C, De Wilde L, Mole D. Reverse Prostheses in Arthropathies With Cuff Tear: Are Survivorship and Function Maintained Over Time? Clin Orthop Relat Res. Mar 8, 2011 (in press)

81. Rhee KJ, Choi, CH et al. The shoulder and Elbow 1st edition, Korean Shoulder and Elbow Society, 2007;349-366.

맞나? 오십견

초판 1쇄 인쇄일 | 2016년 5월 23일
초판 1쇄 발행일 | 2016년 5월 27일

지은이 | 백창희
펴낸곳 | 북마크
펴낸이 | 정기국
편집총괄 | 이헌건
디자인 | 서용석
사진 | 박승호
일러스트 | 양원근
관리 | 안영미

주소 | 서울특별시 동대문구 왕산로23길 17(제기동) 중앙빌딩 305호
전화 | (02) 325-3691
팩스 | (02) 335-3691
홈페이지 | www.bmark.co.kr
등록 | 제 303-2005-34호(2005.8.30)

ISBN | 979-11- 85846-27-9 13510
값 | 35,000원

이 책은 저작권법에 따라 보호를 받는 저작물이므로 무단전재와 무단복제를 금하며,
이 책 내용의 전부 또는 일부를 이용하려면 반드시 저작권자와 북마크의 서면동의를 받아야 합니다.